妇产科护理查房

谭红莲 罗煜 主编

U0231094

化学工业出版社

·北京·

本书结合病例，以临床需要为内容取舍标准，对妇产科典型个案的护理原理、护理措施和技能操作充分阐述，突出临床查房实践中的重点知识和逻辑思维，但又不仅是临床查房工作的简单再现。此外，本书广泛涉及妇产科疾病诊治的最新研究进展和循证医学证据，且图文并茂，融入基础知识，贴近临床实际。适合各级护士阅读、参考。

图书在版编目（CIP）数据

妇产科护理查房/谭红莲，罗煜主编. —北京：
化学工业出版社，2020.6（2025.2重印）
ISBN 978-7-122-36381-7

Ⅰ.①妇… Ⅱ.①谭…②罗… Ⅲ.①妇产科学-
护理学 Ⅳ.①R473.71

中国版本图书馆CIP数据核字（2020）第039617号

责任编辑：戴小玲　　　　　　装帧设计：史利平
责任校对：赵懿桐

出版发行：化学工业出版社（北京市东城区青年湖南街13号　邮政编码100011）
印　　装：北京盛通数码印刷有限公司
850mm×1168mm　1/32　印张16½　字数429千字
2025年2月北京第1版第7次印刷

购书咨询：010-64518888　　售后服务：010-64518899
网　　址：http://www.cip.com.cn

编委会

本书编写
人员名单

主　　编　谭红莲　罗　煜
副主编　刘　静　周　鑫　欧李华　荣晓萍
编写人员　（排名不分先后）
　　　　　龙跃平　沈　萍　林　波　陈兰委
　　　　　刘　静　陈小翠　廖念权　徐明敏
　　　　　周金平　尹　坚　刘志辉　周晓阳
　　　　　陈静娜　郑丽辉　荣晓萍　周　鑫
　　　　　甘　露　罗小年　陈　玲　万里知
　　　　　王红丽　罗　姣　刘　洋　欧李华
　　　　　罗　煜　谭红莲

前 言

近年来，我国各级卫生行政部门及医疗保健机构为提高护士专业水平，在临床开展了护理查房，取得了一定的成效。但是临床护理工作繁重，护理查房多流于形式，未能达到充分指导临床护理工作的效果。为此，规范护理查房、提高护士素质、提升护士专业水平，是各级卫生行政部门及医疗保健机构需要解决的问题。

为了帮助妇产科护士长组织护理查房，指导妇产科护士（尤其是低年资的妇产科护士）掌握护理查房的方法、要领，中南大学湘雅医院与湖南省妇幼保健院的妇产科专家、教授、护士长共同编写了这本《妇产科护理查房》。

该书从妇产科最常见的疾病、合并症等出发，按照床旁护理查房的形式，通过病历汇报（包括病情、护理体查、辅助检查、入院诊断、主要的护理问题、主要的治疗措施）、护士长提问、护理查房总结等方式，用浅显易懂的语言系统地讲述了妇产科护士应知、应会的基本理论、基本知识和基本技能。该书形式新颖，内容丰富，在编写中注意汇集了新进的妇产科理论知识和专业技术，既可作为妇产科护士规范化护理查房的教学蓝本，也可当作妇产科护士理论考核、技能考核的重要参考资料。期望通过本书的出版对以教带学，以学促教，在临床护理工作中建立一支高素质、高水平的护理管理及技术人才队伍，为患者提供更安全、有效、满意的护理服务起到一定的促进作用。

该书在编写过程中，得到了湖南省各级卫生行政部门及医疗保健机构的指导和支持，在此致以衷心的感谢！由于时间仓促，编者水平有限，不足之处在所难免，恳请读者批评指正。

编 者
2020 年 3 月

目录

问题目录

第一章 生理产科

病例 1 · 妊娠晚期

【病历汇报】

病情 孕妇 30 岁，因"停经 9$^+$ 个月，阴道见红 1h"步行入院待产。既往月经规律，4～5 天/30 天，量中等，无血块，不伴痛经。末次月经（LMP）2018 年 4 月 19 日，预产期（EDC）2019 年 1 月 26 日。停经 30 多天自验尿妊娠试验阳性，停经 90 多天 B 超示"宫内妊娠 13$^+$ 周"，推算预产期基本符合。停经 40 多天出现晨起恶心呕吐、厌油腻，可忍受，于停经 3 个月时消失。孕早期无毒物、宠物及放射线接触史，无腹痛及阴道流血史，无"感冒用药"史。停经 4$^+$ 个月出现胎动至今。孕中期行产前检查和糖筛查均无异常。孕期定期产检，示"胎心、胎位、血压等"均正常。近 1 个月出现双下肢水肿，晨起或休息后好转。于今日 14 时无明显诱因出现阴道见红，偶感腹胀痛，无阴道流液，自觉胎动可。要求待产入院。孕期无活动后胸闷、气促及心慌，无夜间阵发性呼吸困难，无头痛、头晕、眼花、皮肤瘙痒等。

护理体查 体温（T）36.9℃，脉搏（P）100 次/分，呼吸（R）21 次/分，血压（BP）120/72mmHg（1mmHg＝133.32Pa），胎心率 150 次/分。孕妇神志清楚，查体合作。面色红润，皮肤黏膜、巩膜无黄染及出血点。胸廓对称，呼吸自如。腹软，无压痛及反跳痛，床旁未扪及宫缩。脊柱、四肢无畸形，活动自如，双下肢水肿（＋）。

辅助检查 （2019 年 1 月 7 日）B 超示宫内妊娠 37 周 5 天，枕右前（ROA）位，活胎，估重（2611±381）g；羊水指数（AFI）13cm；评分 8 分；胎盘成熟度 Ⅰ～Ⅱ级；胎儿颈部可见一组脐血流。

入院诊断 ① G_1P_0 宫内妊娠，37^{+5} 周，ROA，活胎；② 脐带异常：绕颈一周？

主要的护理问题

（1）知识缺乏 缺乏妊娠期保健知识及分娩相关知识。

（2）焦虑 与惧怕分娩时疼痛有关。

（3）体液过多（水肿） 与妊娠子宫压迫下腔静脉或水钠潴留有关。

目前主要的治疗措施

（1）完善相关检查，如心电图、血尿常规、肝肾功能等。

（2）头盆评分 8 分，拟经阴道试产，密切观察宫缩及阴道流血，监测胎儿宫内情况，临产后监测产程进展及胎儿情况，必要时手术终止妊娠。

❓ 护士长提问

● **根据妊娠不同时期的特点，临床上将妊娠分为哪几个时期？**

答：妊娠未达 14 周称为早期妊娠；第 14～27 周 6 天为中期妊娠；第 28 周及其后称为晚期妊娠。

● **妊娠晚期有哪些临床症状？如何进行护理？**

答：（1）尿频、尿急 因妊娠晚期胎先露下降入盆压迫膀胱所致，若无任何感染征象，可给予解释，不必处理。孕妇无须通过减少液体摄入量的方式来缓解症状，有尿应及时排空，不可强行憋尿。此现象产后可逐渐消失。

（2）水肿 孕妇在妊娠晚期易发生下肢水肿，经休息后可自行消退者属正常现象。如下肢出现明显凹陷性水肿或经休息后不消退者，应及时就诊，警惕妊娠高血压综合征的发生。孕妇宜左侧卧位，解除右旋增大的子宫对下腔静脉的压迫；下肢稍垫高，避免长时间站立或坐，以免加重水肿；适当限制孕妇对盐的摄入，但不必限制水分。

（3）白带增多　是妊娠晚期正常的生理变化，但应排除滴虫、真菌、淋菌、衣原体感染等。孕妇须注意个人卫生，每日清洁外阴，避免分泌物对外阴的刺激，但严禁阴道冲洗；穿透气性好的棉质内裤，并经常更换；分泌物过多者可用消毒卫生垫，增加舒适感。

（4）便秘　嘱孕妇养成每日定时排便的习惯，多吃新鲜蔬菜、水果，同时增加每日饮水量，每天做适量运动。

（5）腰背痛　指导孕妇穿平底防滑鞋，在俯拾或抬举物品时保持上身直立，弯膝部，用下肢的力量抬起。如工作要求长时间弯腰，应在妊娠期予以调整，疾病严重者需卧硬板床休息，局部热敷。

（6）下肢痉挛　指导孕妇在饮食中增加钙的摄入；避免腿部疲劳、受凉，肿胀时避免脚趾尖伸向前，走路时脚跟先着地；发生下肢肌肉痉挛时嘱孕妇躺下伸直膝盖，并把脚掌向膝盖的方向翘以抽伸小腿，小心地以踝部进行绕圈运动，这样可减轻症状，或站直前倾以伸展肌肉，或局部热敷按摩，直至痉挛消失，必要时遵医嘱口服钙剂。

（7）仰卧位低血压综合征　嘱孕妇左侧卧位后症状可自然消失，不必紧张。

（8）贫血　适当增加含铁食物的摄入，如动物肝脏、瘦肉、蛋黄、豆类等，必要时遵医嘱口服铁剂，可用温水或果汁送服，宜在餐后 20min 服用。

何谓先兆临产？如何确定孕妇已临产？

答：分娩发动前，出现预示孕妇不久即将临产的症状，称为先兆临产。主要表现为以下 3 个方面。

① 假临产，其特点为：宫缩持续时间短且不恒定，间歇时间长而不规则；宫缩强度不加强；不伴随出现宫颈管消失和宫颈口扩张；常在夜间出现，白天消失；给予镇静药可以抑制假临产。

② 胎儿下降感：随着胎先露下降进入骨盆，宫底随之下降，

多数孕妇感到上腹部较前舒适，进食量增加，呼吸轻快。

③ 见红：多发生在分娩发动前 24～48h，因宫颈内口附近的胎膜与该处的子宫壁分离，毛细血管破裂，经阴道排出少量血液，与宫颈管内的黏液相混排出，称为见红，是分娩即将开始的比较可靠的征象。但若出血量超过月经量，则不认为是见红，而可能为妊娠晚期出血性疾病。

临产的标志为有规律而逐渐增强的子宫收缩，持续 30s 或以上，间歇 5～6min，同时伴随进行性子宫颈管消失、宫颈口扩张和胎先露下降。

● 如何指导孕妇自我监测胎儿宫内情况？

答：胎动监测是孕妇自我评价胎儿宫内状况的简便、经济、有效的方法。一般妊娠 20 周开始自觉胎动，胎动夜间和下午较为活跃。胎动常在胎儿睡眠周期消失，持续 20～40min。妊娠 28 周以后，胎动计数 <10 次/2h 或减少 50% 者提示有胎儿缺氧可能。

● 如何进行妊娠晚期孕妇的监护？其内容有哪些？

答：(1) 孕妇的监护主要通过定期的产前检查来实现。

(2) 产前检查 包括：①询问病史，包括健康史、孕产史等；②身体评估，包括全身检查（如身高、体重、血压等）、产科检查（包括腹部检查、骨盆测量、阴道检查、肛诊等）及辅助检查；③心理社会评估；④高危因素评估。

● 如何指导孕妇判断异常症状？

答：告知孕妇，出现下列症状应立即就诊：阴道流血，妊娠 3 个月后仍持续呕吐，寒战发热，腹部疼痛，头痛、眼花、胸闷、心悸、气短，体液突然自阴道流出，胎动计数突然减少等。

● 妊娠晚期如何指导孕妇活动和休息？

答：一般孕妇可坚持工作到 28 周，28 周后可适当减轻工作量，避免长时间站立或重体力劳动。运动可促进孕妇的血液循环，增进食欲和促进睡眠，并且可以强化肌肉，为分娩做准备，所以孕期应保持适当的运动，但注意不要攀高、举重，以散步最为适宜，但应注意不可到人群拥挤、空气不佳的场所。妊娠晚期因孕妇身心负荷过重，易感疲惫，需要充足休息与睡眠，每日应保证有 8h 睡眠，午休 1～2h。

● **孕妇在分娩前的物品准备有哪些？**

答：产前须帮助缺乏抚养孩子的知识和技能、又缺乏社会支持系统的年轻父母，指导其准备好产妇和新生儿用物。

（1）母亲用物准备　足够消毒卫生巾、卫生纸、垫巾、内裤、大小合适的棉质胸罩，数套更换内衣，以及吸奶器（以备吸空乳汁用）。

（2）新生儿用物准备　新生儿衣物宜柔软、舒适、宽大、便于穿脱，衣缝宜在正面（不摩擦新生儿皮肤），衣服、尿片宜选用质地柔软、吸水、透气性好的纯棉织品，因新生儿皮肤柔嫩，易受损伤而引起感染。婴儿衣物宜用柔和、无刺激性的肥皂和清洁剂洗涤。此外还要准备好婴儿包被、毛巾、梳子、围嘴、痱子粉、温度计等。

另外，母亲还可采用上课、看录像等形式学习新生儿喂养及护理知识，知晓母乳喂养的好处及如何给新生儿洗澡、换尿片等。

● **减轻分娩不适的方法有哪些？**

答：目前常用的减轻分娩不适的方法有以下 2 种。

（1）产程中非药物镇痛方法

① 按摩。

② 自由体位待产。

③ 拉玛泽呼吸减痛法。

④ 陪伴分娩。

⑤ 音乐疗法，舒缓的音乐。

⑥ 热水淋浴。

⑦ 水中分娩。

⑧ 脉冲或分娩镇痛仪。

（2）产程中药物镇痛方法。

● **该孕妇的责任护士应重点观察的内容有哪些？**

答：（1）密切观察子宫收缩情况　最简单的方法是一手手掌放于孕妇腹壁上，感觉宫缩时宫体部隆起变硬，间歇期松弛变软的情况，定时连续观察子宫收缩持续时间、间歇期时间、宫缩强度及频率，并及时记录。

（2）适时行阴道检查　在严密消毒下进行，不增加感染的机会。通过阴道检查了解宫颈的厚薄、软硬程度及宫口扩张程度，正确判断产程进展情况。

（3）定时监测胎心率　必要时行胎心监护了解胎儿宫内情况。

（4）观察阴道流水流血情况　一旦发生胎膜破裂，应立即听胎心，观察羊水的颜色、性状和流出量，记录破膜时间，破膜超过12h未分娩者遵医嘱给予抗生素预防感染。

● **该孕妇还存在哪些护理问题？针对这些护理问题采取的主要护理措施有哪些？**

答：（1）还存在的护理问题

① 便秘：与妊娠引起肠蠕动减弱有关。

② 身体形态紊乱：与妊娠引起的体形改变有关。

③ 有胎儿受伤的危险：与可能发生感染、胎盘功能障碍等有关。

（2）主要的护理措施

① 嘱孕妇多吃蔬菜、水果，增加每日饮水量，注意适当活动，并养成定时排便的习惯。

② 妊娠后随着胎儿的发育，孕妇体形也会随之发生改变，但产后体形通过控制饮食及合理运动可恢复至孕前水平，及时给予心理支持，以解除孕妇的焦虑情绪。

③ 左侧卧位，间断吸氧；定期监测胎心率，监测胎动及胎儿宫内安危；保持外阴清洁，防止上行性感染；监测孕妇的生命体征，定时行血常规检查，了解是否存在感染；定期监测生化指标或B超检查以了解胎盘功能情况。

❀【护理查房总结】

通过护理查房，对妊娠晚期的定义、临床症状及护理、如何鉴别临产、如何进行监护及分娩前用物的准备等方面进行了探讨，对指导今后的护理工作起到了积极作用。在今后的工作中，应重点做好以下工作。

（1）密切观察宫缩及胎儿宫内情况，正确识别先兆临产和临产。

（2）耐心倾听孕妇的心声，及时给予心理支持。

（3）认真做好妊娠期保健知识及分娩相关知识的宣教，避免发生紧张、焦虑等不良情绪。

（沈　萍）

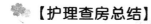

查房笔记

病例 2 · 阴道分娩

❀【病历汇报】

病情 孕妇 29 岁，因孕 38^{+3} 周，枕左前（LOA）位，活胎，阴道见红 6h 伴不规则腹胀 3^{+}h，急诊，于 2018 年 12 月 6 日入院。产妇 14 岁初潮，既往月经规律，3～5 天/28 天，量中等，无血块，不伴痛经，G_1P_0。LMP 2018 年 3 月 9 日，EDC 2018 年 12 月 26 日。25 岁结婚，爱人体健。一直未孕，此为第一胎。停经早期晨起出现恶心呕吐、厌油腻等早孕反应，可忍受，于停经 3 个月时消失。孕期按要求接受正规产前检查，未见明显异常。否认高血压、糖尿病、心脏病等慢性病史，否认肝炎、结核等传染病史，否认输血史，否认药物、食物过敏史，无重大外伤史及手术史。

护理体查 T 37.0℃，P 82 次/分，R 19 次/分，BP 125/78mmHg，身高 159cm，体重 68kg，较孕前体重增加 13kg。产科检查：宫高 32cm，腹围 101cm，头先露，LOA，已入盆，胎心率为 155 次/分，有正规宫缩，25～30s/5～6min。骨盆外测量径线分别为 24cm—26cm—19cm—9cm。水肿（—）。阴道检查示宫颈管消失，宫口开大 1cm，先露 S—2，已入盆，未扪及条索状物和异常搏动。

入院后常规待产，胎心监测未见异常胎心变化，宫腔压力 50mmHg。入院后 8h 宫口开全，S+3，消毒铺巾接产，1h 后，胎头以枕左前位娩出，随即胎肩胎体娩出，为女婴，重 3200g，1min、5min Apgar 评分分别为 8 分和 10 分，10min 后胎盘娩出。产房观察 2h 后回母婴病房。

辅助检查

（1）入院当天 B 超 宫内妊娠 38^{+3} 周，LOA，活胎，双顶径 9.7cm，股骨长 7.2cm，胎盘成熟度 Ⅱ 级，羊水指数 13.3cm，胎儿估重 （3559±206)g。

（2）血型 B型，Rh（＋）。

（3）血常规 白细胞（WBC）11.09×10^9，中性粒细胞（N）9.02×10^9，中性粒细胞百分比 81.24%，淋巴细胞百分比 11.32%，单核细胞百分比 5.90%，嗜酸性粒细胞百分比 1.44%，血红蛋白（Hb）127g/L。

（4）尿液分析 尿蛋白（一），酮体（一）。

（5）胎心监护 胎心基线140次/分，振荡型，CST（一），示胎儿宫内情况可。

入院诊断 G_1P_1 宫内妊娠 38^{+3} 周，LOA，活婴，已娩。

主要的护理问题

（1）焦虑 与知识缺乏、担心分娩能否顺利进行、担心胎儿是否健康有关。

（2）疼痛 与宫缩及会阴部伤口有关。

（3）舒适的改变 与宫缩痛有关。

（4）疲乏 与产程中体力消耗有关。

（5）有受伤的危险 与可能的会阴裂伤及婴儿产伤有关。

（6）潜在并发症 新生儿窒息，产后出血。

目前主要的治疗措施

（1）观察子宫收缩及阴道流血情况。

（2）产褥期基本指导。

护士长提问

● **从病史资料来看，该产妇是足月产吗？**

答：是的。妊娠满28周及以后的胎儿及其附属物，从临产发动至从母体全部娩出的过程称为分娩。妊娠满28周至不满37足周期间分娩称早产；妊娠满37周至不满42足周期间分娩称足月产；

妊娠满 42 周及其后期间分娩称过期产。该产妇的分娩时间为 38^{+3} 周，因此属于足月产。

实际分娩日数与推算的预产期可以相差 1～2 周，孕妇会在预产期前后 1～2 周自然发动分娩，这是什么原因？

答：分娩发动的原因至今尚不清楚，可能是多方面因素相互作用的结果。目前公认有四个理论可以解释分娩的动因，即炎症反应学说、内分泌控制理论、机械性刺激理论和子宫功能性改变。机械性理论又被称为子宫张力理论，该理论认为妊娠末期胎儿生长迅速，子宫腔内压力增加，使子宫过度膨胀，子宫肌纤维受到机械性伸展。胎先露下降，子宫下段及子宫颈受压通过神经反射刺激下丘脑，作用于垂体后叶，释放催产素，引起宫缩。临床上羊水过多、双胎妊娠等多易发生早产而支持这个理论。采用宫颈扩张进行引产，也是依据这个理论。

内分泌控制理论是如何解释分娩动因的？

答：孕妇方面，妊娠期子宫的蜕膜、绒毛膜、羊膜、脐带、血管、胎盘及子宫平滑肌均能合成和释放前列腺素；胎儿方面，胎儿肾上腺皮质能大量合成皮质醇及 C19 类固醇，随着妊娠发展胎儿肾上腺不断增大，产生的激素也相应增多，这些物质经胎儿-胎盘单位合成雌三醇的含量亦不断上升，高浓度的非结合型雌三醇可促使蜕膜内前列腺素 F2α（PGF2α）的合成增加。子宫平滑肌对前列腺素具有高浓度敏感性，随着妊娠的进展，羊水及母血中前列腺素含量增高，子宫壁张力逐渐加大，临产前蜕膜中贮存大量前列腺素前体物质，加上内分泌的变化，均有利于前列腺素的合成。前列腺素能促进肌细胞间隙连接蛋白的合成，改变膜的通透性，细胞内钙离子（Ca^{2+}）增加，诱发子宫收缩，促进宫颈成熟，发动分娩。妊娠过程中胎先露下降，宫颈受压，通过神经反射刺激下丘脑，作用于神经垂体，使之释放催产素。前列腺素亦能通过下丘脑使神经垂体释放催产素。催产素释放速度随产程进展而增加，目前认为催产素对维持产程进展有更重要的意义。雌激素能使子宫肌肉对催产素的敏感性增强，产生规律性宫缩。妊娠期雌激素主要由胎儿、胎盘共同产生。随着妊娠的进展，雌激素逐渐增加，孕激素相对减少，当雌、孕激素比值改变达到一定程度后，子宫肌肉对催产素的敏感性进一步增加而发生宫缩。此外，雌激素尚能使子宫肌肉合成 PGF2α，对分娩发动产生作用。孕激素来自胎盘，分娩前未见血中浓度下降，推测可能是蜕膜内孕激素含量的局部降低，雌、孕激素比值改变而引起宫缩。

● 该产妇入院时分娩已经发动，这时影响她顺利分娩的因素可能有哪些？如何评估？

答：妊娠末期的内分泌变化，神经介质的释放及机械性刺激使妊娠稳态失衡，均能促使子宫下段形成和宫颈逐渐软化成熟，形成的子宫下段及成熟宫颈受宫腔内压力而被动扩张，继发前列腺素及催产素释放，子宫肌细胞内钙离子浓度增加和子宫肌细胞间隙连接的形成，使子宫由妊娠期的稳定状态转变为分娩时的兴奋状态。子宫肌出现规律收缩，形成分娩发动。所以分娩发动是一个复杂的综合作用的结果，这个综合作用的主要方面就是胎儿成熟。

影响分娩的四个因素是产力、产道、胎儿及产妇的精神心理因素。如果该产妇的各方面因素均正常而且相互适应，胎儿能经阴道自然娩出，这就是正常分娩。依次对该产妇的这四个方面进行评估。

① 产力评估：患者宫缩持续时间为 25～30s，间隔时间为 5～6min，强度中等，为潜伏期正常宫缩，而且阴道检查宫颈管消失，宫口开 1cm。

② 产道评估：经过两次骨盆外测量骨产道正常；软产道在孕

期检查无异常。

③ 胎儿评估：孕期 B 超提示胎儿无畸形；入院当天 B 超示宫内妊娠 38^{+3} 周，LOA，活胎，双顶径 9.7cm，股骨长 7.2cm，胎盘成熟度Ⅱ级，羊水指数 13.3cm，胎儿估重（3559±206）g，先露头，S−2，均正常。

④ 精神心理因素评估：由于是初次妊娠，该产妇情绪较为紧张，希望有丈夫陪伴，担心发生难产或胎儿畸形。

精神心理因素对分娩可有哪些影响？应如何护理以减轻产妇的心理负担，以防此方面的原因影响分娩？

答：在产力、产道、胎儿三个因素都正常的情况下，精神因素的影响显得尤其重要。分娩虽然是一种生理现象，但分娩对于产妇确实是一种持久而强烈的应激原。产妇因各方面的担心而情绪紧张，会使机体发生一系列变化，如心率加快、呼吸急促、肺内气体交换不足，致使子宫缺氧、收缩乏力，宫口扩张缓慢、胎先露下降受阻，产程延长，产妇体力消耗过多，可进一步促使产妇神经内分泌变化，交感神经兴奋，释放儿茶酚胺，血压升高，导致胎儿缺血缺氧，甚至宫内窘迫。因此应耐心安慰产妇，尽可能消除产妇的焦虑和恐惧心理，告知分娩时必要的呼吸技术和躯体放松技术，开展家庭式产房、导乐式分娩，允许丈夫和家人陪伴，以便顺利度过分娩全过程。

骨盆外测量有什么意义？

答：骨盆外测量主要是评估骨盆大小及形状，判断胎儿能否经阴道分娩。包括髂棘间径、髂嵴间径、骶耻外径和出口横径（坐骨结间径）。孕妇双腿伸直，仰卧位于检查床上，测量两侧髂前上棘外侧缘间的距离为髂棘间径，正常值为 23～26cm；测量两侧髂嵴外缘间的最宽距离为髂嵴间径，正常值为 25～28cm；孕妇取左侧卧位，右腿伸直，左腿屈曲，测量耻骨联合上缘中点至第 5 腰椎棘突下凹陷处的距离为骶耻外径，正常值为 $18\sim20cm$；孕妇取仰卧位，两腿弯曲双手紧抱双膝，测量两坐骨结节内侧缘的距离为出口横径，正常值为 $8.5\sim9.5cm$。

● 如何判断产妇已临产？

答：临产开始的标志是有规律且逐渐增强的子宫收缩，持续 $30s$ 或以上，间歇 $5\sim6min$，同时伴随进行性宫颈管消失、宫口扩张和胎先露部下降。该产妇已经是孕 38^{+3} 周，出现了规律的子宫收缩，阴道检查示宫颈管消失、宫口开大 $1cm$，先露 $S-2$，因此可以诊断为临产。

● 产程是如何划分的？

答：分娩全过程称为总产程，是指从开始出现规律宫缩至胎儿胎盘娩出，分为三个产程。

第一产程又称宫颈扩张期，此期子宫肌层出现规律的、具有足够频率（$5\sim6min$ 一次）、强度和持续时间的宫缩导致宫颈管逐渐消失、扩张直到宫口完全扩张即开全为止。第一产程起点确定关键在于临产的诊断。

第二产程又称胎儿娩出期，是指从宫口开全至胎儿娩出结束，是胎儿娩出的全过程。未实施硬膜外麻醉者，初产妇最长不应超过 $3h$，经产妇不应超过 $2h$；实施硬膜外麻醉镇痛者，可在此基础上延长 $1h$，初产妇最长不超过 $4h$，经产妇不超过 $3h$。

第三产程又称胎盘娩出期，是指胎儿娩出开始到胎盘胎膜娩出，即胎盘剥离和娩出的过程，需 $5\sim15min$，不应超过 $30min$。

● 第一产程潜伏期指的哪一时段？

答：根据宫口扩张的情况，将第一产程分为潜伏期和活跃期。宫口扩张缓慢，初产妇一般不超过 $20h$，经产妇不超过 $14h$。活跃期是宫口扩张的加速阶段，在宫口开至 $4\sim5cm$ 进入活跃期，最迟至 $6cm$ 才进入活跃期，直至宫口开全，此期宫口扩张速度应 $\geqslant 0.5cm/h$。

该产妇入院时有规律宫缩，宫口开 1cm，因此处于潜伏期。

在第一产程潜伏期产妇可能存在哪些护理问题？应如何进行护理？

答：（1）产妇可能存在以下护理问题

① 疼痛：与逐渐增强的宫缩有关。

② 体液不足的危险：与疼痛影响进食进水有关。

③ 焦虑：与缺乏分娩经验，担心发生难产有关。

（2）护理措施　重点包括 5 个方面。

① 减轻疼痛：产妇目前的首要问题是疼痛，故应围绕疼痛进行护理。应向产妇及其家属介绍产房的环境，提供休息、放松的环境。宫缩不强时，可在室内适当活动。初产妇宫口近开全或经产妇宫口扩张 4cm 时，可卧床取左侧卧位。宫缩时指导产妇做深呼吸，并全身放松。运用按摩法，按压腰骶部酸胀处或轻柔子宫下部，可减轻痛感；指导拉梅兹呼吸方法，协助减轻疼痛。根据情况采用药物或麻醉镇痛。

② 饮食护理：在整个产程过程中，尤其第一产程，应鼓励产妇少量多次进食高热量、易消化、清淡的食物，并注意摄入足够的水分，以保持精力和体力充沛。

③ 严密观察产程：观察子宫收缩的强度、频率和持续时间、间歇时间、子宫放松情况；潜伏期 60min 听诊一次胎心，活跃期 30min 听诊一次。在宫缩后听诊胎心并计数 1min。阴道检查 4h 一次，了解宫口扩张及先露部下降程度，并描记产程图；注意有无破膜，破膜的时间，观察羊水的颜色、性状和流出量，破膜后监测体温 2h 一次；监测血压 4h 一次，产妇有不适或血压升高应增加测量次数；鼓励产妇每 2～4h 排尿一次，以免膀胱充盈影响宫缩及胎头下降。

④ 心理护理：因为初产妇产程长，容易引起焦虑、紧张和急躁情绪，因此可以发挥家庭的支持系统作用，允许家属陪产。医护人员对产妇及家属实施适当的心理护理，给予安慰，耐心讲解分娩是正常的生理过程，增强产妇对自然分娩的信心；加强与产妇及家

属的沟通，建立良好的护患关系，及时提供产程过程中发生的相关信息，帮助其采取相应的应对措施，促使产妇在产程过程中密切配合助产人员，以顺利分娩。

⑤清洁卫生：频繁的宫缩使产妇出汗较多，加上阴道分泌物、羊水外溢等，产妇不适，应协助产妇擦汗、更衣，大小便后及时清洗外阴，保持清洁卫生，促进舒适。

● **该产妇入院后8h宫口开全标志着顺利进入第二产程，产妇进入第二产程的临床表现有哪些？**

答：第二产程的特征性表现就是胎头拨露和胎头着冠。此期宫缩较前增强，每次持续1min或更长，间歇1～2min。当胎头降至骨盆下口压迫盆底组织时，产妇有排便感，不自主地向下屏气。随着产程进展，会阴渐膨隆和变薄，肛门括约肌松弛。有宫缩时胎头露出于阴道口，露出部分不断增大。在宫缩间歇期，胎头又缩回阴道内，称为胎头拨露。到胎头双顶径越过骨盆出口，宫缩间歇时胎头也不再回缩，称为胎头着冠。此时会阴极度扩张，产程继续进展，胎头枕骨在耻骨弓下露出，出现仰伸动作，顶、额、鼻、口、颏部相继娩出。胎头娩出后，接着出现胎头复位及外旋转，随之前肩和后肩也相继娩出，胎体很快顺利娩出，后羊水随之涌出。

● **第二产程的护理重点有哪些？**

答：当进入第二产程时，应采取以下护理措施。

（1）密切监测胎心，因为这时宫缩频繁而强烈，需监测胎儿有无急性缺氧，应勤听胎心，5min听一次，在宫缩后听诊胎心并计数1min。最好用胎儿监护仪监测胎心率及其基线变异。

（2）密切监测宫缩，评估羊水性状、胎方位、胎头下降、胎头产瘤及胎头变形情况。阴道检查1h一次。

（3）指导产妇屏气，正确使用腹压。方法是：产妇双足蹬在产床上，两手握住产床上的把手，宫缩时深吸气屏住，然后缓慢、均匀、持久地向下用力屏气以增加腹压。宫缩间歇时，产妇全身肌肉放松充分休息。宫缩再现时，重复同样的屏气动作，以加速产程。

（4）初产妇宫口开全，经产妇宫口扩张 6cm 以上且宫缩规律有力时，送产妇至产床，给予外阴消毒铺巾，打开新生儿辐射台预热，做好接生准备。

（5）配合接生者上台接生，帮助胎儿娩出。

该产妇宫口开全后 1h，胎儿娩出，重 3200g，会阴 Ⅰ 度裂伤予肠线缝合。此时应如何护理？

答：这时进入了第三产程，护理工作有以下 2 个方面。

（1）产妇的护理

① 助产者协助胎盘娩出，检查胎盘胎膜，检查软产道。

② 预防产后出血：胎头前肩娩出后立即静脉滴注生理盐水 250～500mL 加缩宫素 10～20U，胎盘娩出后注意按摩子宫，促进子宫收缩，注意观察并精确测量出血量。胎盘娩出即为第三产程结束。产妇应在产房观察 2h，预防产后出血。

（2）新生儿的护理

① 身体外观的评估：测新生儿身长和体重，观察有无畸形等。

② 脐带处理。

③ 注意保暖。

④ 协助母婴亲子互动，进行早吸吮、早接触。

该产妇的胎儿娩出后，皮肤色红，四肢青紫、稍屈曲，呼吸平稳，哭声洪亮，心率 110 次/分，Apgar 评分各项目为几分？进行 Apgar 评分的意义何在？

答：Apgar 评分是用于快速评估新生儿出生后一般状况的方法，由 5 项体征组成，包括心率、呼吸、肌张力，喉反射及皮肤颜色。5 项体征中的每一项分值分值为 0～2 分，5 项分值相加即为 Apgar 评分的分值。1min Apgar 评分评估出生时状况，反映宫内的情况；5min Apgar 评分反映复苏效果。Apgar 评分可用于判断有无新生儿窒息及窒息的严重程度，以及选择处理方案。得分≥8 分，只需一般处理；得分为 4～7 分，清理呼吸道、人工呼吸、吸氧；得分≤3分，气管插管并给氧。

早吸吮、早接触有什么意义？

答：早吸吮、早接触是新生儿出生后立即擦干身上的羊水，去掉湿布，裸体抱放在妈妈胸前与妈妈皮肤接触，让婴儿吸吮妈妈的乳房，并对孩子进行保温，接触的时间不少于90min。这样做的主要目的如下。

① 促进下丘脑释放催产素，刺激子宫收缩，减少产后出血。

② 强化婴儿的吸吮能力。

③ 促进泌乳素分泌，产生泌乳反射，促进乳汁分泌。

④ 能够增加母子之间的感情，促进母乳喂养。

⑤ 初乳含丰富的蛋白质和抗体，让婴儿得到第一次免疫剂，少生病。

⑥ 促进胎便排出，减少新生儿黄疸的发生。

胎盘剥离的征象有哪些？

答：胎儿娩出后，宫底高度下降，如伴有少许阴道流血，脐带下移，子宫下段隆起，子宫底上升，或用手的尺侧在产妇耻骨联合上方轻压，外露的脐带不回缩都表明胎盘已经自子宫壁剥离。

产后产妇在产房观察了2h后才回病房，这一措施有何意义？

答：临床上将胎盘娩出后的2h内称为第四产程。第四产程是向产褥期过渡的关键时刻。分娩可以使产妇的妊娠高危因素加重，这些高危因素影响到产妇及婴儿的预后。产后留产房观察2h，可密切观察子宫收缩及阴道出血情况。护士每30min按压子宫底及观察出血量，观察会阴伤口、膀胱充盈情况及血压、脉搏情况；听取产妇主诉，了解肛门有无便意感及压迫感。若无异常，2h后可送回病房。产后24h应随时注意观察有无异常阴道出血。

责任护士应如何做产妇的出院指导？

答：（1）母亲方面

① 出院前的常规指导：如办理出院手续的流程，出院所带药物的作用、副作用以及服用方法等。

② 产褥期的护理知识：注意个人卫生，养成早晚刷牙、饭后漱口的良好习惯，做好会阴的护理，勤换会阴垫；注意恶露的量、颜色和性质及持续时间，如有异常及时来产科门诊就诊；产后 42 天常规来院接受产后复查；坚持母乳喂养，做好乳房保健；注意产褥期营养，进食高热量、富含蛋白质及维生素的饮食，按需哺乳，多食用汤类，促进乳汁分泌；做好产后康复锻炼；提供避孕知识指导，告诉产妇产褥期禁止盆浴及性生活，哺乳期选择工具避孕，避免服用避孕药等。

（2）婴儿方面

① 做好皮肤及脐部护理：每日沐浴 1 次，沐浴后用干棉签擦净脐部，再用 75％乙醇（酒精）棉签消毒脐部，注意脐部有无红肿及渗血渗液，有无脓性分泌物，发现异常及时来儿童保健科就诊。

② 按时预防接种。

③ 坚持母乳喂养：纯母乳喂养 6 个月；6 个月之后添加辅食，继续母乳喂养至 2 岁或更长时间。

④ 做好新生儿生理性黄疸的观察及护理：新生儿生理性黄疸在 7～10 天会消退，一般不会超过 2 周，发现黄疸加深或者持续不退应该及时就医。

【护理查房总结】

妊娠和分娩是一个健康的正常生理过程，但也是一次强烈的生理心理应激过程。通过此次护理查房，熟悉了阴道分娩的机制、临产的征兆、产程的观察和分娩的机制以及影响分娩的因素和各产程的护理，对产时服务模式的管理有了进一步的认识，对指导今后的护理工作起到了很好的作用。减轻焦虑和疼痛是产科护理工作的重要环节，应重点做好以下工作。

（1）产力、产道、胎儿及产妇的精神心理因素是决定能否顺利分娩的四大因素，四者互为因果，其中任何一个或一个以上因素发生异常，或这些因素之间不能相互适应，都将使分娩过程受阻，形成异常分娩，给母儿造成严重危害。

（2）以孕产妇及胎心婴儿为服务主体，尊重孕产妇及胎心婴儿的人格，加强产程中母婴的观察和评估，帮助产妇建立自然分娩的信心，为其提供优质的服务。

（林　波）

查房笔记

病例 3 · 剖宫产术后

🌸【病历汇报】

（病情） 孕妇28岁，因"停经9个月，要求待产"于2017年12月19日步行入院。产妇既往月经规律，4～5天/25天，量中等，无血块，无痛经。LMP 2017年3月17日，EDC 2017年12月27日。停经4^+个月感胎动，孕期按要求接受产前检查，胎心、胎位、血压等正常。孕期无活动后胸闷、气促及心慌，无夜间阵发性呼吸困难，无头痛、头晕、眼花、皮肤瘙痒等。既往体健，否认肝炎、结核等传染病史，否认心脏病、高血压、糖尿病等慢性病史，否认食物、药物过敏史及输血史。因临近预产期，自觉胎动可，要求待产入院。入院时，腹膨隆、软，宫高39cm，腹围109cm，胎儿估重约3900g，子宫轮廓清，无局限性压痛，床前未扣及宫缩情况，臀先露，未入盆，胎方位骶右前（RSA）位。阴道检查：宫口未开，容受（指宫颈口对手指的容纳程度）60%，居后，质中，先露S-3，胎膜未破。12月20日10:00因"①G_2P_0，宫内妊娠，39^{+1}周，RSA，活胎；②巨大儿？"护送入手术室行剖宫产术，术中娩出一活女婴，重4350g，Apgar评分10分，胎盘胎膜娩出完整。手术顺利，麻醉满意，术中生命体征平稳，术中出血200mL，引流尿量200mL，输液1100mL，11:00术毕，安返母婴室。

（护理体查） T 36.9℃，P 78次/分，R 18次/分，BP 116/78mmHg，产妇神志清楚，查体合作。双乳不涨，有少量淡黄色乳汁分泌。腹部伤口敷料干燥，无渗血及渗液。宫底脐下1指，质硬，不宽。阴道恶露量不多，色暗红，无臭，肛门未排气。

（辅助检查）

（1）实验室检查

① 血常规：白细胞（WBC）$9.33×10^9$/L，中性粒细胞（N）

$6.88 \times 10^9 /L$，中性粒细胞百分比 73.8%，淋巴细胞百分比 17.4%，单核细胞百分比 6.20%，嗜酸性粒细胞百分比 1.76%，嗜碱性粒细胞百分比 0.867%，血红蛋白（Hb）113g/L，血小板（PLT）$224 \times 10^9 /L$。

② 尿常规、肝肾功能及凝血功能等正常（疑巨大儿应增加血糖监测的结果）。

③ 葡萄糖耐量试验：血糖正常。

（2）B 超 宫内妊娠 39^{+4} 周，RSA，活胎，胎盘Ⅱ度，羊水指数 14.8cm，胎儿估重约 3898g。

入院诊断 ①G_2P_0宫内妊娠 39^{+4} 周，RSA，活胎；②巨大儿。

主要的护理问题

（1）焦虑 与知识缺乏、分娩结局不确定有关。

（2）有胎儿受伤的危险 与分娩过程的损伤有关。

（3）疼痛 与宫缩和腹部切口有关。

（4）舒适度改变 与宫缩痛和切口疼痛有关。

（5）潜在并发症 产后出血、产褥感染等。

目前主要的治疗措施

（1）继续补液、抗感染、生乳、促子宫复旧等治疗。

（2）复查血常规。

（3）产褥期基本指导。

护士长提问

什么是剖宫产？其主要的手术方式有哪些？其适应证是什么？从病史资料来看，可以判断该产妇剖宫产的适应证是什么吗？

答：剖宫产是妊娠 28 周或 28 周以上，剖腹途径切开子宫而娩出胎儿及其附属物的手术。其主要的手术方式有子宫下段剖宫产术、子宫体部剖宫产术、腹膜外剖宫产术和剖宫产子宫切除术等几大类，其中以子宫下段剖宫产术最为常用。

剖宫产的适应证：①骨产道或软产道异常；②头盆不称或产力异常；③胎位异常；④有其他异常分娩史；⑤妊娠合并症及并发症者；⑥引产失败或阴道助产失败等；⑦胎儿因素，如过期妊娠儿、珍贵儿、早产儿、胎儿窘迫者等。

从病史资料上看，引起该产妇剖宫产的适应证主要是胎位异常，其胎方位为 RSA。主要依据为：①B 超示宫内妊娠 37^{+4} 周，RSA，活胎，胎儿估重约 3898g；②产检子宫轮廓清，无局限性压痛，床前未扪及宫缩情况，臀先露，未入盆，胎方位为 RSA。

● 剖宫产术前准备的护理要点是什么？

答：（1）心理护理　做好解释工作，介绍同类手术病例情况，以减轻孕妇紧张情绪。

（2）做好饮食指导　术前 8h 禁食，4～6h 禁饮。

（3）做好手术野皮肤准备。

（4）个人卫生　术前日修剪指甲和趾甲，清洗腹部，病情允许的情况下可洗头、洗澡，冬季注意保暖，谨防感冒。

（5）指导产妇学会有效咳嗽和床上翻身活动。指导产妇术毕 6h 后可取侧卧位，防止发生仰卧位低血压综合征。

（6）术前日测体温、脉搏、呼吸 3 次，入手术室前测体温、脉搏、呼吸、血压、胎心率，并做好记录。做好新生儿保暖和抢救工作，如氧气、急救药品等。

（7）术前要换下内衣内裤，穿上手术衣裤，取下义齿、发夹、手表、项链、戒指等物品，交其家属妥善保管。

（8）术前半小时遵医嘱术前用药，并用留置针建立静脉通道。

（9）准备麻醉床，备好听诊器、血压计或心电监护仪、沙袋、会阴垫。冬天要调好室温或用热水袋暖被（待产妇回病房后取出）。

● 剖宫产术后的护理要点是什么？

答：（1）产妇回母婴室后，责任护士应常规与手术室护士认真做好床头交接，详细了解术中情况，接手术室输液液体及导尿管、尿量、患者自控镇痛（PCA）管并保持通畅。

（2）遵医嘱每半小时测血压、脉搏 1 次至平稳或行多功能监护 3～6h 并记录。

（3）去枕平卧位，指导并协助家属帮助产妇按摩双下肢。6h 后抬高床头，协助并督促产妇翻身活动，检查全身受压部位皮肤及双下肢活动情况。下肢恢复感觉后可做屈伸运动促进血液循环。有咳嗽时，用双手按压切口两侧，做深呼吸，减少肺炎和肺不张的发生。

（4）遵医嘱低流量吸氧 3h。常规使用沙袋和捆腹带压迫腹部伤口及子宫进行止血。

（5）遵医嘱做好饮食指导。术后禁食禁饮 6h，可用棉签棒湿润口唇，6h 后改流质饮食，肛门排气后改半流质，避免进食含糖饮食及牛奶等，逐渐恢复至正常饮食。

（6）术后 6h 内每半小时观察记录 1 次腹部伤口、子宫收缩及阴道流血等情况。术后 6～12h 内每小时观察记录 1 次腹部伤口、子宫收缩及阴道流血等情况。术后12～24h 内每 2h 观察记录 1 次。术后 24h 后无异常，每班观察并记录至医嘱改为二级护理；如有异常及时报告医师，处理后做好记录。

（7）对使用患者自控镇痛泵的产妇要及时告知其作用、使用方法及注意事项。每 8h 要测脉搏、呼吸 1 次直至拔管为止。

（8）保持导尿管通畅，注意尿液的颜色、质、量，遵医嘱拔导尿管后协助产妇及时排尿并记录，必要时可协助其排尿：①用热水熏洗外阴或用温开水冲洗尿道外口周围诱导排尿；②针刺关元、气海、三阴交、阴陵泉等穴位促其排尿；③肌内注射甲硫酸新斯的明 1mg 兴奋膀胱逼尿肌促其排尿。督促产妇及时翻身活动或下床活动促进肠蠕动，注意肛门排气情况并及时记录。

（9）指导产妇保持会阴清洁，遵医嘱每天用 0.5％聚维酮碘液擦洗外阴，每日 2～3 次。

（10）每天测体温、脉搏、呼吸 3 次，超过 38℃时改测 4 次，超过39℃时每4h测1次，应加强观察，查找原因，并报告医师。3项指标均正常后才能改成每天测1次。

（11）推荐母乳喂养，母婴同室，按需哺乳。母亲回母婴室后有应答反应的30min内，母婴应该进行部分的皮肤接触和早吸吮。

● **责任护士针对该产妇的健康教育内容有哪些?**

答：（1）手术当日

① 入科告知，包括介绍科内环境、人员以及相关制度。

② 给产妇及家属做安全知识的详细讲解，包括新生儿防丢失、防坠床、防窒息等。

③ 剖宫产术后的饮食、卧位及卫生指导。

④ 导管护理知识的指导。

⑤ 卡介苗及乙肝疫苗预防接种知识及注意事项。

⑥ 介绍母乳喂养的好处，帮助早吸吮及指导产妇侧卧位哺乳姿势和手法挤奶方法。

（2）术后第1天

① 产褥期乳房保健措施。

② 产妇拔出尿管后指导其环抱式哺乳姿势。

③ 新生儿脐部护理知识。

（3）术后第2天

① 新生儿沐浴知识和黄疸。

② 产褥期的生理及护理知识。

③ 指导产妇坐位哺乳姿势。

（4）术后第3天

① 母乳喂养中特殊问题的指导。

② 母婴出院前的指导（含出院手续办理流程、出院后的饮食及护理要点以及出院所带药物的作用，副作用以及服用方法等）。

（5）术后第4天

① 介绍医院24h母乳喂养热线、母婴交流群及母乳喂养支持组织的联系方法。

② 出院前评估母乳喂养掌握情况。

● **剖宫产术后去枕平卧 6h，头偏向一侧的临床意义是什么？**

答：其临床意义是防止头痛，防治呕吐物误吸引起窒息，预防休克。

● **剖宫产术后的活动及其意义是什么？**

答：（1）术后 6h 内在床上做勾绷脚和脚踝摆动运动，6h 后翻身活动，至少 2h 翻身 1 次，12h 后半坐卧位，24h 后下床活动。

（2）意义

① 有利于肠蠕动恢复，促进早排气，减轻术后腹胀，减少肠粘连的发生。

② 预防下肢静脉血栓的发生。

③ 有利于局限腹腔渗液和排出恶露，预防感染，促进子宫复旧；有利于呼吸。

④ 促进全身血液循环，有利于伤口愈合和身体康复。

● **剖宫产术后腹胀的原因是什么？其护理要点是什么？**

答：（1）剖宫产术后腹胀的原因

① 孕妇增加高蛋白、高热量的饮食入量，增加胃内容量。

② 进入产程的产妇，由于宫缩阵痛，大声喊叫、用力屏气造成胃内积气。

③ 由于麻醉手术创伤，术中肠管受激惹（麻醉药物抑制平滑肌活动），使肠蠕动减少。

④ 术后产妇因伤口疼痛而呻吟、抽泣，使吞气量增加，吸入的空气进入胃肠道，不被肠黏膜吸收，气体在肠腔中游走，引起产妇两肋下疼痛，腹肌力量减弱造成腹胀。

⑤ 产妇因害怕伤口疼痛，早期不愿床上活动，使肠蠕动减慢，肛门排气时间延长。

⑥ 急诊剖宫产产妇术前未禁食或禁食时间短，术后肠蠕动减弱，肠腔内积聚食物产气不能排出而引起腹胀。

（2）术后腹胀的护理要点

① 鼓励产妇早下床活动，促进肠蠕动。

② 少量多餐进食半流质饮食，促进肠蠕动。避免进食糖、奶类食品，防止产气过多。

③ 根据医嘱给予新斯的明肌内注射或使用开塞露。

④ 给予腹部热敷，按肠管走行轻轻按摩腹部。

⑤ 可行体位排气，如取膝胸位。

导尿管的护理要点是什么？

答：向产妇和家属详细解释留置导尿管的目的和护理方法，鼓励其主动参与护理。鼓励产妇摄取足够的水分和进行适当的活动，以减少尿路感染的机会，预防尿结石的形成。保持引流通畅，避免导尿管受压、扭曲、堵塞。防止泌尿系统逆行感染：①保持导尿口清洁，每天1～2次用消毒液棉球擦拭外阴及尿道口；②每日定时更换集尿袋，及时排空集尿袋，并记录尿量；③每周更换导尿管；离床活动时，妥善固定导尿管，以防脱出。集尿袋不得超过膀胱高度并避免挤压，以防止尿液反流；间歇夹管，每3～4h开放1次，训练膀胱反射功能；拔管后注意观察小便自解情况及尿液性状。

产前发现该产妇的胎儿胎方位为RSA，如果在待产过程中发生胎膜早破，护理人员应如何进行处理和护理？

答：向孕妇及家属说明目前的情况以及医护人员采取处理措施的目的和意义，指导配合治疗与监护，协助孕妇做好各种生活护理，减轻焦虑。胎先露未衔接的孕妇破膜后，应立即卧床并抬高臀部；监测胎心率，观察阴道流液量、性质，及时通知医师；一旦发现脐带脱垂者，应立即氧气吸入，在胸膝卧位下戴无菌手套将脐带送回宫腔，做好即行剖宫产准备；（如未足月需继续保胎者）观察全身情况及血象变化，测T、P、R每日3次，及早发现有无感染征象；禁止灌肠，避免不必要的肛查和阴道检查，以防感染；保持外阴清洁，每日用消毒液抹洗会阴两次，勤换会阴垫；超过12h，可考虑应用抗生素预防感染；动态监测胎心、宫缩、阴道流液量和性质等，了解胎儿在宫内的情况，一旦发生异常现象，应及时报告医师终止妊娠。

● **什么是剖宫产儿综合征？其临床特点有哪些？**

答：剖宫产娩出新生儿，由于未受产道挤压，体内缺少纤溶酶和免疫因子，容易发生肺透明膜病而致呼吸窘迫，称为剖宫产儿综合征。

剖宫产儿综合征的临床特点是出生正常，出生后 4～6h 发病，出现进行性呼吸困难，逐渐出现以发绀伴呼气性呻吟等缺氧为主症的症候群。更易发生于早产、胎儿宫内发育迟缓（FGR）和糖尿病产妇的新生儿。

● **剖宫产术后腹部伤口的护理要点是什么？**

答：（1）评估和了解手术切口的情况。正确使用束腹带，减轻腹部伤口张力，减少疼痛。

（2）遵医嘱做好饮食指导。

（3）指导尽早活动，防止肠粘连、血栓形成。

（4）指导产妇咳嗽、恶心呕吐时，应压住伤口两侧，防止缝线断裂。

（5）严密观察腹部切口有无红、肿、热、痛、渗血、渗液等情况，如有异常及时报告医师做相应处理。

（6）评估和了解腹部伤口疼痛的程度，根据情况尽可能满足产妇对舒适的需要，减少疼痛。

● **如何对该产妇进行心理支持？**

答：（1）保持病室安静，并建立良好的护患关系。

（2）术后应了解产妇心理，针对产妇的疑问、焦虑与恐惧给予充分的解释，缓解紧张情绪。

（3）针对恐惧伤口疼痛予以正确的解释、鼓励以及增加亲属对其进行心理安慰。

（4）针对胎儿性别渴望的心理予以心理安慰及护理，并指导亲属与产妇沟通，关心产妇，予心理安慰。

（5）树立母乳喂养的信心，指导产妇正确的母乳喂养知识及方法。

（6）正确指导新生儿护理的知识和技巧。

● **该产妇还存在哪些护理问题？**

答：（1）知识缺乏　缺乏产褥期保健知识、母婴护理知识。

（2）活动无耐力　与切口疼痛，活动减少有关。

（3）母乳喂养无效　与母亲焦虑、知识缺乏、技能掌握不熟练、母乳供给不足有关。

● **针对该产妇的护理还存在哪些不足？**

答：产后康复锻炼指导不到位。剖宫产术后产妇也应该进行产后康复锻炼，适当活动和做产后健身操有利于产妇排尿、排便及体力恢复，以减少静脉栓塞的发生率，并且可以使骨盆底及腹肌张力恢复，避免腹壁皮肤过度松弛、盆底功能减弱。在产妇不能起床活动期间，可以与家属一起协助产妇在床上翻身活动。当产妇拔除尿管后，护士应指导产妇及时下床活动，在产妇可以耐受的情况下适当增加活动量，指导产妇做产后健身操。运动量由小到大，循序渐进。

● **如何做好该产妇的母乳喂养指导工作？**

答：护理人员针对以下内容完成该产妇的母乳喂养指导工作。

（1）实行母婴同室，帮助母亲及时做好早接触和早吸吮。

（2）帮助母亲树立母乳喂养的信心，把有关母乳喂养的好处及常见问题的处理方法告知该产妇。

（3）指导母亲正确的母乳喂养方法及技巧，并保持良好的泌乳。

（4）鼓励按需喂养。

（5）指导母亲不给新生儿使用人工奶瓶、奶头，或使用奶头做安慰物。

（6）告知母亲母乳喂养支持组织的联系方法，做好出院后母乳喂养跟踪指导。

● **针对该产妇如何做好出院指导？**

答：（1）母亲方面

① 出院前的常规指导：如办理出院手续的流程，出院所带药物的作用、副作用以及服用方法等。

② 休养环境：室内空气流通，光线柔和、安静、温度 20～24℃，湿度 55％～65％为宜；室内勿吸烟，探访客人不宜过多，保持室内空气清新；有皮肤、呼吸道、消化道感染及其他传染病患者勿接触产妇及新生儿。

③ 产褥期个人护理要点：勤换内衣；勤换卫生垫，注意恶露的量、颜色、性质及持续时间；每次大小便后清洗外阴；注意口腔卫生，饭后温水漱口，早晚软毛牙刷刷牙；不留长指甲，每次接触新生儿前应洗手；营养平衡、合理、膳食多样化，荤素、粗细搭配；注意休息，半年内避免重体力劳动，适当活动，防治双下肢深静脉血栓形成；产后 3 个月禁盆浴、禁房事；采取适宜的避孕方法，哺乳期禁服避孕药。如允许生育第二胎者，应间隔 3～5 年。剖宫产术后 6 个月可以上环避孕。

④ 监测体温和观察切口：注意监测体温情况，体温高于 38℃随时就诊；注意腹部切口有无红肿、发热、渗液，有异常应随时就诊。

⑤ 产后复查：产后 42 天常规来院接受产后检查，不适随时就诊。

⑥ 母乳喂养：指导掌握侧卧位、坐位和环抱式哺乳体位；坚持母乳喂养；做好乳房保健。

（2）婴儿方面

① 新生儿居住环境与温度随气候温度变化调节，室温保持在 24～26℃，相对湿度在 50％～60％为宜。

② 定时监测新生儿体温，过低予以保暖，过高采取降温措施。观察呼吸道通畅情况，保持新生儿取侧卧体位，预防窒息。

③ 做好皮肤、臀部及脐部护理。每日沐浴一次，沐浴后用干棉签擦净脐部，再用 75％乙醇棉签消毒脐带残端和脐轮周围，注意脐部有无红肿及渗血渗液，有无脓性分泌物，发现异常及时来儿保科就诊。尿布或纸尿片松紧适宜，及时更换，大便后温水清洗，揩干后涂上护臀软膏。

④ 按时预防接种。

⑤ 坚持母乳喂养，纯母乳喂养 6 个月，继续母乳喂养至 2 岁或更长时间。

⑥ 做好新生儿生理性黄疸的观察及护理。新生儿生理性黄疸在 7～10 天会消退，一般不会超过 2 周，发现黄疸加深或者持续不退应该及时就医。

【护理查房总结】

通过此次护理查房，对剖宫产产妇术后的护理要点有了全面、细致的了解。尤其是在剖宫产术后并发症的预防和健康宣教方面积累了较为宝贵的经验，对今后的护理工作起到了良好的指导作用。针对该产妇的护理，需要完善的有以下方面。

（1）注意观察、护理及喂养新生儿，特别是指导巨大儿的喂养。

（2）注意剖宫产术后并发症的预防，密切观察子宫收缩及恶露情况，防止产后出血等并发症的发生。

（3）有针对性地落实健康宣教。

（陈　兰）

查房笔记

病例 4 · 过期妊娠

【病历汇报】

病情　孕妇 29 岁，因超过预产期 15 天入院待产。既往月经规律，7 天/30 天，量中等，无血块，不伴痛经。LMP 2018 年 3 月 30 日，EDC 2019 年 1 月 6 日。停经 30 多天自验尿妊娠试验阳性，停经 80 多天 B 超示"宫内妊娠 80 多天"，推算预产期基本符合。停经 40 多天出现晨起恶心呕吐、厌油腻，可忍受，于停经 3 个月时消失。早孕期无毒物、宠物及放射线接触史，无腹痛及阴道流血史，无"感冒"用药史。停经 4^+ 个月出现胎动至今。孕期行产前检查和糖筛查无异常。孕期定期产检，示"胎心、胎位、血压等"均正常。近 1 个月出现双下肢水肿，晨起/休息后好转。孕期无活动后胸闷、气促及心慌，无夜间阵发性呼吸困难，无头痛、头晕、眼花、皮肤瘙痒等，无下腹胀痛，无阴道流血流水，因超过预产期 15 天入院待产。

护理体查　T 36.8℃，P 98 次/分，R 21 次/分，BP 130/82mmHg，胎心率 150 次/分。孕妇神志清楚，查体合作。面色红润，皮肤黏膜、巩膜无黄染及出血点。胸廓对称，呼吸自如，腹软，无压痛及反跳痛，床旁未扪及宫缩，脊柱四肢无畸形，活动自如，双下肢水肿（十）。产科检查：腹隆软，宫高 40cm，腹围 110cm，胎儿估重约 3600g，子宫轮廓清，无局限性压痛，床前未扪及宫缩，头先露，已入盆，胎方位为 ROA。阴道检查：宫口未开，容受 80%，居中，质软，先露 S－2，胎膜未破。

辅助检查　（2019 年 1 月 21 日）

（1）血细胞分析　正常。

（2）尿分析　尿蛋白（一），酮体（一）。

（3）生化检查　凝血功能正常。

（4）B 超　宫内妊娠 42 周 1 天，ROA，活胎，估重（3611±

31

381)g；羊水指数 9cm；评分 8 分；胎盘 Ⅱ～Ⅲ度。

入院诊断 ①G_1P_0 宫内妊娠 42^{+1} 周，ROA，活胎；②过期妊娠。

主要的护理问题

（1）有胎儿受伤的危险　与胎盘功能减退有关。

（2）知识缺乏　缺乏妊娠期相关知识。

（3）焦虑　与担心胎儿宫内安危及惧怕分娩时疼痛有关。

目前主要的治疗措施

（1）完善相关检查，如心电图、肝肾功能等。

（2）头盆评分 8 分，拟使用催产素引产，密切观察宫缩及阴道流血，监测胎儿宫内情况，临产后密切监测产程进展及胎儿情况，必要时手术终止妊娠。

护士长提问

● **何谓过期妊娠？**

答：平时月经周期规则，妊娠达到或超过 42 周（≥294 日）尚未分娩者，称为过期妊娠。其发生率占妊娠总数的 3%～15%。近年来由于对妊娠达到 41 周孕妇的积极处理，过期妊娠的发生率明显下降。

● **过期妊娠的发生与哪些因素有关？**

答：（1）雌、孕激素比例失调　正常妊娠足月分娩时，雌激素增高，孕激素降低。如雌激素不能明显增高，导致孕激素占优势，抑制前列腺素及缩宫素作用，可引起过期妊娠。

（2）子宫收缩刺激发射减弱　部分过期妊娠胎儿较大，可导致头盆不称或胎位异常，胎儿先露部不能与子宫下段及宫颈密切接触，反射性引起子宫收缩减少，导致过期妊娠。

（3）胎儿畸形　如无脑儿垂体缺如，不能产生足够促肾上腺皮质激素，胎儿肾上腺皮质萎缩，从而雌激素前体物质分泌不足，使雌激素形成减少，致过期妊娠。

（4）遗传因素 某家族、某个体常反复发生过期妊娠，提示过期妊娠可能与遗传因素有关。

过期妊娠有何病理变化？

答：（1）胎盘 过期妊娠的胎盘病理有两种类型：一种是胎盘功能正常，除重量略有增加外，胎盘外观和镜检均与足月妊娠胎盘似；另一种是胎盘功能减退。

（2）羊水 正常妊娠 38 周后，羊水量随妊娠推延逐渐减少，妊娠 42 周后羊水迅速减少，约 30％减至 300mL 以下；羊水粪染率明显增高，是足月妊娠的 2～3 倍，若同时伴有羊水过少，羊水粪染率达 71％。

（3）胎儿 过期妊娠胎儿生长模式与胎盘功能有关，可分以下 3 种：

① 正常生长及巨大儿：胎盘功能正常者，能维持胎儿继续生长，约 25％成为巨大胎儿，其中 5.4％胎儿出生体重＞4500g。

② 胎儿过熟综合征：过熟儿表现为皮肤干燥、松弛、起皱、脱皮，脱皮尤以手心和脚心明显；身体瘦长、胎脂消失、皮下脂肪减少，表现为消耗状；头发浓密指（趾）甲长；新生儿睁眼、异常警觉和焦虑，容貌似"小老人"。因为羊水减少和胎粪排出，胎儿皮肤黄染，羊膜和脐带呈黄绿色。

③ 胎儿生长受限：小样儿可与过期妊娠共存，后者更增加胎儿的危险性，约 1/3 过期妊娠死产儿为生长受限小样儿。

过期妊娠对母儿有哪些危害？

答：（1）对胎儿影响 除上述胎儿过熟综合征外，胎儿窘迫、胎粪吸入综合征、新生儿窒息及巨大胎儿等围生儿发病率及病死率均明显增高。

（2）对母体影响 产程延长和难产率增高，使手术产率及母体产伤明显增高。

● 过期妊娠的诊断依据有哪些?

答:准确核实妊娠周数,判断胎儿安危状况是诊断的关键。

(1) 病史

① 以末次月经第 1 日计算:平时月经规则、周期为 28~30 日的孕妇停经≥42 周尚未分娩,可诊断为过期妊娠。若月经周期超过 30 日,应酌情顺延。

② 根据排卵日计算:月经不规则、哺乳期受孕或末次月记不清的孕妇,可根据基础体温提示的排卵期推算预产期,若排卵后≥280 日仍未分娩者可诊断为过期妊娠。

③ 根据性交日期推算预产日期。

④ 根据辅助生殖技术(如人工授精、体外受精-胚胎移植术)的日期推算预产期。

(2) 临床表现　早孕反应开始出现时间、胎动开始出现时间以及早孕期妇科检查发现的子宫大小,均有助于推算妊娠周数。

(3) 辅助检查

① 根据超声检查确定妊娠周数,妊娠 20 周内,超声检查对确定妊娠周数有重要意义。早期妊娠以胎儿顶臀径(CRL)推算妊娠周数最为准确,中期妊娠则综合胎儿双顶径、腹围和股骨长度推算预产期较好。

② 根据妊娠早期血、尿人绒毛膜促性腺素(HCG)增高的时间推算妊娠周数。

● 判断胎盘功能的方法有哪些?

答:(1) 胎动计数　对妊娠 40 周后未分娩的孕妇,应计数胎动进行自我监护,如胎动<10 次/12h 或逐日下降超过 50%,提示胎儿宫内缺氧。

(2) 胎儿电子监护仪检测　包括无激惹试验(NST)、催产素激惹试验(OCT)。在预测过期妊娠胎儿储备力方面,NST 有相对较高的假阴性率(假阴性率指 NST 正常,但一周内胎儿死亡),故单纯 NST 有反应型,不能说明胎儿储备力良好。常配合 B 型超声检查估计胎儿宫内安危，一般每周 1～2 次；或进行 OCT，如在良好宫缩下无频繁晚期减速，提示胎儿储备力良好。

（3）B 型超声检查 每周 1～2 次观察羊水量、胎动、胎儿呼吸运动、胎儿肌张力，其中羊水量减少是胎儿慢性缺氧的信号。

（4）尿雌三醇（E_3）、雌激素/肌酐（E/C）比值测定 隔日检测 1 次。如尿 E/C 比值<10 或 24h 尿 E_3<10mg，提示胎盘功能不良。

（5）羊膜镜检查 观察羊水颜色，了解羊水有无胎粪污染。若已破膜可直接观察到羊水的性状。

过期妊娠的处理原则是什么？

答：妊娠 40 周以后胎盘功能逐渐下降，42 周以后明显下降，因此，在妊娠 41 周以后，即应考虑终止妊娠，尽量避免过期妊娠。若妊娠 41 周无任何并发症（妊娠期高血压疾病、妊娠糖尿病、胎儿生长受限、羊水过少等），也可密切观察，继续等待。一旦妊娠过期，则应终止妊娠。终止妊娠的方式应根据胎儿安危状况、胎儿大小、宫颈成熟度综合分析，恰当选择。

（1）促宫颈成熟 在宫颈不成熟情况下直接引产，阴道分娩失败率较高，反而增加剖宫产率。评价宫颈成熟度的主要方法是 Bishop 评分，一般认为，Bishop 评分≥7 分者，可直接引产；Bishop 评分<7 分者，引产前先促宫颈成熟，目前，常用的促宫颈成熟的方法主要有：PGE2 阴道制剂和宫颈扩张球囊。

（2）引产术 宫颈已成熟即可行引产术，常用静脉滴注缩宫素，诱发宫缩直至临产。胎头已衔接者，通常先人工破膜，1～2h 后开始可滴注缩宫素引产。人工破膜既可诱发内源性前列腺素的释放，增加引产效果，又可观察羊水性状，排除胎儿窘迫。

（3）产程处理 进入产程后，应鼓励产妇左侧卧位、吸氧。产程中最好连续监测胎心，注意羊水性状、必要时取胎儿头皮血测 pH，及早发现胎儿窘迫，并及时处理。过期妊娠时，常伴有胎儿窘迫、羊水粪染，分娩时应做好相应准备。若羊水胎粪污染严重且黏稠者，在胎儿娩出后应立即在喉镜指引下行气管插管吸出气管内容物，以减少胎粪吸入综合征的发生。

（4）剖宫产术　过期妊娠时，胎盘功能减退，胎儿储备能力下降，需适当放宽剖宫产指征。

● 该孕妇还存在哪些护理问题？

答：（1）气体交换受损（胎儿）　与胎盘子宫的血流速度减慢（胎盘功能不良）有关。

（2）预感性悲哀　与胎儿可能死亡有关。

● 作为该孕妇的责任护士，应如何对其进行观察和护理？

答：（1）左侧卧位，定时吸氧，严密监测胎心变化及胎动情况，必要时行胎心监护了解胎儿宫内安危。

（2）遵医嘱用药，密切观察子宫收缩情况，包括子宫收缩持续时间、间歇期时间、宫缩强度及频率，并及时记录。

（3）适时行阴道检查，主要了解宫颈的厚薄、软硬程度及宫口扩张程度，正确判断产程进展情况。

（4）密切观察阴道流水、流血情况。一旦发生胎膜破裂，应立即听胎心，观察羊水的颜色和流出量，记录破膜时间，发现异常应及时报告医师进行处理。

（5）还应重点观察孕妇的心理状况，及时给予心理支持，包括向孕妇及家属提供相关信息，如医疗措施的目的、操作过程、预期结果及孕妇应做的配合，对他们的疑虑给予适当的解释，有助于减轻焦虑。

● 应如何预防过期妊娠的发生？

答：① 指导孕妇加强产前检查。

② 加强孕期宣教。

③ 适时行引产或手术终止妊娠。

❀【护理查房总结】

通过今天的护理查房，对过期妊娠的定义、病因、病理、诊断、对母儿的危害、处理、预防及如何对过期妊娠的孕妇进行监护等方面进行了探讨，对今后的临床护理工作有很好的指导意义。在今后的工作中，要特别注意以下问题。

（1）指导孕妇加强产前检查，超过预产期尚未临产者须及时住院待产，预防过期妊娠的发生。

（2）确诊为过期妊娠，有其他产科指征或胎儿危险（如羊水减少、胎心减慢等），应遵医嘱立即行剖宫产；胎儿尚无危险须行引产者，应加强监护。

（沈　萍）

查房笔记

病例 5 · 巨大胎儿

【病历汇报】

病情　孕妇 37 岁，因停经 9 个月，要求待产，于 2018 年 12 月 10 日步行入院。产妇既往月经规律，7 天/30 天，量中等，无血块，不伴痛经。LMP 2018 年 3 月 10 日，EDC 2018 年 12 月 17 日。停经 30 多天自验尿妊娠试验阳性，停经 50 多天 B 超示"宫内妊娠 50 多天"。停经 40 多天出现晨起恶心呕吐、厌油腻，可忍受，于停经 3 个月时消失。停经 4^+ 个月胎动至今。孕妇既往体健，否认高血压、心脏病、糖尿病及传染病史。2006 年因"阑尾炎"手术治疗，G_3P_1，2005 年足月平产一女活婴，体重 4000g，胎盘自娩，无产后出血；2011 年孕 40 多天行人工流产术一次；G_3 为此次妊娠。爱人体健，家族中无特殊病史。

护理体查　T 36.5℃，P 88 次/分，R 20 次/分，BP 119/70mmHg，孕妇神志清楚，查体合作。身高 160cm，体重 80kg，较孕前体重增加 25kg。产科检查：宫高 42cm，腹围 109cm，臀先露，骶右前（LSA）位，未入盆，胎心率为 135 次/分，床旁未扪及宫缩。骨盆外测量径线分别为 23cm—26cm—19cm—9cm。双下肢水肿（＋＋）。阴道检查示宫口未开，宫颈管容受 70%，居中，质软，先露 S－2，未扪及条索状物和异常搏动。

辅助检查

（1）B 超　宫内妊娠 39 周 2 天，LSA，活胎（胎儿偏大），胎儿双顶径为 10.2cm。

（2）胎心监护　胎心基线 130 次/分，振荡型，NST（＋）示胎儿宫内情况可。

（3）血常规　白细胞（WBC）$10.8×10^9$，中性粒细胞（N）$9.66×10^9$，中性粒细胞百分比 85.4%，淋巴细胞百分比 7.37%，单核细胞百分比 6.24%，嗜酸性粒细胞百分比 0.384%，血红蛋白

120g/L。

（4）肝肾功能 总蛋白 59.92g/L，三酰甘油 4.37mmol/L，血清总胆固醇 6.31mmol/L。

（5）葡萄糖耐量试验 血糖正常。

入院诊断 ①G_3P_1 宫内妊娠 39^{+2} 周，LSA，活胎；②巨大儿。

主要的护理问题

（1）有胎儿受伤的危险 与分娩过程的损伤有关。

（2）知识缺乏 缺乏巨大胎儿对母婴造成的影响及注意事项等知识。

（3）预感性悲伤 与得知胎儿巨大、担心胎儿健康有关。

目前主要的治疗措施

（1）继续完善相关检查。

（2）积极做好剖宫产术前准备。

护士长提问

什么是巨大胎儿？一般来说，巨大胎儿的发生与哪些因素有关？

答：任何孕周胎儿体重达或超过 4000g 者称为巨大胎儿。巨大胎儿的发生与糖尿病、营养、遗传、环境、孕妇产次、过期妊娠父母身材高大、高龄产妇、巨大胎儿分娩史等因素有关。

从病史资料来看，孕妇做了葡萄糖耐量试验，排除了妊娠期糖尿病，为什么要进行此项检查？

答：妊娠期糖尿病的孕妇分娩巨大胎儿的发生率高达 25%～42%，而无糖尿病孕妇的发生率仅为 5%～8%。其原因可能是孕妇血液中葡萄糖含量升高，通过胎盘进入胎儿血循环，而胰岛素不能通过胎盘，致使胎儿长期处于高血糖状况，刺激胎儿胰岛 B 细胞增生，分泌大量胰岛素或胰岛素样生长因子，活化氨基酸转移系统，促进脂肪、蛋白合成并抑制脂解作用，使胎儿脂肪聚集，导致巨大胎儿。孕妇做葡萄糖耐量试验是为了找到导致孕妇巨大胎儿的原因，以便积极处理。

● 产前检查通过哪些方法对胎儿的大小进行估计？

答：（1）第 1 种方法　视诊，注意腹形及大小，腹部过大、宫底高度大于应有的妊娠月份，应考虑有双胎妊娠、巨大胎儿、羊水过多的可能；腹部过小，可能为胎儿生长受限或孕周推算错误。

（2）第 2 种方法　触诊，手测宫底高度，用皮尺测量耻上子宫长度及腹围值。四步触诊胎体大，先露部高浮，听诊胎心清晰但位置偏高。

（3）第 3 种方法　B 超检查，测量胎头双顶径及腹围指数，估计胎儿重量；同时排除多胎、羊水过多及胎儿畸形等。

● 产前检查时，如何测量宫底高度和腹围？如何通过测量的宫底高度和耻上子宫长度判断妊娠的周数？

答：一般测量宫底高度的方法为让孕妇排尿后，平卧于床上，用皮尺测量耻骨联合上缘中点至宫底的距离。测量腹围在脐水平进行，以皮尺绕腹 1 周，腹壁间能容纳 1 指为松紧适宜。宫底高度因孕妇的脐耻间距离、胎儿发育情况、羊水量、单胎、多胎等而有差异。在不同孕周宫底的增长速度不同，同时受孕妇营养、胎儿发育及羊水量的影响。正常情况下，宫底高度在孕满 36 周时最高，至孕足月时略有下降。妊娠 20～24 周时增长速度较快，平均每周增加 1.6cm，而至妊娠 36～40 周时增长速度较慢，每周平均增加 0.25cm。妊娠周数、手测宫底高度及尺测耻上子宫长度见表 1-1。

表 1-1　妊娠周数、手测宫底高度及尺测耻上子宫长度

妊娠周数	手测宫底高度	尺测耻上子宫长度/cm
12 周末	耻骨联合上 2～3 横指	—
16 周末	脐耻之间	—
20 周末	脐下 1 横指	18(15.3～21.4)
24 周末	脐上 1 横指	24(22.0～25.1)

妊娠周数	手测宫底高度	尺测耻上子宫长度/cm
28 周末	脐上 3 横指	26(22.4～29.0)
32 周末	脐与剑突之间	29(25.3～32.0)
36 周末	剑突下 2 横指	32(29.8～34.5)
40 周末	脐与剑突之间或略高	33(30.0～35.3)

● **临床上如何根据宫底高度和腹围值计算胎儿的大小？按照此公式，该产妇的胎儿估重是多少？**

答：根据宫底高度和测得的腹围值计算胎儿体重。

胎头已入盆者：胎儿体重(g)＝宫高×腹围＋200。

按照此公式，该产妇的宫高 42cm，腹围 109cm，胎儿估重 4778g。

● **为什么诊断该孕妇的胎儿为巨大胎儿？**

答：该孕妇有巨大胎儿分娩史，肥胖，孕期体重增加迅速，入院体重 80kg，较孕前增加 25kg。现在腹部明显膨隆，该孕妇感觉腹部沉重、两肋胀痛。入院时进行产科检查，宫高 42cm，腹围 109cm，估重 4778g。触诊胎体大，先露部高浮，胎头跨耻征阳性。听诊胎心清晰，位置高。行 B 超检查，胎头双顶径 10.2cm，股骨长 7.7cm，估重（4942±72）g，提示胎儿偏大。故考虑为巨大胎儿。

● **巨大胎儿对母婴有哪些影响？**

答：（1）对母体的影响

① 巨大胎儿头盆不称的发生率明显增加，手术产率增加。子宫过度扩张，易发生子宫收缩乏力、产程延长，易导致产后出血。

② 巨大胎儿双肩径大于双顶径，如果经阴道分娩，容易发生肩难产。肩难产的发生率与胎儿体重成正比。肩难产处理不当可发生严重的软产道损伤甚至子宫破裂；产后可因分娩时盆底组织过度伸长或裂伤，发生子宫脱垂及阴道前后壁膨出；亦可因滞产发生尿

瘘、粪瘘。

③ 手术产率增加。

（2）对胎儿的影响　巨大胎儿体积大，胎头大，难以通过正常产道，需手术助产；经阴道分娩可引起颅内出血、锁骨骨折、臂丛神经损伤和麻痹以及新生儿窒息甚至死亡。

孕妇孕前体重为 55kg，现在体重达到了 80kg，她整个孕期的体重增长合理吗？

答：孕妇孕前体重为 55kg，身高 160cm，计算理想体重为（身高－105）±10%，得出结果为 55kg，孕前的体重为理想体重。体重指数（BMI）＝体重（kg）/身高（m²），该患者为 $55/1.6^2$，结果为 21.48。按照妊娠前体重指数与孕期体重增加标准，将 BMI 控制在 18.5～24，建议孕期总体体重增长范围为 11.5～16kg，而现在体重达到 80kg，较孕前明显增长 25kg，显然该孕妇孕期的体重增长是不合理的。但仍应鼓励孕妇，并在产前做好宣教，产后应坚持母乳喂养，因母乳喂养能帮助产妇消耗能量，控制体重。孕妇还应保持健康乐观的心态，合理、科学地平衡膳食，注意适当运动，使体重或 BMI 维持在正常体重范围之内。

如果择期行剖宫产，产后应注意什么？

答：因为子宫过度扩张容易导致产后出血。故在孕妇术后返回母婴同室后，产科母婴区护士与手术室护士应认真交接，详细了解产妇术中情况及特殊医嘱，交接手术室带回病房液体及导尿管、尿量等。监测血压、脉搏，严密观察子宫收缩及阴道流血情况、腹部伤口情况、各类导管等情况，及早发现产后出血。在此类产妇的术后，应注意为其腹部切口加压沙袋，绑多头腹带，防止腹压骤降，减轻产妇不适；并起固定作用，减少产后出血。凡无母乳喂养禁忌证的产妇在有应答反应后，即予帮助母婴部分皮肤接触、早吸吮、早开奶，以促进子宫收缩。

新生儿出生后该如何处理？

答：因孕妇择期行剖宫产，故可避免经阴道分娩肩难产的危险及由此而产生的产伤问题，如胎儿臂丛神经损伤、锁骨骨折等。所以该新生儿出生后主要是预防新生儿低血糖的发生。新生儿出生后入科后应评估新生儿一般情况，尽早实施早接触、早吸吮和早开奶，监测血糖，按需喂哺。新生儿入科血糖低于 2.2mmol/L 者，应立即喂糖水，注意定时监测血糖，做好病情观察，注意观察新生儿的体温、呼吸等生命体征及精神反应和吃奶情况，注意有无惊厥、昏迷，做好交接班。

🍀【护理查房总结】

巨大胎儿是胎儿发育异常的一种类型，如产力、产道及胎位均正常，仅胎儿大，可因头盆不称而发生分娩困难。因营养过度而致巨大胎儿的孕妇逐年增多。这次查房，从巨大胎儿的定义、原因、诊断及对母婴的影响和处理，说明了孕期保健的重要性。孕妇体重增加是进行性的，需要妇幼保健工作者在孕早期就做好饮食、运动等体重管理的宣教指导工作，以控制孕妇的体重，保证母婴健康。

（林　波）

查房笔记

病例 1 · 妊娠剧吐

【病历汇报】

病情　孕妇 25 岁，因胚胎移植术后 33 天，恶心呕吐 10 天，于 2018 年 12 月 3 日步行入院。患者既往月经欠规律，5 天/40～50$^+$ 天，量中等，无痛经，LMP 2018 年 9 月 7 日。10 月 31 日在某医院行胚胎移植术，移植囊胚 3 枚，术后予肌注黄体酮治疗。11 月 23 日左右开始出现恶心呕吐，并逐渐加重，甚至进食即吐，呕吐物夹血丝，曾门诊就诊予补液、止呕治疗，呕吐症状有所缓解。11 月 27 日某医院 B 超示：①宫内早孕，双活胎；②宫腔内少量积液（请结合临床）；③右侧卵巢畸胎瘤？现患者仍有呕吐，故复诊，要求住院治疗，遂收入我科。起病以来，患者精神欠佳，无畏寒发热，稍感头昏乏力和恶心呕吐，伴胃脘部不适，食纳、睡眠欠佳，无腹胀、腹痛及肛门坠胀，无阴道流血，大小便正常。患者既往有多囊卵巢综合征（PCOS）、卵巢畸胎瘤病史。否认"肝炎""结核""伤寒"等传染病史，否认"高血压病""糖尿病""冠心病"等慢性病史。否认重大外伤史。曾于 2018 年 3 月行腹腔镜下卵巢打孔术。家族中无特殊病史。15 岁初潮，5 天/40～50$^+$ 天，量中等，无痛经，白带正常。21 岁结婚，G_1P_0，否认性病史，未避孕，丈夫体健，无烟酒等不良嗜好，无冶游史。2018 年 8 月第一次胚胎移植失败。

护理体查　T 37℃，P 80 次/分，R 20 次/分，BP 106/77mmHg，患者发育正常，营养中等，自动体位，神清合作。无贫血貌，皮肤巩膜无黄染，无出血点及皮疹。腹平软，无压痛及反跳痛，下腹正中可见 3 个长约 1cm 陈旧性手术瘢痕。外阴未见异常，阴道口未见血迹。

辅助检查

（1）实验室检查　12 月 3 日尿常规：酮体（＋＋），其余项正常；电解质：血钾 3.2mmol/L，其余项正常；血细胞分析正常。12 月 4 日尿常规：酮体阴性，血钾 3.77mmol/L，肝肾功能正常，血人绒毛膜促性腺素（HCG）71082IU/L，黄体酮（P）125.8nmol/L，雌二醇（E_2）2821.3pmol/L。

（2）B 超　11 月 27 日某医院 B 超示：①宫内早孕，双活胎；②宫腔内少量积液（请结合临床）；③右侧卵巢畸胎瘤？

入院诊断　①妊娠剧吐；②卵巢畸胎瘤。

主要的护理问题

（1）焦虑　与现实的或设想的对胎儿的威胁有关。

（2）体液不足　与呕吐、体液丢失过多有关。

（3）营养失调（低于机体需要量）　与呕吐不能进食有关。

目前主要的治疗措施

（1）继续补液治疗，纠正水电解质酸碱平衡。

（2）复查血细胞分析和电解质、尿液分析、尿酮体等。

（3）密切观察恶心呕吐、神志、生命体征、面色、皮肤弹性等情况。

护士长提问

● **什么是妊娠剧吐？**

答：妊娠剧吐（中医称"妊娠恶阻"）是孕妇在妊娠早期出现频繁恶心呕吐，引发脱水、电解质紊乱及代谢性酮症酸中毒，严重者可导致多器官衰竭和孕妇死亡。发病率为 0.3%～3%。

● **妊娠剧吐的病因有哪些？**

答：至今病因尚不明确。人绒毛膜促性腺素（HCG）被认为是与妊娠剧吐病理发生最相关的激素。研究发现，早孕反应出现与消失的时间与孕妇血 HCG 值上升与下降的时间相一致，呕吐严重时，孕妇 HCG 水平亦较高；加之葡萄胎、多胎妊娠孕妇血 HCG 值明显升高，呕吐发生率也高，症状也较重；妊娠终止后，呕吐消失。以上说明妊娠剧吐与 HCG 水平升高密切相关，但事实上症状的轻重与血 HCG 水平有时不一定呈正相关。临床观察发现精神过度紧张、焦急、忧虑及生活环境和经济状况较差的孕妇易发生妊娠剧吐，提示此病可能与精神、社会因素有关。90% 的妊娠剧吐孕妇胃中幽门螺杆菌血清学试验呈阳性，幽门螺杆菌可加剧由激素介导的胃神经和电生理功能变化，加重妊娠剧吐的症状和持续时间。维生素 B_6 和锌元素的缺乏可导致妊娠剧吐。研究表明妊娠剧吐存在遗传易感性。

妊娠剧吐的临床表现有哪些？

答：恶心呕吐是常见的早孕反应，孕吐是正常的妊娠反应，绝大多数不需要药物和住院治疗。大多数妊娠剧吐发生于妊娠 10 周以前，典型表现为妊娠 6 周左右出现恶心、呕吐并随妊娠进展逐渐加重，至妊娠 8 周左右发展为持续性呕吐、不能进食，呕吐物中可有胆汁或咖啡样物质。严重呕吐引起失水及电解质紊乱，动用体内脂肪，其中间产物丙酮聚积，引起代谢性酸中毒。患者体重明显减轻，极度疲乏，口唇干裂、皮肤干燥，眼球凹陷，脉搏细数，尿量减少，尿比重增加，尿酮体阳性，严重时出现血压下降。肝肾受损时出现黄疸，血胆红素、转氨酶、肌酐和尿素氮升高，尿中出现蛋白和管型；由于血浆蛋白及纤维蛋白原减少，孕妇出血倾向增加，可发生骨膜下出血，甚至视网膜出血。病情继续发展，可出现嗜睡、意识模糊、谵妄甚至昏迷。频繁呕吐、进食困难可引起维生素 B_1 缺乏，导致韦尼克-科尔萨夫（Wernicke-Korsakoff）综合征。

妊娠剧吐的治疗包括哪些方面？

答：对精神情绪不稳定的孕妇，给予心理治疗，解除其思想顾虑。患者应住院治疗，禁食，根据化验结果，明确失水量及电解质紊乱程度，酌情补充水分和电解质，每日补液量不少于 3000mL，尿量维持在 1000mL 以上。输液中应加入氯化钾、维生素 B₆、维生素 C、微量元素等，并给予肌内注射维生素 B₁。对合并有代谢性酸中毒者，可给予碳酸氢钠或乳酸钠纠正。遵医嘱给予止吐药物维生素（维生素 B₆）、组胺 H₁ 受体拮抗剂（多西拉敏、苯海拉明等）、多巴胺受体拮抗剂（氯丙嗪、甲氧氯普胺、异丙嗪等）、5-羟色胺受体拮抗剂（恩丹西酮、格拉司琼）、组胺 H₂ 受体拮抗剂（雷尼替丁、西咪替丁）以及糖皮质激素（甲泼尼龙、泼尼松龙、氢化可的松）治疗。营养不良者，静脉补充必需氨基酸、脂肪乳注射剂。也可配合中药和穴位治疗。一般经上述治疗 2～3 日后，病情多可好转。孕妇可在呕吐停止后，试进少量流质饮食，若无不良反应可逐渐增加进食量，同时调整补液量。多数妊娠剧吐的孕妇经治疗后病情好转可以继续妊娠，如果出现：①持续黄疸；②持续蛋白尿；③体温升高，持续在 38℃ 以上；④心动过速（≥120 次/分）；⑤伴发韦尼克-科尔萨夫综合征等，危及孕妇生命时，需考虑终止妊娠。

妊娠剧吐的护理包括哪些方面？

答：（1）输液护理 静脉输液可以迅速调整脱水及补充各种营养物质，是治疗妊娠剧吐的主要手段，因妊娠剧吐患者普遍输液量较多、输液时间长，且病情反复给孕妇带来不适，故护士在输液前后应考虑孕妇的感受，输液前做好解释工作，操作时做到沉着、稳健、熟练、一针见血，尽可能减少穿刺中的疼痛，经常巡视输液情况，观察输液是否通畅，针头是否脱出，输液管有无扭曲、受压，注射部位有无液体外溢、疼痛等。经常询问孕妇治疗效果，严密观察输液情况，使孕妇心理上得到满足，减少躯体不适。

（2）饮食护理 妊娠剧吐往往与孕妇自主神经系统的稳定性、精神状态、生活环境有密切关系，孕妇在精神紧张状态下，呕吐更加频繁，从而引起水及电解质紊乱。由于孕妇呕吐后怕进食、长期饥饿等原因导致热量摄入不足，故在治疗同时应注意孕妇心理状况，予以解释安慰。妊娠剧吐的孕妇见到食物往往有种恐惧心理，胃纳差，因此呕吐时禁食可使胃肠得到休息。但呕吐停止后应适当进食，饮食以清淡、易消化为主，多进食富含丰富蛋白质和碳水化合物的食物，少量多餐。对孕妇进行营养与胎儿发育指导，把进餐当成轻松愉快的享受而不是负担，使胎儿有足够的营养，顺利度过早孕反应期。

（3）家庭护理

① 少食多餐，选择能被孕妇接受的食物，以流质为主，避免油腻、异味、过冷过热的食物，必要时饮口服补液盐。

② 卧床休息，环境安静、通风，减少在视线范围内的不愉快情景和异味。

③ 呕吐时做深呼吸和吞咽动作，即大口喘气，呕吐后要及时漱口，注意口腔卫生。另外要保持外阴的清洁和床铺的整洁。

④ 关心、体贴孕妇，解除不必要的顾虑，使孕妇保持心情愉快，避免急躁和情绪激动。

⑤ 若呕吐导致体温上升、脉搏增快、眼眶凹陷、皮肤无弹性、精神异常等应及时立即就医。

孕妇发生了体温上升、脉搏增快、眼眶凹陷、皮肤无弹性、眼外肌麻痹、精神异常及共济失调，该孕妇发生了什么并发症？原因是什么？

答：可能发生了韦尼克-科尔萨夫综合征。该综合征是由于维生素 B_1（硫胺）缺乏造成的急性或亚急性的以中脑和下丘脑损害为主的疾病，表现为记忆障碍、眼肌麻痹、共济失调及精神障碍。

导致维生素 B_1 缺乏的病因有哪些？维生素 B_1 缺乏是如何导致韦尼克-科尔萨夫综合征的？

答：维生素 B_1 缺乏的病因包括孕妇呕吐、营养不良、胃癌、恶性肿瘤、恶性贫血、慢性腹泻、长期进行透析、长期非肠道营养、长期补液和镁缺乏等。慢性酒精中毒可导致营养不良，主要是维生素 B_1 缺乏。维生素 B_1 主要从食物中摄取，凡引起胃肠道功能紊乱及小肠黏膜病变致吸收不良的因素，均可致维生素 B_1 转化成活性焦磷酸硫胺素的能力下降，而焦磷酸硫胺素是细胞代谢的重要辅酶，使丙酮酸脱氢酶、α-酮戊二酸脱氢酶和转酮酶发挥作用，使丙酮酸脱羧转化成乙酰辅酶 A，将无氧糖酵解与三羧酸循环联系起来；使 α-酮戊二酸转化为丁二酸，后者也是三羧酸循环的重要环节。维生素 B_1 或焦磷酸硫胺素缺乏使三羧酸循环不能正常进行，使葡萄糖不能氧化产生 ATP 提供能源，导致脑组织乳酸堆积和酸中毒，干扰神经递质合成、释放和摄取，从而导致中枢神经系统功能障碍，产生韦尼克-科尔萨夫综合征的表现。

韦尼克-科尔萨夫综合征的三大典型症状是什么？

答：韦尼克-科尔萨夫综合征的主要表现为突然发作的神经系统功能障碍，典型的患者出现眼外肌麻痹、精神异常及共济运动障碍三大典型症状。

（1）眼外肌麻痹　常见双侧展神经麻痹和复视，其他眼症状可有眼球震颤、睑下垂、视盘水肿、视网膜出血及瞳孔对光反应迟钝或消失；眼震，早期出现以水平和垂直性眼震为主，常伴前庭功能试验异常，如及时治疗眼肌麻痹常在 24h 内恢复，眼震需 $1\sim2$ 周恢复。

（2）精神异常　出现于 80% 左右的患者，轻型者仅有表情淡漠、举止随便、对周围环境无兴趣、注意力不集中，对时间、地点和人物的定向力缺失；有些则出现嗜睡，但意识严重障碍者并不太多。重型患者则有严重的精神错乱、谵妄，或有明显的虚构现象，叙述病史时杂乱无章，定向力和记忆力严重缺损，因而很难对其智能做出正确的估计。科尔萨夫综合征以记忆障碍、学习不能、虚构、淡漠和定向力障碍为特点，多伴有意识模糊、嗜睡或昏迷。

（3）共济运动障碍　常在眼部症状出现以后发生，初起时症状相当严重，几天内就可发展到难于站立和步行。轻型患者在走路时步基变宽、易于跌倒，个别病例还可伴有言语含糊、构音不连贯等现象。共济失调以躯干和下肢为主，上肢较少见，需两周或更长时间才能恢复。

为什么妊娠剧吐的孕妇要肌内注射维生素 B_1？

答：维生素 B_1（硫胺）主要从食物中摄取。孕妇由于呕吐、不能进食或胃肠吸收不良而导致维生素 B_1 的缺乏。B族维生素口服后作用不大，应肌内注射维生素 B_1 100mg，每日1次，持续至孕妇能进食为止，以免发生韦尼克-科尔萨夫综合征。

● **该孕妇还可能存在哪些护理问题？**

答：（1）活动无耐力　与呕吐及营养摄入不足有关。

（2）知识缺乏　缺乏妊娠剧吐及妊娠期保健的相关知识。

（3）有肝肾受损、韦尼克-科尔萨夫综合征的危险　与呕吐导致机体代谢紊乱有关。

● **针对该孕妇的护理还存在哪些不足？**

答：（1）健康教育指导不及时　责任护士应向孕妇详细解释妊娠剧吐对孕妇及胎儿的影响；治疗护理中，消除孕妇对用药等治疗手段的顾虑；将妊娠期保健相关知识告知孕妇，嘱孕妇定时进行孕期检查；嘱孕妇每周测体重1次。

（2）病情观察不到位　除了常规观察呕吐物的量和性质外，还应观察孕妇皮肤的色泽、弹性、有无瘀点和瘀斑，有无牙龈出血、便血、尿血，有无大便干结、发热等。

● **如果该孕妇呕吐好转，准备出院，如何有针对性地做好出院前的指导？**

答：患者出院后，责任护士应嘱其做好以下事项。

（1）注意休息，保证睡眠充足。

（2）避免长时间站立或重体力劳动，坐时可抬高下肢，避免或减轻下肢水肿。

（3）注意营养，根据体重变化增加热量和蛋白质摄入，增加膳食纤维摄入，注意铁、钙、碘的摄入，食物多样化，粗细粮搭配。

（4）注意孕期卫生。经常沐浴，尽量采取淋浴方式，水温不宜过高或过低，淋浴时间不宜过长。保持口腔清洁，饭后漱口，早、晚用软毛刷刷牙。注意外阴清洁，清洗外阴每天1~2次，勤换内裤，减少性生活。

（5）指导做好孕期自我监护。

（6）按孕期保健要求及时到门诊复查。

🌸【护理查房总结】

　　妊娠剧吐的病因及发病机制至今仍无定论，临床医师在补液、纠酸、止吐、补钾等基础治疗的同时，积极针对病因治疗，以期迅速恢复孕妇的水、电解质、酸碱的平衡，改善孕妇的全身状况，使妊娠剧吐的恶性循环得到有效的阻断，提高孕妇的生活质量，减少妊娠终止率和重症发生率。妊娠剧吐孕妇由于长时间剧烈呕吐不能进食，再加上妊娠早期胃液及消化酶分泌减少、食欲缺乏、厌食、进食不规律等因素易导致食管、胃肠系统疾病的发生。严重的妊娠剧吐可引起肝肾功能受损和韦尼克-科尔萨夫综合征。

　　孕妇在住院休息治疗期间，环境宜清静，避免诱发呕吐的气味及不良因素；饮食宜清淡，注意色香味的调配，要少食多餐，吃易消化的食物，常调换食物品种，可适当选用话梅、金橘等开胃之物。此次查房的目的是让大家学习并掌握妊娠剧吐的概念、临床表现、治疗、护理及严重并发症（韦尼克-科尔萨夫综合征）的主要表现。在实际工作中，希望大家能灵活运用相关知识，为每一位患者提供优质、安全的护理。

（龙跃平）

查房笔记

病例 2 • 妊娠肝内胆汁淤积症

🍀【病历汇报】

病情　孕妇 28 岁，因停经 35^{+1} 周，全身皮肤瘙痒 2 周入院，孕妇既往月经规律，LMP 2017 年 11 月 14 日，EDC 2018 年 8 月 21 日。停经后无明显的早孕反应，停经 4 个月后感胎动且活跃至今，孕 7 个月后行产前检查"胎位、胎心、血压"正常。孕期无服药史，无病毒和放射性物质接触史，孕妇于 1 个月前产检时发现转氨酶增高，治疗后未见明显的好转。半月前产妇感全身瘙痒，入我院治疗。入院后给予保肝、降胆汁酸治疗，密切观察孕妇腹痛及阴道流血流水情况和胎心情况，适时终止妊娠。治疗 1 周后孕妇全身瘙痒较入院时缓解，肝功能有好转，脐血流示胎儿脐动脉及大脑中动脉血流阻力未见明显异常，胎儿在宫内反应可。孕妇曾于 2016 年因胆囊结石行微创手术。否认"肝炎""结核"等传染病史及接触史，无外地久居史，无血吸虫病疫水接触史，无地方病或传染病流行区域居住史。无家族性遗传病、传染病史、高血压病史、糖尿病家族史，家庭成员中无类似病史。

护理体查　T 36.2℃，P 100 次/分，R 20 次/分，BP 109/74mmHg，神志清楚，查体合作。全身可见多处抓痕。心肺（－），腹软，腹部可见红疹，无压痛及反跳痛，双下肢不肿。产科检查：腹部膨隆如孕月大小，宫高 31cm，腹围 101cm，未扪及宫缩，ROA，头先露，未入盆，胎心 140 次/分。骨盆外测量 24cm—26cm—18.5cm—9cm。宫颈管未消失，宫颈居中，质中，宫口容 1 指尖，头先露，坐骨棘不突，骶岬不突。宫颈评分 3 分。

辅助检查

(1) B 超　宫内妊娠 35^{+1} 周，LOA，单活胎；胎儿物理评分 8 分；胎儿脐动脉和大脑动脉血流阻力未见明显异常。

(2) 胎心监测　反应型。

（3）实验室检查 乙肝全套除 HBsAb 阳性，其余均阴性；血尿常规基本正常；甲状腺功能三项正常；肝功能示总胆红素（TBIL）27.8μmol/L，直接胆红素（DBIL）11.5μmol/L，总胆汁酸（TBA）19.7μmol/L，谷丙转氨酶（ALT）236.0U/L；DIC 全套示纤维蛋白原（FIB）4.97g/L；三酰甘油（TG）3.47mmol/L，胆固醇（TC）7.2mmol/L，低密度脂蛋白胆固醇（LDL-L）4.46mmol/L。

入院诊断 ①宫内妊娠 35^{+1} 周，ROA，活胎；②肝功能异常查因［妊娠肝内胆汁淤积症（ICP）、急性脂肪肝、病毒性肝炎］。

主要的护理问题

（1）有皮肤完整性受损的危险 与瘙痒抓伤有关。

（2）睡眠形态紊乱 与夜间瘙痒症状加重，或全身严重瘙痒有关。

（3）焦虑 与担心胎儿安全有关。

（4）知识缺乏 与缺乏肝内胆汁淤积症的相关知识有关。

（5）潜在并发症 营养失调、早产、胎儿窘迫、产后出血等。

目前主要的治疗措施

（1）产科护理常规。

（2）积极完善相关检查。

（3）护肝、降酶支持对症治疗，严密观察肝功能及胎儿宫内情况。

（4）适时终止妊娠。

护士长提问

什么是妊娠肝内胆汁淤积症？其发生的主要原因有哪些？从病史资料来看，可以判断引起该孕妇妊娠肝内胆汁淤积症的原因吗？

答：妊娠肝内胆汁淤积症（ICP）是妊娠中、晚期特发性疾病。临床上以皮肤瘙痒、黄疸和病理性胆汁淤积为特征,主要危及胎儿,使围生期患病率和病死率增高。

妊娠肝内胆汁淤积症的发生与下列因素有关。

(1)雌激素因素　妊娠期胎盘合成激素,致使孕妇体内雌激素水平大幅度提高,雌激素使 Na^+-K^+-ATP 酶活性下降,能量提供减少,导致胆酸代谢障碍;雌激素还使肝细胞膜流动性降低,胆汁流出受阻;同时,雌激素改变肝细胞蛋白原的合成,导致胆汁回流增加。妊娠肝内胆汁淤积症多发生于妊娠晚期,雌激素分泌高峰期,多胎妊娠的妊娠肝内胆汁淤积症发病率是单胎妊娠的 $5\sim6$ 倍;妊娠肝内胆汁淤积症仅发生在孕期,产后迅速消失。

(2)遗传与环境因素　母亲或姐妹中有妊娠肝内胆汁淤积症病史的妇女中,妊娠肝内胆汁淤积症发生率明显增高。妊娠肝内胆汁淤积症发病率与季节有关,冬季高于夏季,并且有明显的民族和地域的差异。应用避孕药的妇女发生胆汁淤积的表现与妊娠肝内胆汁淤积症的临床症状相似。

病史中该孕妇否认家庭成员中有类似病史,无地方病史。从病史资料上可以认为引起妊娠肝内胆汁淤积症的原因应该与雌激素有关。

● **妊娠肝内胆汁淤积症的临床表现有哪些?**

答:(1)瘙痒　皮肤瘙痒为首发症状,一般始于手掌、脚掌,逐渐延及小腿、大腿、上肢、前胸及腹部,甚至发展到颜面部瘙痒,表现程度不一,日间轻,夜间加重,甚至全身严重瘙痒,无法入睡,分娩后数小时或数日内瘙痒症状迅速消失。

(2)黄疸　20%～50%孕妇在瘙痒发生后数日或数周内出现黄疸,部分病例与瘙痒同时发生,黄疸程度一般较轻,或仅有巩膜黄染,同时伴有尿色加深、粪色变浅等高胆红素血症的表现,分娩数日后消失。有无黄疸与胎儿预后关系密切,有黄疸者的新生儿窒息和围生期病死率显著增加。

(3)其他症状和体征　瘙痒严重时可有失眠和情绪上的改变,四肢皮肤可见抓痕,少部分孕妇可伴有恶心呕吐、食欲减退、疲劳等症状，临床可无急慢性肝病体征，肝大但质软，可有轻微压痛。

有哪些方法可以帮助孕妇缓解皮肤瘙痒的问题？

答：（1）一般处理　加强皮肤护理，勤换床单、被褥，勤洗澡，但不宜用过热的水，不穿化纤内衣，指导孕妇选择宽松、舒适、透气性及吸水良好的纯棉内衣裤袜，禁用刺激性强的沐浴乳，勿使用肥皂擦洗，不留长指甲，避免搔抓。

（2）指导饮食　宜进食适量蛋白、高维生素、高碳水化合物、低脂肪、易消化的清淡饮食，避免刺激性的食物，多食水果蔬菜，补充各种维生素及微量元素。

（3）用药处理　皮肤瘙痒是由尿酸、胆汁酸过高导致的，药物治疗可减轻临床症状，降低血胆汁酸水平。①考来烯胺能与肠道内胆汁酸和其他有机离子结合后，形成不被吸收的复合物随粪便排出，从而阻断胆汁酸的肝肠循环，降低血清胆汁酸的浓度；②苯巴比妥可诱导酶活性和产生细胞 P450，增加胆汁酸盐流量，改善瘙痒症状；可使肝细胞微粒体与葡萄糖醛酸结合，降低血清胆汁酸水平；③地塞米松降低雌激素的产生而减轻胆汁酸淤积，并能促进胎肺成熟；④熊去氧胆酸是一种人体内源性胆酸，可抑制肠道对疏水性胆酸的重吸收，从而改善肝功能并降低胆汁酸水平。

妊娠肝内胆汁淤积症患者的处理原则是什么？

答：妊娠肝内胆汁淤积症患者的处理原则是积极对症处理，加强母儿监护，适时终止妊娠，改善妊娠结局。

如何诊断妊娠肝内胆汁淤积症？

答：诊断标准如下。

（1）妊娠期出现皮肤瘙痒为主的主要症状。

（2）血清甘胆酸升高是妊娠肝内胆汁淤积症最主要的特异性实验室检查证据。

（3）肝功能异常，主要是血清谷草转氨酶（AST）或谷丙转氨酶（ALT）的轻度到中度升高，达 60～100IU/L、200IU/L 者较少。

（4）可伴有轻度黄疸，血清胆红素为 $20.15\sim85.5\mu mol/L$。

（5）尿三胆（尿胆原、尿胆红素、尿胆素）测定均阳性。

（6）分娩后瘙痒很快消失，黄疸或肝功能迅速恢复正常。

诊断妊娠肝内胆汁淤积症：（2）是必备，可有（1）、（3）、（4）、（5）、（6）中一条或多条。

妊娠肝内胆汁淤积症如何与其他疾病鉴别？

答：诊断妊娠肝内胆汁淤积症须排除其他能引起瘙痒、黄疸和肝功能异常的疾病。妊娠肝内胆汁淤积症患者无发热、急性上腹痛等肝炎表现，其症状和实验室检查异常在分娩后很快消失。若孕妇出现剧烈呕吐、精神症状或高血压，应考虑妊娠期急性脂肪肝和子痫前期；血压正常、无蛋白尿即降低了子痫前期肝病的可能；转氨酶水平轻度、中度升高应考虑妊娠合并肝炎，尤其是妊娠合并慢性肝炎，如无症状的慢性丙型肝炎孕妇的妊娠肝内胆汁淤积症发病率是正常孕妇的 20 倍。

妊娠肝内胆汁淤积症在分娩期、产褥期及新生儿的护理要点分别有哪些？

答：（1）分娩期护理

① 行剖宫产术时，根据孕周和胎儿情况，提前进入手术室进行新生儿抢救准备工作。

② 对于经阴道分娩的产妇应加强动态观察，进行持续的母儿监测，严密观察产程进展、破膜情况和羊水颜色变化；加强胎心变化监测，防止发生胎儿窘迫。

（2）产褥期护理

① 防止产后出血：妊娠肝内胆汁淤积症产妇的产后出血率高达 12.6%，及时有效地使用催产素，术前预防性使用维生素 K_1 $10\sim20mg/d$，促进子宫收缩，可减少并防止产后出血。

② 回乳护理：对于产后需回乳者，应采用大剂量维生素 B_6 口服或生麦芽煎茶饮，配合芒硝外敷乳房每日 1 次，或根据具体情况增加外敷次数；但禁用苯甲酸雌二醇等雌激素类针剂注射回乳，因

应用大剂量的雌激素可造成或加重胆汁淤积。

（3）新生儿护理

① 根据新生儿出生时 Apgar 评分、羊水浑浊程度和胎龄评分等，采取相应护理措施，如新生儿窒息者的护理、羊水浑浊者Ⅰ～Ⅲ度的不同护理、早产儿的护理、及时有效的抢救复苏（AB-CDE 复苏等）。

② 持续密切地观察生命体征、反射、肌张力、肤色、大小便、哭声等。

③ 必要时做心电图、心电监护和无创氧饱和度测定等。

④ 低流量的氧气吸入（氧气浓度 20%～40%）。

⑤ 缓慢有效地补液（维持 3～5mL/h 输液泵维持）。

⑥ 循序渐进的喂养护理。

⑦ 恰当舒适的保暖工作。

以上这些及时到位的护理，可明显降低围生儿的病死率。

● **妊娠肝内胆汁淤积症对母儿有哪些影响？**

答：（1）早产 发生早产的原因可能为高浓度、长时间胆汁酸刺激等影响子宫肌纤维细胞膜的稳定性，造成钙离子释放和内流，增高对催产素的反应性；或胆汁酸促进前列腺素的释放，从而导致早产。

（2）对胎儿的影响 妊娠肝内胆汁淤积症与胎儿宫内窘迫、新生儿窒息、死胎、死产和新生儿死亡密切相关。患妊娠肝内胆汁淤积症后，胆酸盐沉积在胎盘绒毛膜上可造成绒毛间隙狭窄，引起慢性胎盘功能不良；高浓度胆汁酸有浓度依赖性血管收缩作用，可使胎盘绒毛静脉痉挛，影响胎儿营养及氧的交换，导致胎儿慢性缺氧。在慢性缺氧的基础上，孕期和分娩期出现的子宫收缩、血供突然减少，机体无法产生正常的应激反应以保护胎儿的重要脏器并维持生命，从而使胎儿发生急性缺氧、窒息而导致死胎和死产。

（3）产后出血 妊娠肝内胆汁淤积症孕妇胆汁的胆盐分泌量不足，维生素 K 的吸收量减少，使肝脏合成凝血因子量减少而导致产后出血。

● 如何预防及治疗妊娠肝内胆汁淤积症？

答：虽然胎儿宫内缺氧常是突然发生的，常规监测也无法预测，但加强临床监测仍有肯定的价值。

（1）首先要重视对妊娠肝内胆汁淤积症的早期诊断，每次产前检查都要认真询问孕妇有无皮肤瘙痒及瘙痒发生的部位。

（2）一旦发现瘙痒要警惕是否存在妊娠肝内胆汁淤积症，并及时跟踪肝功能检查以及胆汁酸的检查，以了解妊娠肝内胆汁淤积症的严重程度。

（3）一旦确诊为妊娠肝内胆汁淤积症应积极治疗。注意对胎儿宫内状况的监护，及时发现胎儿缺氧并采取相应措施，定期查血清 E_3 及 E/C 比值，了解胎盘功能。

（4）及早给予地塞米松 10mg 静脉注射，连续 3 天，以后每周重复，以促胎肺成熟和降低血中雌激素水平。

（5）口服苯巴比妥钠以增加肝脏清除胆红素的能力，使血中胆红素下降。

（6）静滴右旋糖酐-40（低分子右旋糖酐）及丹参、维生素 C、肌苷，定时吸氧，改善胎盘情况，增加胎盘血流量。

（7）熊去氧胆酸 1g/d，连用 20 天，以拮抗胆汁酸的细胞毒性，抑制肠道其他胆酸和致痒物质的吸收，利胆，防止胆汁淤积；考来烯胺（消胆胺）4g，每日 2～3 次，减轻瘙痒，降低胆酸。

（8）妊娠晚期可给予适量的维生素 K 治疗，预防产后出血；在分娩前做好输血准备。

（9）对轻症妊娠肝内胆汁淤积症可观察至 37 周以上，根据宫颈评分，行羊膜镜检查或产程早期人工破膜观察羊水性状，如发现羊水Ⅱ度以上浑浊，应选择剖宫产结束分娩。

（10）对重症妊娠肝内胆汁淤积症经治疗后改善不明显，胎儿病死率高，应积极干预，一般选择在 35～37 周行剖宫产终止妊娠。

（11）与胎儿窘迫发生率呈正相关的有母血和脐血的胆汁酸水平、母血清转氨酶和胆红素水平，因此进行动态测定可作为观测妊娠肝内胆汁淤积症患者胎儿预后的一种有效方法。

如何对妊娠肝内胆汁淤积症的产妇进行心理支持？

答：（1）焦虑是妊娠肝内胆汁淤积症患者首先出现的心理问题，因大多数妊娠肝内胆汁淤积症患者最早出现的症状是皮肤瘙痒。皮肤瘙痒一般出现在孕中晚期，经常性的瘙痒干扰孕妇的睡眠，使之产生焦虑。可以一边作好解释工作，告之孕妇此症状一般于产后一周内消失；一边以通过药物治疗和配合物理疗法减轻症状，逐渐消除孕妇的焦虑心理。

（2）由于在妊娠期出现谷丙转氨酶升高，大多数孕妇会自责自己饮食不当心，并且会担心是否患肝炎；同时，担心是否会传染给下一代、是否会传染给亲友等等，有些孕妇会产生自卑心理。此时需要运用丰富的理论知识做好解释工作，告知该病乃妊娠肝损，并无传染性，消除不必要的自责和自卑；同时告之产后病情会自然缓解，增强孕妇自信心。

（3）由于担心胎儿的情况，孕妇易产生紧张、担忧的心理。应针对性地向孕妇及其家属介绍成功病例，帮助其正确认识和对待病情，同时取得家属的配合，给予精神上的安慰，帮助孕妇降低情绪的紧张度和减轻担忧心理。

（4）放松疗法。平时可指导孕妇与其他孕妇进行交流，或看些产后的书籍，听听音乐，保持心情舒畅，减轻紧张的情绪；同时针对性地进行心理安慰和行动上的支持帮助。

如何做好出院的健康宣教？

答：（1）应加强孕期保健，自我监护，定期产前检查 早期诊断、早期治疗、适时终止妊娠是降低围生儿死亡和产后并发症的关键。

（2）掌握正确数胎动的方法 当自觉胎动减少，每小时胎动<3次，12h胎动<10次或低于比前一日胎动数的50%，以及胎动过频时均要去医院复查，并定期复查。

（3）饮食指导 孕期要选择高热量、高蛋白、高维生素、低脂肪和足量碳水化合物饮食，多吃牛奶、新鲜蔬菜及瓜果、鱼类等，并给予氨基酸、葡萄糖及能量合剂以利于组织的构成与修复。

(4) 心理支持　ICP 的孕妇多有焦虑、自责、自卑、紧张、担忧等心理问题。护理人员应加强与孕妇及家属的健康教育使其了解ICP 相关的知识，减轻患者及家属的心理负担，积极配合治疗。在心理和精神上给予孕妇积极有力的支持，使孕妇在健康愉悦的心情中度过孕期。

(5) 症状持续时间　大多数 ICP 患者产后 2～7 天内瘙痒症状减轻或消失，2 周内黄疸消退，但个别可持续至产后 1 个月，且在下次妊娠时还可能会发生 ICP，需指导产妇继续监测肝功能及胆汁酸水平。产后 8 周若胆汁酸仍未恢复正常，需考虑其他原因引起的胆汁淤积。

(6) 选择正确的避孕方法　产后不宜选用口服避孕药，因其含有雌激素成分，可诱发肝内胆汁淤积征的发生。

【护理查房总结】

　　妊娠期肝内胆汁淤积症是妊娠期及分娩期严重的并发症，是孕产妇死亡的主要原因之一。通过此次护理查房，让我们对妊娠期肝内胆汁淤积症的病因、疾病的发展、转归，以及在妊娠期肝内胆汁淤积症的预防、处理及并发症的预防方面，有了进一步的认识，对指导我们今后的护理工作起到了很好的作用。在产后康复指导方面，我们还存在不足，需要引起重视，要积极指导孕产妇及家属了解并掌握妊娠期肝内胆汁淤积症对母儿的危害及自我监护的方法，提高自我照顾能力，使身体和心理舒适感增强。通过回顾性总结，不仅加强了专科知识的掌握，也从各方面为孕产妇提供了更全面的护理，保障了母婴安全。

（刘　静）

病例 3 · 妊娠高血压综合征

【病历汇报】

病情 孕妇 25 岁，因"停经 30 周，高血压"入院。孕妇既往月经规律，5～7 天/28～45 天，量中等，无血块，无痛经。LMP 2017 年 4 月 22 日，EDC 2018 年 1 月 29 日。孕 1 个月时出现恶心呕吐、喜酸等早孕反应。孕 40^+ 天测尿妊娠试验阳性。停经 4^+ 个月感胎动，活跃至今。腹部随停经月份逐渐增大。患者诉孕 4 个月前产前检查血压正常，100/60mmHg，以后未定期产检，孕 6^+ 个月时产前检查发现血压增高至 170/110mmHg，当地医院诊断为"重度子痫前期"，于当地医院住院治疗后无明显好转。患者为求进一步治疗来我院就诊，收入我科。孕早期无流感、风疹等病毒感染史，整个孕期无放射线及有害物质接触史，无特殊药物服用史，精神一般，食欲睡眠尚可，大、小便正常，体重增加约 15kg。

护理体查 T 36.5℃，P 88 次/分，R 20 次/分，BP 177/114mmHg，孕妇神志清楚，急性病容，面色及眼睑、口唇黏膜稍苍白，无发绀。腹软，无压痛、反跳痛，双下肢水肿（＋）。产科检查：腹部膨隆如孕周大小，宫底剑突下 4 指，未扪及宫缩，宫高 24cm，腹围 82cm，头先露，胎方位 LOA，胎心率 140 次/分，骨盆外测量 23cm—26cm—18cm—9cm。

辅助检查

（1）血常规 白细胞（WBC）$11.1×10^9/L$；中性粒细胞百分比 79.8%；血红蛋白 135g/L；血小板 $69×10^9/L$。

（2）尿常规 蛋白质（＋＋＋），尿胆原（－），尿胆红素（－），潜血（＋＋），比重 1.005，酮体（－）。

（3）肾功能 大致正常。

入院诊断 ①妊娠高血压综合征，子痫前期（重度）；②宫

内妊娠 30^{+4} 周，LOA，单活胎；③瘢痕子宫。

主要的护理问题

（1）组织灌注量改变　与妊娠高血压综合征全身小动脉痉挛有关。

（2）体液过多、水肿　与各种因素引起水钠潴留有关。

（3）有窒息或受伤的危险（孕产妇）　与抽搐有关。

（4）有胎儿受伤的危险　与胎盘供血不足及胎盘功能减退导致胎儿发育迟缓、早产、甚至死胎有关。

（5）有药物中毒的危险　与较长时间用硫酸镁解痉降压有关。

（6）恐惧与焦虑　与担心胎儿及自身健康与预后有关。

（7）知识缺乏　与缺乏相关的疾病知识有关。

（8）潜在并发症　胎盘早剥、凝血功能障碍、脑出血、肺水肿、急性肾衰竭等。

目前主要的治疗措施

（1）积极完善相关检查，监测生命体征，记录24h出入量，监测胎儿宫内情况。

（2）解痉、镇静、降压、补充白蛋白，合理扩容，利尿。

（3）继续完善相关检查，必要时请相关科室会诊。

（4）严密观察患者腹痛及胎心、胎动情况。

（5）必要时终止妊娠。

护士长提问

● 什么是妊娠高血压综合征？

答：妊娠高血压综合征是妊娠期所特有的疾病，包括妊娠期高血压、子痫前期、子痫、慢性高血压病并发子痫前期以及慢性高血压病，是孕产妇和围生儿死亡的主要原因之一。该病多发生于妊娠20周以后，临床表现为高血压、蛋白尿、水肿，并伴有全身多脏器损伤。严重时可出现抽搐、昏迷、脑出血、心力衰竭、胎盘早剥和弥散性血管内凝血，甚至死亡。

妊娠高血压综合征的危害有哪些？

答：（1）对母体的影响　易引起胎盘早期剥离、心力衰竭、凝血功能障碍、脑出血、肾功能衰竭及产后血液循环障碍等。而脑出血、心力衰竭及弥散性血管内凝血为患者死亡的主要原因。

（2）对胎儿的影响　子宫血管痉挛所引起的胎盘供血不足和胎盘功能减退，可导致胎儿宫内窘迫、胎儿生长受限，是死胎、死产、新生儿窒息和死亡的主要原因。孕妇病情越重，对胎儿及新生儿的不良影响亦越大。

出现妊娠高血压综合征征兆的孕妇应如何进行自我保健？

答：（1）卧床休息　采取左侧卧位，可减轻右旋增大的子宫对下腔静脉的压迫，使回心血量增加，子宫胎盘循环改善、血压下降。

（2）饮食调节　选择富含蛋白质、维生素、铁、钙及含锌等微量元素的饮食，蛋白质摄取量为 $80\sim90g/d$，以补充尿液中流失的蛋白质；全身水肿的患者应控制食盐的摄入，以减少水肿的危险。

（3）观察水肿　妊娠晚期大多数孕妇会有不同程度的足部水肿，但妊娠高血压的水肿通常会出现在妊娠中期（妊娠 $4\sim6$ 个月），严重者会扩散到眼睑部位。

（4）自行监测血压　可每天早晚各测量一次，并做好记录。

（5）增加产前检查的次数　一旦有异常应及时就诊，中、重症孕妇应住院治疗。

妊娠高血压综合征的发病原因是什么？

答：妊娠高血压综合征的发病原因目前尚未确定，一般认为与下列因素有关。

（1）子宫胎盘缺血　多胎妊娠、羊水过多、初产妇、子宫膨大过度、腹壁紧张等，都会使宫腔压力增大、子宫胎盘血流量减少或减慢，引起缺血缺氧、血管痉挛而致血压升高。也可能是胎盘或蜕膜组织缺血缺氧后产生一种加压物质，引起血管痉挛，使血压升高。

（2）免疫与遗传　临床上经产妇发生妊娠高血压综合征较少见。妊高征具有遗传性，可能与孕妇隐性基因或隐性免疫反应基因有关。

（3）前列腺素缺乏　前列腺素类物质能使血管扩张，一般体内加压物质和降压物质处于平衡状态，使血压维持在一定水平。血管扩张物质（前列腺素）减少了，血管壁对加压物质的反应性增高，易导致血压升高。

● **妊娠高血压综合征的临床表现有哪些？**

答：妊娠高血压综合征的临床表现见表 2-1。

表 2-1　妊娠高血压综合征的临床表现

分类	临床表现
妊娠期高血压	血压≥140/90mmHg，尿蛋白（＋）；可伴有上腹部不适或血小板减少
子痫前期	妊娠 20 周后出现，血压≥140/90mmHg，尿蛋白（＋）或≥300mg；可伴有上腹部不适、头痛、视物模糊等症状
子痫	子痫前期症状并伴有抽搐
慢性高血压病并发子痫前期	高血压孕妇在妊娠 20 周前无蛋白尿，20 周后出现尿蛋白≥300mg/24h；或妊娠 20 周前突然出现尿蛋白增加，血压进一步升高或血小板减少（<100×10⁹/L）
妊娠合并慢性高血压病	妊娠前或妊娠 20 周前发现血压升高，但妊娠期无明显加重；或妊娠 20 周后首次诊断高血压并持续到产后 12 周以后

● **妊娠高血压综合征的并发症有哪些？**

答：（1）妊娠高血压综合征性心脏病　冠状小动脉痉挛时，心肌缺血、间质水肿及点状持续与坏死。周围血管阻力增加，加重心脏负荷，导致心力衰竭。多在妊娠晚期或产后 24～48h 突然出现，表现为呼吸困难、面色苍白或发绀、咳嗽带粉红色泡沫状痰或血痰、气急等症状。

（2）胎盘早剥　小动脉痉挛使胎盘血流量减少，胎儿血供减少，导致胎儿宫内发育迟缓。严重时发生螺旋小动脉栓塞，蜕膜坏死持续，致胎盘早剥。胎盘早剥危及母儿，一旦确诊，必须立即终止妊娠，以纠正出血和休克。

（3）凝血功能障碍　全身小动脉痉挛，子宫胎盘缺血严重，释放促凝物质，血液浓缩，血浆黏稠度增加，影响微循环灌注，导致DIC。主要表现有出血倾向，血液不凝。

（4）脑出血　脑部小动脉痉挛，脑组织缺血水肿、点状或斑片状出血，时间长者易导致血管内血栓形成和脑实质软化。血管明显破裂时，引起大面积脑出血。发病前没有任何症状，突然剧烈头痛、局限性抽搐发作、昏迷乃至死亡。

（5）急性肾功能衰竭　重症者肾小球血管壁内皮细胞肿胀，体积增大，血流阻滞，可发生梗死，出现蛋白尿、管型甚至肾衰竭。主要表现为少尿，24h 尿量少于 400mL。少尿期后即进入多尿期，每日尿量达 5000～6000mL 以上。

（6）产后血液循环衰竭　多发生于产后 30min 内，血压突然下降，面色苍白，四肢冰凉等。

● 妊娠高血压综合征的诊断标准是什么？

答：（1）高血压　血压升高达≥140/90mmHg，或血压较孕前或孕早期血压升高≥25/15mmHg，至少 2 次，间隔 6h。

（2）蛋白尿　单次尿蛋白检查≥30mg，至少 2 次，间隔 6h，或 24h 尿蛋白定量≥0.3g。

（3）水肿　体重增加＞0.5kg/周为隐性水肿。按水肿的严重程度可分为局限踝部及小腿（＋）、水肿延及大腿（＋＋）、水肿延及会阴部及腹部（＋＋＋）。

● 妊娠高血压综合征的分型有哪些？

答：（1）妊娠期高血压　收缩压≥140mmHg，或舒张压≥90mmHg（两次间隔至少 4h），并于产后 12 周恢复正常，尿蛋白（一）。

（2）子痫前期

① 无严重表现子痫前期（轻度）：血压≥140/90mmHg；24h尿蛋白≥0.3g 或随机尿蛋白/肌酐≥0.3 或随机尿蛋白（＋）。无子痫前期的严重表现。

② 伴严重表现子痫前期（重度）：子痫前期出现以下任何一个表现：

a. 收缩压≥160mmHg，或舒张压≥110mmHg（卧床休息，两次间隔至少 4h）；

b. 血小板减少（血小板<100×10^9/L）；

c. 右上腹或上腹部疼痛；肝功能损害（血清转氨酶水平为正常值 2 倍以上）；

d. 肾功能损害（血肌酐升高大于 97.2μmol/L 或正常值 2 倍以上）；

e. 肺水肿；

f. 新发的脑功能或视觉障碍如：头痛、视物模糊、盲点、复视等；

g. 胎儿生长受限。

（3）子痫　子痫前期孕妇抽搐不能用其他原因解释。根据发生的时间可分为产前子痫、产时子痫、产后子痫。

子痫前期的治疗原则与药物是什么？

答：（1）治疗原则　解痉、镇静、降压、利尿。若药物治疗无效，为防止发生子痫危及生命，应当考虑及时终止妊娠，保障孕妇及胎儿安全。

（2）治疗药物

① 解痉药物：首选硫酸镁，是预防治疗及控制子痫发作的首选药物。

② 镇静药物：常用的有地西泮、盐酸氯丙嗪（冬眠灵）等。

③ 降压药物：常用的降压药物有肼屈嗪、硝苯地平、利舍平（利血平）、甲基多巴等。

④ 利尿药物：呋塞米（速尿）、甘露醇等。利尿药可能加重妊娠高血压综合征尤其是先兆子痫的血液浓缩，只有当妊娠高血压综

合征合并心力衰竭或水肿显著时，方可谨慎地小剂量使用。

⑤ 扩容药物：全血、血浆、血清蛋白、平衡液及右旋糖酐-40。

妊娠高血压综合征的护理要点是什么？

答：（1）妊娠高血压综合征的护理

① 保证休息：环境清洁、安静，室内光线宜暗淡，以保证患者能充分休息及有足够的睡眠。

② 饮食指导：选择高蛋白、多维生素、低盐低脂的食物，保证足够的铁和钙剂；除非全身水肿，一般不严格限盐，但应避免摄取过多的盐腌食品。

③ 药物治疗：按医嘱正确使用镇静、降压、解痉、利尿等药物，根据病情变化及时调整药物及剂量；用药期间向孕妇说明药物的作用，解除顾虑取得配合。

④ 产前检查：加强母儿监测措施，增加高危门诊次数，同时让孕妇及家属了解病情，出现持续头痛、上腹疼痛、眼花、恶心呕吐或面部和手背水肿等症状时应立即就诊。

⑤ 心理护理：关心孕妇，耐心解释，帮助熟悉住院环境，减轻焦虑情绪。

⑥ 加强巡视，密切观察病情变化，记 24h 出、入水量，定时测胎心、血压，重视患者的自觉症状。如果出现头痛、胸闷、视物模糊等，立即汇报医师并做好抢救准备。

⑦ 定期检查：遵医嘱定期检查尿常规、尿比重、尿蛋白定量，准确测量体重，重复进行眼底检查以衡量治疗效果。

⑧ 必要时终止妊娠：经积极治疗病情继续恶化或症状改善不明显者，应尽快予剖宫产终止妊娠。

（2）子痫孕妇的护理 子痫是妊娠高血压综合征最严重的阶段，处理原则是积极控制抽搐、防止受伤、减少刺激、加强监护，适时终止妊娠。

① 专人守护，提供整体护理措施。

② 昏迷患者应取头低侧卧位，垫高一侧肩部；及时吸除口腔分泌物，保持呼吸道通畅；暂禁食；予以氧气吸入；上下齿间放置

卷有纱布的压舌板；床沿置床栏防坠地受伤。

③ 室内置深色帘幔遮光，保持安静、空气流通；一切操作集中，避免一切外来刺激以防诱发抽搐。

④ 按医嘱选用硫酸镁及其他药物控制抽搐。

⑤ 严密观察病情，监测产兆，每小时测血压、脉搏、呼吸及体温；记录出入水量，及时送血、尿化验，复查眼底及床边心电图等；及早发现并处理脑水肿、肺水肿、急性肾功能衰竭、胎盘早剥等并发症。

⑥ 适时终止妊娠，子痫发作时往往自然临产，如无产兆，应在控制抽搐；24～48h 内根据胎龄、骨盆、宫颈条件及胎儿成熟度选择分娩方式。因为妊娠终止后病情可自行好转，故适时终止妊娠也是一种有效的治疗方法。

⑦ 产后 24h 内仍可能发生子痫，需继续加强护理观察。

◉ 如何正确使用硫酸镁？

答：（1）首次剂量用 25％硫酸镁 10mL 溶于 25％葡萄糖液 10mL 中，缓慢（不少于5min）静脉推注；继以 25％硫酸镁 30mL 溶于 5％葡萄糖液 500mL 中做静脉滴注（速度为 1g/h，最快不超过 2g/h）。

（2）晚间睡前停用静脉滴注，换用 25％硫酸镁 10mL 加 2％普鲁卡因做深部臀肌注射。次日起仅用静脉滴注及晚间肌内注射，连用数日。也可仅用肌内注射的方法，即 25％硫酸镁 20mL 加 2％普鲁卡因 2mL，每 6h 1 次。肌内注射的缺点有局部疼痛，不易被患者接受。

（3）静脉滴注给药可使血中镁离子有效浓度在 1h 内达到高峰，而后迅速下降；而肌内注射于 2h 达高峰而后缓慢下降，故白天静脉滴注，晚间肌内注射，可使患者血中镁离子有效浓度持续维持。临床依病情选择用药途径，并随病情变化调节用药剂量。

◉ 使用硫酸镁时应注意什么？

答：硫酸镁具有解痉、降压、利尿的作用，故静脉滴注或肌内注射硫酸镁有预防和控制子痫发作的作用，适用于中、重度妊娠高血压综合征患者的治疗。

硫酸镁又是一种中枢抑制药，过量会引起呼吸和心率抑制甚至死亡。治疗剂量的硫酸镁，对宫缩和胎儿都无明显影响。

正常孕妇血清中镁离子浓度为 0.75～1mmol/L；治疗浓度为 2～3mmol/L；超过 3～3.5mmol/L 将出现中毒现象，首先为膝跳反射消失，随着浓度增加进一步相继出现全身肌肉强力减退及呼吸抑制，超过 7.5mmol/L 时出现心搏骤停。为此，使用硫酸镁治疗时应注意以下几点。

① 每次用药前及持续静脉滴注期间检查膝跳反射必须存在；呼吸每分钟不少于 16 次；尿量每小时不少于 25mL。

② 床边应备有解毒作用的钙剂，如 10%葡萄糖酸钙 10mL 针剂，发现镁中毒时，立即静脉推注。

③ 硫酸镁肌内注射对局部有刺激性，故加用 2%普鲁卡因 2mL，采用 8.33cm 的长肌肉针头行深部臀肌注射，局部出现红、肿、痛时用毛巾冷敷。

④ 静脉给药期间，监测胎心、胎动变化，加强巡视以避免药液渗漏血管外。严格掌握进药的速度（每小时输入 1g 为宜），维持血镁浓度，以保证治疗效果。

妊娠高血压综合征的饮食原则是什么？

答：（1）摄入热能应以每周增重 0.5kg 为宜。

（2）应控制钠盐的摄入，每天限制在 3～5g 以内。

（3）饮食应"三高一低"，即高蛋白、高钙、高钾及低钠饮食，每日蛋白摄入量为 100g，食盐应控制在每日 5g 以下。孕妇应多吃鱼、肉、蛋、奶及新鲜蔬菜，补充铁和钙剂，少食过咸食物。

如何预防妊娠高血压综合征？

答：（1）实行产前检查，做好孕期保健工作。妊娠早期应测量 1 次血压，作为孕期的基础血压，以后定期检查，尤其是在妊娠 36 周以后，应每周观察血压及体重的变化、有无蛋白尿及头晕等自觉症状。

(2) 加强孕期营养及休息。加强妊娠中、晚期营养，尤其是蛋白质、多种维生素、叶酸、铁剂的补充，对预防妊娠高血压综合征有一定作用。如孕母营养缺乏、低蛋白血症或严重贫血，其妊娠高血压综合征的发生率增高。

(3) 重视诱发因素，治疗原发病。如果孕前患过原发性高血压、慢性肾炎及糖尿病等均易发生妊娠高血压综合征。如果妊娠发生在寒冷的冬天，更应加强产前检查，及早处理。

● **妊娠高血压综合征的易患人群有哪些？**

答：(1) 年轻的初产妇及高龄产妇（年龄＜18 岁或年龄＞40 岁）。

(2) 体型矮胖者。

(3) 妊娠 20 周以后，尤其在妊娠 32 周以后最为多见。

(4) 营养不良，特别是伴有严重贫血者。

(5) 患有原发性高血压、慢性肾炎、抗磷脂综合征、糖尿病者。

(6) 双胎或多胎妊娠、羊水过多及葡萄胎的孕妇。

(7) 有家族遗传史者发病可能性较高。

【护理查房总结】

妊娠高血压综合征，简称妊高征，严重地威胁着母胎的生命安全。由于发病原因尚不清楚，因此难以完全避免。应在孕早期开始预防及治疗，具体的做法如下。

(1) 在妊娠早期进行定期检查　如果已证实患了妊娠高血压综合征，更要定期做产前检查，密切观察血压，测尿蛋白和体重。

(2) 注意休息和营养　保持心情舒畅，精神放松，尽量每天卧床休息10h 以上，以侧卧位为佳，以增进血液循环，改善肾脏供血条件。饮食不宜过咸，保证蛋白质和维生素的摄入。

(3) 及时纠正异常情况　如发现贫血，要及时补充铁质；若发现下肢水肿，要增加卧床时间，把脚抬高休息；血压偏高时要按时服药。症状严重时要考虑终止妊娠。

（4）注意既往史　曾患有肾炎、高血压等疾病及曾有过妊娠高血压综合征史的孕妇要在医师指导下进行重点监护。

（刘　静）

查房笔记

病例 4 · HELLP 综合征

【病历汇报】

病情 孕妇 24 岁，G_1P_0，因停经 37^{+4} 周，发现血压高 10^+ 天，腹痛伴咳嗽、咳痰 3 天抬送入院。既往月经规律，4～5 天/28～30 天，量中等，无血块，无痛经。LMP 2017 年 2 月 10 日，EDC 2017 年 11 月 17 日。未进行规律产前检查。10 天前发现血压偏高，140/80mmHg，未予重视，亦未特殊处理；无明显诱因出现腹痛，以右上腹部为主，间断性腹胀。无阴道流血。伴咳嗽、咳痰，白色黏液痰为主。因高危转诊于我院急诊，以"子痫前期（重度）、HELLP 综合征"收入我科。孕早期无流感、风疹等病毒感染史，整个孕期无放射线及有毒有害物质接触史，无特殊药物服用史。孕期无胸闷、心悸、气促、头痛、头昏、眼花、下肢抽搐、呼吸困难等症状。入院时血压 152/97mmHg，心肺正常，腹软，无压痛及反跳痛，双下肢不肿。产科检查：腹部膨隆如孕月大小，宫底剑突下 4 指，未扪及宫缩，宫高 32cm，腹围 94cm，头先露，未入盆，胎方位 ROA，胎心 140 次/分。骨盆外测量 24cm—26cm—18.5cm—9cm。完善相关检查，急诊在全麻下行"子宫下段剖宫取胎术"分娩一活婴，1min Apgar 评分为 10 分，5min 为 10 分，体重 2950g，羊水清亮，胎盘胎膜自娩完整。手术顺利，术中引流清亮羊水 400mL，出血 200mL，输液 1100mL，输血小板 1 个治疗量，输血浆 400mL，生命体征平稳，术后入 ICU 病房进行重症监护。既往体健，否认"肝炎""结核"等传染病史及接触史，无手术史，无外伤史，无输血史，无药物过敏史。无家族性遗传病、传染病、高血压病、糖尿病史，家庭成员中无类似病史。

护理体查 T 36.6℃，P 95 次/分，R 20 次/分，BP 152/97mmHg，发育正常，营养良好，神志清楚，自主体位，查体合作。皮肤黏膜色泽正常，无肝掌，无蜘蛛痣，无出血点、瘀斑、皮

疹、皮下结节或肿块等。全身浅表淋巴结无肿大。眼睑正常，结膜
正常，巩膜无黄染，双侧瞳孔等大等圆，双侧对光反应灵敏。双乳
不涨，有少量淡黄色乳汁分泌。腹部伤口敷料干燥，无渗血及渗
液。宫底脐下 1 指，质硬，不宽。阴道恶露量不多，色暗红，无
臭，肛门未排气。

辅助检查 （1）血常规　白细胞 $20×10^9/L$，红细胞 $4.35×$
$10^{12}/L$，血红蛋白 139g/L，血小板 $9×10^9/L$，中性粒细胞百分
比 86.0%。

（2）肝功能　白蛋白 20.2g/L，总胆红素 $59.3\mu mol/L$，直接胆
红素 $30.6\mu mol/L$，谷丙转氨酶 89.4U/L，谷草转氨酶 102.7U/L。

（3）其他　三酰甘油 3.58mmol/L；乳酸脱氢酶 508.6U/L；
钠 131.4mmol/L，镁 2.27mmol/L；C反应蛋白 226.00mg/L。

入院诊断 ①宫内妊娠 37^{+4} 周，ROA，单活婴，剖宫产
后；②子痫前期（重度）；③HELLP 综合征；④呼吸道感染待查；
⑤低蛋白血症。

主要的护理问题

（1）组织灌注量改变　与全身小动脉痉挛、溶血、出血有关。

（2）体液过多、水肿　与各种因素引起水钠潴留有关。

（3）有窒息或受伤的危险（产妇）　与抽搐有关。

（4）有胎儿受伤的危险　与妊娠高血压综合征及胎盘功能减退
导致胎儿发育迟缓、早产、甚至死胎有关。

（5）知识缺乏　与缺乏相关的疾病知识有关。

（6）恐惧　与病情危重有关。

（7）潜在并发症　胎盘早剥、产后出血、感染等。

目前主要的治疗措施

（1）监测生命体征，尤其是血压，记录24h出入量，注意阴道
流血情况和子宫复旧情况。

（2）解痉、镇静、降压、促宫缩、抗生素抗感染、止血、纠正
低蛋白血症等及对症支持治疗。

（3）切口适时换药、拆线。

（4）产后 5 天复查 B 超，必要时产后行清宫术。

护士长提问

● **什么是 HELLP 综合征？其发生的主要原因有哪些？**

答：HELLP 综合征以溶血、肝酶升高和血小板减少为特点，是妊娠高血压综合征的严重并发症，多数发生在产前，可分为完全性和部分性。本病的主要病理生理改变与妊娠高血压综合征的病理生理相似，但发展为 HELLP 综合征的确切病因和发病机制仍不清楚。

● **HELLP 综合征的临床表现有哪些？怎样诊断及分级？**

答：（1）HELLP 综合征的临床表现　典型症状为右上腹或上腹疼痛、恶心、呕吐、全身不适等症状。多数患者有子痫前期的基本特征。查体时可发现体重明显增加，水肿加重。晚期患者可出现牙龈出血，腹部或肩部剧痛及血尿。有些患者血压正常或轻度升高，但其病情可能严重至足以危及生命的程度。HELLP 综合征可发生于妊娠中、晚期及产后数日，产后发生并伴肾功能衰竭和肺水肿者危险性更大。

（2）根据典型的临床表现可作出初步诊断，确诊取决于实验室检查结果。

① 血管内溶血：外周血涂片中见棘细胞、裂细胞、球形细胞、多染性细胞、红细胞碎片及头盔形红细胞。血红蛋白 $60\sim90g/L$，总胆红素 $>20.5\mu mol/L$，以间接胆红素为主，血细胞比容 <0.3，网织红细胞 $>0.005\sim0.015$。

② 肝酶升高：血清谷草转氨酶、谷丙转氨酶、乳酸脱氢酶均升高，其中乳酸脱氢酶升高出现最早。

③ 血小板计数 $<100\times10^9/L$。

（3）根据血小板减少程度将 HELLP 综合征分为以下三级。

① Ⅰ级：血小板计数 $\leqslant50\times10^9/L$。

② Ⅱ级：$50×10^9/L<$ 血小板计数 $<100×10^9/L$。

③ Ⅲ级：血小板计数 $≥100×10^9/L$。

不同患者实验室检查结果各异，以血小板降低最为常见。血小板计数和血乳酸脱氢酶水平与该病的严重程度关系密切。

● **如何预防和治疗 HELLP 综合征的并发症？**

答：子痫并发 HELLP 综合征时，可并发肺水肿、胎盘早剥、体腔积液、弥散性血管内凝血（DIC）、产后出血、肾功能衰竭、肝破裂等，剖宫产率上升，病死率增高。因此预防和治疗并发症成为疾病预后的关键。

（1）胎盘早剥 由于妊娠期高血压、底蜕膜螺旋小动脉痉挛或硬化，引起远端毛细血管缺血坏死以致破裂出血，形成血肿，导致胎盘自附着处剥离。因此要密切观察病情变化及腹痛的程度、性质、孕妇的生命体征及阴道流血量、颜色，一旦确诊，应及时终止妊娠。

（2）产后出血 由于血小板减少，凝血功能障碍，易并发血尿、消化道出血、产后出血、DIC，因此产后 2h 要严密观察生命体征及出血征象。经阴道分娩，胎盘娩出后出现阴道流血量增多，立即给予子宫按摩，注射催产素，输注浓缩血小板，安慰产妇，消除其紧张恐惧心理。

（3）潜在感染 因血液制品的输入引起免疫抑制状态的子痫前期和子痫患者的免疫反应，降低患者对感染的免疫力，因此要严密观察体温及血象的变化，观察会阴伤口或腹部伤口有无红肿、渗出以及恶露的颜色、性状与气味，遵医嘱使用敏感抗生素，严格无菌操作，及时更换伤口敷料，做好会阴部护理，及时更换会阴垫。

● **子痫并发 HELLP 综合征患者的护理要点是什么？**

答：（1）将患者安置于单独的小房间，保持安静，避光，床旁设置床挡，防止抽搐而导致坠床受伤。

（2）备好开口器、压舌板、舌钳、吸引器、吸痰管、氧气等急救物品。

（3）密切观察 T、P、R、BP、神志、尿量、尿色等，留置尿管，记录出入量。

（4）密切观察病情变化，早期发现心力衰竭、肺水肿、脑出血、DIC 等严重并发症。按特级护理要求，每 15～30min 巡视并记录 1 次，发现异常及时请示医师。

● **怎样护理 HELLP 综合征并发血小板减少的患者？**

答：（1）卧床休息，尽量减少活动，防止自发性出血。

（2）皮肤黏膜出现瘀点、瘀斑时，应嘱其剪短指甲，避免搔抓，注意皮肤清洁，忌用酒精和热水擦洗。

（3）如鼻腔出血，应用 1∶1000 肾上腺素棉球塞鼻，也可用拇指、示指按压鼻根部；或配合冷敷前额部使血管收缩止血。

（4）教育患者养成良好的卫生习惯，注意不要抠鼻孔。

（5）刷牙时姿势要正确，不要用硬毛刷用力刷，饭前饭后漱口，防止口唇干燥。

（6）静脉注射或肌内注射时，避免在同一部位反复操作，拔针后延长按压时间至少 5min。

（7）产后应密切观察阴道出血情况及其他部位皮肤黏膜有无出血。

（8）注意有无血尿。

（9）输血时要严格核对，输注过程中要密切观察有无不良反应；输液过程中应避免药液外渗引起局部刺激和疼痛。注意患者有无头痛等不适，防止颅内出血。

● **怎样护理 HELLP 综合征并发溶血和肝酶升高的患者？**

答：（1）卧床休息，减少氧耗，减轻肝脏负荷，增加肝脏血流量，有利于肝细胞恢复。

（2）给予高热量、高蛋白、高维生素、易消化饮食。

（3）注意体温变化，防止发生感染。

（4）当皮肤出现黄染或瘙痒时，应做好皮肤护理，忌用热水和刺激性化妆品，不要搔抓皮肤，每日用温水擦浴。

（5）正确执行医嘱。医师开具医嘱后，要仔细核对，并及时正确执行医嘱。

HELLP 综合征剖宫产术中的护理要点有哪些？

答：（1）全麻下剖宫产术术中应密切观察生命体征，详细记录出入量变化。

（2）控制输液速度，注意保暖。

（3）吸氧，避免刺激，戴遮光眼罩。

（4）婴儿娩出后腹部应加压沙袋，防止血压骤降发生心力衰竭。

（5）心理护理。手术室是一个相对封闭的环境，患者了解甚少，加之与亲人暂时分离、害怕手术等会造成一种负性心理，对手术的康复不利。手术室护士需继续实施心理护理，注重肢体语言，传递关爱信息，为患者创造一个温馨而又严谨的手术氛围。

HELLP 综合征患者如何预防产后出血？

答：HELLP 综合征患者产后出血率明显增高。因此，产后 1h 内每 15min 查宫底高度、阴道出血及会阴创口有无渗血，产后 2～3h 内每 30min 观察 1 次，以后每小时观察 1 次，若子宫边界清楚、质硬、子宫收缩好，可逐渐延至每 4h 观察 1 次；产后 2h 内应严密观察脉搏、血压及自觉症状；腹部切口压沙袋 2h。除定期按摩子宫、及时排出宫腔积血外，给予补液和缩宫素静脉滴注。

该 HELLP 综合征患者在护理方面还要注意些什么？

答：（1）环境与休息　安置于单人暗室，避免强烈的声、光刺激，保持病室空气新鲜和适宜的温湿度。

（2）皮肤护理　应保持床单元清洁平整，衣着宽松柔软，定时翻身，防长期受压，防潮湿，防抓伤，防擦伤，保持会阴部清洁干燥。

（3）合理膳食　限制水、钠摄入，清淡饮食，进适量优质蛋白质，保证足够的钾、钙摄入，少量多餐。

（4）适量活动　产妇产后不宜过早下地活动，但应注意做下肢被动活动，以防止栓塞发生，保持大便通畅。

● **如何进行产后健康教育？**

答：指导孕妇保持良好心情及足够的休息；选择富含蛋白质、维生素及微量元素的食物；保持外阴清洁，勤换会阴垫；适时进行母乳喂养知识技术宣教；输液或注射完毕，要延长按压进针部位时间，最少按压 5min，以减少出血的危险；防止擦伤、碰伤等意外伤害；感觉头痛或上腹部不适时应及时告知，以便及时采取有效措施，避免发生严重并发症。

● **特殊用药时应该如何护理？**

答：（1）硫酸镁　治疗妊娠高血压综合征的首选药物。因具有抑制中枢神经系统及松弛骨骼肌的作用，静脉用药过快或过量时可引起呼吸、心脏抑制，甚至死亡。硫酸镁的治疗量与中毒量接近，护理时应严格掌握输液滴速，滴注过程中若患者主诉面部烘热、心悸等，可能血镁浓度高于正常，应减慢速度或停滴，并备好 10% 葡萄糖酸钙对抗镁中毒。密切观察膝跳反射及呼吸。持续静滴时，应隔 1～2h 测 1 次膝跳反射，膝跳反射消失先于呼吸抑制。硫酸镁主要由肾脏排泄，要密切注意肾功能，准确记录尿量。

（2）甲泼尼龙　肾上腺皮质激素能刺激骨髓造血功能，使红细胞、血红蛋白含量增加，能降低毛细血管通透性，保护溶酶体及减少血小板在脾脏内皮系统的破坏。甲泼尼龙可以直接消除神经组织或细胞水肿，通过免疫介导机制起作用。激素还可以促进胎儿肺成熟，降低新生儿呼吸窘迫综合征的发生。但 HELLP 综合征时大剂量使用甲泼尼龙易诱发或加重感染。

● **该产妇身体正处于顺利康复之中，如何有针对性地做好出院前的指导？**

答：经以上积极治疗和护理，患者病情逐渐好转，出院前行健康指导。

（1）保持良好的情绪及足够的休息。

（2）鼓励产妇进食富含维生素、铁剂、蛋白质、钙剂的低盐、低脂、易消化饮食，注意少量多餐，选择富含蛋白质、维生素、微量元素的食物，如豆类、新鲜蔬菜等。

（3）保持外阴清洁，勤换会阴垫；观察子宫复旧及恶露情况。

（4）指导产妇有关加强营养和适当活动的自我保健技巧，避免擦伤、碰伤等意外伤害。

（5）继续抗贫血、降压保肝等药物治疗。

（6）输液或肌内注射完毕延长按压进针部位5min。

（7）产褥期应继续监测血压，建议15天时来院做产后复查；感觉上腹部不适或头痛等自觉症状时应及时来院就诊。

（8）提供母乳喂养及新生儿护理指导，死产者给予退乳；另外还要提供避孕指导，嘱产妇注意产褥期禁止性生活及盆浴；并进行母乳喂养知识和技术的宣教。

🌸【护理查房总结】

HELLP综合征是子痫前期中分娩期最严重的并发症之一，严重威胁母婴安全。为预防发生HELLP综合征应注意以下几点。

（1）加强对农村等边远地区人群的宣教工作，做好三级保健网建设，定期产前检查，及早发现妊娠高血压等产科并发症和合并症，早期治疗，防止病情恶化。

（2）产前检查和产前宣教同时进行，告知孕妇妊娠期相关知识，使其认识产前检查的重要性，了解对母儿的危害，从而提高产前检查的效率。

（3）对高危孕妇，要引起足够的重视，要对其反复强调产前检查的重要性，并进行相关辅助检查，早发现、早诊断、早治疗。门诊治疗无效时，及时住院治疗，防止子痫等严重并发症的发生。

（4）医务人员应提高对HELLP综合征的认识。HELLP综合征的患者在下次妊娠时再次发病率极高，其中Ⅰ级HELLP综合征的再次发病率最高。产前检查时应仔细询问患者有无自觉不适，详细查体，做好产前高危筛查，使其得到规范的治疗。

　　（5）护理人员应提高专业知识和技术水平。护理患者时，注意患者主诉和自觉症状，发现异常及时请示医师处理。并协助医师进行各项治疗，正确执行医嘱，以便医师及时制定治疗措施。指导患者合理饮食，充分休息，产后根据病情进行指导并掌握母乳喂养技术。

（刘　静）

查房笔记

病例 5 · 先兆流产

【病历汇报】

病情 孕妇 28 岁，因停经 19^{+2} 周，阴道流血 1^+ h 入院。孕妇既往体健，否认"肝炎""结核"等传染病史及接触史，无外伤史，无输血史，无药物过敏史，预防接种史不详，无高血压、糖尿病、肾病等病史。孕妇既往月经规则，1～5 天/26 天，量中等，色暗红，无痛经，白带无异常。2018 年 9 月 11 日行胚胎移植术，EDC 2019 年 5 月 30 日，孕早期未出现明显的恶心呕吐等早孕反应，移植后 3 周左右测尿妊娠试验阳性，孕 4 个月自觉胎动，活动持续至今。腹部随停经月份逐步增大，孕 4 个月产前检查基础血压 114/67mmHg，尿蛋白（＋），以后定期产检均无异常。

护理体查 T 36℃，P 75 次/分，R 20 次/分。孕妇神志清楚，查体合作，无病容，表情自如，步态自如。产科检查：腹部膨隆，增大如孕 20 周大小，未扪及明显宫缩，胎心率 140～150 次/分；消毒后检查：外阴较多血迹，阴道有血迹，宫颈光，宫颈管未消，宫口未开。

辅助检查 血常规示白细胞 17.97×10^9/L，中性粒细胞百分比 92.7%，淋巴细胞百分比 5%，单核细胞百分比 2.1%，血红蛋白 93g/L；血电解质（—）。

入院诊断 ①先兆流产；②宫内妊娠 19^{+2} 周，双活胎，LSP/RSCA；③宫腔积血；④IVF-ET 术后。

主要的护理问题

（1）有感染的危险 与阴道流血有关。

（2）有便秘的危险 与长期卧床有关。

（3）焦虑 与担心胎儿安危及健康有关。

目前主要的治疗措施

（1）解除思想顾虑，卧床休息，足够营养，避免引起子宫收缩的刺激因素，如性交、便秘、腹泻、重复的阴道检查。

（2）药物治疗，间苯三酚加入 5%GS 中以 60mL/h 的速度泵入。

（3）予以氨苄西林/舒巴坦每 8h 1 次预防感染。

护士长提问

● **什么是先兆流产？导致先兆流产发生的主要原因有哪些？**

答：先兆流产是指在妊娠 28 周前出现的阴道少量出血，时下时止，伴有轻微下腹痛和腰酸的一种疾病。可能导致流产，也有可能经过适当治疗后继续妊娠。主要是因为孕妇体质虚弱或劳累、外伤（包括不当的阴道内诊、性交）所致。

导致先兆流产发生的主要原因如下。

（1）遗传基因的缺陷　多见于染色体数量异常和结构异常。数量异常有单倍体、三倍体，例如 21 三体，47XXX，47XXY；还有多倍体，例如 69、92 条染色体等。

（2）环境因素　环境因素不仅引起妇女的月经失调、内分泌系统功能异常，严重者还可使生殖细胞的基因损坏，使妇女受孕后发生流产、死胎、早产、胎儿畸形或胎儿及新生儿恶性肿瘤。

（3）母体因素

① 母体患有全身性疾病：如严重贫血、心力衰竭、高血压等。

② 生殖器疾病：单角子宫、双子宫、阴道纵膈子宫以及宫颈口松弛等。

③ 内分泌因素：如黄体功能不全、受精后孕激素不足、甲状腺功能低下等。

（4）男方的菌精症　10%～15% 的男性尿道中存在着无症状的感染，即精液中含有一定量的细菌，也可导致习惯性流产。

（5）TORCH 感染　病毒可以通过胎盘进入胎儿的血液循环，使胎儿死亡而引起流产。

（6）免疫因素　母体妊娠后母儿双方免疫不适应，导致母体排斥胎儿发生流产；或母体抗精子抗体阳性也可引起早期流产。

（7）创伤 妊娠期特别是妊娠早期行腹部手术或中期外伤，可刺激子宫收缩引起流产。

● 先兆流产的主要临床表现有哪些？

答：阴道有少量出血，有或无下腹痛。子宫颈口未扩张，子宫大小与停经月数相符。

● 先兆流产的临床诊断有哪些？

答：（1）阴道有少量出血，有或无下腹痛。子宫颈口未扩张，子宫大小与停经月数相符。

（2）妊娠试验阳性。

（3）超声检查有胎心搏动、胎囊及胎动。

（4）先兆流产的临床诊断应包括估计流产预后的方法，具体方法如下。

① 阴道细胞涂片中，如角化细胞超过 30%，预后多不良。

② 早期妊娠测基础体温：有流产先兆而体温不下降者预后良好，基础体温降低者预后不良。

③ 人绒毛膜促性腺素（HCG）测定：如绒毛膜促性腺素水平日趋下降者预后不良。

● 如何处理先兆流产？

答：先兆流产的治疗目的是尽可能地使妊娠继续，一般应做如下处理。

（1）一般处理 解除思想顾虑，卧床休息，保证足够营养，避免引起子宫收缩的刺激因素，如性交、便秘、腹泻、反复的阴道检查。

（2）药物治疗 可用黄体酮 20mg，肌内注射，每日 1 次，或口服孕激素制剂；维生素 E 30～50mg，每日 3 次口服。

如果仅是因过度疲劳、体力劳动、腹部外伤等引起的先兆流产，经过医师诊断胚胎发育健康，就可以保胎。因此，保胎对症下药很重要。比如晚期的先兆流产（妊娠超过 3 个月但不足 28 周），多因宫颈内口松弛引起，如要保胎，除使用保胎药外，还要加用抑制宫缩的药物和其他手段辅助治疗。此外，在保胎期间，患者除了卧床休息（除了大小便外，尽量别乱动）、严禁性生活外，还应保持情绪稳定，避免紧张气氛的环境，补充足够的营养，口服一些维生素 E。如果胚胎正常，经过休息和治疗后，引起流产的原因被消除，则出血停止，可以继续妊娠。

● 先兆流产的并发症有哪些？如何处理？

答：（1）大失血 先兆流产有时会进一步发展为难免流产或不全流产，可造成严重大失血，甚至休克。如果发生，应积极进行处理。

① 静脉或肌内注射催产素或垂体后叶素 10U。

② 输血。也可先静脉滴注右旋糖酐-40 再予以输血。

③ 同时进行刮宫，在取出胚胎组织后，出血往往停止，即使在有感染存在的情况下也应将大块的胚胎组织取出。

（2）感染 各型流产皆可合并感染，发生在不全流产者较多。

① 感染常发生于用未经严密消毒的器械施行流产手术，器械损伤宫颈。

② 宫腔原有感染病灶，手术流产或自然流产后可引起感染扩散。

③ 自然流产或人工流产后不注意卫生、过早性交等均可引起感染。

④ 感染的病原菌常为多种细菌，厌氧及需氧菌混合感染，近年来各家报道以厌氧菌占大多数，可达 60%～80%。

⑤ 感染可局限于子宫腔内，亦可蔓延至子宫周围，形成输卵管炎、输卵管卵巢炎、盆腔结缔组织炎甚至形成腹膜炎、败血症。

⑥ 患者有发冷发热、腹痛、阴道流血，有时有恶臭分泌物，子宫及附件压痛，子宫复旧不好，白细胞增多等炎症表现，严重者可发生感染性休克。可做血、宫颈或宫腔分泌物涂片、培养（需氧菌及厌氧菌），B 超检查子宫腔有无组织残留。

● 先兆流产的注意事项有哪些？

答：（1）患有肺结核、贫血、肺炎、甲状腺等疾病者，以及体质欠佳的妇女，容易发生胎漏、胎动不安，故在妊娠前应积极治疗原发病，待病愈后再考虑妊娠。

（2）除了注意营养外，还可以有意识地多吃一些补肾健脾的食品，如芡实、鸡胗（鸡肫）、海菜等。

（3）不吃辛辣、动物血及热性食物，包括蒜、姜、胡椒、咖喱、肉桂、酒、咖啡、桃等。此外也不宜多吃寒性食物，如田螺、河蚌、蟹等。

（4）多吃新鲜蔬菜，多饮水，保持大便通畅。如大便干燥难解，每天早晚各服蜂蜜1匙，以润肠通便。

（5）在休养期，积极参加太极拳等温柔的运动以增强体质。一旦阴道有见红症状，应冷静处理。卧床休息，保持心情平静，并严禁房事。

（6）孕妇及家属要密切观察阴道出血的量、色及血块的大小，若出血量加大，腹痛阵阵加剧，保胎无望，应及时到医院终止妊娠。

● 先兆流产的护理要点有哪些？

答：先兆流产的处理原则是以安胎为主，但由于受精卵异常是流产常见的主要原因，勉强安胎往往会造成畸胎儿或缺陷儿，从优生角度出发，如一般治疗无效，应提倡终止妊娠。先兆流产的护理要点如下。

（1）做好宣传教育工作，告知流产的可能原因，解除不必要的顾虑和紧张情绪。解释必要的妇科检查的意义。

（2）先兆流产孕妇建议卧床休息。

（3）注意阴道出血的量和性质，随时观察排出液中是否有组织物。必要时保留会阴垫（24h）供医师查看。根据出血量及腹痛情况随时了解先兆流产的发展。

（4）减少刺激，禁止性交，避免不必要的妇科检查。

（5）如下腹阵痛加剧，而出血量不多，应区别是否有其他并发症，并及时报告医师。

（6）如在家中发现有组织物排出或出血量增加，应随带排出组织物去医院就诊。

如果该产妇在保胎过程中发生难免流产，作为值班护士该如何处理？

答：（1）如果正在使用保胎药物则应立即通知值班医师，根据医嘱停止或加快保胎药物滴数。如果没有使用保胎药物应立即建立1～2条静脉通道，同时报告值班医师。

（2）根据医嘱在保胎药物控制不了病情的情况下送入产房。

（3）询问患者及家属是否需要寻找原因，做好胚胎的处理。

（4）产后保持外阴清洁，预防感染，遵医嘱使用抗生素。

（5）加强营养，增加机体抵抗力。

（6）加强生活护理及安全知识的宣教，预防晕倒摔伤。

（7）细心观察患者的情绪，及时做好心理疏导。

难免流产后是否需要做进一步检查？有哪些检查？

答：需要进一步检查。主要是复查B超，了解子宫复旧情况；复查血尿常规。两者均可了解有无发生感染，并指导后续用药。

针对该产妇如何做好出院前的指导？

答：（1）生活规律　孕妇一定要养成良好的生活习惯，作息要有规律，最好每日保证睡够8h，并适当活动。衣着应宽大，腰带不宜束紧，平时应穿平底鞋。要养成定时排便的习惯，还要适当多吃富含纤维素的食物，以保持大便通畅。大便秘结时，避免用泻药。

（2）合理饮食　注意选食富含各种维生素及微量元素、易于消化的食品，如各种蔬菜、水果、豆类、蛋类、肉类等。胃肠虚寒者，慎服性味寒凉的食品，如绿豆、白木耳、莲子等；体质阴虚火旺者，慎服公鸡、牛肉、狗肉、鲤鱼等易使人上火的食品。

（3）注意个人卫生　勤洗澡、勤换内衣，不宜盆浴、游泳，沐浴时注意不要着凉。要特别注意阴部清洁，每晚用洁净温水清洗外阴部，以防止病菌感染。

（4）保持心情舒畅　注意调节自己的情绪，尽量保持心情舒畅，避免各种不良刺激，消除紧张、烦闷、恐惧心理。

（5）定期做产前检查　妊娠中期开始定期进行产前检查，以便及时发现和处理妊娠中的异常情况，确保胎儿健康发育。

（6）慎房事　对有自然流产史的孕妇来说，妊娠3个月以内、7个月以后应避免房事，习惯性流产者此期应严禁房事。

【护理查房总结】

先兆流产是妊娠合并症的一种。随着试管婴儿技术的推广，先兆流产的患者越来越多。通过此次护理查房让护理人员对先兆流产的病因、发病机制、处理及护理有了进一步的认识，尤其是对先兆流产并发症的预防方面，总结了宝贵经验，对指导今后的护理工作起了很好的作用。避免先兆流产的关键是预防，同时应加强对产妇出院后的指导。

此外，还应重点做好以下工作。

（1）及时发现出血情况，及时处理，防止大出血。

（2）保持会阴干燥，防止感染。

（3）做好出院指导。

（陈小翠）

查房笔记

病例 6 • 早产

【病历汇报】

> **病情**　孕妇 29 岁，因停经 8$^+$ 个月，不规则腹胀 1 天步行入院待产。既往月经规律，6～7 天/30 天，量中等，无血块，伴痛经。LMP 2018 年 5 月 17 日，EDC 2019 年 2 月 24 日。早孕期无毒物、宠物及放射线接触史，停经 30$^+$ 天出现少许阴道流血，予肌内注射黄体酮保胎治疗后症状消失，无"感冒"用药史。停经 4$^+$ 个月出现胎动至今。孕期行产前检查和糖筛查均无异常。孕期定期产检，示"胎心、胎位、血压等"均正常。孕期无活动后胸闷、气促及心慌，无夜间阵发性呼吸困难，无头痛、头晕、眼花、皮肤瘙痒等。妊娠 34^{+2} 周自觉有不规则腹胀，无阴道流血、流水，遂来住院。入院后予利托君（安宝）静脉滴注抑制宫缩，2019 年 1 月 17 日 8:00 腹胀加剧，无阴道流血流水，床旁扪及宫缩 25～30s/3～4min，头先露，已入盆，宫口开大 3cm，早产不可避免，遂护送入产房，9:00 娩出一活女婴，Apgar 评分 7 分，转新生儿监护室，胎盘胎膜娩出完整，产妇子宫收缩好，无产后出血，分娩后安返病房，自解小便顺利。

> **护理体查**　T 37.1℃，P 100 次/分，R 20 次/分，BP 116/75mmHg。产妇神志清楚，查体合作。面色及口唇黏膜稍苍白，无发绀，双乳不涨，宫底脐下 1 指，质硬，阴道恶露不多，色暗红，无臭，会阴伤口无渗血及渗液。

> **辅助检查**　（2019 年 1 月 15 日）
>
> （1）尿分析　尿蛋白（—），酮体（—）。
>
> （2）血细胞分析　正常。
>
> （3）B 超　宫内妊娠 34 周 2 天，LOA，活胎，估重（2411±381)g；羊水指数 10cm；评分 8 分；胎盘 Ⅰ～Ⅱ 度。

> **入院诊断**　G$_1$P$_1$ 宫内妊娠 34^{+4} 周，LOA，活胎，早产。

主要的护理问题

（1）焦虑　与担心早产儿预后有关。

（2）知识缺乏　缺乏产褥期相关知识及母乳喂养相关知识。

（3）有感染的危险　与抵抗力降低有关。

目前主要的治疗措施

（1）抗炎、促子宫复旧治疗。

（2）复查血常规。

（3）补充铁剂，预防贫血。

护士长提问

● **何谓早产？其发生的原因是什么？有哪些主要症状？**

答：早产是指妊娠满 28 周至不满 37 周之间分娩者。

发生早产的常见原因有孕妇、胎儿和胎盘 3 方面的因素。

（1）孕妇因素　孕妇合并有感染性疾病，子宫畸形，子宫肌瘤，急、慢性疾病及妊娠并发症时易诱发早产；若孕妇有不良嗜好，如吸烟、酗酒或精神受到刺激以及承受巨大压力时也可发生早产。

（2）胎儿因素　胎儿窘迫、胎儿畸形、胎儿生长受限、多胎等。

（3）胎盘因素　如前置胎盘、胎盘早期剥离等。

早产主要表现为子宫收缩，最初为不规则收缩，常伴有少许阴道血性分泌物或出血，继之可发展为规律有效的宫缩，与足月临产相似，使宫颈管消失和宫口扩张。

● **早产的处理原则有哪些？**

答：若胎膜完整，在母胎情况允许时尽量保胎至 34 周，监护母胎情况，适时停止早产的治疗。

● **对有早产高危因素的孕妇，护士如何指导孕妇预防早产的发生？**

答：积极预防早产是降低围生儿病死率的重要措施之一。

（1）加强产前保健系统 孕妇尽早就诊，建围产保健卡，定期产前检查，尽早发现早产高危因素，并对存在的高危因素进行评估和处理，指导孕期卫生。

（2）几种特殊预防措施

① 宫颈环扎术。

② 孕酮制剂。

③ 子宫颈托。

各种预防措施主要针对单胎妊娠，但对多胎妊娠尚缺乏充足的循证医学依据。

在临床上常用的抑制宫缩的药物有几类？其药理作用及副作用有哪些？

答：先兆早产患者，通过适当控制宫缩，能延长妊娠时间；早产临产患者，宫缩抑制剂虽不能阻止早产分娩，但可能延长妊娠3～7日，为促进胎肺成熟治疗和宫内转运赢得时机。常用宫缩抑制剂如下。

（1）β受体激动药 为子宫平滑肌细胞膜上的 β_2 受体激动药，可激活细胞内腺苷酸环化酶，促使三磷腺苷合成环磷腺苷，降低细胞内钙离子浓度，阻止子宫肌收缩蛋白活性，抑制子宫平滑肌收缩。常用药物有利托君。副作用：有孕妇心率增快、心肌耗氧量增加、血糖升高、水钠潴留、血钾降低等，严重时可出现肺水肿、心力衰竭、危及母亲生命。

（2）硫酸镁 高浓度的镁离子直接作用于子宫平滑肌细胞，拮抗钙离子对子宫收缩性活性，有较好抑制子宫收缩的作用。副作用：长时间大量使用硫酸镁，可引起胎儿骨骼脱钙及镁离子中毒，硫酸镁可以降低妊娠32周前早产儿的脑瘫风险和严重程度，推荐妊娠32周前早产者常规应用硫酸镁作为胎儿中枢神经系统保护剂。

（3）钙通道阻滞药 可选择性减少慢通道 Ca^{2+} 内流、干扰细胞内 Ca^{2+} 浓度、抑制子宫收缩。常用药物：硝苯地平，其抗早产的作用安全，更有效。副作用：头痛、踝部水肿等。

（4）前列腺素合成酶抑制剂 能抑制前列腺素合成酶，减少前列腺素合成和抑制前列腺素释放，从而抑制宫缩。常用药物：吲哚美辛，大剂量长期使用可使胎儿动脉导管提前关闭，导致肺动脉高压，且有使肾血管收缩，抑制胎尿的形成，使肾功能受损，羊水减少的严重副作用，故此类药物仅在妊娠 32 周前短期选用。

（5）阿托西班　是一种缩宫素的类似物，通过竞争子宫平滑肌细胞膜上的缩宫素受体，抑制由缩宫素所诱发的子宫收缩，其抗早产的效果与利托君相似。但其副作用轻微，无明确禁忌证。

> 该孕妇使用了利托君抑制宫缩。利托君的使用方法、用药过程中的监护、药理作用、不良反应及注意事项有哪些？

答：（1）使用方法　取利托君注射液 2 支（100mg）用 5%葡萄糖注射液 250mL（糖尿病患者用生理盐水 250mL）稀释为 100mg/250mL 的溶液，静脉滴注利托君时孕妇保持左侧卧位，以减少低血压风险。密切观察滴注速度，使用输液泵调整滴速。静脉滴注开始控制滴速使剂量为 0.05mg/min（5 滴/分，20 滴/mL），每 15～30min 根据孕妇宫缩、心率等自觉症状调节滴数，增加 5 滴/分。直至达到预期效果，最快输液速度<17 滴/分。待宫缩消失，继续输注 12～18h。孕妇宫缩得以控制，根据医嘱减慢输液速度，减速过程按调速的方法逐步递减，静脉滴注结束前 30min 开始口服治疗，最初 24h 口服剂量为 1 片/2h，此后 1～2 片/4～6h，每日总量不超过 12 片。

（2）用药过程中的监护

① 重点监护孕妇心率、胎心率、血压及宫缩情况并做好记录，严防发生在病房分娩事件。静脉输注常出现孕妇和胎儿心跳速率增加，对健康孕妇心跳速率应避免超过 140 次/分。适当减少剂量或停止输注会很快恢复正常。如不良反应轻，通常安抚孕妇并予减慢滴速、氧气吸入等对症处理即可；如孕妇心率＞140 次/分，收缩压＜90mmHg，呼吸急促，出现胸痛或胸部紧缩感，应立即报告医师，停药观察并尽快进行心电图检查。

② 长期应用（超过 1 个月）因可升高血糖及降低血钾应定期检测电解质、血糖等变化；注意保护静脉，严格无菌操作，防止静

脉炎的发生。

③ 因孕妇易心烦，医护人员应给与关心安慰，创造良好的休息环境，使其心情开朗、安心治疗；指导合理饮食，保持大便通畅。

（3）药理作用　安宝作用于子宫平滑肌的 β_2 受体，从而抑制子宫平滑肌的收缩频率和强度。

（4）不良反应

① 心血管系统：室上性心动过速、心悸、心动过速，有时出现面色潮红、胸痛、呼吸困难、胎儿心动过速、心律失常等。对健康孕妇心搏速率宜避免超过 140 次/分，适当减少剂量或停止输注后会很快恢复正常。

② 肝脏：有时可出现肝功能损害。

③ 血液系统：血小板减少，但比较少见。

④ 精神神经系统：有时出现震颤、麻木感、头痛、四肢末端发热感、无力感，罕见出汗、眩晕。

⑤ 消化系统：有时有恶心感、呕吐、便秘等。

⑥ 过敏症。

⑦ 给药部位：有时会出现血管痛、静脉炎。

⑧ 其他：血糖升高、电解质紊乱等。

（5）注意事项

① 使用过程中应抬高床头，左侧卧位，提高心脏耐受性。

② 密切监测孕妇的生命体征、胎心率及宫缩情况。

③ 严格掌握药物的适应证及禁忌证，避免用于合并心脏病、甲状腺功能亢进症（甲亢）、子痫前期者。

④ 在延长输液期间，定期遵医嘱监测血糖、生化，防止发生高血糖及低血钾。

如果该孕妇在使用利托君抑制宫缩过程中突感呼吸困难，面色苍白，口唇青紫，脉搏 140 次/分，呼吸 35 次/分。此时的判断是什么？该如何处理？

答：（1）该孕妇在静脉滴注安全过程中发生了肺水肿，此为安宝的副作用。

（2）处理

① 立即停止药物输入，取坐位，双腿下垂。

② 吸氧，高流量给氧，$6\sim8L/min$，经50%乙醇湿化吸入。

③ 遵医嘱使用镇静药、利尿药及血管扩张药等。

除利托君外，硫酸镁为治疗早产的另一常用药物。静脉滴注硫酸镁的注意事项有哪些？有哪些不良反应？

答：（1）注意事项

① 应用硫酸镁注射液前须查肾功能，如肾功能不全应慎用，用药量应减少。

② 有心肌损害、心脏传导阻滞时应慎用或不用。

③ 每次用药前和用药过程中，须定时测量脉搏、呼吸，查膝跳反射是否存在，观察排尿量，抽血查镁离子浓度。如出现膝跳反射明显减弱或消失，或呼吸次数少于16次/分，每小时尿量少于17mL或24h少于400mL，应及时停药。硫酸镁静脉滴注常用25%硫酸镁60mL加5%葡萄糖500mL，于$8\sim10h$滴完，根据有无副反应调整其速度。

④ 用药过程中突然出现胸闷、胸痛、呼吸急促，应及时听诊，以便及早发现肺水肿。

⑤ 用药时必须备用10%葡萄糖酸钙注射液，以便出现硫酸镁毒性反应时，及时给予解毒，10%葡糖碳酸钙10mL稀释后宜缓慢静脉注射，$5\sim10min$推完。

⑥ 保胎治疗时，不宜与β受体激动药，如利托君同时使用，否则容易引起心血管的不良反应。

（2）不良反应

① 静脉注射硫酸镁常引起潮热、出汗、口干等症状，快速静脉注射时可引起恶心、呕吐、心慌、头晕、眼球震颤等。

② 注意硫酸镁毒性反应，遵医嘱及时留取血标本以检测血镁浓度，正常孕妇血清镁离子浓度为$0.75\sim1mmol/L$，治疗有效浓度为$1.7\sim3mmol/L$，若血清镁离子浓度超过3mmol/L，即可发

生镁中毒。镁中毒首先表现为膝反射减弱或消失，继之出现全身肌张力减退，呼吸困难，复视、语言不清，严重者可出现呼吸机麻痹，甚至呼吸心搏停止，危及生命，当出现镁中毒反应时，必须立即停用，并通知医生。

③ 连续使用硫酸镁可引起便秘，部分患者可出现麻痹性肠梗阻，停药后好转。

④ 低钙血症。

⑤ 镁离子可自由透过胎盘，造成新生儿高镁血症，表现为肌张力低、吸吮力差、不活跃、哭声不响亮等，少数有呼吸抑制现象。

⑥ 少数孕妇出现肺水肿。

该孕妇使用利托君后宫缩不能抑制，宫口开大 3cm，平产一活女婴，其婴因早产转新生儿监护室。在母婴分离的情况下如何指导该产妇做好乳房保健？

答：（1）指导挤奶手法，及时排空乳房，避免乳汁淤积，挤奶前常规清洁双手，注意手卫生。

（2）掌握正确的喂哺技巧及母乳喂养知识。

（3）每次挤奶后，常规挤 1～2 滴乳汁均匀涂在乳头和乳晕上，避免乳头皲裂及感染。

（4）佩戴合适的棉质胸罩，预防乳房下垂。

如何预防新生儿合并症的发生？

答：（1）在保胎过程中应每日行胎心监护监测胎儿宫内情况。

（2）教会孕妇自测胎动，有异常及时采取应对措施。

（3）妊娠 34 周前早产者，在分娩前遵医嘱使用糖皮质激素促进胎肺成熟，可明显降低新生儿呼吸窘迫综合征的发生。

该产妇因担心早产儿的预后情绪焦虑，应如何对其进行心理护理？

答：当产妇存在焦虑情绪时，心理护理显得尤为重要。护士应主动与产妇进行沟通和交流，让其了解早产的发生并非自身的过错，减轻其负疚感；由于早产的发生不可预料，产妇大多无精神及物质准备，护士提供的支持较足月妊娠更显重要，帮助孕妇重建自信以良好的心态承担早产母亲的角色。

当早产不可避免，如何为分娩做准备？

答：如果早产不可避免，应尽早决定合理的分娩方式，如臀位、横位，估计胎儿成熟度低而产程又需较长时间者，可选择剖宫产终止妊娠。该孕妇宫口开大 3cm 入产房后行会阴侧切术缩短了产程。新生儿出生后立即予脐带结扎，防止过多母血进入胎儿的血液循环而造成循环负荷过重，同时也充分做好了早产儿的保暖及复苏准备。

如何指导该产妇预防产褥感染？

答：（1）做好产褥期健康教育，建立良好的个人卫生习惯，保持外阴清洁。

（2）积极治疗妊娠期的阴道炎、外阴炎，避免产褥感染。

（3）给予高热量、高蛋白、高维生素饮食，保证足够的液体摄入。

（4）保证产妇充足的睡眠。

（5）密切观察体温、恶露及疼痛等情况，发现异常及时处理。

（6）指导产妇做好会阴部护理，及时更换内裤及会阴垫。

（7）遵医嘱正确使用抗生素预防感染。

（8）做好出院健康指导。培养良好生活习惯，便后清洁会阴，勤换会阴垫，会阴清洁用物及时清洗消毒；指导产妇合理饮食，注意休息，定时复查。

【护理查房总结】

据统计，围生儿死亡中与早产有关者占 75％，因此防止早产是降低围生期病死率的重要环节之一。通过此次查房，让护理人员对早产的发生、发展、防治及产后的护理有了更深刻的认识，对于

95

早产来说，预防是关键，今后应加强这一方面的工作，积极预防，努力降低早产的发生。

此外，还要做好以下工作。

（1）做好孕期保健工作，指导孕妇合理膳食，保持心情舒畅。

（2）在使用药物的过程中，护理人员应明确具体药物的作用和用法，并能识别药物的副作用，以避免毒性作用。

（3）同时对患者也应做好相应的健康教育，使其积极配合医护措施。

（沈　萍）

查房笔记

病例 7 • 多胎妊娠

❀【病历汇报】

病情 孕妇 32 岁，因停经 34^{+5} 周，双胎，门诊血压 142/94mmHg，以"轻度子痫前期；G_1P_0 宫内妊娠 34^{+5} 周，LOA/ROA，双活胎"于 2018 年 7 月 22 日 10:10 收住入院。既往月经规律，3～5 天/28～30 天，量中等，无血块，无痛经。LMP 2017 年 11 月 20 日，EDC 2018 年 8 月 27 日。停经 40 多天自验尿妊娠试验阳性，停经 40 多天 B 超示宫内妊娠 40 天左右、双胎，推算预产期相符。停经早期恶心呕吐等早孕反应剧烈，孕 3 个月早孕反应消失。孕 4^+ 个月感胎动至今，孕期按要求接受产前检查，"胎心、胎位、血压"等正常。近 1 周出现双下肢水肿，晨起/休息后好转，7 月 21 日产检发现血压升高 142/94mmHg，无活动后胸闷、气促，无头痛、眼花、皮肤瘙痒等症状，要求入院待产。产妇既往体健，否认高血压、糖尿病及传染病史，对青霉素有过敏史，有家族双胎史。

护理体查 T 36.5℃，P 92 次/分，R 21 次/分，BP 146/93mmHg。产妇神志清楚，查体合作，无头痛、头晕、眼花等不适主诉。身高 163cm，体重 78kg，较孕前体重增加 16kg。产科检查：宫高 41cm，腹围 105cm，胎位 LOA/ROA，胎心率分别为 155 次/分、142 次/分，无宫缩，胎膜未破。骨盆外测量径线分别为 23cm—26cm—19cm—9cm。双下肢水肿（＋）。

辅助检查

（1）血常规 白细胞（WBC）7.18×10^9，中性粒细胞（N）5.6×10^9，中性粒细胞百分比 71.7%，淋巴细胞百分比 14.02%，单核细胞百分比 12.25%，嗜酸性粒细胞百分比 1.17%，血红蛋白 9.1g/L。

（2）尿液分析 尿蛋白（＋）。

（3）入院前 B 超检查　双胎 LOA、ROA（LOA 胎儿双顶径，头围 33～34 周，腹围、股骨、肱骨约 32 周；ROA 胎儿腹围、股骨、肱骨约 33 周）；体重约 2011g、1980g，评分均 8 分；羊水指数 13.9cm；ROA 胎儿颈部脐带绕颈 1 周；胎盘Ⅰ～Ⅱ度。

入院诊断　①轻度子痫前期；②G_1P_0 宫内妊娠 34^{+5} 周，LOA/ROA，双活胎。

主要的护理问题

（1）舒适的改变　与双胎妊娠引起食欲缺乏、下肢水肿、早产等有关。

（2）焦虑　与担心母儿的安全有关。

（3）知识缺乏　与不了解双胎的相关问题及对妊娠的影响有关。

（4）潜在并发症　子痫、早产、脐带脱垂、胎盘早剥及产后出血。

目前主要的治疗措施

（1）完善相关的检查，包括心脏彩超、肝胆 B 超、24h 动态血压的监测、眼底检查等。

（2）检查肝肾功能、凝血功能、B 型脑尿钠肽以及 24h 尿蛋白定量的监测等。

（3）监测胎儿宫内情况，密切关注胎心、胎动、血压、脉搏及孕妇的自觉症状。

护士长提问

● **什么是多胎妊娠？**

答：一次妊娠宫腔内同时有两个或两个以上的胎儿形成多胎妊娠。多胎妊娠是人类妊娠中的一种特殊妊娠现象。

● **什么是双胎妊娠？本例产妇即为双胎妊娠，按照双胎妊娠的分类，她应属于何种双胎妊娠？**

答：（1）多胎妊娠时，孕妇并发症增多，早产儿发生率及围生期病死率高，故属高危妊娠范畴。家族中有多胎史者，或促排卵药物的应用及辅助生殖技术的发展使多胎妊娠的发生率明显上升，其中尤以双胎妊娠多见。

（2）双胎妊娠可分为双卵双胎和单卵双胎两种类型。

① 双卵双胎是由两个卵子分别受精形成的双胎妊娠，约占双胎妊娠的70%，与遗传、年龄、胎次、促排卵药物的应用和辅助生殖技术等有关。两个胎儿的基因不同，故胎儿性别、血型可以相同也可以不同，容貌同兄弟姐妹，胎盘、胎囊为分离的两个，也可融合成一个，两个胎囊之间的中隔由两层羊膜及两层绒毛膜组成，彼此间血循环各自独立。

② 单卵双胎是由一个受精卵分裂形成的双胎妊娠，约占双胎妊娠的30%，发生原因不明，不受种族、遗传、年龄、胎次、医源的影响。由于胎儿基因相同，其性别、血型、容貌等相同。单卵双胎包括双羊膜囊双绒毛膜单卵双胎、双羊膜囊单绒毛膜单卵双胎、单羊膜囊单绒毛膜单卵双胎和联体双胎4种类型。

从病史资料分析，该产妇属于双卵双胎妊娠。

这是一个双卵双胎妊娠的病例，该孕妇哪些临床表现支持双胎妊娠的诊断？

答：该孕妇停经40多天，B超示双胎，早孕反应较重，子宫增大速度较单胎快，大于停经月份，可以听到两个胎心率，两个胎心率相差10次/分以上，胎方位分别为LOA和ROA，均支持双胎妊娠的诊断。

双胎妊娠可能给孕妇带来哪些不利影响？

答：双胎妊娠的孕妇可以发生产科的所有并发症，常见以下几种。①妊娠高血压综合征，这是最主要的并发症，其发生率是单胎妊娠的3～4倍，比单胎发生早、程度重，易出现心肺并发症及子痫；②妊娠肝内胆汁淤积症；③贫血；④羊水过多及胎膜早破；⑤宫缩乏力；⑥胎盘早剥是双胎产前出血的主要原因；⑦因为子宫过度膨胀、产后宫缩乏力加上胎盘附着面积增大，导致产后出血。

🔘 双胎妊娠对胎儿有何影响？

答：双胎妊娠围生期病死率明显增高，其主要原因有早产、胎儿宫内生长受限、胎位异常、双胎输血综合征、脐带脱垂、胎头交锁及胎头碰撞、胎儿畸形等。

🔘 双胎输血综合征是什么疾病？是不是双胎妊娠的胎儿都有可能发生双胎输血综合征？

答：（1）双胎输血综合征是双羊膜囊单绒毛膜单卵双胎特有的严重并发症，其发病机制与两个胎儿胎盘间血管吻合方式密切有关。

（2）不是所有的双胎妊娠都可发生双胎输血综合征。双胎妊娠中约有 20%单卵单绒毛膜双胎，其双胎输血综合征发生率为 10%～20%。部分单卵单绒毛膜的双胎存在胎盘血管吻合，两个胎儿的血循环发生动-静脉交通，导致胎儿间血液沟通，双胎儿间血液发生转移，称为双胎输血综合征。如果不进行干预的话，严重的双胎输血综合征的病死率为 80%～100%。

🔘 双胎输血综合征的临床表现和特征有哪些？

答：双胎输血综合征是由于一胎儿的血液通过胎盘吻合血管输给另一个胎儿，双胎之间发生明显的血流不平衡，引起一系列病理生理变化和临床表现。一个胎儿表现为过度的循环血量，而另一个表现为循环衰竭。临床表现与双胎之间血液分流的发生时间、分流量有关，时间越早、分流量越大、临床表现越严重、甚至发生死胎。供血胎儿不断向受血儿输送血液，逐渐处于低血容量，表现为体重轻、贫血、脱水、羊水过少、生长受限、甚至因营养缺乏而死亡；而受血胎儿表现为血容量增多、心脏肥大、肝肾增大、体重增长过快，可发生充血性心力衰竭、胎儿水肿、羊水过多。

🔘 该产妇的诊断是否明确？

答：该产妇末次月经为 2017 年 11 月 20 日，预产期为 2018 年

8 月 27 日；入院时 BP 146/93mmHg，尿蛋白（十）；产科检查：宫高 41cm，腹围 105cm，LOA/ROA，胎心率 155 次/分、142 次/分，头先露，无宫缩，胎膜未破，骨盆外测量径线 23cm—26cm—19cm—9cm；B 超示胎儿体重约 2011g，约 1980g，评分均 8 分；羊水指数 13.9cm；双胎 LOA、ROA（LOA 胎儿双顶径、头围为 $33\sim34$ 周，腹围、股骨、肱骨约 32 周；ROA 胎儿腹围、股骨、肱骨约 33 周）；ROA 胎儿脐带绕颈 1 周；胎盘 $I\sim II$ 度。孕妇既往无高血压病史，孕晚期血压升高，入院时测血压 146/93mmHg，尿蛋白（十），符合轻度子痫前期的诊断标准，妊娠 20 周后收缩压 ≥140mmHg 和（或）舒张压 ≥90mmHg 伴蛋白尿 ≥0.3g/24h，或随机尿蛋白（十）。所以其明确诊断为 G_1P_0，宫内妊娠 34^{+5} 周，LOA/ROA；双活胎；妊娠高血压综合征，轻度子痫前期。

孕妇入院后，即可给予硫酸镁治疗，用药的目的是什么？硫酸镁解痉的药理机制是什么？

答：孕妇诊断为 G_1P_0，宫内妊娠 34^{+5} 周，LOA/ROA，双活胎，妊娠高血压综合征，轻度子痫前期。用药的目的在于解除微小血管痉挛，缓解临床症状，控制和预防子痫的发作。

硫酸镁解痉的药理机制主要有 4 方面：①抑制运动神经末梢释放乙酰胆碱和钙离子，阻断神经肌肉接头间的信息传递，使骨骼肌松弛；②刺激血管内皮细胞合成前列腺素，抑制内皮素合成，降低机体对血管紧张素的反应，从而缓解血管痉挛状态；③使平滑肌细胞内钙离子水平下降，从而解除血管痉挛、减少血管内皮损伤；④提高孕妇和胎儿血红蛋白亲和力，改善氧代谢。

硫酸镁是妊娠高血压综合征解痉治疗的首选药物，用药时护士应注意哪些问题？

答：因为镁离子有钙拮抗的作用，镁离子的治疗浓度与中毒量非常接近，当超过 3.5mmol/L 时可能出现中毒症状，表现为膝跳反射减弱或消失，继之出现全身肌张力减退、呼吸困难、复视、语言不清，严重者出现呼吸肌麻痹，甚至呼吸、心搏骤停，危及生命。所以在用药前和用药过程中都应检查膝跳反射，尿量每小时不少于 17mL 或 24h 不少于 400mL，呼吸不少于 16 次/分，备好 10％葡萄糖酸钙注射剂，以备急用。有条件者应定期监测血镁浓度。

● **孕妇入院后须完善一系列的检查，医师这么做有什么目的？**

答：肝肾功能的测定、心脏彩超、肝胆 B 超的检查，主要是了解孕妇孕期肝脏、肾脏的功能，检查白蛋白缺失情况、转氨酶升高情况，了解血清肌酐、尿素氮等情况，了解妊娠高血压综合征有没有并发心脏、肝脏方面的疾病；B 型脑尿钠肽用于诊断心力衰竭、监测病情进展，评估预后及疗效。24h 尿蛋白定量检测，可以了解妊娠高血压综合征的严重程度；眼底检查可以直接观察到视网膜小动脉的痉挛程度，是子痫前期和子痫严重程度的重要参考指标。24h 动态血压也能了解孕妇一天血压的波动情况，了解血压的变化规律，指导临床用药。

● **是否所有的双胎妊娠都必须行剖宫产术？**

答：不一定。阴道分娩仍是双胎妊娠的首选。双胎妊娠需根据妊娠的具体情况（包括绒毛膜性、孕妇分娩史、孕周、胎儿数、胎儿大小、胎位、子宫颈成熟度、胎儿情况以及孕期有无合并症和并发症等）掌握剖宫产指征。

双胎妊娠除了产科指征外，有以下情况可以考虑行剖宫产：①第一胎儿为肩先露、臀先露；②宫缩乏力致产程延长，经治疗效果不佳；③胎儿窘迫，短时间内不能经阴道结束分娩；④联体双胎一般在孕中晚期以后终止妊娠，常选择以剖宫产为主，特别是如能在产后进行分离的连体双胎，接近足月时必须剖宫产；⑤一般有合并症的双胎妊娠以剖宫产分娩为主，特别是妊娠高血压综合征、妊娠合并胆汁淤积症、胎儿发育迟缓及胎儿窘迫等。对于胎儿明显不成熟，没有存活的希望，母体有并发症不适宜进行剖宫产或剖宫产会对母体有危害的双胎妊娠适合阴道分娩。该产妇双胎妊娠合并妊娠高血压综合征，如果已发作，即使经过积极治疗，也应行剖宫产术终止妊娠，以防止病情加重。

● 产妇如行剖宫产，产后应注意什么？

答：患者由于双胎妊娠子宫腔容积增大、压力增高、子宫平滑肌纤维持续过度伸展，导致子宫失去正常收缩功能；双胎妊娠胎盘附着面大；合并妊娠高血压综合征可引起子宫肌水肿或渗血，而且术后大量的镇静药、麻醉药、子宫收缩抑制药（硫酸镁）的使用，都可使子宫收缩乏力，产后容易发生产后出血。所以产后应密切观察子宫收缩状况、阴道流血的量和颜色、生命体征及产妇的自觉症状等。

● 双胎妊娠的围生儿容易发生哪些并发症？

答：约 50％双胎妊娠并发早产，由于多胎妊娠子宫过度膨胀，宫腔内压力增高，易发生胎膜早破，常不能维持到足月；或由严重母儿并发症所致。胎儿生长受限是多胎妊娠最常见的并发症，可能与胎儿拥挤、一胎畸形或一胎胎盘功能严重不良有关。

● 如何预防多胎妊娠的孕妇发生早产？

答：为了减少早产的发生，对多胎妊娠者按高危妊娠进行护理，增加产前检查次数，注意有无贫血。早期进行健康教育，让多胎孕妇了解可能出现的并发症及其预防措施，告知孕妇保持情绪平稳，注意休息，进食高蛋白、高维生素、高无机盐、适量脂肪及碳水化合物的清淡饮食。多食新鲜蔬菜、水果，保持大便通畅。休息时采取左侧卧位，减少胀大的子宫对下腔静脉的压迫，增加回心血量，改善子宫胎盘血流量，并禁止性生活，防止腹部受外伤，避免胎膜早破。加强营养，补充钙剂、铁剂。如果出现先兆早产症状，及早入院观察保胎治疗。

● 孕妇入院后，还可采取哪些治疗护理措施以预防早产？

答：当出现先兆早产症状时应立即住院，卧床休息，保持环境舒适、安静，满足孕妇基本需求。遵医嘱静脉滴注硫酸镁，利用镁离子阻断子宫肌-神经终极乙酰胆碱的合成与释放，使平滑肌松弛、抑制宫缩，同时缓解全身小血管痉挛。同时给予硫酸沙丁胺醇口服。沙丁胺醇是肾上腺素受体激动药，使子宫平滑肌松弛，直接抑制子宫收缩，并使子宫胎盘血流灌注通畅。临床观察两药联合应用效果更佳。遵医嘱每日低流量间断吸氧3次，每次30min，以提高胎儿血氧供应。为了尽量延长孕周，症状改善后继续服用沙丁胺醇，并定期静脉滴注硫酸镁或利托君。为加强孕期监督，指导饮食，除补充钙剂、叶酸和铁剂外，还可用地塞米松促进胎肺成熟。

平时计算预产期时，以满37周为足月，为什么双胎妊娠的孕妇还没到预产期就给予积极处理？

答：对单胎妊娠是以孕37~40周为孕足月，但双胎妊娠不同，据报道双胎妊娠应以孕37周为足月，超过37周后胎儿不但体重不长，反而下降，而且双胎妊娠的孕妇并发症多，如妊娠高血压综合征、羊水过多、胎膜早破、胎盘前置及胎盘早剥等，为了母婴的安全，需要加强孕晚期的监护，及时地给予处理。

❖【护理查房总结】

多胎妊娠是人类妊娠中的一种特殊妊娠现象。它的发生率在不同国家、地区、人种间都存在一定差异。随着辅助生殖技术的广泛开展，多胎妊娠的发生率明显增高。本次护理查房，从双胎妊娠着手，对其定义、类型及疾病的发展、转归都进行了详细的阐述，尤其是对孕妇的影响及早产的预防等方面，更进行了详细的总结。双胎妊娠需加强产前检查，定时监测体重、宫高、腹围，监测胎动变化及有无阴道流血，监测血压、肝肾功能，注意充足的休息，加强营养，满足妊娠需要。需要强调的是：对于多胎妊娠，孕妇及家属的心理是既高兴又担忧，担忧对母体健康和胎儿健康发育影响。护理人员应多与孕妇及家属沟通，耐心解答疑惑，及时予心理疏导，积极帮助孕妇解决生活上的不便，指导家属做好日常照护，提高孕妇对妊娠、分娩的信心，保证母婴健康。

（林　波）

查房笔记

病例 8 • 异位妊娠

🌸【病历汇报】

病情 孕妇 26 岁，因停经 45 天，不规则阴道流血伴下腹胀痛 7 天收入院。患者诉平时月经规则，3～4 天/40～45 天。LMP 2017 年 10 月 1 日，11 月 9 日无明显诱因出现少量阴道流血，色暗红，量时多时少，淋漓不尽，均未超过平时月经量，伴下腹胀痛，以左下腹明显，能忍受，偶有肛门坠胀感，无畏寒、发热、恶心呕吐等不适，无肉样组织排出，未予处理。今因阴道流血较前增多，色鲜红，下腹胀痛加重，遂于当地医院检查，尿 HCG（＋），B 超示左附件区包块，疑异位妊娠；为求进一步诊治，立即来我院就诊，急诊科以"异位妊娠"收住院。入院后完善相关检查，心电图、胸部 X 线片、血沉、血凝全套、游离三碘甲状腺原氨酸（FT_3）、游离甲状腺素（FT_4）、促甲状腺素（TSH）、人类免疫缺陷病毒（HIV）结果均正常。血 HCG＞1500.00IU/L，B 超示宫腔内未见孕囊，子宫左侧一约 3cm 包块，异位妊娠诊断明确。于 2017 年 11 月 17 日全麻腹腔镜下行左侧输卵管病灶清除术和盆腔粘连松解术，术中予甲氨蝶呤（MTX）注射。术后予抗炎、止血治疗，并监测血 HCG。因血 HCG 下降欠佳，予米非司酮片和中药预防持续性异位妊娠，并行诊刮术以排除合并宫内妊娠治疗。病理学检查示（左输卵管病灶）见血块，夹个别绒毛；（左卵巢）符合小的纤维瘤。分段诊刮病理学检查示（宫腔排出物）腺体分泌反应，间质蜕膜样变。复查 B 超示子宫大小正常。腹部伤口愈合好，已拆线，Ⅱ/甲级愈合。11 月 18 日查血 HCG 为 1456.00IU/L，11 月 23 日血 HCG 为 2503.00IU/L，HCG 下降后明显上升诊断为持续性异位妊娠。遂予米非司酮片、中药降绒毛活性治疗，HCG 下降缓慢。12 月 7 日查血 HCG 为 822.00IU/L。12 月 8 日及 12 月 18 日分别予以甲氨蝶呤单次注射以降绒毛活性治疗，同时予中药及护肝治疗。12 月 24 日复查血清 HCG 为 414.00IU/L。目前诊断为持续性异位妊娠。

患者未婚，正常性生活 5 年，一直采用工具或者药物避孕。近 3 个月取消避孕措施。既往体健，否认"肝炎""结核"等传染病史。否认心脏病、高血压病、糖尿病等慢性病史，否认重大外伤史及手术史，无食物及药物过敏史，无输血史，预防接种史如常。

护理体查 T 36.2℃，P 88 次/分，R 20 次/分，BP 124/80mmHg，患者神志清楚，查体合作。咽部稍充血发红，扁桃体无肿大，口腔有一 1.0cm 溃疡。无腹痛、腹胀，腹部伤口敷料干燥，无渗血及渗液。卫生护垫上可见少量暗红色血迹，肛门已排气。

辅助检查

（1）实验室检查 谷丙转氨酶 58.6U/L，谷草转氨酶 44.9U/L。

（2）血常规 白细胞（WBC）7.93×10⁹/L，血红蛋白 95.3g/L。

入院诊断 ①异位妊娠；②持续性异位妊娠；③失血性贫血。

主要的护理问题

（1）知识缺乏。

（2）有感染的危险。

（3）潜在并发症 失血性休克、DIC 等。

目前主要的治疗措施

（1）继续予中药降绒毛活性治疗。

（2）监测血常规、尿常规、肝功能及血 HCG 下降情况。

（3）注意腹痛及阴道流血情况。

（4）继续补血、护肝治疗。

护士长提问

● **什么是异位妊娠？其发生的主要原因有哪些？**

答：受精卵在子宫体腔以外着床称为异位妊娠，习称宫外孕。

异位妊娠和宫外孕的含义稍有区别，异位妊娠包括输卵管妊娠、卵巢妊娠、腹腔妊娠、阔韧带妊娠、宫颈妊娠等。宫外孕则指子宫以外的妊娠。输卵管妊娠是最常见的，约占异位妊娠的95%，导致输卵管妊娠的常见因素如下。

（1）输卵管炎症　输卵管黏膜炎和输卵管周围炎一直被临床认定为引发异位妊娠的常见因素之一。输卵管黏膜炎严重者可引起管腔完全阻塞而致不孕，轻者输卵管黏膜粘连和纤毛缺损影响受精卵的运行受阻而在该处着床。输卵管周围炎病变主要在输卵管的浆膜层或浆肌层，常造成输卵管周围粘连、输卵管扭曲、管腔狭窄、管壁肌肉蠕动减弱，影响受精卵的运行。

（2）宫内放置节育器（IUD）　是导致异位妊娠不可忽视的原因，由于放置宫内节育环的异物反应，引起宫内白细胞及巨噬细胞大量聚集，改变了宫内环境，妨碍了孕卵着床，但不能完全阻止卵子在输卵管内的受精和着床。有研究表明，上了节育环的妇女中，仍然有3%左右会妊娠，因此使用IUD者一旦妊娠，则异位妊娠机会相对增加。

（3）输卵管手术　由于原有的输卵管病变或手术操作的影响，不论何种手术（输卵管妊娠切除或保守性手术、输卵管整形术等）均有导致输卵管妊娠的可能。

（4）输卵管发育不良或功能异常　输卵管过长、肌层发育差、黏膜纤毛缺乏等。

（5）受精卵的游走　卵子在一侧输卵管受精，经宫腔进入对侧输卵管后种植；或游走于腹腔内，被对侧输卵管拾捡，由于游走时间较长，受精卵发育增大，故种植在对侧输卵管而成输卵管妊娠。

（6）其他　辅助生殖技术的应用、输卵管因子宫肌瘤或卵巢肿瘤的压迫，精神紧张等。

● **异位妊娠的临床表现有哪些？**

答：（1）停经　多数人停经6～8周以后出现不规则阴道流血，但有些患者因月经期仅过几天，误将不规则的阴道流血视为月经，也可能无停经主诉，因此即使无停经史也不能排除异位妊娠。

（2）腹痛　就诊的主要症状。输卵管妊娠未破裂时，输卵管痉挛而造成患侧下腹隐痛或胀痛；输卵管破裂时，可突感患侧下腹撕裂样痛。当腹腔出血量多时，可刺激肠道引起腹泻，或刺激膈肌出现肩胛放射痛。

（3）不规则阴道流血　可发生在其他症状之前、之中、之后，表现为少量阴道流血，淋漓不尽，部分患者阴道流血如同月经量。

（4）晕厥或休克　内出血愈多愈急，症状出现愈迅速愈严重，但与阴道流血量不成比例。

（5）腹部包块　当输卵管妊娠流产或破裂后所形成的血肿时间过久，可因血液凝固，逐渐机化变硬并与周围器官发生粘连而形成包块。

输卵管妊娠发生流产或破裂前临床表现不明显，给诊断带来了一定的困难，须采取哪些检查？

答：（1）腹部检查　输卵管妊娠流产或破裂者，下腹有明显压痛、反跳痛和肌紧张；出血多时，叩诊有移动性浊音。如出血时间长，形成血凝块，可在下腹触及软性肿块。盆腔检查：输卵管妊娠未发生流产或破裂者，阴道后穹隆饱满，有触痛，宫颈举痛明显。内出血多时子宫有漂浮感，子宫一侧或后方可触及边界不清、大小不一、压痛明显的包块。

（2）超声检查　B超有助于诊断异位妊娠。B超可见不清晰的包块或宫腔内无妊娠产物，如包块内见有胚囊或胎心搏动则可确诊。

（3）腹腔镜检查　创伤较小，恢复较快，尤其适用于输卵管妊娠尚未破裂或流产的早期患者。

（4）阴道后穹隆穿刺　特别适用于疑有内出血的患者。常规消毒，长针在阴道后穹隆刺入子宫直肠陷凹，如抽出暗红色、不凝固血液，说明有腹腔内出血。

（5）血HCG测定　连续的血HCG测定是目前早期诊断异位妊娠的重要方法。

（6）子宫内膜病理学检查　诊断性刮宫若未见到绒毛，应怀疑异位妊娠。

目前研究认为，将阴道超声检查与连续测定的血 HCG 水平相结合，对诊断输卵管妊娠帮助更大。

如果诊断为异位妊娠，应该如何治疗？

答：如果诊断为异位妊娠，应根据患者的病情及辅助检查结果采取相应的治疗方法。

（1）急诊处理　异位妊娠一旦破裂，往往造成患者短时间内的大量失血，必须尽快抢救，同时立即行手术治疗。

（2）非手术治疗

① 期待疗法，无需治疗，仅严密观察。

② 药物非手术治疗包括 MTX、米非司酮、前列腺素等，适应证：a. 无药物治疗的禁忌证，患者有非手术治疗意愿；b. 输卵管妊娠未发生破裂或流产；c. 输卵管妊娠包块≤4cm；d. 血 HCG＜2000IU/L；e. 无明显内出血。

（3）手术治疗

① 根治性手术：切除患侧输卵管。

② 保守性手术：保留输卵管。

针对药物非手术治疗的异位妊娠患者的护理要点有哪些？

答：（1）密切观察患者血压、脉搏、呼吸、体温、面色的变化，监测血 HCG 及盆腔包块的情况。

（2）向患者讲解异位妊娠的相关知识，告知外出的危险性，嘱咐患者不能离开病房，应卧床休息，以防孕囊破裂引起大出血，危及生命。

（3）重视患者主诉，如患者突然出现腹痛加剧、阴道流血增多、生命体征改变等异常情况，及时报告医师，随时做好输液、输血及腹部手术的准备。

（4）保持大便通畅，避免用力排便，不宜灌肠或使用缓泻药，注意外阴卫生。

（5）指导患者摄取足够营养食物，如豆类、绿色蔬菜、鸡蛋等，以增强患者的抵抗力。

（6）向患者详细介绍治疗过程和治疗成效，强调治疗注意事项和药物不良反应处理方法等内容，增强患者的信心。

为什么异位妊娠一旦破裂就会危及生命？应如何做好抢救？

答：约 1/3 的异位妊娠患者在入院时处于休克前或休克状态，其休克的严重程度取决于内出血量的多少及失血速度，同阴道流血量不成正比。如为输卵管间质部（在子宫壁内的一段输卵管）妊娠，由于管腔周围有子宫肌肉包绕，胎儿发育到 3～4 个月时才破裂。该处为子宫血管与卵巢血管汇集部位，血管丰富，一旦破裂，在极短时间内发生大量腹腔内出血，不迅速抢救会有生命危险。所以异位妊娠一旦破裂，在立即报告医师的同时，应迅速建立两条以上的有效通路，快速扩容补充血容量。静脉穿刺宜选择上肢静脉，选用 18G 静脉留置针穿刺，因留置针柔软易于固定，防止患者烦躁或搬动时脱落。立即完善术前准备，包括抽血、备皮、导尿等，密切观察患者意识、瞳孔的变化，观察并记录尿量。患者取休克中凹位（抬高头胸部 $10°～20°$，下肢 $20°～30°$），有利于下肢血液回流，增加回心血量，增加重要脏器的血流供应。尽量少搬动患者及按压腹部，以防加重出血，立即推送入手术室。

什么是持续性异位妊娠？

答：输卵管妊娠早期行保守性手术时，由于侵蚀的滋养细胞与种植部位无明确的界限，容易造成滋养细胞清除不全。一般情况下残留的滋养细胞可以坏死吸收，若残留的滋养细胞存活后持续生长，就会发生持续性异位妊娠（PEP）。如果输卵管术后 HCG 水平下降缓慢或每 72h 下降 $<20\%$ 或术后 2 周下降 $<10\%$ 或降后又升或不降反升，伴或不伴附件包块和腹腔内出血者，少数患者有下腹隐痛或少许阴道流血就可诊断为 PEP。PEP 是保守性手术最常见的并发症。

针对该患者，如何观察 HCG 的变化？

答：血 HCG 是由合体滋养细胞合成的糖蛋白激素，受精后第

6 日开始分泌，未孕妇女正常值＜10μg/L，妊娠不同时期以及各患者之间血清 HCG 绝对值变化很大，即人与人之间是不相同的，没有可比性，只可自身比较。在妊娠最初 3 个月，HCG 水平每 2 天约升高一倍。HCG 的测量方法如下。

（1）连续测定　血 HCG 单次测定能肯定是否妊娠。对疑有异位妊娠的患者应做血 HCG 的连续测定，如间隔 48h 血 HCG 升高＜50％，应考虑异位妊娠。

（2）血 HCG 水平高低　85％的异位妊娠患者血 HCG 水平低于同孕龄的宫内孕患者。2.5％正常宫内孕者血 HCG 水平低于正常 95％。在各期自然流产者中血 HCG 水平亦可较低。

（3）倍增时间　正常早期宫内孕时血 HCG 的倍增时间为1.4～2.2 天，而异常妊娠（宫外孕、流产）时血 HCG 倍增时间为3～8 天。

（4）其他诊断方式比较　用 HCG 正常上升排除异位妊娠的阳性预测值为约 95％。比较超声结果和 HCG 浓度也能估计异位妊娠，HCG 达 1000U/L 时，阴道超声应可识别出宫内孕囊；HCG 必须达 6500U/L 时，腹部超声才能识别出宫内孕囊；如果不是这样，则应怀疑异位妊娠。

该患者术后持续性异位妊娠，医嘱肌内注射甲氨蝶呤加口服米非司酮。他们的药理作用有哪些？

答：甲氨蝶呤（MTX）是常用的抗肿瘤药。随着药物作用的不断开发，MTX 已应用于类风湿关节炎、特发性血小板减少性紫癜、异位妊娠等疾病的治疗。研究发现，滋养细胞对 MTX 存在高度的敏感性，给药后其可在滋养细胞内形成多聚谷氨酸盐而长期滞留，阻止滋养细胞生长，破坏绒毛结构，最终导致胚胎组织坏死、脱落、吸收。

米非司酮是一种新型黄体酮拮抗药，有较强的抗孕酮作用，使妊娠的绒毛变性而枯萎。治疗异位妊娠时可以减少对输卵管的破坏，保持其完整性；米非司酮给药方便，配伍 MTX 治疗异位妊娠，可起到协同的作用。

● 该患者已发生持续性异位妊娠，责任护士如何做好病情观察？

答：（1）密切观察患者生命体征变化　按时测血压、脉搏并记录；如果患者出现脉搏细速、心率加快、血压下降等往往是腹腔内出血征象，及时汇报给医师，建立静脉通路后协助医师完成必要检查以明确诊断。

（2）严密观察腹痛情况　重视患者的主诉，及时掌握患者腹痛性质，肌内注射甲氨蝶呤后，部分患者会出现轻微的下腹隐痛，此症状可能与药物作用使滋养细胞坏死溶解并与输卵管壁发生剥离、输卵管妊娠流产物流至腹腔内刺激腹腔有关。输卵管妊娠流产或破裂时，一侧下腹部撕裂样痛，如持续内出血，可表现为腹痛或肛门坠感，严重者肩胛部有放射性痛。

（3）动态观察血 HCG 值　血 HCG 值主要反映滋养叶细胞活跃的程度，因此按时抽血动态观察 HCG 很重要。

（4）观察阴道出血的量、颜色和性状。

● 在使用甲氨蝶呤时应该重点做好哪些用药护理？

答：甲氨蝶呤（MTX）是抗代谢类的抗肿瘤药物，在用药过程中，各种化疗药物的毒性作用都有可能有发生，作为责任护士要做好相应的对症护理，提高患者的舒适度，以使其更好地配合治疗。

（1）恶心呕吐的护理　是用药后最常出现的不良反应，每班责任护士应主动询问患者有无恶心呕吐、腹泻等症状，症状轻微者可将新鲜生姜片贴敷于脐部，外用 3M 透明薄膜敷贴固定，早晚更换 1 次，连续贴敷 5 天，以达到镇吐功效，症状严重者遵医嘱使用止吐药物。

（2）检测血常规、肝肾功能　用药前常规检测血常规、肝肾功能，结果均正常才可用药；用药后 1 周复查血常规、肝肾功能。同时做好健康宣教，指导患者忌酸辣刺激饮食，进食清淡、富含优质蛋白、粗纤维、低脂饮食。

（3）指导患者保护口腔黏膜　用药前向患者宣教保护口腔黏

膜的方法及重要性，指导患者进食后用温水漱口，早晚用软毛牙刷刷牙，保持口腔卫生。用药期间注意观察口腔情况，此患者已经出现口腔溃疡，嘱其进软食，饭后用呋喃西林溶液漱口至溃疡愈合。

（4）肌内注射 MTX 时宜深部注射，两侧臀部交替进行，并且在注射部位可以贴敷马铃薯片，因为马铃薯主要成分为淀粉、茄碱和 B 族维生素，具有缓解局部肿胀、加速血液循环、缓解痉挛、保护皮肤免受炎症侵害的作用。

（5）嘱患者每日喝水 3000mL 以上，促进药物排泄，减轻药物毒性作用。

● **如何为患者做好心理支持？**

答：异位妊娠起病急、发展迅速，大多数患者会表现出焦虑、紧张甚至是恐惧等不良情绪，护理人员要针对患者的负面情绪，弄清原因，做好心理疏导，消除不良影响。比如有的患者没有生育过，害怕手术会影响生育能力；有的患者生育过，不存在生育问题，恐惧的焦点主要是害怕手术；有的经济条件不好，害怕手术费用过高，负担不起；还有的未婚早恋，意外妊娠，除了对手术的害怕，还害怕自己的名声受到影响，影响以后的婚姻生活等。护理人员要针对不同情况，耐心解释，比如手术治疗的必要性、医院的技术水平和成功的案例以及医院的保密制度等，树立战胜疾病的信心，将患者的担心降到最低。

● **该患者还存在哪些护理问题？**

答：（1）活动无耐力　与贫血引起的疲乏有关。

（2）焦虑　与担心自己的预后有关。

（3）知识缺乏　缺乏出院后疾病的预防保健知识。

● **该患者还有可能会出现哪些问题？应采取哪些预防措施？**

答：该患者还可能出现肝功能损害的问题，目前肝肾功能结果提示谷丙转氨酶和谷草转氨酶稍高于正常，考虑是 MTX 化疗及服用米非司酮片所致，需继续护肝和密切监测肝功能。

该患者处于康复之中，如何有针对性地做好出院前的指导？

答：（1）向患者讲解异位妊娠的有关知识，做到早发现、早治疗。

（2）介绍有效的避孕方法，如工具、药物、宫内节育器等。

（3）一个月内禁止盆浴及性生活，养成良好的个人卫生及经期卫生习惯。

（4）每周复查血 HCG 定量，直至正常。

（5）对有怀孕意向的，需在准备怀孕以前行输卵管造影检查，在医师的指导下选择受孕的时机。

（6）定期回访患者，如出现异常情况及时到医院就诊。

【护理查房总结】

异位妊娠是妇产科常见的急腹症之一，若不及时诊断和抢救，可危及生命。通过此次护理查房，让护理人员对异位妊娠的病因、疾病的发展和转归有了进一步的认识，尤其是异位妊娠的急救及并发症护理方面，总结了宝贵的经验，对指导今后的护理工作起到了很好的作用。近年来异位妊娠的发生率呈增多趋势，严重影响了妇女的健康和生活质量。作为妇幼保健机构，应做好三级预防，加强妇女生殖健康宣教，降低流产率，保障妇女健康。同时应针对诸多高危因素，普及预防工作。

（1）加强防治性传播疾病的宣传教育和社会治理。吸烟、过早过性生活、多个性伴侣等也可引起异位妊娠。因此采取安全有效的避孕措施、杜绝不洁性生活、及时治疗盆腔炎等妇科疾病也是降低异位妊娠的重要手段。

（2）放置宫内节育器、施行人工流产等宫腔操作时，要严格遵守操作规范及防止感染，这是至关重要的。

（3）积极治疗子宫内膜异位症和盆腔软组织感染。

（4）在使用诱发排卵的药物后，疑为早孕时，或助孕成功后要及时排除异位妊娠和复合妊娠。

（5）凡是做过多次刮宫术者，再次妊娠时应提高警惕，及时行B超检查，看胚胎是否着床在宫内，一旦发现异常，应立即采取相应措施。

（6）妊娠后发生阴道流血，不要认为是普通的先兆流产，一定要去医院检查，排除异位妊娠。

（陈小翠）

查房笔记

病例 9 · 胎膜早破

【病历汇报】

病情 孕妇 29 岁，农民，因停经 8$^+$ 个月，阴道流液 2 天被护送入院。既往月经规律，5～6 天/30 天，量中等，无痛经。LMP 2017 年 7 月 8 日，EDC 2018 年 4 月 15 日。停经早期自测尿 HCG 阳性，外院 B 超示"宫内早孕"，孕 4$^+$ 个月始觉胎动持续至今。孕期产检示胎心、胎位、血压均正常，孕晚期无头晕、眼花、气促不适。2018 年 1 月 5 日因"阴道见红 3 天"第一次住本院，诊断：①先兆流产；②G$_4$P$_1$ 宫内孕 29 周，LOA，活胎。入院后抑制宫缩保胎治疗于 1 月 9 日出院。出院后无腹痛，无阴道流液，自觉胎动好未做产检。2018 年 2 月 20 日 20:00 左右无明显诱因出现阴道流液，量中等，色清亮，无腹痛，即就诊于医院，治疗 1 天（具体不详），于 2 月 22 日 11:20 转入我院。否认急、慢性传染病史，无手术外伤史，无输血史，无食物、药物过敏史。22 岁结婚，G$_4$P$_1$，2013 年 G$_1$ 足月平产一活女婴，2015 年 G$_2$ 人工流产，2016 年 G$_3$ 人工流产，G$_4$ 为本次妊娠，爱人体健。家族中无特殊病史可询，入科后孕妇偶感腹胀，间有清亮羊水流出。

护理体查 T 36.9℃，P 90 次/分，R 20 次/分，BP 110/78mmHg，患者神志清楚，查体合作。心肺（一），宫高 33cm，腹围 92cm，骨盆外测量正常范围。胎心 148 次/分，胎方位 LOA，未扪及宫缩，窥阴器检查见清亮羊水自宫口流出。

辅助检查

(1) 支原体抗体（UU）、衣原体抗体（CT）均（一），NST（＋）。

(2) B 超评分 8 分。

(3) 白细胞 9.78～12.3×10^9/L，C 反应蛋白 1.8～8.86mg/L。

入院诊断 ①胎膜早破；②G$_4$P$_1$ 宫内妊娠 33^{+3} 周，LOA，活胎。

主要的护理问题

（1）有胎儿受伤的危险　与胎膜早破有关。

（2）有感染的危险　与胎膜破裂后下生殖道内病原体上行感染有关。

（3）知识缺乏　缺乏胎膜早破疾病相关知识。

（4）焦虑　与担心胎儿安危有关。

目前主要的治疗措施

（1）予二级护理、普通饮食，按胎膜早破护理常规护理。

（2）遵医嘱予地塞米松促胎肺成熟，饮水疗法促羊水生长，硫酸镁、沙丁胺醇（舒喘灵）抑制宫缩，头孢替唑钠抗感染治疗并完善相关检查（血凝全套、肝肾功能等）。

（3）已期待疗法 12 天（无宫缩，无阴道流血，近两日无阴道流液）。

❓ 护士长提问

● **什么是胎膜早破和未足月胎膜早破？该孕妇是否是未足月胎膜早破？**

答：临产前胎膜自然破裂称为胎膜早破（PROM）。妊娠达到及超过 37 周发生者称足月胎膜早破；未达到 37 周发生者称未足月胎膜早破（preterm premature rupture of membranes，PPROM）。足月单胎 PROM 发生率为 8%；单胎妊娠 PPROM 发生率为 2%～4%，双胎妊娠 PPROM 发生率为 7%～20%。未足月胎膜早破是早产的主要原因之一，胎膜早破孕周越小，围生儿预后越差。胎膜早破可引起早产、脐带脱垂及母儿感染等，30%～40% 的早产是由 PPROM 引发。

该孕妇入院前 2 天（宫内妊娠 33^{+1} 周）胎膜已破，应诊断为未足月胎膜早破（PPROM）。

导致胎膜早破的常见因素有哪些？该孕妇胎膜早破的病因是什么？

答：胎膜早破是多种因素影响的结果，常见因素如下。

（1）生殖道感染 是胎膜早破的主要原因。常见病原体如厌氧菌、衣原体、B族链球菌（group B streptococcus，GBS）和淋病奈瑟菌等上行侵袭宫颈内口局部胎膜，使胎膜局部张力下降而导致胎膜早破。

（2）羊膜腔压力增高 常见于双胎妊娠、羊水过多及妊娠晚期性交。

（3）胎膜受力不均 头盆不称、胎位异常使胎先露部不能与骨盆入口衔接，前羊膜囊受力不均；宫颈功能不全，羊膜囊楔入，胎膜受压不均，导致胎膜早破。

（4）创伤 羊膜腔穿刺不当、性生活刺激、撞击腹部等均有可能引起胎膜早破。

（5）营养因素 孕妇铜、锌及维生素等缺乏，影响胎膜的胶原纤维、弹力纤维合成，胎膜抗张能力下降，易引起胎膜早破。

该孕妇人流2次，手术创伤可致宫颈组织结构薄弱，宫颈内口较松弛；且孕期未定期产检，未补充足够的维生素、钙、锌、铜等营养元素，羊膜弹性韧性均会下降。这些都是引起胎膜早破的原因。

胎膜早破的临床表现有哪些？

答：典型症状是孕妇突感较多液体自阴道流出，增加腹压时阴道流液量增多。足月胎膜早破时检查触不到前羊膜囊，上推胎儿先露时阴道流液量增多，可见胎脂和胎粪。少量间断不能自控的阴道流液需与尿失禁、阴道炎溢液进行鉴别。

胎膜早破的诊断根据临床表现结合必要的辅助检查即可确诊，诊断PROM的辅助检查有哪些？医师诊断PROM的依据是什么？胎膜早破可否预测？哪些检测可提示羊膜腔感染？

答：（1）诊断PROM的辅助检查

① 窥阴器检查：见液体自宫颈口内流出或后穹隆有液池形成。

② 超声检查：发现羊水量较破膜前减少。

③ 阴道 pH 测定：正常妊娠阴道液 pH 为 4.5～6.0。羊水 pH 为 7.0～7.5。阴道液 pH≥6.5 时，支持胎膜早破的诊断，但血液、尿液、宫颈黏液、精液及细菌污染可出现假阳性。

④ 阴道液涂片检查：阴道后穹隆积液涂片见到羊齿植物状结晶。

⑤ 宫颈阴道液生化检查

a. 胰岛素样生长因子结合蛋白-1（insulin like growth factor binding protein-1，IGFBP-1）检测；

b. 可溶性细胞间黏附分子-1（soluble intercellular adhesion molecule-1，sICAM-1）检测；

c. 胎盘 α 微球蛋白-1（placental alpha microglobulin-1，PAMG-1）测定。

以上生化指标检测诊断 PROM 均具有较高的敏感性及特异性，且不受精液、尿液、血液或阴道感染的影响。

（2）医师诊断 PROM 的依据

① 根据末次月经及月经周期、宫高、腹围及 B 超测胎儿双顶径（BPD）确定孕周。

② 根据孕妇阴道排液主诉，结合窥阴器检查、pH 试纸测试、显微镜找羊水结晶、B 超检查羊水量诊断 PROM。

（3）可通过测定胎儿纤维结合蛋白（fetal fibronectin，fFN）预测 PROM。fFN 是胎膜分泌的细胞外基质蛋白。当宫颈及阴道分泌物内 fFN 含量＞0.05mg/L 时，胎膜抗张能力下降，易发生胎膜早破。

（4）羊膜腔感染检测

① 羊水细菌培养。

② 羊水涂片革兰氏染色检查细菌。

③ 羊水白细胞 IL-6 测定：IL-6≥7.9ng/mL，提示羊膜腔感染。

④ 血 C 反应蛋白＞8mg/L，提示羊膜腔感染。

胎膜早破对该孕妇及其胎儿可能产生哪些不良影响？

答：胎膜破裂后，阴道内病原微生物易上行感染，感染程度与破膜时间有关，若破膜超过 24h，感染率增加5～10 倍。该孕妇破膜已 2 周，虽积极抗感染治疗，但血 C 反应蛋白已＞8mg/L，提示羊膜腔感染。羊膜腔感染易发生产后出血。

孕妇目前孕 35^{+1} 周，不宜继续期待治疗，早产已不可避免。早产儿易发生呼吸窘迫综合征。如并发绒毛膜羊膜炎，易引起新生儿吸入性肺炎，严重者发生败血症、颅内感染等危及新生儿生命。如脐带受压、脐带脱垂可致胎儿窘迫。破膜时孕周 33^{+1} 周，有胎肺发育不良风险。

未足月胎膜早破的处理方式有哪些？分别适用于何种情况？该孕妇期待疗法的治疗处理有哪些？不宜继续期待疗法的情况下，宜采用何种方式终止妊娠？

答：(1) 处理方式　应根据孕周、母胎状况、当地新生儿救治水平及孕妇和家属的意愿进行综合决策；如果终止妊娠的益处大于期待治疗，则应考虑终止妊娠。

(2) 适用情况

① 引产：妊娠＜24 周的 PPROM，由于胎儿存活率极低，母胎感染风险很大，以引产为宜；妊娠24～27^{+6}周的 PPROM，可根据孕妇及家属意愿，新生儿抢救能力等决定是否引产。

② 不宜继续妊娠，采用引产或剖宫产终止妊娠

a. 妊娠 34～36^{+6} 周者。

b. 无论任何孕周，明确诊断的绒毛膜羊膜炎、胎儿窘迫、胎盘早剥等不宜继续妊娠者。

③ 期待疗法

a. 妊娠 24～27^{+6}周，要求期待治疗者，应充分告知期待治疗过程中的风险，慎重抉择。

b. 妊娠 28～33^{+6}周者无继续妊娠禁忌，应行期待治疗。

（3）该孕妇期待疗法的治疗处理

① 一般处理为绝对卧床，抬高臀部，保持外阴清洁，避免不必要的肛诊及阴道检查，饮水疗法促羊水生长，密切观察孕妇体温、心率、宫缩、阴道流液性状和白细胞。

② 孕妇入院时破膜超过 12h，使用抗生素预防感染。

③ 孕妇偶有腹胀，口服沙丁胺醇（舒喘灵）、静脉滴注硫酸镁抑制宫缩。

④ 肌内注射地塞米松促进胎儿肺成熟。

（4）孕妇目前孕周 35^{+1} 周，胎位正常，已使用地塞米松促胎肺成熟，宫颈条件可，白细胞 $12.3 \times 10^9/L$，C 反应蛋白 8.86mg/L，稍高于正常，羊膜腔感染不明显，B 超、NST 生物物理评分 10 分，无引产禁忌证，可采用 0.5％催产素静脉滴注引产经阴道分娩。

针对该孕妇存在的护理问题，采取了哪些护理措施？效果如何？有待进一步解决的问题有哪些？

答：（1）采取了如下护理措施。

① 预防脐带脱垂：孕妇绝对卧床，以左侧卧位为主，抬高臀部以降低宫腔内压力，减少羊水流出，防止脐带脱垂。避免刺激腹部和乳头，避免咳嗽、用力，以免增加宫腔压力。训练孕妇床上大小便，鼓励适当床上翻身活动，加强皮肤护理，教会家属为孕妇按摩双下肢。注意监测胎心变化。如有脐带先露或脐带脱垂，应在数分钟内结束分娩。

② 严密观察胎儿情况：密切观察胎心率变化（每 4h 测 1 次胎心），监测胎动（胎动计数每天 3 次）及宫缩、阴道流血流液情况。遵医嘱肌内注射地塞米松促胎肺成熟，予沙丁胺醇口服、25％硫酸镁静脉滴注抑制宫缩，观察药物疗效，做好药物护理。定时观察羊水性状、颜色、气味等，如出现羊水粪染或 $T > 37.5℃$，无其他原因的母儿心率增快（母心率＞100 次/分、胎儿心率＞160 次/分），阴道分泌物有异味，白细胞增高达 $15 \times 10^9/L$ 或分类左移，C 反应蛋白（＋）、子宫压痛等宫内感染征象，立即报告医师并做好终止妊娠准备。重视孕妇主诉，观察宫缩情况，如出现临产征象，做好

新生儿窒息复苏抢救准备。

③ 积极预防感染：每日用 0.5％碘伏棉球抹洗会阴 2 次，嘱孕妇保持外阴清洁，大小便后用 1：10 阴炎净洗液（黄连、黄柏、苦参、龙胆草等九味中药提取液）擦洗会阴部；放置吸水性好的消毒会阴垫，勤换会阴垫，保持清洁干燥，防止上行感染；避免不必要的肛门或阴道检查；密切观察羊水性状、颜色、气味等；严密观察孕妇的生命体征（每 4h 测 1 次 T、P、R，每天测 1 次血压），关注血细胞分析、C 反应蛋白的检验结果，及时发现感染征象；遵医嘱给予抗生素预防感染。

④ 饮食护理：指导孕妇进食高蛋白、高热量、清淡易消化，富含维生素、钙、锌的食物，以增强机体抵抗力。指导多食含纤维素较多的蔬菜水果，避免因卧床休息、活动量减少、肠蠕动减慢而造成便秘。鼓励饮水，饮水量每日 2000mL 以上。

⑤ 健康教育：为孕妇及家属讲解胎膜早破对母儿的影响，讲解胎膜早破后孕妇及家属应注意的事项以及胎膜早破的预防知识。治疗操作前向家属讲解目的、作用、注意事项等。

⑥ 心理护理：与孕妇沟通交流，了解孕妇心理状况，建立良好护患关系，耐心倾听孕妇及家属提出的问题与疑虑，用亲切鼓励的语言解释，协助家属解决孕妇生活需要。介绍医院医疗设施条件及当前治疗措施，告知检查检验结果，让孕妇了解病情，积极配合治疗护理。介绍以往 PPROM 病例成功经验，以使其树立信心。

（2）护理效果评价　目前母儿生命安全，无明显感染征象；孕妇了解胎膜早破相关知识及破膜后注意事项，对现期治疗护理满意，心情较前放松。

（3）有待进一步解决的问题　现 C 反应蛋白 8.86mg/L，医师告知孕妇不宜继续期待治疗，考虑引产终止妊娠，孕妇因担心胎儿早产可能出现的并发症，焦虑不安。

作为 PROM 孕妇的责任护士，需要重点关注哪些生化检查结果？医院新开展项目降钙素原是否适用该孕妇？为什么？

答：责任护士应追查孕妇血细胞分析、C 反应蛋白生化结果，了解感染情况，关注 B 超检查、电子胎心监护（如 NST）报告，了解胎儿宫内情况。

化验室新开展项目降钙素原（PCT）检查适用于胎膜早破患者。PCT 是近年发现的细菌感染标志物，用于诊断非特异性或系统性感染，其结构稳定，不受体内激素水平影响。PCT 的生成非常快，血清 PCT 非常稳定，半衰期 20~24h，对内毒素刺激反应 2~6h 即升高。在现有用于全身系统性炎性反应的临床指标中，PCT 是最理性的早期特异性诊断指标。PCT 在正常人血中低于 0.5ng/mL，PCT 浓度和炎症程度成正相关，并随着炎症的控制和病情的缓解而降低至正常水平；因而 PCT 又可作为判断病情与预后以及疗效观察的可靠指标。有研究表明，PCT 在 PPROM 患者血清中的浓度显著升高。因此，PCT 检查适合该孕妇。

孕妇今因需引产终止妊娠产生焦虑心理，该如何护理？

答：（1）针对产生焦虑的原因进行疏导　告知孕妇虽化验指标高于正常，但仅轻度升高，并无明显感染征象；且孕妇胎儿已 35^{+1}周，接近足月；B 超示胎儿体重 2600g 左右，体重已达标；B 超与电子胎心监护均显示胎儿宫内情况良好；引产终止妊娠是为了获得更安全、更良好的妊娠结局。

（2）获得孕妇及家属的信任　与孕妇及家属进行语言交流时，注意措辞、语音、语调的艺术性和灵活性，多关心体贴孕妇，使其愿意说出心里话。对孕妇不愿谈的事情，不应强求，应注意使孕妇信任自己，切忌引起孕妇反感。

（3）创造良好的修养环境　保持病室安静、整洁，床单位平整清洁，良好的修养环境可缓解紧张情绪和精神压力。

（4）陪伴与倾听　如孕妇哭泣不要走开，应陪伴孕妇，可缓解其焦虑心理，倾听孕妇的诉说，对孕妇的同情不须过多的言语表达，只要耐心倾听就可使孕妇得到安慰。

（5）满足生理和心理的需要　多与孕妇沟通交流，及时告知检查化验结果，呼叫器置于孕妇伸手可及之处，及时解决孕妇需求。孕妇受到医护人员的关心爱护、尊重重视，会产生安全感，焦虑心理即可减轻。

（6）转移分散注意力　如让孕妇与同病房其他孕妇谈话交流，护士组织孕妇看电视，并在病房进行卫生知识宣传等。

（7）做好操作时的解释　操作前向孕妇解释治疗目的，护士操作熟练能增强孕妇安全感。

（8）采用松弛疗法　可采用按摩、病室播放舒缓轻音乐等方法减轻孕妇焦虑。

如遇胎膜早破孕妇妊娠结局不良，需再次妊娠，责任护士如何宣教胎膜早破的预防知识？

答：胎膜是胎儿的保护膜，有了胎膜才能发挥羊水保护胎儿的作用，使胎儿在子宫内活动自如、免受挤压，以及保持宫内恒温、避免早产等。正常情况下，胎膜应在临产、宫口近全开时才自行破裂，这时羊水自阴道流出，随后胎儿娩出。若胎膜在临产前破裂，称为胎膜早破，俗称"早破水"。导致胎膜早破常见的因素有生殖道感染、羊膜腔压力升高、胎先露部高浮、营养因素、宫颈内口松弛等。流产、引产史和生殖道感染是胎膜早破的主要原因。

胎膜早破往往是多种因素共同作用的结果，因此需积极发现并及早处理高危因素，全面预防。注意避孕，避免计划外妊娠，降低流产及引产率，保护身心健康；孕前应看口腔科医师，有牙周炎者应先治疗；计划妊娠前的妇科检查也是必要的，可了解有无阴道炎症及生殖道畸形合并症等，积极治疗与预防下生殖道感染；妊娠后须定期产前检查，可及时发现妊娠合并症及早治疗；宫颈内口松弛者应于妊娠 14～16 周行宫颈环扎术并卧床休息；胎位不正可于孕 28～32 周予以纠正；注意围生期卫生，孕晚期禁盆浴、阴道冲洗、性生活等；要保持愉快心情，放慢生活节奏，注意休息，避免劳累、受凉、便秘等，防止突然增加腹压，避免外伤；同时注意合理营养，听从医师建议补充足量维生素、钙、锌、铜等营养元素，增加羊膜弹性和韧性。

【护理查房总结】

胎膜早破（PROM）分为足月胎膜早破和未足月胎膜早破（PPROM）。此病例即是 PPROM。PPROM 较之 PROM 对母儿的不良影响更多、更严重。胎膜破裂后来自宫颈、阴道的细菌易进入宫腔导致宫内感染。临产后频繁宫缩可致细菌自行扩散污染盆腔及切口，从而使感染扩散，严重时可危及孕产妇生命。PPROM 臀位或胎头未衔接者，易发生脐带脱垂。PPROM 致羊水过少可导致羊水过少四联征、肺发育不全、生长迟缓。胎膜破裂后因羊水过少、脐带受压，影响胎儿循环，易致胎儿窘迫、新生儿窒息、新生儿肺炎等，并可诱发早产。孕妇及其家人常有紧张、焦虑情绪，护士须做好心理护理，减轻孕妇精神压力与心理负担，宣教疾病相关知识，取得积极配合。PPROM 的期待治疗中常有 25% 硫酸镁、盐酸利托君等特殊药物的使用，要做好此类药物的用药护理，如静脉滴注硫酸镁应注意监测患者的膝跳反射、呼吸、尿量，备好钙剂；使用盐酸利托君静脉滴注保胎治疗应监测孕妇血压、脉搏及胎儿心率，孕妇保持左侧卧位，通常最大滴速不超过 35 滴/分（0.35mg/min）。PPROM 的分娩方式，根据临床实际考虑，在无剖宫产指征时，应选择经阴道分娩，产程中加强监护，尤静脉滴注催产素引产、催产者，须专人守护，积极处理第一、第二产程，缩短产程时间，避免因破膜时间过久或产程延长而引起新生儿窒息、产后出血、产褥感染。PROM 是头位难产的最早信号，若产程进展缓慢，出现胎儿窘迫、头盆不称、胎位不正等情况应做好剖宫产准备。对已存在感染者，不论孕周大小、胎儿是否成熟，均应尽快终止妊娠。不论是手术分娩还是经阴道分娩，均应尽早做好早产儿抢救准备工作。PPROM 娩出的新生儿，应重点护理，预防出血及感染。指导 PPROM 产妇哺乳及挤奶。

通过此次护理查房，护理人员对胎膜早破的病因、不良影响、诊断治疗、护理与预防都有了更进一步的认识，但对患者心理问题和检查化验结果的关注仍是临床工作的薄弱之处，在今后的工作中应引起重视，加强学习。相信通过医师及时的诊疗、护士的精心护理、患者及家属的积极配合，此时 PPROM 产妇可获得良好的妊娠结局。

（廖念权）

查房笔记

病例 10 · 胎盘早剥

【病历汇报】

病情 孕妇 21 岁，无业，因停经 8^+ 个月，阴道流血 5^+ h 入院。既往月经规律，3～5 天/28～30 天，量中等，无痛经。LMP 2018 年 1 月 23 日，EDC 2018 年 10 月 30 日。停经 40^+ 天自验尿妊娠试验阳性，B 超示宫内妊娠 40^+ 天。停经 40^+ 天出现晨起恶心呕吐、厌油腻，于停经 3 个月时消失。停经 4^+ 个月曾出现少许阴道流血，无腹痛。停经 4^+ 个月出现胎动至今。孕期定期产检，示胎心、胎位、血压等均正常。2018 年 10 月 2 日 14:00 腹部受到撞击后出现阴道流血，多于月经量，伴下腹胀痛，19:18 急诊转入我院，收住我科。否认急、慢性传染病史，无重大手术外伤史，无输血史，有青霉素过敏性休克病史，无食物过敏史。19 岁结婚，G_2P_0，2017 年 G_1 为孕 6 个月因胎儿畸形行引产术，G_2 为本次妊娠。爱人体健，家族中无特殊病史可询。产科检查：宫高 30cm，腹围 86cm，骨盆外测量正常范围，胎心 138 次/分，胎方位 LOA，子宫轮廓清楚，无局限性压痛，子宫张力大，床前扪及不规则宫缩。妇科检查：外阴（—），阴道内可见大量血液流出，无异味，宫颈肥大、光滑，无触血。我院 B 超示宫内妊娠 35 周 2 天，LOA，活胎；羊膜腔后混合性肿块，疑羊膜后血肿（不排除边缘性胎盘早剥所致）；羊水指数 9.2cm；胎盘 I 度。入院诊断：①胎盘早剥；②G_2P_0 宫内妊娠 35^{+2} 周，LOA，活胎。立即急诊完善血尿常规、凝血功能、DIC 全套等相关检查，备血。19:32 急诊入手术室在联合腰麻下行新式剖宫产术，术中见子宫下段形成好，切开子宫下段后见大量凝血块涌出，约 400mL，宫腔内血性液体约 100mL，顺利娩出一活女婴，重 2350g，Apgar 评分 10 分。胎盘着床于宫前右侧右后壁中上段及右侧宫角，1/3 已剥离，剩余 2/3 与宫壁粘连紧密，人工剥离表面粗糙，术中探查子宫右前壁近宫角处（胎盘着床处）呈紫蓝色。取出胎盘后立即注射催产素、卡前列素氨丁三醇注射液（欣母沛）并按摩子宫，子宫收缩好。术中生命体征平稳，失血300mL，术后产妇20:45安返病房，输同型新鲜冰冻血浆200mL，输同型红细胞3U，予阿奇霉素加甲硝唑二联抗感染。新生儿因早产入新生儿科，今患者剖宫产术后第1天，母婴一般情况良好。

护理体查 T 37.1℃，P 82次/分，R 18次/分，BP 102/66mmHg。产妇神志清楚，查体合作，面色、口唇黏膜和睑结膜稍苍白，心肺（一）。双乳饱满，乳头外凸，无凹陷及皲裂，可挤出少许黄色乳汁。腹平软，腹部伤口敷料干燥，伤口无红肿，无渗血渗液。宫底脐下1指，质硬，不宽，阴道恶露量不多，色暗红，无臭。肛门未排气。

辅助检查

（1）血常规 白细胞18.4×10^9/L，中性粒细胞17.0×10^9/L，红细胞3.29×10^{12}/L，血红蛋白94.9g/L，血细胞比容0.297。凝血功能正常。

（2）肝肾功能 总蛋白56.03g/L，余正常。

入院诊断(术后) ①胎盘早剥；②子宫胎盘卒中；③G_2P_1宫内妊娠35^{+2}周，LOA，活婴；④失血性贫血；⑤胎盘粘连；⑥早产。

主要的护理问题

（1）有感染的危险 与失血后抵抗力降低和手术操作有关。

（2）知识缺乏 缺乏产褥期及胎盘早剥相关知识。

目前主要的治疗措施 给予产妇流质饮食，停导尿管，予抗感染、补液、促宫缩、促排恶露等治疗，伤口换药，明复查血常规。

护士长提问

什么是胎盘早剥？

答：胎盘早剥（placental abruption）指妊娠20周后正常位置

的胎盘在胎儿娩出前，部分或全部从子宫壁剥离，发病率约为1%。属于妊娠晚期严重并发症，疾病发展迅猛，若处理不及时可危及母儿生命。

胎盘早剥的确切发病机制尚不清楚，可能与哪些因素有关？该患者因何种因素引起胎盘早剥？

答：胎盘早剥的确切发病机制不清楚，考虑与下述因素有关。

（1）血管病变　妊娠期高血压疾病尤其是重度子痫前期、慢性高血压、慢性肾脏疾病或全身血管病变的孕妇，底蜕膜螺旋小动脉痉挛或硬化，引起远端毛细血管变性坏死甚至破裂出血，血液流至底蜕膜层与胎盘之间形成胎盘后血肿，致使胎盘与子宫壁分离。此外，妊娠中、晚期或临产后，妊娠子宫压迫下腔静脉，回心血量减少，血压下降，子宫静脉淤血，静脉压突然升高，蜕膜静脉床淤血或破裂，形成胎盘后血肿，导致胎盘与子宫壁部分或全部剥离。

（2）机械性因素　外伤尤其是腹部钝性创伤会导致子宫突然拉伸或收缩而诱发胎盘早剥。一般发生于外伤后 24h 之内。

（3）宫腔内压力骤减　未足月胎膜早破；双胎妊娠分娩时，第一胎儿娩出过快；羊水过多时，人工破膜后羊水流出过快，均可使宫腔内压力骤减，子宫骤然收缩，胎盘与子宫壁发生错位剥离。

（4）其他因素　高龄多产、有胎盘早剥史的孕妇再次发生胎盘早剥的风险明显增高。此外，其他一些因素还包括吸烟、吸毒、绒毛膜羊膜炎、接受辅助生殖技术助孕、有血栓形成倾向等。

该患者因机械因素（腹部受到撞击）引起胎盘早剥。

该病例诊断胎盘早剥的依据有哪些？临床上胎盘早剥的 B 超检查常有哪些表现？

答：胎盘早剥的早期诊断非常重要。患者曾受到外伤，在腹部受到撞击后出现多于月经量的阴道流血，伴下腹胀痛，床旁扪及不规则宫缩，子宫张力大，B 超示羊膜后混合性肿块，疑羊膜后血肿（不排除边缘性胎盘早剥所致）。依据患者的病史、症状、体征，结合 B 超检查结果可作出胎盘早剥的诊断。

临床上胎盘早剥常见超声表现有：胎盘与宫壁间声像改变、羊水回声增强、胎盘后混合性肿块、羊膜后混合性肿块、宫壁间液暗区、胎盘增厚等。

按病理类型，胎盘早剥可分为哪几种？何谓子宫胎盘卒中？该例胎盘早剥属于哪种病理类型？

答：胎盘早剥的主要病理改变是底蜕膜出血并形成血肿，使该处胎盘自子宫壁分离。按病理类型，胎盘早剥分为显性剥离（revealed abruption）、隐性剥离（concealed abruption）两种。如剥离面积小，血液易凝固而出血停止，临床可无症状或症状轻微。如继续出血，胎盘剥离面也随之扩大，形成较大胎盘后血肿，血液可冲开胎盘边缘及胎膜经宫颈管流出，称为显性剥离。如胎盘边缘或胎膜与子宫壁未剥离，或胎头进入骨盆入口压迫胎盘下缘，使血液积聚于胎盘与子宫壁之间而不能外流，故无阴道流血表现，称隐性剥离。

当隐性剥离内出血急剧增多时，胎盘后血液积聚于胎盘与子宫壁之间，压力不断增加，血液浸入子宫肌层，引起肌纤维分离、断裂甚至变性。当血液渗透至子宫浆膜层时，子宫表面呈现紫蓝色瘀斑，以胎盘附着处明显，称为子宫胎盘卒中（uteroplacental apoplexy），又称为库弗莱尔子宫（Couvelaire uterus）。

该例胎盘早剥患者既有严重内出血造成的子宫胎盘卒中，又有多余月经量的阴道流血（外出血），属于显性剥离。

胎盘早剥有何临床表现？胎盘早剥的 Page 分级标准是哪几级？此例胎盘早剥属于哪一级？

答：胎盘早剥的典型临床表现是阴道流血、腹痛，可伴有子宫张力增高和子宫压痛，尤以胎盘剥离处最明显。阴道流血特征为陈旧不凝血，但出血量往往与疼痛程度、胎盘剥离程度不一定符合，尤其是后壁胎盘的隐性剥离。早期表现通常以胎心率异常为首发变化，宫缩间歇期子宫呈高张状态，胎位触诊不清。严重时子宫呈板状，压痛明显，胎心率改变或消失，甚至出现恶心、呕吐、出汗、面色苍白、脉搏细弱、血压下降等休克征象。

临床上推荐按照胎盘早剥的 Page 分级标准评估病情的严重程度，分为 0～Ⅲ级：

0 级：分娩后回顾性产后诊断。

Ⅰ级：外出血，子宫软，无胎儿窘迫。

Ⅱ级：胎儿宫内窘迫或胎死宫内。

Ⅲ级：产妇出现休克症状，伴或不伴弥散性血管内凝血（DIC）。

此病例胎盘早剥属于Ⅰ级。

严重的胎盘早剥可能出现哪些并发症？

答：（1）胎儿宫内死亡　如胎盘早剥面积大，出血多，胎儿可因缺血缺氧而死亡。

（2）弥散性血管内凝血　胎盘早剥是妊娠期发生凝血功能障碍最常见的原因，约 1/3 伴有死胎发生。临床表现为皮肤、黏膜及注射部位出血，阴道流血不凝或凝血块较软，甚至发生血尿、咯血和呕血。

（3）失血性休克　无论是显性或隐性剥离，出血量多时可致休克。发生子宫胎盘卒中时，子宫肌层收缩受影响可致严重产后出血，凝血功能障碍也是导致出血的原因，若发生 DIC，产后出血难以纠正，引起休克、多脏器功能衰竭及脑垂体和肾上腺皮质坏死，导致席汉综合征（Sheehan syndrome）的发生。

（4）急性肾衰竭　主要原因是胎盘早剥大量出血使肾脏灌注严重受损，导致肾皮质或肾小管缺血坏死。且胎盘早剥较多伴发妊娠高血压综合征、慢性高血压病、慢性肾脏疾病等，肾血管痉挛也影响肾血流量。肾内小动脉痉挛，肾小球前小动脉极度狭窄，肾脏缺血，进而出现急性肾衰竭。

（5）羊水栓塞　胎盘早剥时，羊水可经剥离面开放的子宫血管进入母血循环，羊水中的有形成分形成栓子，栓塞肺血管导致羊水栓塞。

该患者入院确诊后的紧急救治处理有哪些？

答：胎盘早剥起病急，发展快，应及时诊断，积极救治。

（1）立即用留置针开放两条静脉通道，积极输液、止血，补充血容量，防治休克，改善患者一般情况，同时密切监测胎儿状况，严密观察病情变化。

（2）急诊完善相关化验检查，备血。

（3）通知手术室、麻醉科准备手术，迅速做好术前准备并通知儿科医师做好抢救新生儿准备。及时与患者和家属沟通，告知病情，取得理解、支持。

（4）急诊在联合腰麻下行新式剖宫产术，术中发现子宫胎盘卒中，取出胎盘后立即注射子宫收缩药并按摩子宫促进子宫收缩。

（5）静脉输入冰冻血浆和红细胞悬液。

● **患者剖宫产手术前病情观察的重点有哪些？**

答：（1）腹痛的观察　观察腹痛应将手置于孕妇腹部，注意宫缩间隙、子宫是否变软，同时也应注意胎盘附着于子宫后壁者若发生早剥，症状可不明显，仅表现为腰痛或盆腔深部痛。

（2）出血的观察　胎盘早剥的主要病理变化是底蜕膜出血，形成血肿。外出血容易被观察到，内出血不易被发现，应随时观察宫底高度有无上升，可在宫底画一条线做标记，据宫底上升高度及生命体征变化判断出血程度，注意皮肤、黏膜、注射部位有无出血，观察出血量、色、性质及血液是否凝固，注意出血时间、凝血时间、血小板计数等。

（3）胎心的观察　胎盘早剥可导致胎儿供血不足，胎儿急性缺氧，尤其是胎心率减慢，引起胎心率、胎动异常，须密切监测胎心率同时积极完善术前准备。

● **恐惧是患者术前存在的主要护理问题，此时该如何进行心理护理？**

答：由于胎盘早剥病情变化迅速，出乎产妇及家属意料之外，加上患者腹痛、阴道流血多，产妇及家属担忧产妇和胎儿生命安危。应及时为患者及家属提供心理支持，鼓励倾诉，表示同情、理解；向产妇及家属解释病情，说明治疗方式及效果，告知急诊剖宫产的必要性，取得理解与配合。

● 产后并发症的观察护理有哪些？

答：（1）患者发生子宫胎盘卒中可影响子宫肌层收缩致产后出血。因此在产后要及时使用子宫收缩药，如催产素、米索前列醇等，每半小时按摩子宫一次，密切观察宫底高度、子宫收缩情况、有无活动性阴道出血。行持续性心电监护，严密观察患者的生命体征变化。

（2）警惕发生凝血功能障碍，密切观察齿龈、黏膜、皮肤有无出血点及瘀斑，注射部位有无出血不凝现象，伤口有无渗血，动态观察阴道流血情况、有无血块，动态监测血小板、纤维蛋白原、凝血功能的变化，警惕 DIC 的发生。

（3）准确记录 24h 出入量，尤其是每小时尿量，密切观察尿量的变化，动态检测尿比重、肾功能，警惕急性肾功能衰竭的发生。

（4）患者失血明显，机体抵抗力下降，感染风险大。因患者曾有青霉素过敏性休克病史，故抗生素使用受限，遵医嘱予阿奇霉素加甲硝唑二联抗感染。因此必须要严格无菌操作，遵医嘱按时使用抗生素；做好导管护理；保持伤口敷料干燥，如有渗液渗血，应随时更换敷料；做好口腔护理，保持皮肤清洁；做好会阴护理，勤换卫生垫，防止上行感染；鼓励患者肛门排气后进半流质饮食，逐渐过渡到普通饮食，鼓励进食高蛋白质、高热量、高维生素食物，如瘦肉、鱼类、禽蛋类、动物血、动物肝脏、绿叶蔬菜等，增强机体抵抗力。

● 患者今术后第一天，责任护士应重点做好哪几方面的指导？

答：（1）饮食　患者今可进食清淡、无渣流质饮食，但禁糖水、甜饮料、牛奶、豆奶等含糖、产气食物。待肛门排气后可进食稀饭、蒸蛋、馄饨、面条等半流质食物。进食半流质饮食一日后改普通饮食，饮食宜清淡易消化、高蛋白、高维生素、高热量，适当多吃补血食物，如瘦肉、鱼类、禽蛋类、动物血、动物肝脏、大枣、花生、黑木耳、绿叶蔬菜、樱桃等，忌生、冷、酸、辛辣、油炸食物，饮食应多样化，少量多餐。

（2）活动　患者卧床期间指导家属为其按摩双下肢（由下至上），可取半坐卧位，有利于恶露排出。协助床上翻身活动，活动时注意保持导管通畅，防止扭曲、脱落。拔除导尿管后嘱其饮水，协助下床排尿，避免发生尿潴留。告知其早期活动可促进肠蠕动、促进肛门排气，防止肠粘连；促进血液循环，有利于伤口愈合；促使恶露排出，促进子宫复旧。鼓励患者尽早下床活动。第一次下床活动应扶其坐起后慢慢下床，起床避免急、猛动作，走动时间视其体力情况而定，逐渐增加活动量。

（3）卫生保健　因手术、留置导尿管、失血性贫血等原因，患者身体抵抗力下降，感染风险增加，除遵医嘱使用抗生素抗感染外，护士应做好健康宣教。保持外阴清洁，每天用0.5%碘伏擦拭消毒2次，大小便后用1:10阴炎净由前向后清洗外阴，勤换卫生垫，预防逆行感染。指导如何观察恶露，注意阴道流血情况，如卫生垫更换频繁、恶露量多或有特殊气味应立即告知医护人员。如拔除导尿管后遇有排尿不畅、排尿不净、尿痛等情况应及时报告医护人员。鼓励其用温水、软毛刷刷牙，鼓励梳头、擦浴、及时更衣，病室早晚通风30min，保持室内空气清新。指导患者改变传统的产后忌口习惯，合理膳食。

（4）保持泌乳通畅　新生儿因早产入新生儿科，现母婴分离，为保持泌乳通畅，须教会患者及家属正确挤奶手法，每日挤奶不少于6～8次，夜间不间断，带盖广口容器收集挤出乳汁，送新生儿科或冰箱内保存。

应如何预防胎盘早剥的发生？

答：胎盘早剥是妊娠晚期的严重并发症，若处理不及时可危及母儿生命。临床上可能影响胎盘子宫血流灌注的疾病，都应予警惕。建立健全的孕产妇三级保健网络，加强围生期管理和保健知识的宣教对预防胎盘早剥的发生具有重要意义。应强调定期产前检查，强调积极防治妊娠高血压综合征、慢性高血压病、胎膜早破、肾脏疾病等的重要性；加强孕期保健知识宣教，合理营养；指导养成良好的生活习惯；预防宫内感染；避免外伤、重体力劳动、性交、吸烟等可控因素的发生；对高危患者不主张行外倒转术，行外转胎位术纠正胎位时，应严格掌握指征，动作应轻柔；妊娠晚期或分娩期，应鼓励孕妇做适量活动，避免长时间仰卧；人工破膜应于宫缩间隙进行，缓慢放羊水；静脉滴注催产素引产应有专人守护；处理羊水过多、双胎时避免宫内压骤降；羊膜腔穿刺应在 B 超引导下进行，以免误穿胎盘。

【护理查房总结】

　　通过此次护理查房，对胎盘早剥的病因、临床表现及分类、诊断、并发症、救治处理有了进一步认识，在观察护理、康复指导、预防方面也总结了非常宝贵的经验，对今后的工作有很好的指导作用。通过此次教学查房，护理人员都明白了胎盘早剥的早期诊断非常重要，也知道在护理工作中，观察是非常重要的，关于胎盘早剥的诊断和临床观察需要强调补充以下两点。

　　（1）依据病史、症状、体征结合 B 超、实验室检查作出胎盘早剥的临床诊断并不困难。但轻型胎盘早剥因缺乏典型的症状、体征，产前诊断率明显低于重型。重型胎盘早剥症状与体征比较明显，一般有典型超声图像特征，诊断多无困难。轻型胎盘早剥临床表现不明显，B 超缺乏典型的图像特点，较易发生漏诊。临床资料显示轻型胎盘早剥 B 超阳性率明显低于重型。对于着床于子宫后壁的胎盘早剥更易漏诊，故对无法用其他原因解释的腰痛或血性羊水应警惕后壁胎盘早剥可能。

　　（2）在临床工作中，如观察到以下几种情况则有可能发生了胎盘早剥，应报告医师积极处理：①无原因的胎心异常，尤其是胎心率减慢，同时伴有分娩征兆及临产，宫内复苏无改善；②无原因的早产，给予宫缩抑制药后早产征兆仍不能控制；③子宫张力高，而非羊水过多、临产引起，特别是有 PROM、妊娠高血压综合征、脐带异常、胎儿宫内生长受限（FGR）、妊娠糖尿病（GDM）、妊娠合并特发性血小板减少性紫癜（ITP）等妊娠并发症、妊娠期特有疾病、妊娠合并症者，即使无阴道流血，也应警惕胎盘早剥；④有胎盘早剥临床表现而 B 超阴性。总之，重视胎盘早剥原因的分析和患者临床表现的细致观察，协助医师早期诊断，选择恰当的分娩方式并积极救治处理，对于改善母婴结局有重要意义。此例患者正是由于我院医师的及时诊断，医护人员的积极救治护理方能获得良好母婴结局。

（廖念权）

查房笔记

病例 11 · 前置胎盘

【病历汇报】

病情　孕妇 31 岁，停经 8$^+$ 个月，阴道流血伴腹胀 3 天入院待产。既往月经规律，5 天/28～30 天，量中等，无血块，不伴痛经。LMP 2018 年 3 月 27 日，EDC 2019 年 1 月 4 日。停经 40$^+$ 天出现少许阴道流血，无腹痛，休息后消失，未就诊。停经 50$^+$ 天 B 超提示羊膜囊后方液暗区，予口服保胎药物治疗（具体不详）。停经 4$^+$ 个月出现胎动，孕期不定期产检，示胎心、胎位、血压等均正常，无活动后胸闷、气促及心慌，无夜间阵发性呼吸困难，无头痛、头晕、眼花、皮肤瘙痒等。11 月 10 日因"前置胎盘，阴道流血"在外院予"硫酸镁、安宝"等保胎治疗 6 天，好转后签字出院。出院后产妇一般情况好，自觉胎动好。近 3$^+$ 天阴道出现少许咖啡色分泌物，偶感腹胀。12 月 5 日清晨 2 点多上厕所后出现阴道流血，如月经量（约 100mL），遂急诊入我院。B 超检查示宫内妊娠 35^{+5} 周，LOA，活胎，胎盘着床于宫前壁，下缘完全覆盖宫内口，胎儿估重（2505±199)g，羊水指数 17.3cm，评分 8 分，胎盘Ⅰ～Ⅱ度。妇科检查：外阴（一），宫颈大小正常，宫颈光滑，无触痛，阴道内可见活动性流血，至入院 6:00 时已换卫生巾 4 片，均湿透，现感头晕、乏力，无胸闷、气促，感不规则腹胀，自觉胎动好，床旁扪及刺激性宫缩，阴道内可见有活动性流血，拟急诊剖宫产术终止妊娠。在完善术前准备及相关检查后立即送入手术室行子宫下段剖宫产术，术中娩出一活男婴，重 2450g，Apgar 评分 1min 为 10 分，胎盘、胎膜人工剥离，完整，手术顺利，麻醉满意，术中生命体征平稳，术中子宫收缩欠佳，失血 600mL，予卡前列素氨丁三醇注射液（欣母沛）250μg 宫体注射后子宫收缩好，引流尿量 200mL，输液 1250mL，术毕安返母婴同室。产妇既往体健，否认心脏病、高血压病、糖尿病及传染病史，家族中无特殊病史。

护理体查 T 36.7℃，P 106 次/分，R 22 次/分，BP 122/72mmHg，产妇神志清楚，查体合作。呈贫血貌，面色及眼睑、口唇黏膜稍苍白，无发绀。双乳不胀，有少量淡黄色乳汁分泌。腹部伤口敷料干燥，无渗血及渗液。宫底脐下1指，质硬，不宽。阴道恶露量不多，暗红色，无臭，肛门未排气。

辅助检查

（1）B超检查 宫内妊娠 35^{+5} 周，LOA，活胎，胎盘着床于宫前壁，下缘完全覆盖宫内口，胎儿估重 (2505 ± 199)g，羊水指数 17.3cm，评分8分，胎盘Ⅰ～Ⅱ度。

（2）血常规 白细胞 12.3×10^9/L，红细胞 3.09×10^{12}/L，血红蛋白 92.6g/L，血细胞比容 0.180，血小板 239×10^9/L，中性细胞百分比 77.5%。

入院诊断 ①完全性前置胎盘；②G_6P_2 宫内妊娠 35^{+5} 周，LOA，活胎；③轻度贫血。

主要的护理问题

（1）潜在并发症 出血性休克。

（2）有感染的危险 与机体抵抗力下降，前置胎盘剥离面靠近子宫颈口，细菌易经阴道上行感染有关。

（3）组织灌注量改变 与前置胎盘所致出血有关。

目前主要的治疗措施

（1）继续补液、抗感染、促子宫复旧治疗。

（2）复查血常规、尿常规。

（3）口服铁剂，纠正贫血。

？ 护士长提问

● 什么是前置胎盘？

答：妊娠28周后，胎盘位置低于胎先露部，附着于子宫下段、下缘达到或覆盖宫颈内口，称为前置胎盘。是妊娠晚期阴道流血最常见的原因，也是妊娠期的严重并发症之一。

● 引起前置胎盘的病因有哪些？

答：高危因素包括多次流产史，宫腔操作史，产褥感染史，高龄，剖宫产史，多孕产次，孕妇不良生活习惯（吸烟或吸毒妇女），双胎妊娠，辅助生殖技术受孕，子宫形态异常，妊娠 28 周前超声检查提示胎盘前置状态等。

病因尚不清楚，可能与下述因素有关：

（1）胎盘异常 形态和胎盘大小异常。胎盘位置正常而副胎盘位于子宫下段接近宫颈内口；胎盘面积过大和膜状胎盘大而薄延伸至子宫下段；双胎妊娠时胎盘面积过大，前置胎盘发生率较单胎妊娠高 1 倍。

（2）子宫内膜病变或损伤 剖宫产，子宫手术史，多次流产刮宫史，产褥感染，盆腔炎等可引起子宫内膜炎或萎缩性病变。受精卵植入受损的子宫内膜，子宫蜕膜血管形成不良造成胎盘供血不足，为了摄取足够的营养胎盘延伸到子宫下段以增大面积。前次剖宫产手术瘢痕妨碍胎盘于妊娠晚期随着子宫峡部的伸展而上移等。

（3）受精卵滋养层发运迟缓 滋养层尚未发育到可以着床的阶段，受精卵已达子宫腔，继续下移，着床于子宫下段进而发育成前置胎盘。

（4）辅助生殖技术 使用的促排卵药物，改变了体内性激素水平，由于受精卵的体外培养和人工植入，造成子宫内膜与胚胎发育不同步，人工植入可诱发宫缩，导致其着床于子宫下段。

● 临床上前置胎盘分为哪几种类型？

答：根据胎盘下缘与宫颈内口的关系，将前置胎盘分为以下4 类。

（1）完全性前置胎盘 又称中央性前置胎盘，胎盘组织完全覆盖宫颈内口。

（2）部分性前置胎盘 胎盘组织部分覆盖宫颈内口。

（3）边缘性前置胎盘 下缘达到宫颈内口，但未超越宫颈内口。

（4）低置胎盘 胎盘附着于子宫下段，边缘距宫颈内口小于 2cm。

前置胎盘的临床表现有哪些？

答：（1）症状 前置胎盘的典型症状是妊娠晚期或临产后发生无诱因、无痛性反复阴道流血。妊娠晚期子宫下段逐渐伸展，牵拉宫颈内口，宫颈管缩短；临产后规律宫缩使宫颈管消失成为软产道的一部分。宫颈外口扩张，附着于子宫下段及宫颈内口的胎盘前置部分不能相应伸展而与其附着处分离，血窦破裂出血。前置胎盘出血前无明显诱因，初次出血量一般不多，剥离处血液凝固后，出血自然停止；也有孕妇初次即发生致命性大出血而导致休克。由于子宫下段不断伸展，前置胎盘出血反复发生，出血量也越来越多。阴道流血发生迟早、反复发生次数、出血量多少与前置胎盘类型有关。完全性前置胎盘出血初次出血多在妊娠 28 周左右，称为"警惕性出血"。边缘性前置胎盘出血多发生在妊娠晚期或临产后，出血量较少。部分性前置胎盘的初次出血时间、出血量及反复出血次数，介于两者之间。

（2）体征 患者一般情况与出血量有关，大量出血呈现面色苍白、脉搏细弱、四肢湿冷、血压下降等休克表现。反复出血表现为贫血貌。腹部检查为子宫软，无压痛，轮廓清楚，大小与妊娠周数相符。由于子宫下段有胎盘占据，影响胎先露部入盆，故胎先露高浮，三分之一并有胎位异常。反复出血或一次出血量过多可使胎儿宫内缺氧，胎心异常甚至消失，严重者胎死宫内。当前置胎盘附着于子宫前壁时，可在耻骨联合上方听到胎盘杂音。

前置胎盘对母儿的影响有哪些？

答：（1）产时、产后出血。

（2）植入性胎盘。

(3) 产褥感染。

(4) 围生儿预后不良。

● 前置胎盘的治疗原则和治疗措施是什么？

答：(1) 前置胎盘的治疗原则为抑制宫缩、止血、纠正贫血、预防感染和适时终止妊娠。

(2) 治疗措施　根据阴道流血量、孕周、产次、胎位、有无休克、是否临产、胎儿是否存活及前置胎盘的种类等综合做出判断。

① 期待疗法（非手术治疗）指征：胎龄＜34 周，胎儿体重＜2000g，阴道流血量不多、一般情况良好的孕妇。方法：应用宫缩抑制药、镇静给氧、纠正贫血、预防感染、监测胎儿宫内情况、促进胎儿肺成熟等。

② 终止妊娠指征：孕妇反复发生多量出血甚至休克者，无论胎儿成熟与否，为了孕妇安全应终止妊娠；胎龄达妊娠 36 周以上者；胎儿成熟度检查提示胎儿肺成熟者；胎龄在妊娠 34～36 周，出现胎儿窘迫征象，或胎儿电子监护发现胎心异常、检测胎肺未成熟者，经促胎肺成熟处理后，胎儿已死亡或出现难以存活的畸形（如无脑儿）。剖宫产术：适合完全性前置胎盘、持续大量阴道流血、部分和边缘性前置胎盘出血量较多、先露高浮、短时间内不能结束分娩、胎心异常者。阴道分娩：适合边缘性前置胎盘、阴道流血不多者；全身情况良好、宫口已经开大、估计在短时间内可结束分娩者。

● 前置胎盘期待疗法期间的护理措施有哪些？

答：(1) 保证休息，减少刺激　有出血者须住院观察，绝对卧床休息，尤以左侧卧位为佳，并定时间断吸氧，每天 3 次，每次 15～30min，以提高胎儿血氧供应。避免各种刺激以减少出血机会。医护人员进行腹部检查时动作要轻柔，禁做阴道检查及肛查，以防再次诱发大出血。

(2) 指导孕妇加强营养，纠正贫血　加强饮食营养指导，建议孕妇多食高蛋白以及含铁丰富的食物，如动物肝脏、绿叶蔬菜以及豆类等。一方面有助于纠正贫血，另一方面还可增强机体抵抗力，同时也促进胎儿发育。必要时口服硫酸亚铁、输血等。

（3）预防感染 严密观察感染有关的指标，如体温、子宫有无压痛、阴道分泌物的性状，测白细胞计数和分类。保持外阴清洁，每日外阴擦洗 2 次，保持会阴清洁、干燥，治疗（护理）期间严格执行无菌操作，防止逆行感染。

（4）病情观察

① 监测并记录孕妇生命体征及一般状况，监测胎儿宫内状态。发现异常及时报告医师并配合处理。胎儿宫内情况的监测应指导孕妇数胎动，每日 3 次，每次 1h。每次胎动次数相加乘以 4 为 12h 胎动，不应少于 10 次。遵医嘱监测胎心率，必要时予胎心监护。

② 注意孕妇的主诉，如腰酸、下腹坠胀等，往往是宫缩引起阴道流血的征兆，应立即给予处理。

③ 注意阴道流血量，正确评估失血量。

（5）心理护理 护理人员应把病情及处理方案及时通知患者和家属并予以必要的解释，使其能配合治疗护理。提供倾诉的环境和机会，估计恐惧的程度，允许家属陪伴，予以心理支持。

前置胎盘期待疗法期间产妇需要长期卧床时，护士应提供哪些生活护理？

答：（1）做好口腔护理。操作时动作要轻，对长期使用抗生素者应观察口腔黏膜有无真菌感染。并做好会阴护理，有阴道流血者每日清洗会阴 2 次，保持会阴部清洁干燥。

（2）做好皮肤护理。宜留短发，保持头发清洁，观察受压部位，可予经常按摩，做到勤翻身、勤擦洗，使孕妇清洁、舒适、美观。

（3）保持大便通畅，多吃蔬菜、水果，每日清晨可空腹喝杯蜂蜜水防止便秘。

（4）加强营养摄入，进行体重管理，合理增重。

（5）指导床上行踝泵运动，经常按摩下肢，增进局部血液循环，防止下肢静脉血栓。

前置胎盘出现阴道流血时应注意采取哪些护理措施？

答：（1）绝对卧床休息，取左侧卧位，床头抬高20°～30°，必要时抬高下肢有利于下肢静脉血回流。卧床休息期间注意保暖，护士应提供相应的生活护理。协助运送孕妇做必要的辅助检查，如 B 超等。

（2）指导孕妇加强营养，纠正贫血。加强会阴部护理，保持会阴清洁、干燥，防止逆行感染。定时间断吸氧，每日 3 次，每次半小时，以增加胎儿血氧供应。遵医嘱用药，如铁剂补血、宫缩抑制药（硫酸镁、舒喘灵等）、镇定药等。

（3）病情观察。严密观察注意阴道流血情况，准确估计出血量，遵医嘱配血备用。观察生命体征，严密监测血压、脉搏，尤其是大出血时，观察休克的症状和体征。测量体温，预防感染。

（4）护理人员应解说本病的基本情况，提供心理安慰，给予情绪支持，允许家属陪伴。

该孕妇出现大量阴道流血时，作为责任护士该怎样进行急救与护理？

答：前置胎盘若出现大量出血，护士应迅速开放静脉，在短期内补足血容量，配血，做好输血准备。应置孕妇于头低足高位，对于大出血须终止妊娠的孕妇，在抢救休克的同时做好母儿生命体征监护工作。若须剖宫产，应积极做好术前准备及新生儿抢救准备。若为阴道分娩，在输血、输液条件下，协助人工破膜、腹部包扎腹带，迫使胎头下降，同时静脉滴注催产素以加强宫缩。阴道分娩后，应检查宫颈有无裂伤。

针对该产妇，在产后应注意哪些护理要点？

答：（1）胎儿娩出后，及早使用宫缩药，产妇回病房休息时严密观察产妇的生命体征及阴道流血、子宫收缩情况，定时按摩子宫，防止产后出血。

（2）加强会阴护理，及时更换会阴垫，以保持会阴部清洁、干燥。观察恶露量性状、颜色、气味，必要时遵医嘱用抗生素，预防感染。

（3）产后指导产妇加强营养，补充铁剂，纠正贫血，必要时遵医嘱输血。

（4）拔除导尿管后协助产妇下床活动，初次下床活动时应注意观察产妇反应，注意有无心慌、气促、头晕及脉搏增快等不适主诉，避免过度劳累。

（5）对产妇进行产褥期知识宣教，进行母乳喂养知识及早产护理知识指导。

● 该产妇还可能存在哪些护理问题？

答：（1）贫血　与阴道出血、术中失血有关。

（2）营养失调　低于机体需要。

（3）焦虑　与担心自身及婴儿的安危有关。

（4）知识缺乏　与缺乏疾病知识及产后康复知识、新生儿护理知识有关。

（5）自理能力缺乏　与刮诊手术有关。

● 如何对该产妇进行出院宣教？

答：出院前对产妇进行评估，包括对产妇康复情况、婴儿全身情况、产妇对母乳喂养、健康宣教掌握情况等进行的全面评估，针对性地做好出院宣教。

（1）指导办理出院的流程，出院带药的作用、用法等。

（2）产褥期护理知识指导　注意个人卫生，保持修养环境清洁通风；注意恶露的量、颜色、性状、持续时间，如有异常随诊；坚持母乳喂养，做好乳房保健；注意营养，多食含铁丰富的食物及汤类；指导避孕知识，产褥期禁止盆浴、性生活。

（3）婴儿护理知识指导　做好新生儿黄疸的观察与护理，做好皮肤及脐部护理，按时预防接种，坚持母乳喂养，及时添加辅食、告知母乳喂养支持组织。

● **在对该产妇的护理中还存在哪些方面的不足？**

答：（1）在住院当天，出血量观察不精确。该产妇是完全性前置胎盘，入院时就有较多的阴道流血，责任护士不宜采用一般的目测法，应采用称重法，以便更准确地估计出血量。

（2）该产妇存在中度贫血，在指导产妇活动时应循序渐进，逐渐增加活动量，在第一次下床活动时尤应注意安全，应有护士在旁协助。

（3）在出院宣教时应重点告知前置胎盘的病因，说明多次刮宫、流产的危害，做好计划生育指导。

❀【护理查房总结】

前置胎盘是妊娠期的严重并发症，也是妊娠晚期阴道流血最常见的原因，若处理不当可危及母儿生命。通过此次查房，护理人员对前置胎盘的概念、病因、临床类型、临床表现、相关治疗护理有了一定的了解，在期待疗法时的病情观察、提供全面人性化的护理措施，出血时的观察、急救措施等方面进行了较全面的经验总结，对今后的护理工作将起到很好的指导作用。在出血量的估计、活动指导、出院指导等方面没有针对性，今后要引起重视，以帮助产妇能更好地康复。

针对前置胎盘患者，应重点做好以下工作。

（1）熟悉前置胎盘的护理常规，提供全面的护理。

（2）做好病情观察，尤其是及时发现出血，采取相应的急救措施。

（3）前置胎盘孕妇因为反复阴道流血存在恐惧、焦虑，担忧胎儿的安危，责任护士应重视心理护理，给孕妇以关心、支持。

（4）熟悉各类药物的作用与副作用，正确使用药物，使其达到最佳治疗效果。

（5）注意预防产后出血。

（徐明敏）

查房笔记

病例 12 • 羊水过多

【病历汇报】

病情　孕妇 31 岁，因停经 7 个月，发现胎儿畸形 1 天，要求引产，于 2018 年 4 月 19 日入院。LMP 2017 年 9 月 3 日；EDC 2018 年 6 月 10 日；既往月经规律，5～6 天/28 天，量中等，无血块，不伴痛经。停经 30 天自测尿妊娠试验阳性，停经 6 周因先兆流产于我院住院，予保胎止血、卧床休息等对症处理后缓解出院。孕早期有轻微恶心呕吐等早孕反应，孕 3 个月后自行缓解。孕早期无毒物、放射性物质及药物接触史。孕期行产前筛查和糖筛查无异常。近 1 个月出现双下肢水肿，晨起、休息后好转，活动后稍感胸闷、气促，能忍受，无心慌，无头痛、头晕、眼花、皮肤瘙痒等，无夜间阵发性呼吸困难。昨日于我院行四维彩超示宫内妊娠 32 周 4 天，LOA，活胎（胎儿大于孕周），胎儿小脑小（疑小脑发育不良，颅后窝稍宽）伴胸水、羊水过多（羊水指数 25cm），胎盘 Ⅰ～Ⅱ 度。既往体健，否认高血压、糖尿病及传染病史，家族中无特殊病史。

护理体查　T 36.8℃，P 80 次/分，R 20 次/分，BP 98/67mmHg，身高 152cm，体重 69kg（孕前体重 55kg），查腹部膨隆大于妊娠月份，双下肢水肿。

辅助检查

(1) 四维彩超　宫内妊娠 32 周 4 天，LOA，活胎（胎儿大于孕周），胎儿小脑小（疑小脑发育不良），颅后窝稍宽，胸水、羊水过多（羊水指数 25cm），胎盘 Ⅰ～Ⅱ 度。

(2) 血液检查　HBsAg（－），快速血浆反应素环状卡片试验

（RPR）（－），HIV（－），红细胞平均体积（MCV）≥82fl，珠蛋白生成障碍性贫血筛查正常，唐氏综合征血清学筛查（－），神经管缺陷血清学筛查（－）。

入院诊断　①G_3P_0 宫内妊娠 32^{+5} 周，LOA，活胎引产（优生优育型）；②胎儿畸形，小脑发育不良；③羊水过多。

主要的护理问题

（1）舒适的改变　与羊水过多产生的相关症状有关。

（2）抑郁　与胎儿畸形有关。

（3）焦虑　与担心再次妊娠结局有关。

（4）有感染的危险　与乳酸依沙吖啶（利凡诺）引产或人工破膜有关。

（5）有大出血的危险　与子宫过度膨胀影响子宫收缩有关。

（6）活动无耐力　与羊水过多引起膈肌抬高有关。

目前主要的治疗措施

（1）完善相关检查，及时终止妊娠。终止妊娠方法如下。

① 可采用经腹羊膜腔穿刺，放出适量羊水后注入乳酸依沙吖啶（利凡诺）50～100mg 引产。

② 人工破膜引产。采用高位破膜器，自宫颈口沿胎膜向上送 15～16cm 刺破胎膜，使羊水以每小时 500mL 的速度缓慢流出，以免宫腔内压力骤减引起胎盘早剥。放羊水后，腹部放置沙袋或加腹带包扎以防休克。羊水流出过程中密切观察孕妇血压、心率变化。破膜放羊水过程中注意血压、脉搏及阴道流血情况。注意阴道流血及宫高变化，及早发现胎盘早剥。破膜后多能自然临产，若 12h 仍未临产者，静脉滴注催产素诱发宫缩。

③ 先经腹部穿刺放出部分羊水，使压力降低后再做人工破膜，可避免胎盘早剥。

（2）如乳酸依沙吖啶（利凡诺）引产后孕妇体温、血象高，破膜后 12h 仍无宫缩时需加用抗生素。

（3）产后予促子宫复旧治疗。

什么是羊水过多？羊水过多的主要病因是什么？

答：妊娠期间羊水量超过 2000mL，称为羊水过多。羊水量在数天内急骤增加，称为急性羊水过多；在数周内缓慢增多，称为慢性羊水过多。羊水过多时羊水的外观、性状与正常者并无异样。约1/3 羊水过多的原因不明，称为特发性羊水过多。常见原因如下。

（1）胎儿疾病　包括胎儿结构异常、胎儿肿瘤、神经肌肉发育不良、代谢性疾病、染色体或遗传基因异常等。明显的羊水过多常伴有胎儿结构异常，以神经系统和消化道异常最常见。神经系统异常主要是无脑儿、脊柱裂等神经管缺陷。神经管缺陷因脑脊膜暴露，脉络膜组织增殖，渗出液增加；抗利尿激素缺乏，导致尿量增多；中枢吞咽功能异常，胎儿无吞咽反射，导致羊水产生增加和吸收减少。消化道结构异常主要是食管及十二指肠闭锁，使胎儿不能吞咽羊水，导致羊水积聚而发生羊水过多。羊水过多的原因还有腹壁缺陷、膈疝、心脏结构异常、先天性胸腹腔囊腺瘤、胎儿脊柱畸胎瘤等异常，以及新生儿先天性醛固酮增多症（Batter 综合征）等代谢性疾病。18-三体、21-三体、13-三体胎儿出现吞咽羊水障碍，也可引起羊水过多。

（2）多胎妊娠　如双胎妊娠羊水过多的发生率约为 10%，是单胎妊娠的 10 倍，以单绒毛膜性双胎居多。还可能并发双胎输血综合征，两个胎儿间血液循环相互沟通，受血胎儿的循环血量多，尿量增加，导致羊水过多。

（3）胎盘脐带病变　胎盘绒毛血管瘤直径＞1cm 时，15%～30%合并羊水过多。巨大胎盘、脐带帆状附着也能导致羊水过多。

（4）妊娠合并症　妊娠期糖尿病，羊水过多的发病率 13%～36%。母体高血糖致胎儿血糖增高，产生高渗性利尿，并使胎盘胎膜渗出增加，导致羊水过多。母儿 Rh 血型不合，胎儿免疫性水肿、胎盘绒毛水肿影响液体交换可导致羊水过多。

羊水过多的临床表现有哪些？

答：（1）急性羊水过多　较少见，多发生在妊娠 20～24 周，由于羊水迅速增多，数日内子宫明显增大，因腹压增加而产生一系列压迫症状。孕妇自觉腹部胀痛，行动不便，表情痛苦，因膈肌抬高，胸部受到挤压，出现呼吸困难，甚至发绀，不能平卧。检查时见腹壁皮肤紧绷发亮，严重者皮肤变薄，皮下静脉清晰可见。巨大的子宫压迫下腔静脉，影响静脉回流，出现下肢和外阴部水肿或静脉曲张。孕妇行走不便而且只能侧卧。子宫明显大于妊娠月份，因腹部张力过高，胎位不清，胎心遥远或听不清。

（2）慢性羊水过多　较多见，多发生在妊娠晚期。可在数周内羊水缓慢增多，症状较缓和，孕妇多能适应，仅感腹部增大较快，临床上无明显不适或仅出现轻微压迫症状，如胸闷、气急，但能忍受。产检时宫高、腹围增加较快，测量子宫底高度及腹围大于同期孕周，腹壁皮肤发亮、变薄，触诊时感到皮肤张力大，有液体震颤感，胎位不清，胎心遥远。

羊水过多对母儿的影响有哪些？

答：（1）对母体影响　羊水过多时子宫张力增加，影响孕妇休息而使得血压升高，加之过高的宫腔、腹腔压力增加，可出现类似腹腔间室综合征的表现，严重可引起孕妇心力衰竭。子宫张力过高，除了容易发生胎膜早破、早产外，可发生胎盘早剥。子宫肌纤维伸展过度可致产后子宫收缩乏力，产后出血发生率明显增多。

（2）对胎儿影响　胎位异常、胎儿窘迫、早产增多。破膜时羊水流出过快可导致脐带脱垂。羊水过多的程度越重，围生儿病死率越高。妊娠中期重度羊水过多的围生儿病死率超过 50％。

羊水过多合并胎儿畸形的治疗及处理方法是什么？

答：一旦确诊羊水过多合并胎儿畸形、染色体异常，应及时终止妊娠。方法如下。

（1）慢性羊水过多孕妇的一般情况尚好，无明显心肺压迫症状，采用经腹羊膜腔穿刺，放出适量羊水后注入乳酸依沙吖啶（利凡诺）50～100mg 引产。

（2）人工破膜引产。破膜时应注意：①行高位破膜，自宫颈口沿胎膜向上送 15～16cm 刺破胎膜，使羊水以每小时 500mL 的速度缓慢流出，以免宫腔内压力骤减引起胎盘早剥；②放羊水后，腹部放置沙袋或加腹带包扎以防休克；③严格无菌操作，羊水流出过程中密切观察孕妇血压、心率变化；④注意阴道流血及宫高变化，及早发现胎盘早剥；⑤破膜后多能自然临产，若 12h 仍未临产者，静脉滴注催产素以诱发宫缩。

（3）先经腹部穿刺放出部分羊水，使压力降低后再做人工破膜，可避免胎盘早剥。

羊水过多合并正常胎儿的治疗及处理方法是什么？

答：应根据羊水过多的程度与胎龄确定。

（1）症状严重孕妇无法忍受（胎龄不足 37 周），应穿刺放羊水，用 15～18 号腰椎穿刺针行羊膜腔穿刺，以每小时 500mL 的速度放出羊水，一次放羊水量不超过 1500mL，以孕妇症状缓解为度。放出羊水过多可引起早产。放羊水应在 B 型超声监测下进行，防止损伤胎盘及胎儿。严格消毒防止感染，酌情用镇静保胎药以防早产。必要时 3～4 周后，再次放羊水，以降低宫腔内压力。

（2）前列腺素合成酶抑制药（如吲哚美辛）有抗利尿作用，妊娠晚期羊水主要由胎儿尿液形成，抑制胎儿排尿能使羊水量减少。用药期间每周做 1 次 B 超检测羊水量。由于吲哚美辛可使胎儿动脉导管闭合，不宜长期应用，妊娠>32 周者也不宜使用。

（3）羊水量反复增长，自觉症状严重者，妊娠≥34 周，胎肺已成熟，可终止妊娠；如胎肺未成熟，可给予地塞米松促胎肺成熟治疗后再考虑终止妊娠。

（4）症状较轻者可以继续妊娠，注意休息，低盐饮食，酌情用镇静药，严密观察羊水量的变化。

无论选用何种方式放羊水，均应从腹部固定胎儿，使其为纵产式，严密观察宫缩，注意胎盘早剥症状与脐带脱垂的发生，并预防产后出血。

针对该孕妇，行乳酸依沙吖啶引产前的护理重点有哪些？

答：（1）把握乳酸依沙吖啶引产的指征　术前严格监测生命体征，体温正常方可进行引产。仔细询问病史，具体了解患者的孕产次数及现孕情况，加强对孕妇心、肝、肾功能的观察及护理，严格把握依沙吖啶引产的适应证。进行腹部检查，了解宫底高低及胎方位，进行妇科检查，了解软产道情况。

（2）注意观察孕妇的自觉症状，以半卧位为宜。注意休息，在生活上给予帮助和照顾。行羊膜腔穿刺放羊水时速度宜慢，注意血压、脉搏及阴道流血情况防止发生胎盘早剥。

（3）心理护理　因孕妇高龄，发现胎儿畸形，心理上还未完全接受事实，处于极度伤心抑郁阶段，作为责任护士应主动掌握孕妇的心理状态，提供倾诉的机会，鼓励家人多开导、陪伴，使其能面对现实，平静地接受手术；同时应耐心地向孕妇介绍有关引产过程，消除心理上的紧张感和惧怕感，增加信心和心理承受力，为正常的引产分娩打下良好的基础。

针对该孕妇，行乳酸依沙吖啶引产出现宫缩时，护理的重点有哪些？

答：该孕妇因胎儿畸形引产。行乳酸依沙吖啶（利凡诺）引产出现宫缩时应注意以下护理重点：①向孕妇提供舒适的环境，关心孕妇的营养、休息，嘱其进营养丰富及易消化的食物；②多和孕妇交谈，鼓励其说出自己的感受；③嘱孕妇每隔 2h 自己小便一次，以免膀胱充盈，影响正常宫缩；④宫缩时教孕妇使用腹部按摩法、放松以及深呼吸等技巧以缓解宫缩疼痛；⑤指导孕妇正确使用腹压，定时做阴道检查，了解宫口扩张情况；⑥胎儿娩出后，可手压宫底，协助助产人员完整娩出胎盘胎膜，宫底肌内注射催产素，加强子宫收缩，减少产后出血。

产后护理重点有哪些？

答：（1）产后仔细检查软产道是否裂伤，并及时缝合止血；观察胎盘的完整性，必要时行清宫术。

（2）观察子宫收缩及阴道出血情况，产房观察 2h，按压宫底，以免血液积压影响子宫收缩，更换会阴垫并记录出血量。

（3）因分娩过程中膀胱受压所致的黏膜水肿、充血，肌张力降低及会阴伤口疼痛，常可导致尿潴留。产后 4～6h 应鼓励产妇及时排尿，以防尿潴留影响子宫收缩，若不能自行排尿可用诱导、热敷、针灸等方法协助产妇排尿，必要时导尿。

（4）注意观察体温情况，遵医嘱行抗感染治疗。

（5）如行会阴侧切者每日会阴抹洗 2 次，查看会阴有无渗血、水肿、血肿等，如有水肿者用 50％硫酸镁湿热敷；及时更换会阴垫，保持会阴清洁。

（6）产后每天检查子宫复旧情况及恶露排出情况。

（7）产后即刻采取回奶办法。

怎样对该产妇进行产后健康指导？

答：①教会保持个人卫生；②指导产妇进行适当的休息、营养及活动；③术后 6 周内禁止性交及盆浴；为产妇提供避孕或绝育办法，宣传计划生育；④继续观察子宫复旧及恶露情况，如有异常，及时返院就诊；⑤保持心情愉快，建议进行孕前优生指导。

在对该患者的护理中，作为责任护士还有哪些应重点注意的地方？

答：（1）该孕妇存在羊水过多，其腹部大于正常孕周者，出现活动后稍感胸闷、气促等自觉症状，作为责任护士应关注其主诉，教其处于舒适体位，给予生活护理与照料。

（2）主动了解其情绪变化，给予心理支持。鼓励家人多开导、陪伴，使其能面对现实，平静地接受手术；同时应耐心地向患者介绍引产过程，消除心理上的紧张感和惧怕感，增加信心和心理承受力。

（3）进行羊膜腔穿刺时注意羊水流出过快致胎盘早剥。因羊水过多、产妇抑郁易致产后宫缩乏力，注意产妇阴道流血情况，是否出现脉搏细数、面色苍白、血压下降等失血性休克的表现。

（4）在手术各环节中应严格遵守操作规程，提高无菌观念，术前严格把握适应证，术后严密观察生命体征，产后加强护理，尤其是会阴部护理，注重恶露的色、味、量及子宫缩复情况。一旦发现感染征象，应立即报告医师，遵医嘱给予抗生素治疗及相应处理。

🍀 【护理查房总结】

通过该病例学习了羊水过多的原因、临床表现及相关治疗、护理措施。发生羊水过多时主要根据胎儿有无畸形、孕周及孕妇自觉症状的严重程度来决定其治疗处理的方法及护理措施。在本病例中，孕妇羊水过多合并胎儿畸形，作为责任护士要认真观察自觉症状，提供相应的护理措施，配合医师落实各项治疗措施，更重要的是要提供有效的心理支持，减轻患者的抑郁和焦虑情绪，使其达到心身康复，为以后再次妊娠做好准备。

希望通过今天的学习，大家能够将所学知识应用到以后的工作中，把所学知识和临床实践紧密结合，努力提升自己的业务能力，提高护理工作质量。

（徐明敏）

査房笔记

病例 13 · 羊水过少

【病历汇报】

病情 孕妇 27 岁，因"停经 8^+ 个月，B 超发现羊水过少 1^- 天"入院待产。既往月经规律，5～6 天/30 天，量中等，无血块，不伴痛经。LMP 2018 年 3 月 25 日，EDC 2019 年 1 月 2 日。停经 4^+ 个月出现胎动，孕期行产前筛查示唐氏综合征高风险，未行产前诊断，未予做葡萄糖筛查。孕期定期产检，示胎心、胎位、血压等均正常，无活动后胸闷、气促及心慌，无夜间阵发性呼吸困难，无头痛、头晕、眼花、皮肤瘙痒等。11 月 29 日 B 超示宫内妊娠，36 周，LSA，活胎，S/D 比值偏高，胎儿估重（2045±299）g，羊水指数 5.7cm，胎盘Ⅰ～Ⅱ度，遂入院待产。予丹参改善胎盘微循环，地塞米松促胎肺成熟及饮水疗法等治疗。12 月 3 日复查 B 超示羊水指数 7.7cm；12 月 4 日，床前扪及宫缩 10～20s/4～5min，阴道检查示宫口开大 1^+ cm，质软，居中，S-2，胎膜未破。考虑孕妇妊娠 36 周，为臀位，羊水过少，有手术指征，在完善术前相关检查后立即送入手术室行子宫下段剖宫产术。术中分娩一活男婴，重 2100g，Apgar 评分为 10 分，胎盘、胎膜自娩完整，子宫体部左侧前壁见一 3cm×2cm×2cm 的浆膜下肌瘤，予挖除，标本进行病理学检查。手术顺利，麻醉满意，术中生命体征平稳，术中出血 200mL，引流尿量 100mL，输液 1250mL。术毕产妇安返母婴病房（其婴转新生儿监护室）。产妇既往体健，否认高血压、糖尿病及传染病史，家族中无特殊病史。

护理体查 T 37.1℃，P 86 次/分，R 20 次/分，BP 113/67mmHg，双乳不胀，有少量淡黄色乳汁分泌。腹部伤口敷料干燥，无渗血及渗液。宫底脐下 1 指，质硬，不宽。阴道恶露量不多，暗红色，无臭，肛门未排气。

辅助检查

（1）B超 宫内妊娠，36周，LSA，活胎；胎儿脐动脉 S/D 比值偏高；胎儿估重（2045±299)g；羊水指数 5.7cm；胎盘 Ⅰ～Ⅱ度。

（2）血液检查 HBsAg（－），RPR（－），HIV（－），珠蛋白生成障碍性贫血筛查示正常，16周唐氏综合征血清学筛查示高风险，糖筛查示正常。

术后诊断 ①羊水过少；②G_1P_1 宫内妊娠36周，LSA，活婴；③胎儿宫内生长受限（FGR）；④子宫肌瘤；⑤早产。

主要的护理问题

（1）有胎儿受伤的危险 与羊水过少有关。

（2）焦虑 与担心胎儿畸形、安危有关。

（3）预感性悲哀 与羊水过少致胎儿宫内窘迫有关。

（4）自理能力缺陷 与剖宫产手术有关。

（5）知识缺乏 缺乏产后康复、早产儿护理知识。

（6）母乳喂养无效 婴儿转新生儿监护室。

目前主要的治疗措施

（1）对症支持治疗 术后予静脉补液，术后6h进流质饮食，肛门排气后改半流饮食。

（2）预防感染 会阴抹洗每日两次，围术期使用抗生素预防感染。

（3）促子宫复旧治疗。

护士长提问

● **什么是羊水？羊水的作用有哪些？**

答：所谓羊水，是指妊娠时子宫羊膜腔内的液体。在整个妊娠期，它是维持胎儿生命所不可缺少的重要成分。在胎儿的不同发育阶段，羊水的来源也各不相同。在妊娠第一个三个月，羊水主要来自胚胎的血浆成分；之后，随着胚胎的器官开始成熟发育，其他诸如胎儿的尿液、呼吸系统、胃肠道、脐带、胎盘表面等，也都成为了羊水的来源。羊水的成分98％是水，另有少量无机盐、有机物、激素和脱落的胎儿细胞。羊水的重量，一般来说会随着妊娠周数的增加而增多，在20周时，平均是500mL；到了28周左右，会增加到700mL；在32～36周时最多，为1000～1500mL；其后又逐渐减少。因此，临床上是以300～2000mL为正常范围。

羊水的作用如下。

（1）在妊娠期，羊水能缓和腹部外来压力或冲击，使胎儿不至于直接受到损伤。

（2）羊水能稳定子宫内温度，使不至于有剧烈变化，在胎儿的生长发育过程中，羊水也能为胎儿提供一个活动的空间，从而保证胎儿的肢体发育，不至于形成异常或畸形。

（3）羊水可以减少孕母对胎儿在子宫内活动时引起的感觉或不适。

（4）羊水中还有部分抑菌物质，对减少感染有一定作用。

（5）在分娩过程中，羊水形成水囊，可以缓和子宫颈的扩张。

（6）在臀位与足位时，可以避免脐带脱垂。

（7）在子宫收缩时，羊水可以缓冲子宫对胎儿的压迫，尤其是对胎儿头部的压迫。

（8）破水后，羊水对产道有一定的润滑作用，使胎儿更易娩出。

什么是羊水过少？羊水过少的主要病因是什么？

答：妊娠晚期羊水量少于300mL者称为羊水过少。羊水过少主要与羊水产生减少或羊水吸收、外漏增加有关。部分羊水过少原因不明，常见原因如下。

（1）胎儿结构异常　以胎儿泌尿系统畸形为主，如胎儿肾缺如、肾发育不全、输尿管或尿道梗阻引起少尿或无尿，导致羊水过少。染色体异常、脐膨出、膈疝、法洛四联症、小头畸形、甲状腺功能减退等也可引起羊水过少。

（2）**胎盘功能减退** 过期妊娠、胎儿生长受限、妊娠高血压综合征、胎盘退行性变均能导致胎盘功能减退、胎儿宫内慢性缺氧引起胎儿血液重新分配，为保障胎儿脑和心脏的血供，肾血流量降低，胎儿尿生成减少导致羊水过少。

（3）**羊膜病变** 有学者认为某些原因不明的羊水过少与羊膜本身病变可能有关。

（4）**母体因素** 孕妇脱水、血容量不足时，孕妇血浆渗透压增高能使胎儿血浆渗透压相应增高，尿液形成减少。孕妇服用某些药物（如利尿药、吲哚美辛）也能引起羊水过少。一些免疫性疾病如系统性红斑狼疮、干燥综合征等，也可导致羊水过少。

● **羊水过少对母儿有什么影响？**

答：（1）**对胎儿影响** 羊水过少围生期患病率和病死率明显增高。轻度羊水过少围生期病死率增高 13 倍，重度羊水过少围生期病死率增高 47 倍，死因主要是胎儿缺氧和胎儿畸形。羊水过少发生在妊娠早期，胎膜与胎体粘连造成胎儿畸形，甚至肢体短缺；发生在妊娠中、晚期，子宫外压力直接作用于胎儿，引起胎儿肌肉骨骼畸形（如斜颈、曲背、手足畸形等）。现已证实，妊娠期间吸入羊水有助于胎肺膨胀及发育，羊水过少可能导致胎儿肺发育不全。可见羊水过少是胎儿危险的重要信号。

（2）**对孕妇影响** 手术产率和引产率均增加。

● **羊水过少的临床表现有哪些？**

答：羊水过少的临床表现多不典型。孕妇于胎动时感腹痛，胎盘功能减退时常有胎动减少。检查见宫高、腹围较同期妊娠小，合并胎儿生长受限时更明显，有子宫紧裹胎儿感。孕妇子宫敏感，轻微刺激可引发宫缩，临产后阵痛明显，且宫缩多不协调，宫口扩张缓慢，产程延长。阴道检查时，发现前羊膜囊不明显，胎膜紧贴胎儿先露部，人工破膜时羊水量极少。

● **如何对该孕妇进行入院评估？**

答：（1）询问孕妇是否合并妊娠高血压综合征、过期妊娠或合并心血管疾病、慢性肾炎等以及有无胎儿宫内生长受限。

（2）询问孕妇胎动时有无不适感，评估腹部增大和体重增加情况。

（3）评估触诊时有无液体震荡感。

（4）B超检查示羊水指数≤8.0cm作为诊断羊水过少的临界值，以≤5.0cm作为诊断羊水过少的绝对值。

羊水过少期待疗法过程中的观察与护理重点有哪些？

答：（1）一般护理　建议孕妇左侧卧床休息，以改善胎盘血液供应；遵医嘱接受治疗方案；教会孕妇自测宫内胎儿情况的方法和技巧；积极预防胎膜早破的发生；婴儿出生后应认真地全面检查、评估，识别有无畸形。

（2）病情观察　注意定期测量宫底高度、腹围及体重，判断病情进展；根据胎盘功能测定结果判断胎动、胎心监测和宫缩的变化，及时发现异常情况；发现羊水过少者，应严格进行B超监测羊水量，并注意观察有无胎儿畸形；严密观察产程进展，及早发现异常，及时处理。

（3）健康教育及心理护理　教会孕妇自数胎动的方法和重要性；讲解胎心监测、B超等检查的目的及配合方法；向孕妇及家属解释本病，提供情绪上的支持，帮助其积极参与治疗和自我监测；说明保持心情愉快、配合治疗对胎儿发育的好处。

什么是饮水疗法？

答：饮水疗法是通过快速饮水的办法增加羊水量。凡足月未临产而又属缺乏羊水的孕妇，可在2h之内饮水2000mL（约4碗水），如果仍然达不到要求，还可重复上述办法。饮水疗法是一种安全、有效、简便、易行的治疗羊水过少的方法。

羊水过少的治疗及处理方法是什么？

答：孕中期发现羊水过少常常合并胎儿畸形，需要进行细致检查（如进行脐血或羊水染色体检查，以排除染色体异常）。当排除胎儿畸形可能后，可严密观察胎儿在宫内的情况及羊水量的变化。

由于母体血容量不足或缺氧引起的羊水过少，大量饮水、静脉输液以及吸氧可以起到一定作用。对于凝血功能亢进的孕妇，可以皮下注射低分子肝素，或者静脉输注右旋糖酐-40，使血液黏稠度降低、胎盘的血液循环更加通畅，以利于羊水的形成。在妊娠晚期发现羊水过少，在排除胎儿畸形后，可详细评估胎儿宫内情况，促进胎肺成熟；当胎儿成熟后应尽快终止妊娠。终止妊娠的方式，据胎儿及母体状态来选择经阴道引产分娩或是剖宫产。

（1）终止妊娠指征　对确诊胎儿畸形，或胎儿已成熟、胎盘功能严重不良者，应立即终止妊娠。对胎儿畸形者，常采用依沙吖啶羊膜腔内注射的方法引产；而妊娠足月合并严重胎盘功能不良或胎儿窘迫，估计短时间内不能经阴道分娩者，应行剖宫产术；对胎儿贮备力尚好，宫颈成熟者，可在密切监护下破膜后行催产素引产。产程中连续监测胎心变化，观察羊水性状。

（2）补充羊水、期待治疗指征　若胎肺不成熟，无明显胎儿畸形者，可行羊膜腔输液补充羊水。对于一些较早期出现不明原因羊水过少的孕妇，胎儿不成熟，羊水灌注可以在短时间内改善羊水过少对胎儿的影响，以维持胎儿的正常发育，尽量延长孕周。

● 羊膜腔输液的目的是什么？具体怎么操作？

答：（1）经腹羊膜腔输液　常用于妊娠中期羊水过少，主要有以下两个目的。

① 帮助诊断，羊膜腔内输入少量生理盐水，使 B 型超声扫描清晰度大大提高，有利于胎儿畸形的诊断。

② 预防胎肺发育不良，羊水过少时，羊膜腔压力低下，肺泡与羊膜腔的压力梯度增加，导致肺内液大量外流，使肺发育受损。羊膜腔内输液，使其压力轻度增加，有利于胎肺发育。具体方法：常规消毒腹部皮肤，在 B 型超声引导下避开胎盘行羊膜穿刺，以 10mL/min 速度输入 37℃ 的 0.9％氯化钠液 200mL 左右，若未发现明显胎儿畸形，应用宫缩抑制药预防流产或早产。

（2）经宫颈羊膜腔输液　常在产程中或胎膜早破时使用，适合于羊水过少伴频繁胎心变异减速或羊水Ⅲ度粪染者。主要目的是缓解脐带受压，提高阴道安全分娩的可能性，以及稀释粪染的羊水，减少胎粪吸入综合征的发生。具体方法：常规消毒外阴、阴道，经宫颈放置宫腔压力导管进羊膜腔，输入加温至37℃的0.9%氯化钠液300mL；如羊水指数达8cm，并解除胎心变异减速，则停止输液，否则再输250mL；胎心减速不能改善亦应停止输液，按胎儿窘迫处理。

该产妇最终实施了手术剖宫产终止妊娠，该患者术前的护理有哪些？

答：（1）建议左侧卧位，给予吸氧。

（2）严密观察胎动、胎心的变化。

（3）加强心理护理以解除其思想顾虑，消除紧张恐惧心理及对胎儿的过度担忧。

（4）完善术前准备。

针对该产妇，产后观察护理的重点有哪些？

答：按照产科术后护理常规护理，加强基础护理，保持外阴清洁，防止逆行感染，定时翻身，保持敷料清洁干燥，观察有无新鲜渗血，拔尿管后指导下床活动。此外，还应密切观察该产妇的子宫复旧及阴道流血情况，该产妇术前很焦虑，心理过分紧张，这也可能是造成产后大出血的一个因素。

在对该产妇的护理中，作为责任护士还有哪些有待改善的地方？

答：（1）羊水过少可能合并胎儿畸形，作为责任护士应与产妇多沟通，及时提供相关信息，给予心理支持，解除其思想顾虑。

（2）其婴儿在新生儿监护室，责任护士应关注婴儿情况，并及时反馈给产妇。

（3）应提供新生儿的护理知识及母乳喂养知识，为以后进行母乳喂养打下基础。这点往往是产妇想急切了解而责任护士又比较容易忽视的地方。

（4）指导产妇挤奶手法，保持泌乳通畅，将挤出的初乳送至新生儿监护室，让新生儿及时得到母乳喂养。

● **如何对该产妇进行出院宣教？**

答：出院前对产妇进行评估，包括产妇的康复情况及产妇对母乳喂养、健康宣教掌握情况等进行全面评估，针对性地做好出院宣教。

（1）指导办理出院的流程，出院带药的作用、用法等。

（2）产褥期护理知识指导　注意个人卫生，保持修养环境清洁通风；注意恶露的量、性状、持续时间，如有异常，应随诊；做好乳房保健，坚持母乳喂养；指导避孕知识，产褥期禁止盆浴、性生活。

（3）婴儿护理知识指导　教会产妇新生儿皮肤及脐部护理，按时预防接种，坚持母乳喂养，及时添加辅食、告知产妇母乳喂养支持组织。

❀ 【护理查房总结】

今天学习了妊娠期合并羊水过少的原因、临床表现等相关知识及术前、术后护理措施，羊水过少重在预防。首先应加强产前检查，以及时发现羊水过少，合并畸形者应到优生门诊进一步检查；其次，积极配合医师寻找原因，并治疗，注意观察胎儿宫内情况，有异常情况及时采取相应的终止妊娠方法。希望大家能学以致用，在以后的工作中，把临床和所学紧密结合，努力提升自己的各项能力，提高护理工作质量。另外，还应重点注意以下几点。

（1）重视心理护理。羊水过少可能合并胎儿畸形，作为责任护士应与产妇多沟通，给予心理支持，解除其思想顾虑，产后还应预防产后出血的发生。

（2）其婴儿在新生儿监护室，责任护士应关注婴儿情况，并及时反馈给产妇。

（3）应提供新生儿的护理知识及母乳喂养知识，为以后进行母乳喂养打下基础。这点往往是产妇想急切了解而责任护士又比较容易忽视的地方。

（罗　煜　徐明敏）

查房笔记

病例 14 · 妊娠合并心脏病

【病历汇报】

病情　孕妇 32 岁，因"停经 38 周，合并心脏病，要求待产"入院。既往月经规律，LMP 2017 年 5 月 26 日，EDC 2018 年 4 月 6 日，孕早期无病毒感染及毒物环境接触史，孕 4^+ 个月自觉胎动，孕期无头昏、眼花。孕 5 个月于当地医院检查，心脏彩超示二尖瓣关闭不全，左心房、左心室增大，二尖瓣中度反流，心动过速。1 周前因感冒后咳嗽，未处理。既往发现"先天性心脏病"十多年，未行治疗。9 年前曾行剖宫产术。入院时呈急性痛苦病容，呼吸急促，双肺底可闻及湿啰音，心脏各瓣膜听诊区均可闻及吹风样杂音，心率 116 次/分。腹膨隆、肝脾肋下未扪及，双下肢轻度水肿。产科情况：宫高 30cm，腹围 99cm，胎先露头，已入盆，胎心率 150 次/分，骨盆外测量 24cm—26cm—18cm—9cm。妇科检查：宫口未开，入院后请内科医师会诊。心电图示窦性心动过速，心脏彩超如上文所述。入院后积极行术前准备，于 2 月 25 日 14：15 在持续硬膜外麻醉下行子宫下段剖宫产术，手术顺利，术后给予抗感染、对症等处理。

护理体查　T 36.9℃，P 116 次/分，R 18 次/分，BP 108/70mmHg。神志清楚，查体合作，无胸闷、气促，腹部伤口疼痛可忍，双乳丰满对称，未扪及结节，腹部伤口敷料干燥，无渗血及渗液。宫底脐下 1 指，质硬，不宽。阴道恶露量不多，色暗红，无臭，肛门未排气。双下肢水肿（＋）。

辅助检查

(1) 实验室检查　血电解质：K^+ 3.7mmol/L，Cl^- 102mmol/L，Na^+ 139mmol/L，Ca^{2+} 1.98mmol/L。

(2) 血常规　白细胞 $5.8×10^9$/L，中性粒细胞 $16.67×10^9$/L，中性粒细胞百分比 69.4%，淋巴细胞百分比 5.02%，单核细胞百分比 2.10%，嗜酸性粒细胞百分比 0.10%，血红蛋白 93g/L。

（3）心电图示窦性心动过速。

（4）心脏彩超示二尖瓣关闭不全，左心房、左心室增大，二尖瓣中度反流，心动过速。

入院诊断　①妊娠合并心脏病，二尖瓣关闭不全；②孕 38⁺周，LOA，单活胎；③瘢痕子宫。

主要的护理问题

（1）气体交换受损　与左心衰竭致肺淤血有关。

（2）活动无耐力　与心排血量下降有关。

（3）自理能力缺陷。

（4）知识缺乏。

目前主要的治疗措施

（1）注意产后子宫复旧情况，监测血压、出入量，监测生命体征变化。

（2）继续预防感染，催产素促子宫复旧治疗。

（3）切口换药、拆线。

护士长提问

● 针对该产妇目前存在的护理问题应采取的护理措施有哪些？

答：（1）有条件者应将该产妇放置单间，以提供安静、舒适的环境，室内温、湿度适宜，避免一切引起情绪波动的刺激，必要时给予镇静药。

（2）产后 72h 严密观察生命体征，正确识别早期心力衰竭，产妇应半卧位或左侧卧位。及时了解心功能情况，在心脏功能允许的情况下，鼓励其早期下床适度活动，以减少血栓的形成。

（3）心功能Ⅲ级以上者，根据体重增加情况，及时予以利尿，以减轻心脏负荷，加强观察有无水肿加重或范围扩大、气急和心搏加快等异常情况的出现，加强心电监护并记录，配合医师及时复查心电图、24h动态心电图、心功能以及实验室检查。

（4）定时观察切口、宫底、宫缩、恶露等情况，用输液泵控制输液滴速和补液量（10～20mL/h，24h＜1000mL），尤其要加强术后第1个24h的观察和护理，以防心力衰竭的发生。

（5）鼓励安慰产妇，保持情绪稳定；向产妇介绍治疗成功的病例等给予精神安慰，并向产妇说明用药的目的，教会她们配合的方法；同时耐心解答产妇和家属的各种疑问，以消除不良心理因素，减轻心理负担，主动配合治疗护理。

（6）预防感染，严密观察子宫收缩、阴道出血量以及早期心力衰竭的症状。

（7）按医嘱使用抗生素，定时查血常规，并注意保暖，防止呼吸道感染，做好会阴护理。

（8）保持呼吸道通畅。

（9）饮食宜清淡，防止发生便秘，可适当地应用缓泻药，避免用力排便而引起心力衰竭。

（10）做好疾病知识宣教。

（11）鼓励并指导正确执行母乳喂养过程，心功能Ⅲ级及以上者不宜哺育，应给予退奶；向产妇及家属讲明哺乳的利害关系，并指导家属协助人工喂养，在心功能允许的条件下，指导其参与哺乳新生儿的护理活动。

妊娠合并心脏病往往是死于并发症，妊娠合并心脏病常见的并发症有哪些？

答：（1）心力衰竭　最容易发生在妊娠32～34周、分娩期及产褥早期。

（2）亚急性感染性心内膜炎　若不及时控制，可诱发心力衰竭。

（3）静脉栓塞和肺栓塞　妊娠时血液呈高凝状态，心脏病伴静脉压增高及静脉淤滞，有时可发生深部静脉血栓，栓子脱落可诱发肺栓塞，是孕产妇的重要死因。

> 妊娠合并心脏病最常见的并发症是心力衰竭，防止心力衰竭尤为重要，哪几个时期最容易发生心力衰竭？为什么？

答：心脏病孕妇在妊娠 32～34 周、分娩期（第一产程末、第二产程）及产后 1～2 天内心脏负荷最重，易发生心力衰竭。

（1）妊娠时血液总量增加 30%～40%，心率加快，每分排血量增加，至妊娠 32～34 周达最高峰，此时心脏负担亦最重；此外，水、钠的潴留，氧耗量的增加，子宫血管区含血量的增加，胎盘循环的形成以及因横膈上升使心脏位置改变等，均使心脏的负担随妊娠期的增长而逐渐加重。

（2）分娩期心脏负担的增加更为明显。

第一产程：每次宫缩时，都增加了周围血循环的阻力和回心血量，临产后，每次宫缩有 300～500mL 血液自宫壁进入血液循环，使心排出量增加约 20%，平均动脉压增高约 10%，致左心室负荷进一步加重。

第二产程：除宫缩外，腹肌与骨骼肌亦收缩，周围循环阻力增加，加上产时用力屏气，肺循环压力显著增高，同时腹压加大，使内脏血涌向心脏，故心脏负担此时最重。

第三产程：胎儿娩出后子宫缩小，血窦关闭，胎盘循环停止。存在于子宫血窦内的大量血液突然进入血液循环中，使回心血急剧涌向心脏，易引起心力衰竭。

另一方面，由于腹内压骤减，大量血液都淤滞于内脏血管床，回心血严重减少，造成周围循环衰竭。产后，每次宫缩有 300～500mL 血液自宫壁进入中心循环，使心排出量增加约 20%，平均动脉压增高约 10%，致左心室负荷进一步加重。

（3）产后 1～2 天内，组织内潴留的水分进入血液循环，致体循环血量有再度短暂的增加，心脏负荷又有所加重。

> 妊娠合并心脏病发生心力衰竭的诱因有哪些？如何预防？

答：常见的诱因有上呼吸道感染、劳累、疼痛、腹压骤然降低、产妇屏气。预防措施如下。

（1）妊娠期

① 决定能否继续妊娠：凡不宜妊娠的心脏病孕妇，应当于妊娠 12 周前行治疗性人工流产。妊娠已超过 12 周者应根据妊娠风险分级，心功能状态、医院的医疗技水平和条件、产妇及家属的意愿和对疾病风险的了解及承受程度等综合判断和分层管理。

② 加强产前检查：妊娠 20 周以前每 2 周 1 次，20 周后每周 1 次。发现早期心力衰竭征象，应立即住院。孕期经过顺利者，也应在妊娠 36～38 周住院。

③ 防治心力衰竭

a. 休息：保证休息，每夜睡眠 10h 以上，避免过度劳累和情绪激动。

b. 饮食：要限制过度加强营养而导致体重过度增长。体重每月增长不超过 0.5kg，整个妊娠期不超过 12kg 为宜。保证合理的高蛋白、高维生素和铁剂的补充。适当限制食盐，一般每日不超过 4～5g。

④ 预防和治疗引起心力衰竭的诱因

a. 预防上呼吸道感染。

b. 纠正贫血。

c. 治疗心律失常。

d. 防治妊娠高血压综合征或其他合并症和并发症。

⑤ 动态观察心脏功能

a. 定期进行超声心动图检查。

b. 测定心脏射血分数、每分排血量、心脏排血指数及室壁运动状态。

（2）分娩期

① 阴道分娩的适应证

a. 心功能 Ⅰ～Ⅱ 级，以往无心力衰竭病史。

b. 胎儿不大，胎位正常，骨、软产道无异常及宫颈成熟度好。

c. 无产科合并症者。

② 阴道分娩的处理

第一产程：a. 安慰、鼓励产妇，消除紧张情绪；b. 吸氧、适当应用镇静药（如地西泮、哌替啶）；c. 每小时检查血压、脉搏、呼吸、心率，并记录尿量及肺部听诊；d. 有早期心力衰竭表现时，应取半卧位，高浓度面罩吸氧，给予毛花苷 C（西地兰）0.4mg+25%葡萄糖 20mL，缓慢静注。必要时 4～6h 重复给药 1 次；e. 产程开始后即给予抗生素预防感染。

第二产程：避免用力屏气增加腹压，应行会阴侧切开术，胎头吸引器或低位产钳助娩，尽量缩短第二产程。

第三产程：a. 胎儿一经娩出，应在产妇腹部压沙袋；b. 静脉注射或肌内注射催产素 10～20U，禁用麦角制剂；c. 产妇出血过多时，要及时输血、补液，但要注意输注速度不能太快。

③ 剖宫产的适应证和处理

剖宫产的适应证：a. 过去及孕期曾有心力衰竭史，或心功能 Ⅲ～Ⅳ 级，应在心力衰竭控制后的适宜时机选择性行剖宫产；b. 紫绀型先天性心脏病；c. 胸部 X 线片有肺淤血者（早期心力衰竭）即使心功能 Ⅰ～Ⅱ 级也应行剖宫产；d. 高龄初产；e. 有产科及其他内科合并症者，臀位胎儿较大者也属此类。

剖宫产的处理：a. 麻醉，持续硬膜外麻醉、麻醉剂中不应加用肾上腺素，麻醉平面不宜过高；b. 补液，术中及术后要严格限制补液量，24h 总入量<1000mL，速度 1mL/min；c. 术后应用镇痛药；d. 不再继续妊娠者，可同时行绝育手术；e. 心力衰竭时，先控制心力衰竭再行手术；病情难以控制者，边控制心力衰竭边进行手术抢救。

（3）产褥期

① 严密监测血压、脉搏、呼吸、心率，观察恶露量。产后 3 日内，特别是产后 24h 内仍是发生心力衰竭的危险时期，应予注意。

② 充分休息，必要时给予镇静药，产后 5～7 天后起床活动。

③ 哺乳：心功能 Ⅰ～Ⅱ 级，此次妊娠、分娩过程良好，可允许哺乳，其余均回乳。

④ 积极预防产后出血、感染和血栓栓塞。

⑤ 计划生育要做到位：再次妊娠心力衰竭致死风险较大，产后应避免再次妊娠；不同意绝育术手术者，需严格避孕。

妊娠合并心脏病对胎儿的影响有哪些？

答：心脏病对胎儿的影响，与病情严重程度及心脏功能代偿状态等有关。病情较轻、代偿功能良好者，对胎儿影响不大；如发生心力衰竭，可因子宫淤血及缺氧而引起流产、早产或死产。因此，不宜妊娠的心脏病患者妊娠后容易发生流产、早产、死胎、胎儿生长受限、胎儿窘迫及新生儿窒息，围生儿病死率是正常妊娠的 2～3 倍。

妊娠合并心脏病患者入院后一定要评估心功能情况，心脏病患者心功能怎样分级？

答：心脏病对妊娠和分娩的影响程度与心脏代偿功能有关，代偿功能的判定以日常体力活动时的耐受力为标准，分为以下 4 级。

（1）Ⅰ级　一般体力活动不受限制。

（2）Ⅱ级　一般体力活动轻度受限制，活动后感心悸，轻度气促，休息时无症状。

（3）Ⅲ级　一般体力活动明显受限制，休息时无不适，轻微日常工作感心悸、不适，呼吸困难或既往有心力衰竭史者。

（4）Ⅳ级　一般体力活动严重受限制，不能进行任何体力劳动，休息时仍有心悸、呼吸困难等心力衰竭表现。

房间隔缺损是先天性心脏病中最常见的一种，它对妊娠有哪些影响？

答：房间隔缺损是最常见的先天性心脏病，对妊娠的影响取决于缺损的大小，一般缺损面积 $<1cm^2$ 者多无症状，多能耐受妊娠及分娩。若缺损面积较大，妊娠期及分娩期由于肺循环阻力增加，肺动脉高压，右心房压力增加，妊娠期体循环阻力下降，分娩期失血，血容量减少等诸多因素，极有可能发生心力衰竭，若缺损面积 $>2cm^2$，最好先行手术矫治后再妊娠。

作为一名临床护理人员，在护理患者过程中，一定要有预见性，早期发现患者异常情况。妊娠合并心脏病早期心力衰竭的症状有哪些？

答：有下列症状提示有早期心力衰竭。

（1）轻度活动即感胸闷、心悸、气促；休息时出现呼吸困难或无其他原因的呛咳、阵咳；有高血压、心肌炎或心肌病患者出现心悸和气短。

（2）短期出现体重增加＞0.5kg或尿量减少；休息时心率＞100～110次/分，或在原有基础上增加≥20次/分，呼吸＞24～28次/分。

（3）夜间常因胸闷而坐起呼吸，或到窗口呼吸新鲜空气。

（4）肺底部出现少量持续性湿啰音，咳嗽后不消失。

急性左心衰竭的抢救措施有哪些？

答：（1）采取正确体位　护士一旦发现患者发生急性左心衰竭，首先应帮助患者采取坐位或端坐位，双腿下垂，改善肺通气功能和减少静脉回流。取坐位时最好在前面有支撑物，半坐或半卧位时，背部要有舒适和柔软的靠背物，以减少患者的体力负担。对于体力衰竭或精神萎靡者，安放床档或护栏，以防摔倒。

（2）保持呼吸道通畅　严重急性左心衰竭患者大多伴有咳嗽，咳粉红色泡沫样痰，应迅速清理呼吸道分泌物，并给予面罩吸氧，在吸氧的同时使用20%～30%乙醇湿化氧气，降低肺泡表面张力。如患者不能耐受可降低乙醇浓度或间断给予。对病情特别严重者应采用面罩呼吸机持续加压给氧，使肺泡内压增加，防止组织液向肺泡内继续渗透，加强肺泡气体交换功能，使 SpO_2 达95%以上。

（3）镇静　立即皮下或肌内注吗啡5～10mg或哌替啶（杜冷丁）50～100mg。除减轻患者的焦虑和烦躁不安外，还可以扩张动、静脉，减轻心脏的前、后负荷，起到改善肺水肿的作用。镇静药物对呼吸有抑制作用，因此昏迷、休克和慢性肺部疾病患者宜慎用或禁用。

（4）强心利尿　临床上毛花苷 C（西地兰）常作为强心用药，属于洋地黄类，能直接增强心肌收缩力，减慢心率，减慢房室传导，这些都起到了降低心肌耗氧量的作用。而利尿药是通过利尿，减轻心肌后负荷，增加心排血量，而改善心脏功能。

（5）使用血管扩张药　常用硝酸甘油和硝普钠。硝酸甘油舌下含化可迅速扩张静脉床，减少回心血量，降低前负荷，用药后可明显减轻呼吸急促、呼吸困难等肺部充血症状。静脉应用时舒张小动脉作用明显，减轻心脏后负荷，增加心排血量。急性心肌梗死合并急性左心衰竭时，可首选硝普钠静脉滴注，静脉给药 5min 后即可见效，使外周血管阻力下降，心排血量增加，静脉回流减少，降低心脏前负荷。

（6）静脉注射氨茶碱　氨茶碱可以减轻支气管痉挛，缓解呼吸困难，还可增强心肌收缩力和利尿作用。

（7）静脉注射地塞米松　地塞米松可以改善心肌代谢和减轻肺毛细血管通透性。对心力衰竭的治疗有一定的辅助作用。

（8）心理护理　恐惧或焦虑可导致交感神经系统兴奋性增高，使呼吸困难加重。医护人员在抢救时必须保持镇静，操作熟练，忙而不乱，使患者产生信任与安全感；必要时可留家属陪伴，共同鼓励患者，提供情感支持，稳定患者情绪，减轻思想负担。

使用药物治疗妊娠合并心脏病时要注意什么？

答：（1）应用洋地黄时，避免各种诱发中毒因素，如各种感染、缺氧、低血钾等的发生，同时观察有无消化道或精神神经症状；静脉注射时须稀释、慢推；口服用药前须测 1min 脉搏；24h 用量不超过 1.2mg，防止洋地黄中毒。

（2）应用扩血管药物时，观察心率与血压，血压不能低于 90/60mmHg，心率加速不得大于 20 次/分以上。

（3）应用利尿药时，特别是噻嗪类利尿药不仅要及时补钾，而且要加强监测和护理，因此类药可引起胎儿心律失常，延缓胎儿生长发育等不良反应，应避免长期和大量应用。

（4）应用利多卡因时，滴速要保持在 1～2mg/(kg·h)，观察心率有无减慢，以防传导受到阻滞而发生意外。

🌸 【护理查房总结】

妊娠合并心脏病是产科合并症中最棘手的问题，妊娠可以加重心脏病的发展，严重者出现心力衰竭，甚至死亡；而严重的心脏病、心功能不全则不利于胎儿生长，导致围生儿疾病发生率和围生期病死率增加。

（1）对于孕前即有心脏病者，须咨询是否可以妊娠。一般心脏功能Ⅰ～Ⅱ级者、先天性心脏病非紫绀型者，可以妊娠。心功能Ⅲ级以上、紫绀型先天性心脏病、风湿性心脏病有肺动脉高压、慢性房颤、Ⅲ度房室传导阻滞、风湿活动并发细菌性心内膜炎者，以及伴有肺动脉高压的先天性心脏病患者，均不宜妊娠。

（2）妊娠中期，若已发生心力衰竭，应在心力衰竭得到控制后终止妊娠。

（3）对于继续妊娠者，应加强孕期保健，休息、加强营养、定期进行产前检查、预防感染是护理的重点。

（4）分娩期正确选择分娩方式尤为重要，阴道分娩者要加强产程监护，消除产妇的紧张情绪，适当给予镇静药等。必要时行剖宫产，尽快结束产程。

（5）产褥期，可使用广谱抗生素预防感染，心功能Ⅲ级或以上者不宜哺乳，应行人工喂养。

（6）落实计划生育措施，防止意外妊娠，不宜再次妊娠者可考虑绝育术等。

总之，妊娠期合并心脏病是临床上比较严重的疾病，随时都有母婴死亡的可能，所以不光在治疗上要做到及时准确，在护理过程中也要做到细心、周到、恰当、及时。

（刘　静　周金平）

病例 15 · 妊娠合并糖尿病

🌸【病历汇报】

病情　孕妇 35 岁，因"停经 40$^+$周，血糖增高，阴道见红半天"入院，LMP 2017 年 3 月 20 日，EDC 2018 年 12 月 27 日，停经 38 天时自测尿妊娠试验阳性，孕 2 个月时出现厌油腻、食欲缺乏等早孕反应，持续至孕 3 个月消失。孕 4 个月自觉胎动，活跃持续至今。腹部随停经月份逐渐增大。3 年前发现"糖尿病"一直服药治疗，此次妊娠后予"精蛋白生物合成人胰岛素"皮下注射降糖治疗，并自行检测血糖，血糖控制在空腹 5.0～6.0mmol/L、餐后 6.3～9.2mmol/L。今晨 8 时无诱因出现阴道见红，不伴腹胀、腹痛，入院待产。入院时产科检查：宫高 45cm，腹围 109cm，胎位 LOA，胎心 142 次/分，宫颈居中，质中，宫颈管消失 50%，宫口未开。于当天复查糖化血红蛋白 10.3%。入院后给予糖尿病饮食，监测空腹及餐后 2h 血糖，精蛋白生物合成人胰岛素皮下注射降糖治疗，于 2018 年 12 月 28 日剖宫产分娩一男婴，体重 4400g，Apgar 评分 1min 为 7 分，10min 为 10 分，羊水清亮，发育成熟，外观无明显畸形，经常规处理后转儿科观察。

护理体查　T 37℃，P 96 次/分，R 20 次/分，BP 102/66mmHg。产妇神志清楚，查体合作，无病容，表情自如，双乳不涨，有少量淡黄色乳汁分泌。腹部伤口敷料干燥，无渗血及渗液。宫底脐下 1 指，质硬，不宽。阴道恶露量不多，色暗红，无臭，肛门已排气。

辅助检查

(1) 尿常规　尿糖（+），尿蛋白（-），尿酮体（-）。

(2) 血常规　无明显异常。

(3) 肝肾功能　总钙 2.04mmol/L，血糖 9.54mmol/L，糖化血红蛋白 26.51%，白蛋白 20.5g/L。

入院诊断 ①宫内妊娠 40$^+$ 周，LOA，单活婴，已娩；②妊娠合并糖尿病；③瘢痕子宫。

主要的护理问题

（1）有感染的危险　与糖尿病患者白细胞多种功能缺陷有关。

（2）有低血糖的危险　与胰岛素用量过多、糖摄入相对不足有关。

（3）知识缺乏　缺乏血糖监测、妊娠合并糖尿病自我管理等相关知识。

目前主要的治疗措施

（1）继续补液、抗感染、降糖、促子宫复旧治疗。

（2）监测血糖。

（3）观察生命体征及腹部伤口情况。

护士长提问

什么是妊娠合并糖尿病？其发生的主要原因有哪些？

答：妊娠合并糖尿病（GDM），是指在原有糖尿病的基础上出现妊娠合并症，或妊娠前为隐性糖尿病、妊娠后发展为糖尿病的情况。属高危妊娠，对母儿均有较大危害。自胰岛素应用于临床，糖尿病孕产妇及其新生儿病死率均显著下降。但孕产妇糖尿病的临床过程较复杂，至今母婴病死率仍较高，必须引起足够重视。

妊娠合并糖尿病发生的主要原因如下。

（1）妊娠期血容量增加、血液稀释，胰岛素相对不足；胎盘分泌的激素（胎盘生乳素、雌激素、孕激素等）在周围组织中具有抗胰岛素作用，使母体对胰岛素的需要量较非孕时增加近一倍。肾小球滤过率增加和肾小管对糖的再吸收减少，造成肾排糖阈降低。妊娠期间，随妊娠进展，空腹血糖开始下降，胎盘生乳素还具有解脂作用，使身体周围的脂肪分解成碳水化合物及脂肪酸，故妊娠期糖尿病比较容易发生酮症酸中毒。

（2）分娩期宫缩大量消耗糖原以及产妇进食减少，容易发展为酮症酸中毒。

（3）产褥期由于胎盘排出以及全身内分泌激素逐渐恢复到非妊娠期水平，胰岛素的需要量相应减少，若不及时调整用量，极易发生低血糖症。

妊娠合并糖尿病对母儿有哪些影响？

答：妊娠合并糖尿病对孕妇和胎儿的影响与糖尿病病情程度、孕妇血糖升高出现的时间以及孕期血糖控制水平密切相关。

（1）对孕妇的影响

① 流产：妊娠合并糖尿病孕妇的流产发生率达 15%～30%，糖尿病患者宜在血糖控制正常后妊娠。

② 妊娠期并发症：糖尿病导致孕妇血管病变，小血管内皮细胞增厚，管腔狭窄，组织供血不足，存在严重胰岛素抵抗状态及高胰岛素血症，易并发妊娠高血压综合征，为非糖尿病孕妇的 2～4 倍。当并发肾脏疾病时，妊娠期高血压及子痫前期发病率高达 50%以上，且孕妇及围生儿预后较差。同时，因巨大儿发生率明显增高，故手术产率、产伤及产后出血发生率明显增高。

③ 感染：糖尿病主要的并发症。未能很好控制血糖的孕妇极易发生感染，感染亦可加重糖尿病代谢紊乱，甚至诱发酮症酸中毒等急性并发症。与糖尿病有关的妊娠期感染有外阴阴道假丝酵母菌病、肾盂肾炎、无症状菌尿症、产褥感染及乳腺炎等。

④ 羊水过多：较非糖尿病孕妇多 10 倍，可能与胎儿高血糖、高渗性利尿致胎尿排出增多有关。发现糖尿病孕期越晚，孕妇血糖水平越高，羊水过多越常见。血糖得到控制，羊水量也能逐渐转为正常。

⑤ 糖尿病酮症酸中毒：由于妊娠期复杂的代谢变化，加之高血糖及胰岛素相对或绝对不足，代谢紊乱进一步发展到脂肪分解加速，血清酮体急剧升高，进一步发展为代谢性酸中毒。不仅是孕妇死亡的主要原因，也可导致胎儿畸形、胎儿窘迫及胎死宫内。

⑥ 增加再次妊娠患 GDM 的风险：孕妇再次妊娠时，复发率

高达 30%～50%。远期患糖尿病概率增加，17%～63%将发展为 2 型糖尿病。同时，远期心血管系统疾病发生率亦随之增加。

（2）对胎儿的影响

① 先天性畸形：糖尿病孕妇胎儿先天性畸形的发生率为 7.5%～12.9%，较一般孕妇高 2～3 倍。以心血管畸形多见（如室间隔缺损）。因致畸作用主要发生在孕 8 周前的器官形成期，故妊娠前期和妊娠早期的良好血糖控制非常重要。

② 胎儿发育异常：巨大儿的发生率增加，这可能与母体高血糖所致的胎儿高血糖引起的胎儿胰岛 B 细胞增生肥大、胰岛素分泌增加，从而促进胎儿合成代谢的增加所致，表现为胎儿的皮下脂肪增加、肌肉量增加、脏器增大，导致不成比例的肩围、躯干增大，及其与头围的差距增大，易发生肩难产。但是，当糖尿病孕妇伴有严重血管并发症时，子宫、胎盘血流量减少，可造成胎儿宫内生长发育迟缓（IUGR）。

③ 死产、死胎率增加：死胎常发生于孕 36 周后，由于血氧供应不足所致。患糖尿病时，胎盘转运的血糖充足，绒毛增殖，使绒毛间隙减少，血流不畅；蜕膜小动脉壁增厚，管腔狭小，使胎儿血氧供应不足，当子宫收缩时加重缺氧致死产。重度宫内缺氧或先兆子痫、酮症酸中毒者常发生死胎。

④ 新生儿患病率、病死率增加，主要原因如下。

a. 低血糖：妊娠期母体高血糖促使胎儿胰岛素分泌，出生后 1h 婴儿血糖迅速下降，6h 后开始上升。由于胎儿不能刺激胰高血糖素的释放和增加儿茶酚胺的排出，以对抗低血糖反应，患儿表现吞咽困难、苍白、颤抖、呼吸困难和躁动等。

b. 呼吸窘迫综合征：这与糖尿病患者妊娠时卵磷脂的合成和肺表面活性物质产生的延缓，缺乏卵磷脂合成肺表面活性物质的主要成分磷脂酰甘油有关。

c. 高胆红素血症和红细胞增多症：约有 20%糖尿病母亲的婴儿血清胆红素值可升高到 170mmol/L，而需要光疗或交换输血。产妇易发生产伤、新生儿易发生红细胞增多症及早产儿易发生黄疸。严重红细胞增多症婴儿可以出现昏睡、肌张力减低和呼吸窘迫，有些婴儿出现抽搐和惊厥。

⑤ 低血钙症：由于胰岛素治疗使血镁降低，低血镁症影响甲状旁腺素的分泌，导致低血钙。糖尿病孕妇所产新生儿约有 1/4 在出生后发生低血钙症，临床上出现抽搐、呼吸困难、发绀等。

⑥ 远期影响：儿童期肥胖、2 型糖尿病发生率增加，智力、精神行为的发育受影响，这可能与高胰岛素血症引起低血糖及脂肪代谢异常及影响脑部发育有关。

妊娠合并糖尿病的临床表现有哪些？

答：妊娠期有三多症状（多饮、多食、多尿），或外阴阴道假丝酵母菌感染反复发作，孕妇体重＞90kg，妊娠并发羊水过多或巨大胎儿者，应警惕合并糖尿病的可能。妊娠合并糖尿病，最明显的症状是"三多一少"，即多饮、多食、多尿和体重减轻，还伴有呕吐、疲乏无力、体质差。妊娠合并糖尿病表现为剧吐，即严重的恶心，呕吐加重，甚至会引起脱水及电解质紊乱，应与一般的妊娠反应相鉴别。由于葡萄糖的异常代谢加速，引起血液、尿液中葡萄糖的含量增加，妊娠早期合并糖尿病易发生真菌感染。妊娠中期糖尿病症状可减轻。妊娠晚期分娩、引产、剖宫产也容易导致细菌感染，而使糖尿病症状进一步加重。

诊断妊娠合并糖尿病的方法有哪些？

答：（1）糖筛查试验　目前多数学者建议在妊娠24～28 周进行妊娠期糖尿病（GDM）筛查。方法：葡萄糖粉 50g 溶于 200mL 水中，5min 内服完，其后 1h 测血糖值≥7.8mmol/L 为糖筛查异常。50g 葡萄糖筛查≥11.2mmol/L 的孕妇，为 GDM 的可能性极大。对糖筛查异常的孕妇检查空腹血糖，空腹血糖异常可诊断为糖尿病，空腹血糖正常者进一步行葡萄糖耐量试验。

（2）糖耐量试验（OGTT）　我国多采用 75g 糖耐量试验。方法：空腹 12h 后，口服葡萄糖 75g，按规定时间段，测定血糖值。诊断标准：空腹血糖 5.6mmol/L，1h 血糖 10.3mmol/L，2h 血糖

8.6mmol/L，3h 6.7mmol/L；其中有两项或两项以上达到或超过正常值，可诊断为妊娠糖尿病；仅1项高于正常值，诊断为糖耐量异常。

（3）糖尿病的诊断标准（静脉血浆真糖法）

① 有糖尿病症状，不需要做口服葡萄糖耐量（75g）试验（OGTT），一日内任何时候的血液检查中血糖＞11.1mmol/L（200mg/dL）或空腹血糖＞7.8mmol/L（140mg/dL）。

② 有或无糖尿病症状，空腹血糖不止一次＞7.8mmol/L（140mg/dL）。

③ 有糖尿病症状，而血糖未达到上述诊断标准，于过夜空腹后口服葡萄糖75g后，2h血糖≥11.1mmol/L（200mg/dL）。

④ 无糖尿病症状者要求做OGTT，2h血糖≥11.1mmol/L（200mg/dL），同时1h血糖也要≥11.1mmol/L（200mg/dL）；或重复一次OGTT，2h血糖≥11.1mmol/L（200mg/dL）；或空腹血糖≥7.8mmol/L（140mg/dL）。

（4）糖耐量减低的诊断标准 空腹血糖＜7.8mmol/L（140mg/dL），OGTT 2h血糖＞7.8mmol/L（140mg/dL），但血糖＜11.1mmol/L（200mg/dL）。糖耐量减低者，10年后约50%可发展为糖尿病，而且较正常人发生冠心病的概率高，应定期随访。妊娠妇女可采取上述诊断标准，但对孕妇葡萄糖耐量低者应按糖尿病治疗。

说明：①有典型糖尿病症状或糖尿病性酮症酸中毒等并发症，空腹血糖＞7.2mmol/L（130mg/dL）和（或）餐后2h血糖＞8.9mmol/L（160mg/dL），不必做OGTT即可诊断为糖尿病；②0.5h或1h血糖值选最高者作为1点，其他各时限血糖值分别作为1点，共4点；4点中有3点血糖≥上述各时相标准则诊断为糖尿病；③OGTT中血糖值超过正常均值上限而未达到诊断标准者，称为糖耐量异常；④血糖测定采用邻甲苯胺法（O-toluidine boric，TB法）。

● **该产妇的血糖是自测的，血糖仪的使用步骤及注意事项有哪些？**

答：检查血糖仪功能是否正常、试纸是否过期、试纸代码是否与血糖仪相符。每盒试纸都有编号，需在测量前根据试纸的编号调整仪器。

（1）使用步骤 洗手→用物准备（血糖仪、血糖试纸、一次性采血针、无菌棉签、75％乙醇）→解释（询问是否进餐或进餐时间）→准备好采血针头→开机→75％乙醇消毒皮肤待干→采血，滴或吸于试纸合适的需要量→止血→读数→记录→用物处置。

（2）注意事项

① 试纸必须保存在原装的试纸筒内，放在阴凉、干燥处，以免受潮后影响测试的结果或测试不出结果。一旦试纸受潮，该试纸就不能再使用，必须重新更换试纸测试。

② 当血糖仪有尘垢、血渍时，用软布蘸清水清洁，不要用清洁剂清洗或将水渗入血糖仪内，更不要将血糖仪浸入水中或用水冲洗，以免损坏。

（3）血糖仪校准 是利用模拟血糖液（购买时随仪器配送）检查血糖仪和试纸条相互运作是否正常。模拟血糖液含有已知浓度的葡萄糖，可与试纸条发生反应。需做血糖仪校准的情况如下。

① 第一次使用新购的血糖仪时。

② 每次使用新的一瓶试纸条时。

③ 怀疑血糖仪和试纸条出现问题时。

④ 测试结果未能反映出患者感觉的身体状况时，例如：感觉到有低血糖症状，而测得的血糖结果却偏高。

⑤ 血糖仪摔跌后。

如何治疗妊娠合并糖尿病？

答：（1）孕期检查 早孕时，如伴有高血压、冠状动脉硬化、肾功能减退或有增生性视网膜病变者，应考虑终止妊娠。如需继续妊娠，患者应在高危门诊检查与随访，孕28周前，每月检查一次；孕28周后每2周检查一次。每次均应做尿糖、尿酮体、尿蛋白以及血压和体重的测定。糖尿病孕妇一般应在孕34～36周住院。

（2）饮食治疗 是糖尿病的一项基础治疗，不论糖尿病属于何种类型、病情轻重、有无并发症、是否用胰岛素治疗，都应严格执行和长期坚持饮食控制。

① 总热量与食物成分：首先按患者身高计算标准体重。

公式：［身高（cm）－100］0.9＝标准体重（kg）。

根据标准体重及工作性质，估计每日所需总热量：休息者每日每千克给予热量 105～126kJ（25～30kcal）；轻体力劳动者 126～146kJ（30～35kcal）；中度体力劳动者 146～167kJ（35～40kcal）；重体力劳动者 167kJ（40kcal）以上。

孕妇、乳母、营养不良者应酌情增加，肥胖者酌减，每日总热量可减至 5020kJ（1200kcal）以内，使患者体重下降到正常标准以下 5％左右，常可使本病得到满意控制。

饮食中蛋白质含量每日每千克标准体重 0.8～1.2g，孕妇、乳母宜增加至每日每千克标准体重 1.5～2.0g，脂肪每日每千克体重 0.6～1.0g，其余为糖类。

糖类约占饮食总热量的 60％，蛋白质占 12％～15％，脂肪约占 30％，其中饱和脂肪酸应少于总热量的 10％，胆固醇摄入量应少于每日 300mg。然后将上述热量及营养成分转化为食谱，三餐热量分布大概为 1/5、2/5、2/5。

早孕时进一般饮食已足够，妊娠晚期需要增加糖类的摄入，每日为 150～250g。

② 植物粗纤维：糖尿病食谱中宜加入适量植物粗纤维如麦麸、玉米麸、南瓜粉、海藻多糖等；对轻型患者长期食用可控制病情，使葡萄糖耐量试验有所改善。

（3）运动干预　安全有效的运动有利于改善妊娠糖尿病患者对葡萄糖的有效利用，改善葡萄糖代谢异常，降低血糖水平。在护理干预中，应充分体现个体化及安全性的特点，指导孕妇结合自身身体条件，科学把握运动的时间和强度，避免在空腹或胰岛素剂量过大的情况下运动，避免做剧烈运动如球类等，运动方式以有氧运动最好，如瑜伽、散步、上臂运动、太极拳、孕妇操、游泳等方式，强度以孕妇自己能够耐受为原则。不宜下床活动的孕妇，可选择在床上活动，如做上肢运动。进食 30min 后运动，每次 30～40min 的连续有氧运动，休息 30min。对于空腹血糖升高的患者，有氧运动可以降低个别高血糖患者的血糖水平，延缓对胰岛素的用药需求。每日运动时间和量基本不变，通过饮食和适度运动，使孕期体重增加控制在 10~12kg 内较为理想。先兆流产者或者合并其他严重并发症者不宜采取运动疗法。

（4）药物治疗　糖尿病患者约有 90％在妊娠期需用胰岛素，其余患者单用饮食控制已足够。口服降糖药能透过胎盘，引起严重的新生儿低血糖，尤其是具有长效作用的氯磺丙脲，故妊娠期不宜应用口服降糖药。当饮食控制失效时，最好应用胰岛素以控制血糖水平；早孕后胰岛素的用量进行性增加，达足月时往往需增加 50％~100％。糖尿病孕妇控制血糖水平很重要，因为糖尿病酮症酸中毒很危险，常致胎儿死亡，故应使孕妇血糖保持在接近正常又不引起低血糖的水平。

（5）产科处理

① 产科监护：包括整个妊娠期对胎儿和母体的监护。糖尿病控制良好的孕妇，妊娠的并发症，例如先兆子痫、羊水过多和早产的发生率就不致升高。胎儿产前监护包括腹部扣诊及常规超声测胎儿双顶径以了解胎儿的生长。在孕 16 周时，胎体用超声检查以除外先天性畸形。孕 36 周起定期做无激惹试验（NST），以及进行 B 超生物物理评分、多普勒测定胎儿脐血流等。计划分娩前 48h 测定卵磷脂/鞘磷脂（L/S）比值。

② 终止妊娠

a. 母体方面：如经治疗后不能有效地控制糖尿病时，或伴有先兆子痫、羊水过多、眼底动脉硬化、肾功能减退时，应考虑终止妊娠。

b. 胎儿方面：妊娠合并糖尿病胎儿往往在孕 36~38 周时死亡，因此为了使胎儿在子宫内死亡的发生率减至最低限度，一般认为需要在 37 周左右终止妊娠。

c. 分娩方式：糖尿病程度较轻，用药后获得控制，情况稳定，胎盘功能良好，胎儿不过大，则可妊娠至足月，经阴道分娩。

糖尿病患者决定引产或经阴道分娩者，当产程达 12h 应结束分娩，除非确定在其后 4h 内能经阴道分娩。因为产程超过 16h，孕妇的糖尿病就难于控制，有发生酮症酸中毒的可能。分娩过程中要密切观察胎儿情况，必要时宜采用剖宫产结束分娩。如果糖尿病病史在 10 年以上，病情比较严重，胎儿过大，有相对性头盆不称，胎盘功能不良，有死胎或死产史，引产失败者应考虑剖宫产。

● 胰岛素的贮存、使用注意事项有哪些？如何使用胰岛素注射器？

答：(1) 胰岛素的贮存　胰岛素是一种生化制剂，对热敏感，未开瓶使用的胰岛素应该放置在 2～8℃下低温保存。已开瓶使用的胰岛素注射液可在室温（最高 25℃）保存最长 4～6 周（诺和灵 N、R、30R 注射液为 6 周，其他注射液为 4 周）。使用中的胰岛素笔芯不要放在冰箱里，可以与胰岛素笔一起使用或者随身携带，在室温最长保存 4 周。绝对不能放在冰箱的冷冻室内，冷冻后的胰岛素不可使用，临床上应特别注意！

(2) 胰岛素的使用注意事项

① 胰岛素过量可使血糖过低，其症状视血糖降低的程度和速度而定。可出现饥饿感、精神不安、脉搏加快、瞳孔散大、焦虑、头晕、共济失调、震颤、昏迷甚至惊厥。必须及时给予食用糖类。

② 注射部位可有皮肤发红、皮下结节和皮下脂肪萎缩等反应，故须经常更换注射部位。

③ 低血糖、肝硬化、溶血性黄疸、胰腺炎、肾炎等患者忌用。

④ 胰岛素可少量被注射器吸附，含量愈低吸附愈高，使用剂量应考虑此因素。

⑤ 过敏反应。动物胰岛素和人的胰岛素结构有差异，有抗原性。动物胰岛素发生过敏者可换用人胰岛素。少数过敏者发生荨麻疹等，偶见过敏性休克。

(3) 胰岛素注射器的使用　胰岛素的注射器有传统注射器、笔式胰岛素注射器、胰岛素泵等，笔式胰岛素注射器的正确使用步骤及使用注意事项如下。

① 胰岛素笔与胰岛素笔芯要匹配使用：目前国内市场上销售的笔式胰岛素注射器有诺和笔、优伴笔、得时笔。

② 检查笔芯中药液的性状、有效期并安装笔芯和针头：检查笔芯中药液的性状，要看有无结晶、絮状物和黏度增加，是否超过有效期。针头原则上是应该一次性使用。这种新型针头直径细，针头锋利，同时外面还涂了一层很薄的起润滑作用的硅涂层（减少与皮肤的摩擦，减轻注射时的疼痛）。也正是因为如此，针头的壁也非常薄，这就降低了针头的强度，只能满足一次性注射的要求。如重复使用会使针头出现毛刺、倒钩，不仅会增加注射时的疼痛，还可能引起皮肤出血，增加皮肤感染的机会，甚至针头也有可能在皮肤内折断。有些患者为了避免感染，用乙醇棉球擦拭针头，这种做法不仅不能避免感染，而且还损害了针头上的硅涂层，增加了注射时的疼痛感。

③ 排气：将笔垂直竖起，将剂量选择旋钮旋至"1"之后再推至"0"位，排出一滴胰岛素。如没有药液排出，请重复这一程序，直至排出一滴胰岛素为止。如使用中效胰岛素和预混胰岛素，应上下颠倒使药物混匀后排气。每次安装新笔芯和针头时必须排气。

④ 选择部位并消毒：胰岛素常用的注射部位有腹部（旁开肚脐 5cm）、上臂外侧、大腿中段外侧、臀部。为防止脂肪萎缩应轮替注射部位，如在左上臂注射一段时间后换成腹部或臀部再注射一段时间。要注意不同部位胰岛素吸收的速度不一样，为了有效平稳地控制好血糖，可进行单一部位轮替，就是在一段时间内在同一部位排序进行多次注射。此时两次注射间距应大于 2cm，避免在有斑痕或硬结的部位注射。部位选择好后用 75％乙醇消毒待干。

⑤ 注射：每次注射前必须检查是否有足够剂量的胰岛素。如所注射的胰岛素为混悬液，应将胰岛素笔上下颠倒 10 次左右，直到药液成为均匀白色混悬液时方可注射。长效基础胰岛素是澄清的溶液，可以直接注射。注射时左手轻轻捏起注射部位的皮肤，右手持胰岛素笔将针头直接扎入捏起的皮肤内，推注药液，注射完毕后，拇指从剂量旋钮上移开，针头在皮肤下停留 10s 以上，然后拔出针头，用干棉签按压针眼 3min 以上。

⑥ 注射完后的处理及胰岛素的保存：注射完毕后套上内针帽，

旋下针头，将废弃针头丢弃，戴回笔帽。一般来说，未开启的胰岛素笔芯可储存在 2～8℃环境下（冰箱内），开启后装入胰岛素笔内的笔芯在室温下（<25℃）可保存 1 个月。胰岛素笔芯不能冰冻，冰冻后的胰岛素药液容易失去生物活性。胰岛素笔也不能暴露在阳光下。一般来说，各种胰岛素笔出厂后规定的有效期一般为 1～2 年。

● 护理妊娠合并糖尿病产妇分娩的新生儿应注意哪些问题？

答：有妊娠合并糖尿病产妇分娩的新生儿均按早产儿护理。

（1）注意保温和吸氧。

（2）提早喂糖水，早开奶；一般出生 2h 给予口服葡萄糖水。

（3）动态监测血糖变化以便及时发现低血糖。

（4）如发生低血糖，常不是易激惹状态，而呈安静和昏睡状，还可能出现其他症状，如呼吸暂停、呼吸急促、呼吸窘迫、休克、发绀和抽搐等。

（5）经口服葡萄糖水后低血糖不能纠正者，应及时缓慢静脉滴注（静滴）葡萄糖，并监测血糖浓度，以了解对低血糖的治疗是否恰当，也可以避免发生高血糖症等。为防止发生反应性低血糖，静脉滴注应逐渐减慢，绝不能突然中断。

（6）新生儿出生后应仔细检查，看有无畸形，如先天性心脏病、消化道畸形等，以便及时进行手术或内科治疗。

● 糖尿病酮症酸中毒的临床表现有哪些？

答：糖尿病患者的原有症状加重，早期会有头痛、头晕、精神萎靡，继之出现嗜睡、烦躁。

进一步发展时，神经反射减退消失，很快发生陷入昏迷等神经精神症状；患者还会有皮肤干燥、缺乏弹性、眼球下陷等脱水的症状。

其他如消化道症状有食欲减退、恶心呕吐或者腹痛等；轻症时呼吸速率轻度增快，重症则加深加快，并且在患者的呼气中有烂苹果味。

如何护理糖尿病酮症酸中毒？

答：（1）产前护理

① 保持输液通畅，遵医嘱用药，静滴胰岛素控制血糖，生理盐水加短效人型胰岛素诺和灵 R，以 $0.1U/(kg \cdot h)$ 的速度静滴，静滴胰岛素期间应 1h 测 1 次血糖和尿酮体，当血糖降至 13.8mmol/L 时，将生理盐水改为 5%葡萄糖液加胰岛素（按每 2~3g 葡萄糖中加入 1U 胰岛素），持续静滴至酮体消失，改皮下注射胰岛素。

② 纠正水电解质及酸碱平衡紊乱是抢救酮症酸中毒的关键。

a. 补充血容量，快速补充生理盐水和林格液，恢复血容量。

b. 补钾，大量输液，血容量的增加及静滴胰岛素后钾离子向细胞内移均导致严重低血钾，故应注意补钾。但不必常规补碱，因为高血糖和低血容量经治疗后，酮体可重新转化为碳酸氢盐，酸中毒得以纠正。

c. 控制输液速度，根据患者的血压、心率、尿量随时调整输液速度。

③ 密切观察病情变化，详细记录生命体征，准确记录 24h 出入量，及时测血糖、尿糖、尿酮及电解质，准确抽取胰岛素量，给予半坐卧位，氧气吸入 2~4L/min。

④ 严密观察产前征兆，发现异常及时报告医师并配合处理。

⑤ 进行心理护理，尽量安排在单间，保持安静，消除患者紧张、恐惧的心理，让患者能积极配合治疗。

（2）产时护理

① 开通两路静脉通路。

② 严密观察产程进展，予心电监护，尽量缩短第二产程。

③ 产后 2h 观察患者的神志、生命体征、宫缩及阴道出血等情况，无异常则送病房休息。

（3）产后护理

① 分娩后由于胎盘的娩出，产妇对胰岛素的需要量急剧下降，需继续监测尿糖和血糖，以决定胰岛素的用量。患者产后 24h 内胰岛素用量降至原用量 1/2，第二天为产后 24h 用量的 2/3。

② 防止产后出血。腹部压沙袋 8h，密切关注宫缩及出血情况。

③ 预防感染。遵医嘱给予抗菌消炎外，密切观察体温、脉搏、血压，恶露的颜色、量及气味，观察伤口的愈合情况，保持外阴的清洁。

妊娠合并糖尿病如何预防并发症？

答：妊娠合并糖尿病的孕妇均需要控制饮食，因为空腹时极易出现饥饿感，故将全日食物量分为 4～6 次吃，临睡前必须进餐 1 次。每增加 1 个妊娠月，热能增加量控制在 15%～40%。轻度的糖尿病不需要用胰岛素治疗。只有在空腹血糖异常或妊娠前就有糖尿病或者出现其他并发症时，要及时采用胰岛素治疗。糖尿病的孕妇，每日剂量为 20～40U，首次剂量为 10U，采用 3～4 次注射法。随妊娠月份的增加，胰岛素用量也随之增加。饮食亦应少吃多餐。治疗时应在有经验的产科医师监护下按时检测血糖和尿糖。

（1）注意事项　主要有以下 6 项：①应严密监测糖尿病孕妇的血压、肝肾心功能、视网膜病变及胎儿健康情况，最好在妊娠前即已开始；②妊娠前有效控制糖尿病，胎儿最严重的畸形一般发生在孕早期 6～7 周内；③避免酮症酸中毒的发生，每日应吃主食300～400g，分 5～6 次吃，少量多餐并多次注射胰岛素；④妊娠期糖尿病应勤查血糖，及时增减胰岛素用量；⑤妊娠后合并糖尿病的孕妇应及早进行治疗；⑥密切监测胎儿大小。

（2）终止妊娠的指征　主要有以下 7 项：①孕妇糖尿病经及时治疗不能有效地控制其进展者；②同时伴重症妊娠高血压综合征、羊水过多、眼底动脉硬化及严重的肝肾功能损害者；③合并子痫及高血糖酮症酸中毒者；④合并低血糖昏迷时间较长，危及母子安全者；⑤胎儿宫内发育停滞及胎儿畸形者；⑥母体患有营养不良、动脉硬化性心脏病及恶性进展性增殖性视网膜病变者；⑦孕妇合并严重的呼吸道、皮肤、泌尿系统感染者。

该产妇身体正处于顺利康复之中，如何有针对性地做好出院前的指导？

答：（1）预防产褥期感染，除保持腹部和会阴部切口清洁外，还应注意皮肤清洁。

（2）一般情况下，鼓励母乳喂养。

（3）指导产妇定期接受产科及内科复查，对其糖尿病情况重新评价，产后应长期避孕，但最好不用药物及宫内节育器。

（4）监测血糖，遵医嘱用药，定期复诊。

（5）指导糖尿病饮食，帮助其制订自我护理计划，所有妊娠期糖尿病者产后 6～8 周应进行 OGTT 检查，产后 OGTT 试验方法和标准与非孕期相同，OGTT 异常者可能为产前漏诊的糖尿病妇女。正常者应该每年检查血糖，以便及时发现糖尿病。产后注意饮食结构合理，增加体育锻炼，保持体重在正常范围等，可以减少 2 型糖尿病的发生。

（6）出院前制订详细的指导计划，采取相应护理措施。①注意休息，劳逸结合，避免过劳，预防感冒，调整心理状态，保持心情舒畅；②遵医嘱坚持服药，合理饮食，定期复查，不可擅自减、停服药；③教会患者及家属自测血糖、尿糖以及正确注射胰岛素；④指导患者及家属识别低血糖反应及发生时采取的措施；⑤注意卫生保健，预防各种感染；⑥做好消毒隔离，室内定时通风；⑦外出时随时携带甜食和病情卡以应急需。

【护理查房总结】

对于妊娠糖尿病应早期诊断、早期进行血糖干预控制，主要包括饮食、运动及药物疗法，其中饮食控制期间应注意胎儿营养需要，但也应避免酮症酸中毒的出现，而药物治疗可选取短效或是中效胰岛素进行个体化血糖调控。同时对于妊娠糖尿病者应根据其具体情况（如孕妇、胎儿、胎盘）选取终止妊娠的最佳时机及分娩方式，例如孕妇、胎儿及血糖控制良好者可于 38～39 周终止妊娠，而对于血糖控制不满意且存在诸多并发症者在促胎儿肺成熟后应及时终止妊娠。

总之，妊娠合并糖尿病对母儿影响严重且并发症发生率较高，只有严密观察病情变化、控制血糖、早期应用胰岛素，使血糖达到正常范围；同时做好健康教育，预防感染；做好新生儿观察及护理，才能降低母婴的并发症及围生期病死率。

（刘　静　周金平）

查房笔记

病例 16 · 妊娠合并病毒性肝炎

【病历汇报】

病情　孕妇 27 岁，因"停经 9^+ 个月，皮肤黄染 20 天"入院。LMP 为 2017 年 2 月 2 日，EDC 2017 年 11 月 9 日。孕 4^+ 个月自觉胎动，活跃持续至今。孕 4^+ 个月行产前检查，基础血压 110/70mmHg，尿蛋白（一），定期产前检查，未见明显异常。于 20 天前无明显诱因出现皮肤、巩膜黄染，无食欲减退、恶心呕吐、乏力等不适，无皮肤瘙痒，于 10 月 5 日在当地医院就诊，化验结果显示肝功能异常，以"①黄疸查因：妊娠合并肝炎（乙型）；②宫内妊娠 36^+ 周，单活胎"在当地医院住院治疗。因化验结果异常，建议转上级医院继续治疗，遂于 10 月 19 日于我院急诊以"①黄疸查因：妊娠合并乙型肝炎；②ICP？急性脂肪肝？"收住院。于 10 月 19 日 21：00 行急诊剖宫产术分娩一女活婴，重 2900g。既往有乙型肝炎 7 年，无"结核"等传染病史接触史。产科检查：腹部膨隆如孕月大小，宫高 30cm，腹围 96cm，未扪及宫缩，头先露，未入盆，胎方位：头位，胎心 167 次/分。骨盆外侧量 24cm—26cm—18.5cm—9cm。未内诊。

护理体查　T 36.2℃，P 102 次/分，R 20 次/分，BP 119/80mmHg。神志清楚，查体合作，无胸闷气促，述腹部伤口疼痛可忍，双乳丰满对称，未扪及结节，腹部伤口敷料干燥，无渗血及渗液。宫底脐下 1 指，质硬，不宽。阴道恶露量不多、色暗红、无臭，肛门未排气。

辅助检查

（1）血常规　白细胞 9.52×10^9/L，中性粒细胞百分比 74.04%，淋巴细胞百分比 18.32%，血小板 234×10^9/L，红细胞 3.6×10^{12}/L，血红蛋白 114g/L。

（2）凝血功能　凝血酶原时间 19.5s，国际标准化比值（INR）

为 1.65。

（3）肝功能　白球比例 1.3，总胆红素 244.61μmol/L，直接胆红素 177.02μmol/L，间接胆红素 67.59μmol/L，谷丙转氨酶 83.80U/L，总胆汁酸 51.0μmol/L，碱性磷酸酶 262.3U/L。

（4）腹部彩超　肝实质光点增粗，胆囊炎，胆囊折叠，脾脏稍大。

入院诊断　①妊娠合并病毒性肝炎（重症乙型）；②宫内妊娠 37 周，已娩，活女婴。

主要的护理问题

（1）焦虑　与缺乏知识、担心胎儿受传染有关。

（2）疲乏　与因肝病不能胜任日常活动有关。

（3）自尊紊乱　与患病需要隔离治疗有关。

（4）知识缺乏　与缺乏有关病毒性肝炎的保健知识有关。

目前主要的治疗措施

（1）密切监测生命体征，注意阴道流血情况。

（2）护肝，预防感染，催产素促子宫复旧治疗。

（3）注意产后子宫复旧及恶露情况。

（4）切口换药拆线。

护士长提问

● **妊娠合并重症肝炎的护理措施有哪些？**

答：（1）严密观察病情　重点观察患者的生命体征、精神神志意识的变化，行为性格的改变，消化道症状是否逐渐加重，黄疸是否进一步加深，有无出血倾向，产科情况等。实施专人护理，做好生活护理，发现异常及时报告医师，配合医师采取积极有效的治疗、护理措施。

（2）心理护理　妊娠合并重症肝炎严重危害母儿生命，患者饱受疾病带来的痛苦，担心自身及腹中胎儿的安危，表现得紧张、恐惧或过度忧郁，不利于疾病的恢复。作为医务人员应给予充分的理解、支持，讲明与疾病有关的知识及治疗方法，指导患者正确对待疾病，帮助其解决实际问题，同时取得家庭与社会支持系统的配合，让患者得到亲人的关爱，保持良好的心理状态，树立战胜疾病的信心，积极配合治疗和护理。

（3）饮食护理　妊娠合并重症肝炎的患者食欲明显减弱，并有恶心呕吐、上腹胀痛等症状，提供合理的饮食可改善患者的营养状况，利于受损肝细胞的修复。饮食应以清淡、低脂、新鲜、富含维生素、易消化为主，合并肝昏迷、脑水肿者则应限制蛋白质和水钠的摄入。

（4）加强产科监护，适时终止妊娠　妊娠早期，经综合护肝等治疗后，考虑继续妊娠对母儿威胁较大，故应终止妊娠；妊娠中晚期，给予内科支持治疗，加强母儿监护，严密监测胎心、胎动情况，定期行 B 超检查及胎儿心电监护，增加产前检查次数，通过测量宫高、腹围动态地了解胎儿宫内生长发育情况，指导患者做好自我监护，进行胎动的自我监测。若经治疗病情仍继续进展，则应终止妊娠。该孕妇因母儿耐受能力较差，过度的体力消耗可加重肝脏负担，故选择 24h 内以剖宫产终止妊娠。若选择自然分娩，要注意产程进展、宫缩情况、胎心变化，防止胎死宫内，尽量缩短第二产程，减少产后出血及肝昏迷等并发症的发生。

病毒性肝炎对母儿的影响有哪些？

答：（1）对孕产妇的影响

① 妊娠期并发症增多：妊娠高血压综合征、产后出血发生率增加。肝功能损害使凝血因子产生减少致凝血功能障碍，重型肝炎常并发弥散性血管内凝血 （DIC）。

② 孕产妇病死率高：与非妊娠期相比，妊娠合并肝炎易发展为重型肝炎，以乙型、戊型多见。妊娠合并重型肝炎病死率可高达 60%。

（2）对胎儿及新生儿的影响

① 围生儿患病率及病死率高：妊娠早期患有病毒性肝炎，胎

儿畸形发生率高于正常孕妇 2 倍。肝功能异常的孕产妇流产、早产、死胎、死产和新生儿病死率明显增加，围生儿病死率高。

② 慢性病毒携带状态：妊娠期内，胎儿由于垂直传播而被肝炎病毒感染，以乙型肝炎病毒多见。围生期感染的新生儿部分转为慢性病毒携带状态，易发展为肝硬化或原发性肝癌。

妊娠合并重症肝炎的合并症有哪些？有哪些护理措施？

答：妊娠合并重症肝炎的合并症有肝性脑病、弥散性血管内凝血（DIC）、肾功能衰竭、感染。其护理措施如下。

（1）肝性脑病　肝性脑病是重症肝炎患者常见的并发症之一，分娩及手术的刺激可诱发肝昏迷。

① 注意观察患者的神志、意识、性格、定向、行为等有无异常，及早发现肝昏迷的前驱症状，如嗜睡、意识障碍、行为改变、肌张力增强、肝臭等，及早治疗。

② 注意饮食与通便。禁食或少食蛋白质食物，每日＜0.5g/kg。保持大便通畅，减少氨及毒素的吸收，出现便秘宜及时用轻泻药，酸化肠道可用白醋保留灌肠。防止脑水肿，保持呼吸道通畅。

③ 绝对卧床休息，放置床栏，防止坠床，保持病室安静。

（2）弥散性血管内凝血（DIC）　DIC 是妊娠期重症肝炎的主要死因，故应严密观察。重症肝炎的病理学基础是肝细胞大量坏死，肝脏合成凝血因子的功能下降，凝血功能障碍，易发生产时、产后大出血。

① 产前应注意观察早期出血表现，进行凝血功能检测，做好交叉配血试验、备血等工作，异常者补充凝血因子。

② 严密观察手术切口、针眼渗血情况及子宫收缩、阴道流血情况，若发生 DIC，找出出血的原因，采取止血措施，及时纠正出血现象。止血措施包括按摩子宫，注射宫缩药，迅速缝合切口，补充新鲜血，输入纤维蛋白原，应用止血药物。

③ 在凝血功能的监测下，酌情使用肝素治疗，必要时做好手术准备，同时注意生命体征及全身情况的观察。

（3）肾功能衰竭　严格限制入液量，以免增加肾脏的负荷，维持水、电解质平衡，准确记录24h出入量，避免应用损害肾脏的药物，可应用多巴胺以扩张肾血管，改善肾血流，及时监测尿常规、尿比重及肾功能。

（4）感染　肝细胞严重受损导致肝功能衰竭，机体抵抗力及免疫力下降，极易引起感染。

① 将患者安置在单人病室，严格执行消毒隔离制度，遵守无菌操作原则，接触患者前后洗手。

② 限制人员进入病室，定期通风病室，保持空气新鲜，物体表面用1∶100含氯消毒液擦拭。

③ 使用一次性医疗用品，用后焚烧处理。

④ 保持床单元整洁、干燥，保持皮肤清洁。

⑤ 肝昏迷者应定时拍背翻身，防止压力性损伤的发生，做好会阴及口腔护理，应用对肝脏损害较小的广谱抗生素控制感染。

⑥ 每日监测体温、脉搏、呼吸、血压的变化，并详细记录。

⑦ 产妇不宜哺乳，应用麦芽、芒硝等回乳，避免应用雌激素制剂回乳而加重肝脏损害。

如何护理妊娠合并病毒性肝炎的产妇？

答：（1）护理人员应向产妇详细解释不同产式（阴道产和剖宫产）的适应证和禁忌证及可能发生的意外情况，同时要尊重孕产妇及其家属的意愿。

（2）患者因患有肝炎，肝功能异于正常人，凝血功能较正常降低，所以应纠正产妇的凝血功能障碍，配好新鲜血预防术中、术后大出血。并向产妇及其家属解释清楚：手术存在一定风险，如麻醉意外、出血、感染、伤口愈合不良等，且新生儿未经过产道挤压易出现湿肺，进而发展为吸入性肺炎。

（3）产程一般需要数小时至十几小时，孕妇体力消耗大，精神紧张。应将产妇安排于隔离产房待产，并由专门的护士陪同，陪同护士应及时了解孕妇的心理状态，并指导产妇休息，减轻宫缩痛以及指导饮食、排尿等。

（4）（乙肝）产妇在分娩时可出现妊娠高血压综合征、宫缩乏力、产时出血等并发症。肝炎可引起胎儿宫内缺氧，临产后由于子宫阵缩、宫腔压力升高，可加重胎儿宫内缺氧，所以陪同护士应注意胎儿胎心变化和孕妇宫缩情况，及时向医师汇报孕妇的情况，协助医师做好新生儿抢救准备，并争取在新生儿出生 6h 内接种乙肝疫苗。

该产妇分娩后是否可以喂奶？

答：乙肝病毒（HBV）DNA 检测是传染性的直接标志，在乙肝病毒携带者母乳喂养问题上，应以 HBV DNA 检测为主要参考标准，若乳汁中 HBV DNA 检测阳性，不能母乳喂养。乳汁中 HBV DNA 阴性但血清 HBV DNA 或乙肝病毒 e 抗原（HBeAg）检测阳性的，不宜进行母乳喂养。要向产妇及其家属讲解不宜母乳喂养的原因，使其理解和配合，并教会其人工喂养的知识及技能。产妇回乳不能用增加肝脏负担的雌激素，可口服生麦芽冲剂并用芒硝外敷乳房。

妊娠合并乙肝孕妇的心理状态有哪些？

答：（1）焦虑、恐惧心理　孕妇感染乙肝以后，在宫内和分娩时都可直接垂直传播，使胎儿也受感染。加上乙肝的治疗期长，病情易反复发作，妊娠后孕妇的肝炎症状可加重，肝功能更加受损。这些都会使孕妇产生焦虑、恐惧的不良心理，担心胎儿发育畸形或感染乙肝病毒，怕药物治疗对胎儿健康不利，又怕长期住院治疗加重家庭经济负担，这种焦虑恐惧心理能产生个体生理、情感、社会和精神方面的影响。

（2）悲观、失望心理　妊娠合并乙肝并发症多，病情反复且重，甚至可发展成重症肝炎，疗效欠佳。因而对于孕妇来说妊娠是一个痛苦的过程，没有常人即将为人母的喜悦。患者常认为无药可救，自暴自弃，不配合治疗。对医护人员不信任，表现出一种冷漠、无动于衷的悲观态度。

（3）自卑、孤独心理　肝炎具有较强的传染性，需要严密消毒和隔离。在妊娠期，孕妇心理表现很矛盾，既需要家人更多的关怀照顾，又怕家人被传染，同时担心胎儿不健康，从而产生自卑和孤独感。

● **针对该孕妇的心理特点，采取的心理护理措施有哪些？**

答：（1）尊重孕妇人格，建立良好护患关系 护理人员对入院患者应热情接待，详细介绍病区环境与传染病有关制度。给患者充分的同情与关心。尊重孕妇人格和意愿，为患者保密，不可随意传播患者的生理变化和检查结果，以免给患者带来不必要的心灵伤害。取得患者的信任，也为建立良好的护患关系打下基础。

（2）进行有效沟通，加强卫生宣教 每个妊娠合并乙肝的孕妇都渴望有一个倾诉对象，从中得到理解与安慰，而此时护士便是她们最好的倾诉对象。首先，护理人员应理解孕妇表现出的种种不良情绪。要鼓励患者说出心中的焦虑和担心，耐心倾听，并利用语言技巧或者已获得良好妊娠结局的同类孕妇进行现身说法，并向她们宣教妊娠合并乙肝、慢性持续性乙肝对妊娠的影响。而且医师会根据她们的具体情况合理用药，有不少乙肝患者妊娠并顺利分娩出健康的宝宝。还应告知阻断母婴传播的各种措施，如主动免疫、被动免疫，采取正确的消毒隔离措施，采用人工喂养等。这些均可减少乙肝传染对胎儿的威胁，从而减轻和缓解恐惧和自卑的心理，使她们对妊娠分娩充满信心。

（3）积极调动孕妇的社会支持系统作用 孕妇一般都希望得到更多人的关心，应充分调动孕妇的社会支持系统的积极作用，允许住院期间有陪护。护士以美好的语言、端庄的举止服务于孕妇，建立融洽的护患关系，给予心理支持，使孕妇对护理人员感到可亲、可信、可敬，产生良好的心理状态；使孕妇很好地配合治疗，战胜疾病，对顺利分娩充满信心。

● **妊娠合并肝炎的孕妇妊娠期的护理措施有哪些？**

答：（1）入高危产前门诊进行系统的产前检查，主要是针对乙型肝炎合并妊娠的孕妇。定期检查，产科、传染科共同监护，使其积极主动配合。为防止交叉感染，应对肝炎患者提供专室就诊，检查完毕执行严格的消毒隔离制度。

（2）向孕妇及其家属讲解肝炎对母婴的影响，以及消毒隔离的重要性，积极争取患者及家属的理解，帮助孕妇消除因患传染病而产生的顾虑和自卑心理。

（3）重视 B 超和胎儿宫内检测，及早发现胎儿畸形。定期或必要时随时增加肝肾功能检查次数，并注意有无妊娠瘙痒的发生。

（4）嘱孕妇注意休息，每天保证 9h 睡眠和适当午睡，避免体力劳动，加强营养，注意补充蛋白质、B 族维生素、维生素 C、维生素 K，多食优质蛋白、新鲜水果和富含纤维的蔬菜，保持大便通畅。

（5）遵医嘱使用保肝药物，如肌苷，避免使用损害肝脏的药物。

该产妇还存在哪些护理问题？

答：（1）营养失调　与肝炎致食欲缺乏有关。

（2）潜在并发症　产后出血。

（3）有婴儿感染的危险　与分娩和产后接触母体血液、分泌物或哺乳有关。

该产妇产褥期如何护理？

答：（1）预防产后出血　观察子宫收缩及阴道流血，加强基础护理，并继续遵医嘱给予对肝脏损害较小的抗生素预防感染。同时开始评价母亲角色的获得，协助建立良好的亲子关系，提高母亲的自尊心。

（2）指导母乳喂养　新生儿在出生 12h 内注射乙型肝炎免疫球蛋白和乙型肝炎疫苗后，可接受 HBsAg 阳性母亲的哺乳。对不宜哺乳者，应教会产妇和家人人工喂养的知识和技能。

（3）新生儿免疫　我国《慢性乙型肝炎防治指南（2015 年版）》指出，HBsAg 阳性母亲的新生儿，应在出生后 24h 内尽早（最好在出生后 12h）注射 HBIG，剂量应≥100U，同时在不同部位接种重组酵母乙型肝炎疫苗。在 1 个月和 6 个月时分别接种第 2 和第 3 针乙型肝炎疫苗，可显著提高阻断母婴传播的效果。

（4）健康教育　遵医嘱继续为产妇提供保肝治疗指导，加强休息和营养，指导避孕措施，促进产后康复，必要时及时就诊。

【护理查房总结】

妊娠合并重症肝炎的病情凶险，可并发肝性脑病、DIC、肾功能衰竭、感染等并发症，导致孕产妇死亡。由于肝功能严重受损，胎盘功能明显下降，易引起胎儿宫内窘迫、死胎、早产等。因此，在护理患者过程中，必须严密观察病情变化，及早发现并发症。护理人员应充分运用扎实的理论基础和娴熟的护理技能，积极配合医师，给予及时、有效的治疗和护理，严密产科监护，降低母儿病死率。

（刘　静　周金平）

查房笔记

病例 17 · 妊娠合并贫血

🍀【病历汇报】

病情 孕妇 26 岁，因"停经 33^{+1} 周，阴道流血 1$^+$ 周，下腹胀痛 2 天"入院。孕妇既往体健，否认"肝炎""结核"等传染病史及接触史，无外伤史，无输血史，无药物过敏史，预防接种史不详，无"高血压""糖尿病""肾病"等病史。孕妇既往月经规则，3 天/30 天，量中等，色暗红，无痛经、白带无异常。EDC 2017 年 1 月 30 日，孕 1 个月出现明显的恶心呕吐、喜酸等早孕反应，孕 4 个月自觉胎动，活动持续至今。腹部随停经月份逐步增大，孕 4 个月产前检查基础血压 118/68mmHg，尿蛋白（＋），孕 6 个月行 B 超检查提示"中央型前置胎盘"。

护理体查 T 36.5℃，P 75 次/分，HR 20 次/分，BP 118/68mmHg。孕妇神志清楚，查体合作，无病容，表情自如，步态自如。产科检查：腹部膨隆，增大如孕 33 周大小，未扪及明显宫缩，胎心率 140 次/分，因前置胎盘未做阴道检查。

辅助检查

（1）实验室检查 血电解质（—）。

（2）血常规 白细胞（WBC）18.97×10^9/L，中性粒细胞百分比 93.5%，淋巴细胞百分比 5.2%，单核细胞百分比 2.3%，血红蛋白 93g/L。

入院诊断 ①完全性前置胎盘（凶险型）；②宫内妊娠 33^{+1} 周，ROA，单活胎；③瘢痕子宫；④中度贫血。

主要的护理问题

（1）有感染的危险 与长期反复阴道流血有关。

（2）有便秘的危险 与长期卧床有关。

（3）焦虑 担心胎儿宫内发育情况。

（4）疼痛 与子宫收缩有关。

目前主要的治疗措施

（1）药物治疗。利托君 100mg 加入 5％的葡萄糖（GS）500mL 中，以 60mL/h 的速度泵入，同时予以美托洛尔片 25mg 口服降心率。

（2）予以氨苄西林/舒巴坦钠每 8h 1 次预防感染，口服铁剂。

（3）卧床休息，足够营养。

（4）避免引起子宫收缩的刺激因素，如性交、便秘、腹泻、重复的阴道检查。

（5）做好心理护理。详细向孕妇及家属解释病情，解除思想顾虑。

护士长提问

什么是妊娠合并贫血？

答：妊娠期间血容量增加，而其中血浆的增加比红细胞的增加相对多，因此血液被稀释，产生生理性贫血。只有当红细胞计数低于 3.5×10^{12}/L 或血红蛋白低于 100g/L 时，才诊断为贫血。引起贫血的原因可能是脾胃虚弱、消化不良导致摄入的铁、叶酸、维生素 B_{12} 等造血物质缺乏，或因平素月经过多，或寄生虫病，或消化道的慢性失血。轻度贫血对胎儿影响不大。但重度贫血，会使胎儿生长受限，甚至引起早产或死胎。孕妇重度贫血会引起贫血性心脏病，贫血也使孕妇抵抗力降低，故在妊娠期、产时或产后易发生其他并发症，故应积极预防和治疗贫血。

妊娠合并贫血的临床表现有哪些？

答：轻度贫血多无明显症状，重者可表现为面黄、水肿、头晕、心慌、气短及食欲缺乏等，甚至可发生贫血性心脏病及心力衰竭。巨幼红细胞性贫血多出现在妊娠后期或产褥期。除上述症状外尚可有腹胀、腹泻等消化系症状。

轻度贫血对妊娠可无明显影响，严重者可引起早产或死产。分娩时易出现宫缩乏力，产后易发生乏力性子宫出血，有时较少量的出血即可引起休克或死亡；产后易感染。新生儿的血红蛋白多属正常，但因铁的储备不足，日后易发生贫血。

妊娠合并贫血如何分度？

答：妊娠合并贫血的分度见表 2-2。

表 2-2　妊娠合并贫血的分度

分度	RBC/（$\times 10^{12}$/L）	Hb/（g/L）
轻度贫血	3.5～3.0	100～80
中度贫血	3.0～2.0	80～60
重度贫血	2.0～1.0	60～30
极重度贫血	1.0	30

妊娠合并缺铁性贫血的原因有哪些？

答：引起妊娠合并缺铁性贫血的原因很多，常见的有以下几方面的原因。

（1）妊娠期需铁量增加而补充不足　胎儿发育需要大量的铁，产时失血、产生哺乳的丢失，加上孕期胃酸分泌减少，铁的吸收率降低，如补充不及时或不充分，可发生贫血。双胎妊娠也是贫血的常见原因。

（2）寄生虫病　在某些热带国家或地区，寄生虫引起的妊娠贫血非常严重；特别是孕妇患钩虫病，可因失血过多而造成严重贫血。

（3）慢性感染及患有肝肾疾病等　如泌尿系统感染，不仅影响红细胞的产生、寿命，还影响其破坏后再利用，从而抑制机体利用储备铁的能力。

（4）其他可加重缺铁的情况　有慢性失血、妊娠呕吐或慢性腹泻、铁质吸收不良、偏食等。

如何诊断妊娠合并缺铁性贫血？

答：由于妊娠期血液系统生理变化的影响及性别和地区差别，

妊娠贫血的诊断标准不同于男性和非妊娠妇女，这是国内外专家一致认同的。根据世界卫生组织的标准，妊娠贫血是指妊娠妇女外周血的血红蛋白量<110g/L 或血细胞比容<30%。

在我国内地，考虑到与国外妇女的种族差异，多年来一直沿用的是血红蛋白<100g/L，红细胞总数<3.5×10^{12}/L，或血细胞比容<30%。

近年来，随着铁代谢研究的进展以及评价铁营养状况的指标不断增加，不少学者对原妊娠贫血的诊断标准提出异议。Hb<110g/L 时，体内储铁逐渐减少；Hb≥105g/L 时，红骨髓造血供铁不受影响；而当 Hb<105g/L 时，红细胞生成已受到明显损害。故提出以 Hb<105g/L 作为妊娠贫血的参考标准较为适宜。

临床医师应详细、全面地了解病史，注意有无发生贫血的高危因素，妊娠前有无全身慢性疾病及出血史和月经过多史，有无营养不良及不良的饮食习惯，孕妇的膳食质量、经济状况、家族遗传病史、妊娠后发病情况、进食情况、急慢性出血和妊娠合并症等，依据病史和临床表现，以及外周血、骨髓象检查等各项指标，来进行贫血的种类、程度、病因的诊断。避免笼统地诊断为贫血。

此外，还应注意检查方法、取材和检验技术的可靠性。有时还需考虑其他有关因素对检查结果的影响，如急性失血或脱水造成的血红蛋白浓度的一过性改变，必要时需要重复检查，以获得准确可靠的诊断依据。

⬤ 妊娠合并缺铁性贫血对母儿的影响有哪些？

答：几年前，世界卫生组织对世界各地 500 多份研究资料分析后发现，妊娠妇女 50% 患有贫血，在发展中国家某些地区情况更为严重，贫血成了营养缺乏的标志。例如在东南亚地区，不同程度的妊娠贫血高达 75%。虽然已采取了食品强化、分发铁剂等方法，但因食品缺乏造成获得食物的不平等，营养不良和贫血的状况仍很严重。而且，近 10 多年来情况没有显著改善。严重的贫血使妊娠妇女分娩后死亡风险明显增加，一些妇女死亡的直接原因就是贫血性心脏病而导致的心搏骤停。在这些地区，许多妇女在铁储备不足的情况下开始怀孕，并在分娩后贫血尚未恢复的情况下又开始下一次妊娠，每一次妊娠都使贫血更严重，并且这些妇女也得不到必要的治疗，使情况更加严重。

世界卫生组织的资料还表明：贫血造成全世界每年50万名孕产妇死亡。因为贫血孕妇的抵抗力低下，对手术和麻醉的耐受力也差，即使只存在轻度或中度贫血，孕妇在妊娠和分娩期间的风险也会增加。一名正常孕妇在分娩时失血1000mL常可耐受，而贫血孕妇失血400～500mL或更少就有可能引起严重的并发症，甚至导致死亡。此外，由于早产、胎儿发育不良或严重妊娠合并症，使得贫血孕妇的围生儿病死率显著增加。在我国，随着经济的发展，由于城乡人民生活水平的不断提高和妇幼保健工作的加强，妊娠贫血的发病率已显著降低，尤其是重度贫血的发生显著减少，但由于地区的发展不平衡，妊娠贫血的发生率仍在20%左右。

如何治疗妊娠合并缺铁性贫血？

答：妊娠合并缺铁性贫血时，以补铁补血为主要治疗原则。

（1）补充铁质　一般口服铁剂治疗，绝大多数效果良好，而且此方法简便、安全，价格低廉。不同剂型有各自的治疗用量，但常用标准剂量为每天150～200mg。口服铁剂治疗应尽早开始，单纯缺铁性贫血经治疗2周后，血细胞比容及血红蛋白浓度升高，并继续上升，可于4～6周后逐渐恢复正常。严重贫血7～10天后网织红细胞可上升6%～8%，说明治疗有效；若3周后，仍不见网织红细胞或血红蛋白上升，应确定诊断是否正确，查明原因并予以纠正。注射铁剂疗效不一定快，主要优点在于能短期内补铁，但偶可引起致命性变态反应；肌内注射时局部疼痛明显或有恶心呕吐、头晕、腹泻时，应停止注射。治疗孕妇贫血时给予足量叶酸及其他维生素，可促进铁剂吸收。

（2）输血　除非有血容量不足的现象，或严重贫血需要手术时，一般不需要输血。严重缺铁性贫血可引起不同程度的心功能不全及病态血容量过多现象，对于此类患者，在极为小心谨慎的情况下，可采取少量多次输血的方式，速度宜慢，并应预防输血反应。

（3）产时处理　分娩时应尽量减少出血，防止产程延长、产妇疲乏及产后出血，必要时可阴道助产以缩短第二产程。对待产后出血，由于其贫血的特殊性，应当高度重视，必要时及早输血。分娩过程注意防止感染，产后可短期应用抗生素。另外，贫血极严重或有其他并发症，如心血管病变者不宜哺乳。

如何预防妊娠合并缺铁性贫血？

答：避免妊娠合并缺铁性贫血，可在妊娠期进行预防。一般从妊娠 12～16 周开始到哺乳期应补充铁剂，剂量、途径与贫血程度相关。维生素 C、稀盐酸有利于铁的吸收，应同时补充。如补铁后改善不明显可加入氨基酸，可通过增加食物中蛋白质及新鲜蔬菜的方法进行补充。注意饮食多样化，有助于各类营养物质的吸收利用。有些影响铁吸收和加剧铁消耗的因素应及时纠正，如胃肠系统疾病、慢性感染及血液丢失等。另外有一些生活的细节应当注意，如铁锅炒菜有利于铁吸收；服铁剂时禁忌饮浓茶；抗酸药物影响铁剂效果，应避免服用。

妊娠合并贫血的护理要点有哪些？

答：可以分为两个阶段来护理。

（1）妊娠期

① 加强孕期保健，纳入高危孕妇管理，定期产科检查。

② 提供与贫血相关的知识指导，指导孕期饮食。

a. 多食含铁质丰富的食物，如瘦肉、动物肝脏、蛋类及绿叶蔬菜等。

b. 食物品种多样化，纠正偏食习惯。

③ 补充铁剂的方法和观察。

a. 饭后服用。

b. 服药同时禁饮浓茶、咖啡、牛奶。

c. 用药期间每日饮水量 2000mL 左右。

d. 注意口腔及胃肠道反应和疗效。

④ 评估贫血程度，每月检查血红蛋白、红细胞等，指导其休

息与活动。血红蛋白＜60g/L 应卧床休息；血红蛋白＞80g/L 可户外活动，观察活动后有无缺氧征象。

⑤ 预防感染，注意口腔及个人卫生。

⑥ 胎儿监护。

（2）分娩及产褥期　除提供常规的产科护理外，还应根据情况进行相应的护理。

① 严密监测母儿状态，监测心功能、间歇性吸氧。

② 鼓励产妇进食高蛋白和高维生素食物。

③ 备好新鲜血和新生儿急救的物品。

④ 陪伴产妇，给予产妇精神上支持和心理上的安慰，树立信心，缓解分娩疼痛，促进产程。

⑤ 产后及时使用宫缩药预防产后出血。

⑥ 极度贫血或并发心血管疾病者不宜母乳喂养。

如何进行妊娠合并贫血的出院指导？

答：预防为主，孕期注意饮食，保持营养均衡。轻度贫血可进行饮食调节，适当服用大枣，有助于能量的摄取和铁的补充。为预防或减轻贫血，孕早期应多吃些流质或半流质食物，如猪肝汤、豆腐、水蒸蛋、蔬菜汤等，少食多餐，多吃营养丰富的食品，不能偏食、挑食。如果检查出贫血，应该及时找医师咨询治疗并定期检查。如果贫血特别严重的话，应及时去医院就诊治疗，防止并发症的发生。

【护理查房总结】

妊娠合并贫血是妊娠合并症的一种。现在妊娠合并贫血的病例越来越多。通过此次护理查房让护理人员对其病因及发病机制、处理及护理有了进一步的认识，尤其是在妊娠合并贫血并发症的预防方面，总结了宝贵经验，对指导今后的护理工作起了很好的作用。治疗妊娠合并贫血，预防是关键，同时应加强对产妇出院后的指导。

此外，还应重点做好以下工作。

（1）做好孕前宣教，指导孕妇正确饮食，不挑食。

（2）及时发现出血情况，及时处理。

（3）保持会阴干燥，防止感染。

（4）做好出院指导及母乳喂养的指导。

（刘　静　尹　坚）

查房笔记

病例 18 · 妊娠合并肾炎

【病历汇报】

病情　孕妇，孕 34^{+} 周，因 "7h 前头晕眼花" 入院治疗。既往体健，否认肝炎，结核等传染病史及接触史，无外伤史，无输血史，无药物过敏史，预防接种史不详，无高血压、糖尿病、肾病等病史。既往月经规则，3～5 天/28 天，量中等，色暗红，无痛经，白带无异常。孕早期未出现明显的恶心呕吐等早孕反应，胚胎移植后 3 周左右自测尿妊娠试验阳性，孕 4 个月自觉胎动，活动持续至今。腹部随停经月份逐步增大，孕 4 个月产前检查基础血压 134/87mmHg，孕 7 个月血压 149/92mmHg，遵医嘱口服拉贝洛尔片 50mg，每 8h 1 次。

护理体查　T 36℃，P 75 次/分，HR 20 次/分，BP 180/110mmHg。神志清楚，查体合作，表情自如，全身水肿。专科检查：腹部膨隆，增大如孕 34 周大小，未扪及明显宫缩，胎心率 140～150 次/分，消毒后检查：宫颈光滑，宫颈管未消，宫口未开。

辅助检查

（1）实验室检查　血电解质（一）。

（2）血常规　白细胞（WBC）18.97×10^{9}/L，中性粒细胞百分比 95.7%，淋巴细胞百分比 5%，单核细胞百分比 2.1%，血红蛋白 125g/L。

（3）尿常规：尿蛋白（＋＋＋）

入院诊断　① 妊娠高血压合并肾炎；② 孕 34^{+} 周，单活胎。

主要的护理问题

（1）体液过多　与慢性肾炎肾功能受损有关。

（2）焦虑　与担心自身与胎儿安危有关。

（3）有胎儿受伤的危险　与并发蛋白尿、高血压、肾功能受损或早产有关。

目前主要的治疗措施

（1）解除思想顾虑，卧床休息，有条件的情况下尽量安排单间休息，保证足够合理的营养摄入，避免引起子宫收缩的刺激因素。

（2）药物治疗 硫酸镁加入 5% GS 中以 60mL/h 的速度泵入解痉，予以肌注苯巴比妥（鲁米那）每晚 0.1g，拉贝洛尔注射液静滴降血压。

（3）予以氨苄西林/舒巴坦钠每 8h 1 次预防感染。

护士长提问

● **如何诊断及鉴别诊断妊娠合并肾炎？**

答：（1）诊断 慢性肾炎的病程一般较长，因此不同病期临床表现也有所不同，一般都有蛋白尿、血尿或管型尿。到了疾病后期则大多数有水肿、贫血、高血压和肾功能不全。如果妊娠前患过急性肾小球肾炎，妊娠前或妊娠 20 周以前出现蛋白尿、水肿等症状，就容易确诊。

（2）鉴别诊断 有些慢性肾炎孕妇没有明显症状，大多是在尿常规检查发现异常后才出现高血压、嗜睡、贫血等问题，所以应注意与下列疾病相鉴别。

① 妊娠高血压综合征：妊娠高血压综合征的患者也会出现蛋白尿、水肿等症状，但不同的是孕妇在妊娠前并无水肿及蛋白尿，一般到了妊娠 20 周以后才发病，发病时先有不同程度的水肿及高血压，而后才出现蛋白尿，而且尿蛋白的量不定，尿中一般不出现管型。该病患者血中尿酸水平增高，这点也与慢性肾炎不同。

② 原发性高血压：患有原发性高血压的孕妇，大多年龄较大，在妊娠前就已经出现高血压，早孕时即可发病。血压多大于 200/120mmHg，而没有不舒服的感觉。另一个明显的不同是高血压患

者大多没有水肿、尿蛋白及管型，肾功能也不减退。难以判断时还可以通过检查眼底动脉是否硬化来确诊。

③ 肾盂肾炎：妊娠合并肾盂肾炎也会有蛋白尿，但不同的是肾盂肾炎的尿检查以白细胞增多为主，很少见有管型，尤其是颗粒管型。尿蛋白一般不超过（＋＋），24h尿蛋白定量为 1～2g，这一点与慢性肾炎明显不同。另外，肾盂肾炎常有寒战、高热、尿频等症状，培养尿液可以发现病原菌。

慢性肾炎对母儿的影响有哪些？

答：慢性肾炎对胎儿的影响与肾炎的程度有关。如果在发病早期，孕妇只有蛋白尿，而没有高血压，血清肌酐也不超过 1.4mg/dL 时，肾炎对胎儿的影响比较小；但如果慢性肾炎病程长致使胎盘功能减退，就可影响胎儿在宫内的生长，出现生长受限甚至宫内死亡。

孕妇如有高血压、氮质潴留、肌酐大于 1.4mg/dL 时，肾功能恶化的机会就明显增高，出现流产、死胎、死产的机会也随之增多。总之，血压越高，肌酐水平越高，母婴的危险性越大。

妊娠合并肾炎的治疗措施有哪些？

答：目前对慢性肾炎没有特效治疗药物，整个妊娠期都应密切监护孕妇和胎儿，根据孕妇、胎儿的状况决定是否可以继续妊娠，并根据孕妇的血压、尿蛋白、肾功能情况、孕周、胎盘功能及胎儿状况，综合决定分娩时机及分娩方式。治疗措施如下。

（1）一般经过治疗，妊娠维持到 36 周时，可以根据病情考虑终止妊娠。此时胎儿已经成熟，分娩可使胎儿及早脱离不利的环境，同时也避免加重孕妇肾脏损害。

（2）合并妊娠高血压综合征或者血压不易控制、肾功能减退时，在胎儿月龄较小时也应考虑通过药物促使胎儿肺成熟，以便及时终止妊娠。在妊娠 33 周以后，婴儿已有存活可能，如果这时出现严重的胎盘功能减退应及时进行剖宫产，避免胎死宫内。

（3）分娩方式。因妊娠合并慢性肾炎时引起胎盘功能低下的概率增高，须提前终止妊娠，而且宫颈多不成熟，胎儿对缺氧的耐受能力差，所以应考虑剖宫产。新生儿可在孕期请新生儿科会诊评估胎儿生长发育情况，出生后因体质弱，一般须做特殊护理。

妊娠合并肾炎产妇的终止妊娠方式有哪些？应建议该产妇采取什么样的分娩方式？

答：如排除胎儿发育异常，以剖宫产较安全。患慢性肾炎的孕妇由于产时、产后可促使病情加重，导致急性肾功能衰竭而死亡。因此，应进行严密监护，其新生儿出生后，须做特别监护。产褥期不宜授乳。

适时终止妊娠：妊娠早期已有蛋白尿、高血压，肌酐值也高，建议行人工流产。如果妊娠过程中蛋白尿、高血压持续升高，肾功能恶化，为保证母亲安全，应考虑终止妊娠。对胎盘功能明显减退，出现胎儿窘迫，估计胎儿娩出已能存活，为抢救胎儿，应考虑终止妊娠。对既往有死胎、死产史，经促进胎儿肺成熟后终止妊娠，终止妊娠方式以剖宫产为宜，同时行绝育术。

鉴于该产妇已有 34 周，尿蛋白（＋＋＋），全身水肿，所以建议其促进胎肺成熟后选择剖宫产方式结束分娩。

妊娠合并肾炎的护理措施有哪些？

答：（1）根据病情决定是否妊娠，重症者不宜继续妊娠。

（2）定期产前检查及尿常规化验，肾功能监测，严密观察病情发展及胎儿生长情况。

（3）适当休息，增加营养，宜补充低蛋白、低盐饮食，给予富含必需氨基酸的高品质蛋白，补充维生素。

（4）取左侧卧位，保证胎儿营养物质的供给。

（5）严密观察体温、脉搏、呼吸、血压、尿量，并记录出入量，观察有无腹痛、阴道出血，防止胎盘早剥。

(6) 当血压升高时孕妇有自觉症状时，严防子痫发生，并做好抢救准备。

该产妇还须做什么特殊检查？

答：(1) 眼底检查　可见出血及典型符合肾炎之网膜炎，轻度慢性肾炎患者的眼底检查可呈正常。

(2) 肾活组织检查　国内已有医院在妊娠期做肾脏活组织检查，对明确诊断、了解病变程度有很大帮助。但妊娠期做此检查，各学者意见不一，主要顾虑是活检后出血不止，反而弊多利少。

(3) B超检查　可见肾脏缩小。

妊娠合并肾炎孕妇的注意事项有哪些？

答：患慢性肾炎的孕妇，孕期中要有充足的休息、睡眠，情绪稳定，注意防止风寒、感染。宜食用含优质蛋白质、丰富维生素的食物，并适当低盐。体质较弱或合并贫血者，可适当补充滋补养品。

中期妊娠，孕妇卧床休息应取左侧卧位，定期到医院检查血压，尿常规检查尤为重要。如出现血压增高，水肿严重，应及时用降压药、利尿药。合并感染时，抗生素应选用对肾脏无毒性作用的药物，如氨苄西林、头孢菌素（先锋霉素）。因慢性肾炎易致胎儿宫内生长受限或死胎，孕期应注意胎儿监护（B超了解胎儿生长发育、胎盘功能、羊水情况，也可做胎儿宫内监护，了解胎儿在宫内无缺氧发生），以便及时发现和处理胎儿宫内异常。

妊娠满28周后，最好住院观察病情变化，采取合理的治疗措施，如中西医结合治疗，可取得较好的疗效。如血压明显升高达160/100mmHg，经积极治疗不易控制，血清肌酐达到或超过265.2μmol/L，胎盘功能严重减退或发生死胎，应及时终止妊娠。

该产妇出院时责任护士应如何做出院宣教？

答：(1) 心理护理　因为还未足月，新生儿要放到恒温箱去观察病情以及治疗，作为妈妈难免会有所担心，这时家人尤其是丈夫应给予更多的理解。要保证产妇充分的休息与睡眠，要经常抚慰产妇，解除其烦恼的实际问题，使产妇保持愉快的心境。

（2）一般护理

① 外阴的清洁卫生：每日应清洁外阴；用消毒会阴垫，保持会阴部清洁，预防感染；勤洗勤换内裤，有会阴侧切者，最好取切口对侧卧位，防止阴道流出物渗湿而不利于伤口愈合。

② 注意个人卫生：每天用温热水漱口、刷牙、洗脚、擦澡，勤换内衣。

③ 产褥期饮食与营养：剖宫产肛门排气后可吃清淡易消化的食物，如面条、米粥等。以后既要肉、蛋、菜、水果搭配，又要易消化。少量多餐，每日 4～5 顿。不要过分限制盐的摄入（因产妇大量出汗），偏胖者要少吃含糖分过多的食品。

④ 性生活：产褥期不宜性交，哺乳期虽无月经，仍要坚持避孕，避孕工具最好选择阴茎套。

⑤ 产后运动：自然分娩 24h 后就可下床活动。如有会阴侧切、剖宫产等可据医师建议延迟下床时间。

⑥ 产后复查：产后 42 天应到门诊复查，复查内容包括全身检查、盆腔器官及哺乳情况等。

【护理查房总结】

妊娠合并肾炎是妊娠合并症的一种。通过此次护理查房让护理人员对其病因及发病机制、处理及护理有了进一步的认识，对指导今后的护理工作起了很好的作用。预防是关键，治疗要及时，同时加强对产妇出院后的指导。

此外，还应重点做好以下工作。

（1）做好孕前宣教，指导孕妇做好产前检查。

（2）及时发现水肿情况，及时处理。

（3）保持会阴干燥，防止感染。

（4）做好出院指导及母乳喂养的指导。

（刘　静　尹　坚）

查房笔记

病例 19 • 子宫收缩乏力

【病历汇报】

病情 孕妇28岁，因"停经9^+个月，不规则腹胀痛伴见红10^+h"入院。阴道检查：宫口开大2cm，容受100%，居中，质中，先露S−2。胎膜未破，扪及羊膜囊，未扪及条索状物及异常搏动，尾骨不翘，骶尾关节活动。骨盆外测量：23cm—26cm—19cm—9cm。入院诊断：G_2P_0宫内妊娠38^{+1}周，LOA，活胎临产。入院后考虑患者妊娠38^{+1}周，已临产，头位评分12分，可谨慎经阴道试产，孕妇近1^+天一直有不规律宫缩，且宫缩较弱，考虑"原发性宫缩乏力"，予人工破膜。13:40因宫缩弱，产程停滞予静脉滴注催产素。17:30宫口开全，18:40因胎心改变予吸引器助产娩出一活婴，Apgar评分8分。胎盘胎膜自娩完整，胎盘娩出后，因子宫收缩欠佳，有活动性阴道流血，立即予催产素、卡前列酸栓（卡孕栓）、卡前列素氨丁三醇注射液（欣母沛）等药物促进子宫收缩，同时予持续按摩子宫等处理，感子宫收缩可，阴道流血停止，累计出血量约1000mL。

护理体查 T 36.6℃，P 106次/分，R 20次/分，BP 117/79mmHg。发育正常，营养良好，腹隆软，子宫轮廓清，床前扪及不规则宫缩情况。宫高33cm，腹围100cm，胎儿估重约3500g，头先露，已入盆，胎方位LOA，胎心率140次/分。

辅助检查 血常规示白细胞（WBC）$16.88×10^9$/L，中性粒细胞（N）$16.67×10^9$/L，中性粒细胞百分比93.65%，淋巴细胞百分比8.02%，单核细胞百分比1.90%，嗜酸性粒细胞百分比0.20%，血红蛋白80g/L，其余正常。

入院诊断 ①G_2P_1，宫内妊娠38^{+1}周，LOA，活婴；②产后出血（宫缩乏力）；③原发性宫缩乏力；④失血性贫血。

主要的护理问题

（1）组织灌注量不足——体液不足 与活动性阴道出血有关。

（2）有感染的危险　与产程延长、失血性贫血有关。

（3）潜在并发症　失血性休克、DIC 等。

目前主要的治疗措施

（1）继续补液、抗感染、促子宫复旧治疗。

（2）复查血、尿常规。

（3）必要时输血治疗补充血容量、纠正贫血。

护士长提问

造成子宫收缩乏力的主要原因有哪些？从病史资料来看，初步判断该产妇是由哪种原因造成子宫收缩乏力？

答：子宫收缩乏力多由几个因素综合引起，常见的原因如下。

（1）产道与胎儿因素　临产后，当骨盆异常或胎位异常时，胎儿先露部下降受阻，胎先露不能紧贴子宫下段及宫颈内口，不能有效刺激子宫阴道神经丛引起有力的反射性子宫收缩，是导致继发性子宫收缩乏力的常见原因。

（2）子宫因素　子宫壁过度膨胀（如多胎妊娠、巨大胎儿、羊水过多等），可使子宫肌纤维过度伸展，失去正常收缩能力；多次妊娠分娩（经产妇）及子宫的急慢性炎症均可使子宫肌纤维变性、结缔组织增生影响子宫收缩；子宫发育不良、子宫畸形（如双角子宫等）、子宫肌瘤等，均能引起子宫收缩乏力。

（3）精神因素　初产妇，尤其是 35 岁以上高龄初产妇，恐惧及精神过度紧张使大脑皮质功能紊乱，睡眠减少，膀胱充盈，临产后进食不足以及过多地消耗体力，均可导致子宫收缩乏力。

（4）内分泌失调　临产后，产妇体内雌激素、催产素、前列腺素合成及释放减少，一方面使子宫平滑肌间隙连接蛋白数量减少，另一方面催产素受体量减少，综合以上各因素均可直接导致子宫收缩乏力；临产后孕激素下降缓慢，使得子宫对乙酰胆碱的敏感性降低，从而影响子宫肌兴奋阈，也是导致子宫收缩乏力的原因之一；

子宫平滑肌细胞钙离子浓度降低、肌浆蛋白轻链激酶及腺苷三磷酸（ATP）酶不足，均可影响肌细胞收缩，导致子宫收缩乏力。

（5）药物影响 临产后，不适当地使用大剂量镇静药、镇痛药及麻醉剂，如吗啡、氯丙嗪、哌替啶、巴比妥等，均可不同程度地使子宫收缩受到抑制。

（6）其他 营养不良、贫血和一些慢性疾病所致体质虚弱、临产后进食与睡眠不足、过多的体力消耗、水电解质紊乱、产妇过度疲劳、膀胱直肠充盈、前置胎盘影响先露下降均可导致子宫收缩乏力。

从病史资料来看，该产妇为初产妇，精神紧张，子宫收缩乏力与长时间不规则腹胀痛，引起产妇过度疲劳，进食与睡眠不足有关。

● **子宫收缩乏力的分类与临床表现有哪些？**

答：临床上子宫收缩乏力分为协调性和不协调性两种，根据发生时期又分为原发性和继发性。类型不同，临床表现也不同。

（1）协调性子宫收缩乏力（低张性子宫收缩乏力） 其特点为子宫收缩具有正常的节律性、对称性和极性，但收缩力弱，宫腔压力低于15mmHg，持续时间短，间歇期长且不规律，宫缩<2次/10分。当宫缩高峰时，宫体隆起不明显，用手指压宫底部肌壁仍可出现凹陷，此种宫缩乏力多属继发性宫缩乏力，可使产程延长甚至停滞。根据其在产程中出现的时间可分为以下2类。

① 原发性宫缩乏力：指产程开始即出现子宫收缩乏力，宫口不能如期扩张，胎先露部不能如期下降，产程延长。

② 继发性子宫收缩乏力：指产程开始时子宫收缩正常，在产程进行到某一阶段（多在活跃期或第二产程）时减弱，常于中骨盆与骨盆出口平面狭窄、持续性枕横位或枕后位等头盆不称时，发生继发性子宫收缩乏力。此种宫缩乏力，表现为子宫收缩力较弱，产程进展缓慢甚至停滞。

（2）不协调性子宫收缩乏力（高张性子宫收缩乏力） 多见于初产妇，其特点为子宫收缩的极性倒置，宫缩的兴奋点不是起自两侧宫角部，而是来自子宫下段的一处或多处冲动，子宫收缩波由下向上扩散，收缩波小而不规律、频率高、节律不协调；宫腔内压力达 20mmHg，宫缩时宫底部不强，而是中段或下段强，宫缩间歇期子宫壁不能完全松弛，表现为子宫收缩不协调。这种宫缩不能使宫口如期扩张，不能使胎先露部如期下降，属无效宫缩。此种宫缩乏力多属于原发性宫缩乏力，即产程一开始就出现宫缩乏力，故应与假临产鉴别。该种宫缩容易使产妇自觉宫缩强，持续腹痛、拒按、精神紧张、烦躁不安、体力消耗，产程延长或停滞，严重者出现脱水、电解质紊乱、肠胀气，尿潴留；同时因胎儿-胎盘循环障碍，可出现胎儿窘迫。产科检查：下腹部压痛，胎位触不清，胎心不规律，宫口扩张早期缓慢或停滞，潜伏期延长，胎先露部下降延缓或停滞。

● 子宫收缩乏力导致产程曲线异常有哪几种？

答：（1）潜伏期延长　从临产规律宫缩开始至宫颈口扩张 3cm 称为潜伏期。初产妇潜伏期正常约需 8h，最大时限 16h，超过 16h 称为潜伏期延长。

（2）活跃期延长　从宫颈口扩张 3cm 开始至宫颈口开全称为活跃期。初产妇活跃期正常约需 4h，最大时限 8h，超过 8h，而宫口扩张速度初产妇＜1.2cm/h，经产妇＜1.5cm/h，称为活跃期延长。

（3）活跃期停滞　进入活跃期后，宫颈口不再扩张达 2h 以上，称为活跃期停滞。

（4）第二产程延长　第二产程初产妇超过 2h，经产妇超过 1h 尚未分娩，称为第二产程延长。

（5）第二产程停滞　第二产程达 1h，胎头下降无进展，称为第二产程停滞。

（6）胎头下降延缓　活跃晚期及第二产程，胎头下降速度初产妇＜1cm/h，经产妇＜2.0cm/h，称为胎头下降延缓。

（7）胎头下降停滞　活跃期晚期胎头停留在原处不下降达 1h 以上，称为胎头下降停滞。

（8）滞产　总产程超过 24h。

以上 8 种产程进展异常，可以单独存在，也可以合并存在。

子宫收缩乏力对母儿有哪些影响？

答：（1）对产妇的影响

① 体力损耗：产程延长直接影响产妇休息及进食，同时，由于体力消耗及过度换气，可致产妇精神疲惫、全身疲乏无力、肠胀气、排尿困难等，严重者引起脱水、酸中毒、低钾血症，既可以增加手术产率，又进一步加重宫缩乏力。

② 产伤：由于第二产程延长，膀胱或尿道较长时间被压迫于胎先露部与耻骨联合之间，被压迫部位的膀胱或尿道组织缺血、缺氧、水肿、坏死脱落以致形成膀胱阴道瘘或尿道阴道瘘。

③ 产后出血：因子宫收缩乏力，影响胎盘剥离、娩出和子宫壁的血窦关闭，容易引起产后出血。

④ 产后感染：产程延长、滞产、体力消耗、多次肛查或阴道检查、胎膜早破、产后出血等均增加产后感染的机会。

（2）对胎儿、新生儿的影响　不协调性子宫收缩乏力不能使子宫壁完全放松，而致胎盘-胎儿血液循环受阻，从而使胎盘供血、供氧不足，容易发生胎儿宫内窘迫；协调性子宫收缩乏力容易造成胎头在盆腔内旋转异常，使产程延长，导致手术干预及产伤机会增多，进而可致新生儿颅内出血发病率及病死率增加；胎膜早破容易造成脐带受压或脱垂，易导致胎儿宫内窘迫、新生儿窒息或死亡。

在护理该产妇的过程中还须做哪些相关检查？

答：（1）体格检查　测量产妇的血压、脉搏、呼吸、心率，观察产妇神志、皮肤弹性等特点。

（2）产程观察

① 用手触摸孕妇腹部或用胎儿电子监护仪监测宫缩的节律性、强度及频率的变化情况。变化的特点如临床表现所述，重点在于区别是协调性还是不协调性的宫缩乏力，不难判断该产妇为协调性子宫收缩乏力。

② 了解产程进展情况，对产程延长者及时查找原因并进行相应处理。

③ 多普勒胎心听诊仪监测可及时发现心率减慢、过快或心律失常，协调性子宫收缩乏力者胎心出现变化较晚，不协调性子宫收缩乏力者胎心率出现变化较早。

（3）实验室检查　尿液检查可出现尿酮体阳性，血液生化检查，可出现钾、钠、氯及钙等电解质的改变，二氧化碳结合力可降低。

（4）进行 Bishop 宫颈成熟度评分　可以利用 Bishop 宫颈成熟度评分法，估计人工破膜加强宫缩的效果。该评分法满分为 13 分。若产妇得分≤3 分，人工破膜失败，应该改用其他方法；4～6 分的成功率约为 50％；7～9 分的成功率约为 80％；>9 分人工破膜成功率 100％。

临床上如何处理和护理子宫收缩乏力？在本病例中进行了哪些处理？

答：（1）协调性子宫收缩乏力　不论是原发性还是继发性，一旦出现协调性子宫收缩乏力，首先应寻找原因，有无头盆不称与胎位异常，了解宫颈扩张和胎先露部下降情况。若发现有头盆不称或胎位异常，估计不能经阴道分娩者，应及时行剖宫产术，若判断无头盆不称和胎位异常，估计能经阴道分娩者，则应考虑采取加强宫缩的措施。

① 第一产程

a. 改善全身情况：消除产妇对分娩的顾虑和紧张情绪，指导其休息、饮食及大小便，注意补充营养与水分。不能进食者静脉补充营养，排尿困难者应及时导尿。破膜超过 12h 以上应给予抗生素预防感染。

b. 加强子宫收缩：经过一般处理，子宫收缩力仍弱，确诊为协调性子宫收缩乏力，产程无明显进展，可选用下列方法加强宫缩：

• 人工破膜：宫口扩张≥3cm、无头盆不称、胎头已衔接而产程进展延缓者，可行人工破膜。破膜后胎头下降，直接紧贴子宫下段及宫颈，引起反射性子宫收缩，加速产程进展，效果良好；

- 催产素（oxytocin）静脉滴注：适用于协调性子宫收缩乏力、宫口扩张≥3cm、胎心良好、胎位正常、头盆相称者。
- 地西泮静脉推注：地西泮能使宫颈平滑肌松弛，软化宫颈，促进宫口扩张，适用于宫口扩张缓慢及宫颈水肿时。常用剂量为10mg，缓慢静脉推注，与缩宫素联合应用效果更佳。

经过上述处理，试产2～4h产程仍无进展，甚至出现胎儿窘迫乃至产妇体力衰竭等情况时，应立即做好剖宫产术前准备。

② 第二产程：第二产程若无头盆不称，出现子宫收缩乏力时，也应加强子宫收缩，给予催产素静脉滴注促进产程进展。若胎头双顶径已通过坐骨棘平面，则等待自然分娩，或行会阴侧切、行胎头吸引术或产钳助产；做好阴道助产和抢救新生儿的准备，密切观察胎心、宫缩与胎先露下降情况。

③ 第三产程：预防产后出血，当胎儿前肩露于阴道口时，给予催产素10～20U静脉滴注或肌内注射，使子宫收缩增强，促使胎盘剥离与娩出及子宫血窦关闭。产程长、破膜时间长，给予抗生素预防感染。

（2）不协调性子宫收缩乏力　处理原则是调节子宫收缩，恢复子宫收缩极性。医护人员要关心患者，耐心细致地向产妇解释疼痛的原因，指导产妇宫缩时做深呼吸、腹部按摩及放松，稳定其情绪，减轻疼痛。缓解其不适，通常按医嘱给予适当的镇静药如哌替啶100mg等，使产妇充分休息，醒后多能恢复为协调性子宫收缩。在子宫收缩恢复为协调性之前，严禁应用催产素。若经上述处理，不协调性宫缩未能得到纠正，或伴有胎儿窘迫征象，或伴有头盆不称，均应行剖宫产术，并做好剖宫产术和抢救新生儿的准备。若不协调性子宫收缩已被控制，但子宫收缩仍弱时，则可采用协调性子宫收缩乏力时加强子宫收缩的方法。

针对该产妇，产时予心理支持及改善产妇一般情况，及时行人工破膜、静脉滴注催产素加强宫缩，产程进展顺利，并且在产时对该产妇出现产后出血的情况有所预见，胎儿娩出后及时使用了促进子宫收缩的药物，如静脉滴注催产素、舌下含服卡前列酸栓（卡孕栓）、宫颈注射卡前列素氨丁三醇注射液（欣母沛）等处理，积极预防产后出血。同时，密切观察子宫收缩、阴道出血情况及生命体征等各项指标，针对产程长、阴道检查及阴道助产操作多，积极应用抗生素预防感染，产后鼓励产妇进食及保暖，帮助产妇在产房的观察中得到休息与恢复。

● **使用催产素应注意哪些问题？**

答：催产素是一种有效的子宫收缩药，在使用过程中需注意的问题如下。

（1）对假临产的产妇使用催产素是产科工作者常易犯的错误。因此，有学者提出宫颈必须开大至 3cm 方可使用催产素。催产素最好在宫颈扩张至 3cm 后应用，但若产程在潜伏期（宫颈扩张 1～3cm 时）已有延长趋势时也可应用，而且往往是首先考虑的治疗方法。人工破膜则在催产素无效时再予考虑，因为假临产时施行人工破膜比使用催产素的危害更大。

（2）分娩无明显机械性梗阻，如严重头盆不称及胎位异常。

（3）子宫过度膨胀者，如双胎、巨大儿、羊水过多等产妇禁用。

（4）避免应用于 5 胎以上的经产妇，或 35 岁以上初产妇，因子宫肌壁纤维组织增加，使用催产素易发生子宫破裂。

（5）避免应用于不协调子宫收缩乏力及子宫痉挛性狭窄环。

（6）子宫经较大手术如剖宫产及大肌瘤摘除术后，有较大瘢痕者禁用。

（7）胎儿有宫内窘迫表现者禁用。

（8）使用催产素时应警惕产妇对催产素极度敏感而引起的子宫强直性收缩。当含有催产素的液体一旦进入母体血液立即引起强直性子宫收缩者，说明母体对催产素极度敏感，应立即停药。

● **实际工作中如何应用催产素加强宫缩？**

答：一般将催产素 2.5U 加于 0.9％氯化钠 500mL 内，使每滴液含缩宫素 0.33mU，从 4～5 滴/分即 1～2mU/min 开始，根据宫缩强弱进行调整，调整间隔为 15～30min，每次增加 1～2mU/min 为宜，最大给药剂量通常不超过 20mU/min（60 滴/分），维持宫缩时宫腔内压力达 50～60mmHg，宫缩间隔 2～3min，持续 40～60s。对于不敏感者，可酌情增加缩宫素剂量。在应用催产素静脉滴注时，必须专人监护，随时调节剂量、浓度和滴速，以免因子宫收缩过强（持续超过 1min，间歇少于 2min）而发生子宫破裂或胎儿窘迫等严重并发症。因此，在使用催产素时最要紧的是严密观察。自出现第一阵宫缩摒除极度过敏后至调整到有效宫缩，医务人员决不可离开产妇，以后也需经常观察药物的滴速、宫缩情况、宫颈扩张及胎头下降情况，有条件时应行电子胎心监护，否则应加强胎心听诊，及时发现异常情况加以处理。

经过积极的处理，该产妇的病情趋于平稳，此期间还应对产妇做哪些护理？

答：（1）注意阴道流血量、子宫收缩情况，必要时应用宫缩药，积极防治产后出血。

（2）如有软产道损伤，应注意伤口愈合情况。

（3）注意体温、血象、子宫压痛、恶露色味，必要时使用抗生素控制产褥感染。

（4）督促产妇尽早下床活动，以促进子宫收缩，促进膀胱壁的应激性，预防产后尿潴留。避免过度劳累，产妇感到不适时立即停止活动。

（5）出生后母婴同室，指导母乳喂养，指导产妇掌握产褥期乳房护理的方法，注意新生儿病情变化。

（6）鼓励产妇进食，多食用高蛋白、高维生素、高热量的食物，多吃新鲜蔬菜及瘦肉、大枣等补血营养品，忌食辛辣刺激、生冷油腻等食物。

【护理查房总结】

产力是分娩的动力，在无其他因素作用及影响下，有效的产力能使宫口扩张、胎先露下降，产程不断进展。相反，如产妇出现子宫收缩乏力时，可导致产程延长，甚至滞产及一系列影响母儿健康的问题。通过此次讨论，对子宫收缩乏力的原因、对母婴的影响有一定的了解，同时对如何处理子宫收缩乏力，如何进行催产素静脉滴注加强宫缩有了更深刻的认识。重点要做到：积极预防子宫收缩乏力导致的产后出血，使母婴安全度过分娩；严密观察产程进展情况，针对产妇子宫收缩乏力的不同类型、不同阶段准确及时处理；使产妇在待产和分娩过程中获得支持，满足基本需要且舒适度增加。

（刘志辉　周晓阳）

查房笔记

病例 20 · 骨产道异常

【病历汇报】

病情　26 岁初产妇，因"停经 8$^+$个月，腹痛 4$^+$h"入院。一般体查无异常，心肺（一），腹隆软，宫高 28cm，腹围 100cm，胎儿估重约 3000g，产妇身高 147cm，体重 66.5kg。子宫轮廓清，无局限性压痛，床前扪及宫缩情况 20～25s/6～7min，头先露，已入盆，胎方位 LOA，胎心率 145 次/分。阴道检查：宫口开 3cm，居中，质软，先露 S－2；胎膜未破，未扪及条索状物和异常搏动，尾骨不翘，骶尾关节活动。骨盆外测量：23cm—25cm—18.5cm—8.5cm。患者及家属要求经阴道分娩，2h 产程无进展，行人工破膜羊水清亮；1h 宫缩无明显改善，静滴催产素，产程进展顺利，5h 后宫口开全，头先露，S＋2，开全后 2h，胎儿未娩出，先露达 S＋3，胎心率正常，予产钳助产，顺利分娩。产后一般情况尚可，阴道流血不多。

护理体查　T 36.7℃，P 74 次/分，R 20 次/分，BP 130/82mmHg，产妇神志清楚，查体合作，双乳不涨，有少量淡黄色乳汁分泌。会阴伤口无红肿硬结，无渗血及渗液。宫底脐下 1 指，质硬，不宽，阴道恶露量不多，色暗红，无臭。

辅助检查　血尿常规、凝血功能均正常，心电图无异常。

入院诊断　①G_1P_1，宫内妊娠 38 周，LOA，活婴；②临界性骨盆。

主要的护理问题

（1）有感染的危险　与产程延长、手术操作有关。

（2）有新生儿窒息的危险　与产道异常、产程延长有关。

（3）潜在并发症　子宫破裂、胎儿窘迫。

（4）焦虑/恐惧　与知识缺乏、产程延长、担心胎儿安危有关。

目前主要的治疗措施

(1) 抗感染，预防感染。

(2) 促子宫复旧治疗。

(3) 产后复查血尿常规。

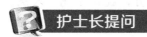 **护士长提问**

● **骨产道异常分哪几类？其相应的临床表现有哪些？**

答：(1) 骨盆入口平面狭窄　扁平骨盆最常见，以骨盆入口平面前后径狭窄为主，其形态呈横椭圆形。入口平面狭窄分为三级：Ⅰ级为临界性狭窄，骶耻外径 18cm，入口前后径 10cm；Ⅱ级为相对性狭窄，骶耻外径 16.5～17.5cm，入口前后径 8.5～9.5cm；Ⅲ级为绝对性狭窄，骶耻外径≤16.0cm，入口前后径≤8.0cm。常见有单纯扁平骨盆和佝偻性扁平骨盆两种。由于骨盆入口平面狭窄，于妊娠末期或临产后胎头衔接受阻，不能入盆。临产后前羊水囊受力不均，易致胎膜早破；或者胎头入盆不均、胎头骑跨在耻骨联合上方（即跨耻征阳性），表现为继发性宫缩乏力，潜伏期和活跃期早期延长。胎头双顶径一旦通过入口平面，可经阴道分娩。如跨耻征阳性者强行经阴道分娩可致子宫破裂。

(2) 中骨盆及骨盆出口平面狭窄　中骨盆平面狭窄分为三级：Ⅰ级为临界狭窄，坐骨棘间径 10cm，坐骨结节间径 7.5cm；Ⅱ级为相对性狭窄，坐骨棘间径 8.5～9.5cm，坐骨结节间径 6.0～7.0cm；Ⅲ级为绝对性狭窄，坐骨棘间径≤8.0cm，坐骨结节间径≤5.5cm，常见于漏斗骨盆，即骨盆入口平面各径线正常，两侧骨盆壁向内倾斜，状似漏斗。Ⅲ级狭窄的特点是中骨盆及出口平面明显狭窄，耻骨弓角度小于 90°，坐骨结节间径与出口后矢状径之和小于 15cm；临产后先露入盆不困难，但胎头下降至中骨盆和出口平面时，常不能顺利转为枕前位，形成持续性枕横位或枕后位，产程进入活跃晚期及第二产程后进展缓慢，甚至停滞。

（3）骨盆三个平面狭窄　骨盆外形属女型骨盆，但骨盆入口、中骨盆及骨盆出口平面均狭窄，每个平面径线均小于正常值 2cm 或更多，称为均小骨盆，多见于身材矮小、体型匀称的妇女。胎儿小、产力好、胎位正常者可借助胎头极度俯屈和变形，可经阴道分娩。中等大小以上的胎儿经阴道分娩则有困难。

（4）畸形骨盆　骨盆失去正常形态称畸形骨盆，包括现已罕见的骨软化症骨盆，其骨盆入口平面呈凹三角形以及骨关节病所致的偏斜骨盆。

骨产道异常对母儿的影响有哪些？

答：（1）对母体的影响

① 盆入口平面狭窄，影响胎先露部衔接，容易发生胎位异常。临产后由于胎先露在骨盆入口之上，不能入盆，下降受阻造成继发性子宫收缩乏力，产程延长或停滞；或因子宫收缩过强，出现病理性子宫缩复环，进一步发展导致子宫破裂，危及产妇生命。

② 中骨盆平面狭窄，影响胎头内旋转及俯屈，发生持续性枕横位或枕后位造成难产；胎头长时间嵌顿于产道内，压迫软组织引起局部缺血、水肿、坏死，可致生殖道瘘；由于容易发生胎膜早破，产程延长、阴道检查与手术机会增多，感染发生率高；容易发生子宫收缩乏力而导致产后出血。

（2）对胎儿及新生儿的影响

① 如上所述易发生胎位异常。胎先露不能紧贴宫颈，羊膜囊受力不均易发生胎膜早破或脐带脱垂，易发生胎儿窘迫、胎死宫内、新生儿窒息、新生儿死亡等。

② 胎头在下降过程中受阻，极度变形、受压易发生颅内出血。

③ 手术产机会增多易致新生儿产伤、感染及围生期病死率增加。

评估是否有骨产道异常的检查有哪些？

答：（1）一般检查　观察产妇的体形，步态有无跛足，有无脊柱及髋关节畸形，米氏菱形窝是否对称，有无悬垂腹等体征。身高小于 145cm 者，应警惕均小骨盆。

(2) 腹部检查

① 测量子宫底高度和腹围，估计胎儿大小。

② 胎位检查：四步触诊判断胎位是否正常。

③ 胎头跨耻征检查。

(3) 骨盆测量　包括骨盆外测量和内测量。

(4) B超检查　观察胎先露与骨盆的关系，测量胎头双顶径、胸径、腹径、股骨长度，预测胎儿体重，判断能否顺利通过骨产道。

● **胎头跨耻征检查的目的是什么？应该怎样进行此项检查？**

答：该检查的目的在于判断头盆是否相称。检查时产妇体位为排尿后仰卧，两腿伸直。检查者将手放于耻骨联合上方，将浮动的胎头向骨盆方向推压，若胎头低于耻骨联合平面表示胎头可以入盆，头盆相称，称跨耻征阴性；若胎头与耻骨联合在同一平面，表示可疑，为跨耻征可疑阳性；若胎头高于耻骨联合平面，则表示头盆明显不称，为跨耻征阳性。此项检查在初产妇预产期前两周或经产妇临产后胎头尚未入盆时有一定的临床意义。见图 2-1。

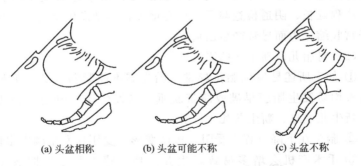

(a) 头盆相称　　　(b) 头盆可能不称　　　(c) 头盆不称

图 2-1　判断头盆相称程度

● **针对有骨盆异常的产妇，临床上是如何进行处理的？**

答：处理原则为明确狭窄骨盆的类型和程度，了解头盆是否相称及目前产程进展等情况后进行综合判断，并结合患者的具体情况选择合理的分娩方式。

(1) 一般处理 在分娩过程中，应安慰产妇，使其精神舒畅、信心倍增，保证营养及水分的摄入，必要时补液。还须注意产妇休息，要监测宫缩强弱，勤听胎心及检查胎先露部下降程度。

(2) 骨盆入口平面狭窄的处理

① 明显头盆不称（绝对性骨盆狭窄）：骶耻外径＜16cm，骨盆入口前后径＜8.5cm 者，胎头跨耻征阳性，足月活胎不能入盆，不能经阴道分娩。应在接近预产期或临产后行剖宫产结束分娩。

② 轻度头盆不称（相对性骨盆狭窄）：骶耻外径 16.5～17.5cm，骨盆入口前后径 8.5～9.5cm，胎头跨耻征可疑阳性，足月活胎体重＜3000g，胎心率正常，应在严密监护下试产。试产过程中若出现宫缩乏力，胎膜未破者可在宫口扩张 3cm 时行人工破膜，若破膜后宫缩较强，产程进展顺利，多数能经阴道分娩；可用催产素静滴加强宫缩。若试产 2～4h，胎头仍迟迟不能入盆，或伴有胎儿窘迫征象，应及时行剖宫产术结束分娩。若胎膜已破，为了减少感染，应适当缩短试产时间。

骨盆入口平面狭窄，主要为扁平骨盆的妇女，于妊娠末期或临产后，胎头矢状缝只能衔接于入口横径上。胎头侧屈使其两顶骨先后依次入盆，呈不均倾式嵌入骨盆入口，称为头盆均不均倾；若前顶骨先嵌入，矢状缝偏后，称前不均倾；若后顶骨先嵌入，矢状缝偏前，称后不均倾。当胎头双顶骨均通过骨盆入口平面时，即能较顺利地经阴道分娩。

(3) 中骨盆及骨盆出口平面狭窄的处理 在分娩过程中，胎儿在中骨盆平面完成俯屈及内旋转动作。若中骨盆平面狭窄，则胎头俯屈及内旋转受阻，易发生持续性枕横位或枕后位。产妇多表现为活跃期或第二产程延长及停滞、继发性宫缩乏力等。若宫口开全，胎头双顶径达坐骨棘水平或更低，可经阴道助产。若胎头双顶径未达坐骨棘水平，或出现胎儿窘迫征象，应行剖宫产术结束分娩。

骨盆出口平面是产道的最低部位，应于临产前对胎儿大小、头盆关系做出充分估计，决定能否经阴道分娩，不应进行试产。若发现出口横径狭窄，耻骨弓下三角空隙不能利用，胎先露部向后移，则利用出口后三角空隙娩出。临床上常用出口横径与出口后矢状径之和估计出口大小。若两者之和＞15cm时，多数可经阴道分娩；两者之和在13～15cm时，多数需用胎头吸引术或产钳术助产；两者之和小于13cm，足月胎儿一般不能经阴道分娩，应行剖宫产术结束分娩。

（4）骨盆三个平面均狭窄的处理　主要是均小骨盆。若估计胎儿不大，头盆相称，可以试产。若胎儿较大，有绝对性头盆不称，胎儿不能通过产道，应尽早行剖宫产术。

（5）畸形骨盆的处理　根据畸形骨盆的种类、狭窄程度、胎儿大小、产力等情况具体分析。若畸形严重，头盆不称明显者，应及时行剖宫产术。

● **结合该产妇，产钳助产应具备哪些指征？**

答：产钳助产不当可以导致母儿严重创伤，因此决定施术时，必须具备以下指征。

（1）宫口必须开全，阴道检查扪不到宫颈边缘，胎头双顶径平面已通过宫颈口。

（2）胎膜已破。

（3）胎头已经衔接，无明显头盆不称，即胎儿已降入骨盆腔到达盆底，在耻骨联合上方扪不到胎头；阴道检查胎头颅骨无明显重叠，其矢状缝已于骨盆出口前后径平行或接近。

（4）胎先露高位已达S＋3或以下（即胎头骨质部达坐骨棘平面以下3cm），胎头无明显变形。

（5）胎方位明确，先露部应是枕先露，或者是面先露的颏前位，或者是臀位后出头。

（6）必须是活胎。

（7）术时行双侧会阴阻滞麻醉或持续性硬膜外麻醉。

（8）术前与产妇及家属双方充分沟通，征得知情同意选择及签字后方能实施。

在产程观察过程中，应做好哪些护理工作？

答：（1）有明显头盆不称、不能经阴道分娩者，按医嘱做好剖宫产的术前准备与术中、术后护理。

（2）轻度头盆不称者在严密监护下可以试产，试产过程中一般不使用镇痛、镇静药，少肛查，禁灌肠。为试产者提供以下护理。

① 专人守护，保证良好的产力；关心产妇饮食、营养、水分、休息，必要时按医嘱补充水、电解质、维生素 C；破膜后立即听胎心，并注意密切观察胎心、羊水变化情况。

② 注意产程进展情况，护士用手放于产妇腹部或用胎儿电子监护仪监测子宫收缩及胎心率变化，发现异常时，立即停止试产，及时通知医师及早处理，预防子宫破裂。

③ 中骨盆狭窄主要影响胎头俯屈，使内旋转受阻，易发生持续性枕横位或枕后位；若宫口已开全，胎头双顶径达到坐骨棘水平或更低，可用产钳、胎头吸引器行阴道助产，并做好新生儿抢救准备；若胎头未达到坐骨棘水平，或出现胎儿窘迫征象，应做好剖宫产准备。

④ 骨盆出口狭窄者临产前应对胎儿大小、头盆关系做充分估计，及早决定分娩方式，配合医师做好各项准备工作。

在阴道试产过程中除了上述产程中的护理外，针对该产妇的护理还存在哪些不足？

答：（1）心理护理　为产妇及家属提供心理支持，做好产妇心理护理。向他们讲清楚经阴道分娩的可能性及优点，增强其自信心；认真解答产妇及家属提出的疑问，使其了解目前产程进展状况；向产妇及家属讲明产道异常对母儿的影响，使产妇及家属解除对未知的焦虑；提供最佳服务，使他们建立对医务人员的信任感，缓解恐惧，安全度过分娩期。

（2）积极预防产后出血和感染　胎儿娩出后，及时按医嘱使用宫缩药、抗生素。保持外阴清洁，胎先露长时间压迫阴道或出现血尿时，应及时留置导尿管，以防发生生殖道瘘。

（3）新生儿护理　胎头在产道压迫时间过长或经手术助产的新生儿，应按产伤处理，严密观察颅内出血或其他损伤的症状。

【护理查房总结】

产道是胎儿娩出的通道，在分娩三大因素中占重要地位，特别是骨产道的大小与形态能否适应胎儿是决定分娩顺利与否的关键。骨盆某个径线或某几个径线过短，骨盆形状异常，下肢、髋关节、脊柱病变影响骨盆发育，骨盆骨折或肿瘤以及代谢性疾病引起的骨盆病变，均可致使骨产道异常。骨产道异常，常导致骨盆与胎儿间不相称，增加胎头通过骨盆的阻力，阻碍胎儿顺利通过。如不采取预防措施及正确的处理，临产后可发生梗阻性难产，对母儿均造成严重危害。

（刘志辉　周晓阳）

查房笔记

病例 21 · 持续性枕后位

【病历汇报】

病情 孕妇 28 岁，因"停经 8$^+$ 个月，阴道流液 2$^-$h"步行入院。产妇既往月经规律，5 天/28 天，量中等，无血块，不伴痛经。LMP 2018 年 4 月 30 日，EDC 2019 年 2 月 7 日。停经 30$^+$ 天自验尿妊娠试验阳性，停经 50 天 B 超示宫内妊娠 50 多天，头臀长 1.1cm，推算预产期不变。早孕反应不明显，早孕期无毒物、宠物及放射线接触史，停经 2$^+$ 个月出现少许阴道流血，无腹痛，休息后消失，未就诊，无"感冒"用药史。停经 4$^+$ 个月出现胎动至今，孕期定期产检，示胎心、胎位、血压等均正常，无双下肢水肿，孕期无活动后胸闷、气促及心慌，无夜间阵发性呼吸困难，无头痛、眼花、皮肤瘙痒等症状。1 月 26 日 13:00 无明显诱因出现阴道流水，小便样，无腹胀痛，胎动好，要求入院待产。入院时产科检查：腹隆软，宫高 34cm，腹围 97cm，胎儿估重约 3500g，子宫轮廓清，无局限性压痛，床前未扪及宫缩，头先露，已入盆，胎心率 136 次/分。阴道检查宫口未开，容受 80%，居中，质中，先露 S−2，胎膜已破，羊水清亮，未扪及条索状物和异常搏动，尾骨不翘，骶尾关节活动。骨盆外测量：24cm—26cm—19cm—09cm。产妇于 19:00 出现规律宫缩，考虑临产。21:00 查宫口开大 2cm，先露 S−2，床旁扪及宫缩 15~20s/4~5min，强度中等。0:00 进入活跃期，2:00 查宫口开大 5cm，胎方位 LOP，先露 S−1，4:00 因产程无进展、活跃期停滞 2h 且宫缩弱，予催产素静滴加强宫缩。7:00 查看产妇，宫缩可，宫口开大 8cm，S−1，持续 1h 产程无进展，考虑活跃期停滞，头盆不称，在完善术前相关准备后立即送入手术室行新式剖宫产术。术中娩出一活婴，Apgar 评分 10 分，胎盘胎膜自娩完整，手术顺利，麻醉满意，术中子宫生命体征平稳，术中出血 200mL，术后安返病房。产妇既往体健，否认高血压、糖尿病及传染病史，家族史中无特殊病史。

护理体查　　T 37.2℃，P 80 次/分，R 20 次/分，BP 135/82mmHg。产妇身高 156cm，体重 68kg，神志清楚，查体合作，心肺正常，面色红润。双乳不胀，有少量淡黄色乳汁分泌。腹部伤口敷料干燥，无渗血及渗液。宫底脐下 1 指，质硬，不宽。阴道少许恶露，暗红色，无异味，肛门未排气。

辅助检查

（1）尿液分析　尿蛋白（－），酮体（－）。

（2）凝血常规、血常规均正常。

（3）心电图正常。

入院诊断　　①G_2P_1宫内妊娠 38^{+4} 周，LOP，活婴；②胎膜早破；③持续性枕后位（头盆不称）；④脐带异常绕颈 1 周。

主要的护理问题

（1）有新生儿窒息的危险　与头盆不称有关。

（2）有感染的危险　与产程延长有关。

目前主要的治疗措施

（1）观察生命体征、子宫复旧及阴道恶露情况。

（2）补液、抗感染、促子宫复旧。

护士长提问

● 什么是胎位、胎位异常？有几种类型？

答：胎儿先露部指示点与母体骨盆的关系称胎位。正常的胎位应为胎体纵轴与母体纵轴平行，胎头在骨盆入口处并俯屈，颏部贴近胸壁，脊柱略前弯，四肢屈曲交叉于胸腹前，整个胎体呈椭圆形，称枕前位；除此之外，其余的胎位均为异常胎位。在妊娠中期，胎位可异常，以后多会自动转为枕前位，如在妊娠后期仍为异常胎位，则称为胎位异常，亦称"胎位不正"。常见的胎位异常包括持续性枕后位、枕横位、面先露、臀先露、肩先露等。以臀位多见，而横位对母婴危害最大。由于胎位异常将给分娩带来不同程度的困难和危险，故早期纠正胎位，对难产的预防有着重要的意义。

● **什么是持续性枕后位？其主要的病因有哪些？**

答：在分娩过程中，胎头枕部持续位于母体骨盆后方，于分娩后期仍然不能向前旋转，致使分娩发生困难者，称为持续性枕后位。

发生持续性枕后位的原因，虽然还不十分清楚，但就产道、胎儿、产力三大因素的相互关系看，持续性枕后位的形成，绝非单纯由某个因素决定的，常是多种因素相互影响、相互制约的结果。主要的影响因素有下列几个方面。

（1）骨盆形态及大小异常是发生枕后位的重要原因，特别是男型及猿型骨盆，骨盆入口面前半部窄后半部宽，胎头较宽的枕部，容易取枕后位入盆；中骨盆又狭窄，使以枕后位入盆的胎头难以进行内旋转。

（2）头盆不称妨碍胎头下降及内旋转，而呈持续性枕后位。

（3）胎头俯屈不良使胎头通过产道径线增大，往往造成胎头通过骨盆的径线与骨盆大小不称，使胎头的内旋转及下降均发生困难，以致胎头持续于枕后位。枕前位分娩时，胎头俯屈良好，以枕下前囟径（9.5cm）通过产道；枕后位胎头俯屈不良甚至不俯屈，可能以枕额径（11.3cm）通过产道，胎头径线增加 1.8cm。若胎头以枕直后位到达骨盆底，胎头不但不俯屈，还略带仰伸，Greenhill 称为鹅颈（gooseneck），意思是形容低直后位时胎头仰伸，前囟先露，此种情况胎头径线的增加＞1.8cm。因此胎头通过产道所受到的阻力就比枕前位所受到的阻力大得多，这样既不利于胎头衔接与旋转，也不利于胎头下降。

（4）持续性枕后位与宫缩乏力形成因果关系，胎头内旋转及下降均需子宫收缩力来完成，如果产力不足则难以促使胎头旋转。反过来，持续性枕后位使胎头下降受阻，也容易导致宫缩乏力。

（5）其他因素，如前壁胎盘、膀胱充盈、子宫下段宫颈肌瘤均可影响胎头内旋转，形成持续性枕后位。

持续性枕后位的诊断要点包括哪些？该产妇具备枕后位的哪些特点？

答：争取于产程早期发现枕后位，这样才能及时处理，避免产程延长。

（1）临床表现　临产后胎头衔接较晚及俯屈不良，由于胎先露部不易紧贴子宫下段及宫颈内口，常导致协调性子宫收缩乏力及宫口扩张缓慢。枕后位时因枕骨持续位于骨盆后方压迫直肠，产妇自觉肛门坠胀及排便感，致使宫口尚未开全时过早使用腹压，容易导致宫颈前唇水肿和产妇疲劳，影响产程进展。持续性枕后位常致活跃期晚期及第二产程延长。若在阴道口虽已见到胎发，历经多次宫缩时屏气却不见胎头继续顺利下降时，应想到可能是持续性枕后位。

（2）腹部检查　在宫底部触及胎臀，胎背偏向母体后方，在对侧明显触及胎儿肢体。若胎头已衔接，有时可在胎儿肢体侧耻骨联合上方扪到胎儿颏部。胎心在脐下一侧偏外方听得最响亮，枕后位时因胎背伸直，前胸贴近母体腹壁，胎心在胎儿肢体侧的胎胸部位也能听到。

（3）肛门检查或阴道检查　当肛查宫口部分扩张或开全时，若为枕后位，感到盆腔后部空虚，查明胎头矢状缝位于骨盆斜径上，前囟在骨盆右前方，后囟在左后方，为枕左后位，反之为枕右后位。当出现胎头水肿、颅骨重叠、囟门触及不清时，需行阴道检查借助胎儿耳郭及耳屏位置及方向判定胎位，若耳郭朝向骨盆后方，诊断为枕后位。

（4）B超检查　根据胎头颜面及枕部位置，能准确探清胎头位置。

活跃期延缓、停滞伴胎头下降延缓以及协调性子宫收缩乏力是该产妇枕后位的显著特点。其次在宫口开大 3cm 时，行阴道检查确定胎方位为 LOP，产妇自诉肛门坠胀，有下坠感。

产程图中存在哪些异常情况提示有头盆不称？该产妇的产程图提示什么问题？

答：分娩时注意宫颈扩张曲线与胎头下降曲线的相关性，活跃期延长伴有胎头下降延缓提示有头盆不称，应行阴道检查确诊，及时处理。

该产妇胎头被阻于骨盆入口，表现为活跃期早期宫口扩张 3～5cm 时宫颈扩张延缓；活跃晚期宫颈扩张阻滞，宫口开大至 8～9cm 时扩张停滞时间较长，表现为减速期延长，不易开全；而胎头下降延缓贯穿整个活跃期。从产程图上可以提示异常情况，而充分的试产与阴道检查是确诊枕后位的必要手段。

● **怀疑持续性枕后位的产妇询问病史时应注意哪些方面？**

答：（1）产妇有无排便感，观察临产后产妇腹形，有无尖腹或悬垂腹。

（2）观察宫缩情况和产程进展情况，特别是进入活跃期的胎头下降情况。

（3）注意产程图有无异常。

（4）产妇既往有无难产史或其他特殊情况，有无手术史等。

● **持续性枕后位的分娩机制及分娩方式是怎样的？**

答：在无头盆不称的情况下，多数枕后位在强有力的宫缩作用下，可使胎头枕部向前旋转 135° 成为枕前位娩出。在分娩过程中，少数枕后位不能进行正常的内旋转，有以下 3 种情况。

（1）胎头在骨盆各个平面持续位于枕右后位或枕左后位，如果胎先露停留在 S+2 或 S+2 以上不再下降，则经阴道分娩可能性小，多须剖宫产结束分娩。有时，胎头可以枕右后位或枕左后位下降至盆底，若不能转正，估计阴道助产有困难，应行剖宫产。

（2）枕左（右）后位胎头向后旋转 45°，使矢状缝与骨盆前后径一致，以低直后位下降到盆底，枕骨在骶骨前，前囟在耻骨弓下，胎头俯屈较好，以前囟为支点，使顶部、枕部自会阴前缘娩出，继而胎头仰伸，额、鼻、口、颏相继由耻骨联合下娩出。此种方式见于产力强、胎儿小、骨盆大的产妇，可以经阴道分娩。如果胎头俯屈不良，胎儿的额部先露出于耻骨联合下方，逐渐娩出鼻根部，以鼻根部为支点胎头俯屈，娩出前囟、头顶及枕部，胎头再仰伸，继续娩出鼻、口、颏，最后胎头全部娩出。这种分娩方式较前者困难，需用产钳或胎头吸引器助产。

（3）胎头向前旋转 45°，到达盆底，形成胎头低横位，以持续性枕横位分娩。

持续性枕后位对产程及母儿有哪些影响？

答：（1）对产程的影响　持续性枕后位容易导致第二产程胎头下降延缓及胎头下降停滞，若未及时处理会导致第二产程延长，甚至滞产。

（2）对母体的影响　容易导致继发性宫缩乏力及产程延长。若产道受压过久，因膀胱麻痹可致尿潴留，甚至发生生殖道瘘；阴道助产可增加产道裂伤、产后出血及产褥感染机会。

（3）对胎儿的影响　由于产程延长及手术助产机会增多，易致胎儿窘迫、新生儿窒息及产伤等，使围生期病死率增高。

该如何处理分娩期持续性枕后位？

答：若骨盆无异常、胎儿不大，可试产。试产时严密观察产程，注意胎头下降、宫口扩张程度、宫缩强弱及胎心有无改变。

（1）第一产程　潜伏期需保证产妇充分营养与休息。若有情绪紧张、睡眠不好可给予哌替啶或地西泮。让产妇向胎腹的方向侧卧，以利于胎头枕部转向前方。若宫缩欠佳，应尽早静脉滴注催产素。活跃期宫口开大 3～4cm 产程停滞除外头盆不称可行人工破膜，使胎头下降，压迫宫颈，增强宫缩，推动胎头内旋转。若产力欠佳，可静滴催产素。若宫口开大>1cm/h，伴胎先露部下降，多能经阴道分娩。在试产过程中，如出现胎儿窘迫现象，应行剖宫产术结束分娩。若经上述处理效果不佳，每小时宫口开大小于 1cm 或无进展时，则应剖宫产结束分娩。宫口开全之前，嘱产妇不要过早屏气用力，以免引起宫颈前唇水肿，影响产程进展。

（2）第二产程　若第二产程进展缓慢，初产妇已近 2h，经产妇已近 1h，应行阴道检查。当胎头双顶径已达坐骨棘平面或更低时，可行徒手将胎头枕部转向前方，使矢状缝与骨盆出口前后径一致，或经阴道分娩，或阴道助产（低位产钳或胎头吸引术）。若转成枕前位困难，也可向后转成正枕后位，再以产钳助产。若以枕后位娩出时，需做较大的会阴后侧切开，以免造成会阴裂伤。若胎头位置较高，疑有头盆不称，需行剖宫产术。若中位，禁止使用产钳。

（3）第三产程　因产程延长，容易发生产后宫缩乏力，胎盘娩出后应立即静脉注射或肌内注射子宫收缩药，以防发生产后出血。有软产道裂伤者，应及时修补。做好新生儿复苏抢救准备，新生儿应重点监护。凡行手术助产及有软产道裂伤者，产后应给予抗生素预防感染。

在产程过程中如何指导该产妇通过母体体位与运动纠正枕后位？

答：不同的母体体位和运动能够改变重力的优势作用和骨盆径线，同时对子宫和骨盆关节形成多种不同的压力，胎儿方位会因这些力量的变化而发生改变。具体体位和运动如下。

（1）身体向前倾屈位，有助于胎儿重新置位。包括：a. 开放式膝胸卧位，双肩放在同伴颈部；b. 分娩球跪位；c. 手膝位；d. 跪着趴在床背上；e. 同伴支持下跪位；f. 同伴支持下床上跪位；g. 站着趴在床上；h. 站着斜靠在同伴身上；i. 坐便器上倾屈坐位；j. 跨坐在椅子上。

（2）侧卧位矫正胎头位置异常。当胎儿位于枕后位时：a. 侧卧位的产妇应该面向胎枕侧躺，胎背"指向床面"；b. 侧俯卧位的产妇应该面向胎枕对侧躺，胎背"朝向天花板"；c. 侧卧位弓箭步时，为了促进产妇髋关节屈曲和外展，在产妇的一只脚上稳固地向着产妇头部方向施压。

（3）不对称体位和运动，可以增大该腿同侧的骨盆空间，轻微地改变骨盆内部形状，为胎儿的旋转提供更大的空间。如站位抬高一条腿、不对称跪位、同伴支持下不对称跪位、站位弓箭步、跪位弓箭步。

（4）当出现无法控制的过早用力时，可变换产妇体位为手膝位、侧俯卧位或开放式膝胸卧位，可以利用重力使胎头远离宫颈，减轻胎头对阴道后壁的压力。

持续性枕后位产妇产后检查内容主要有哪些？该产妇出院后有哪些注意事项？

答：（1）产后检查

① 产妇：检查软产道和骨盆有无损伤，及时处理产伤，注意宫缩及阴道流血情况，防止产后出血；注意体温及恶露的量、颜色情况，应用抗生素预防产褥期感染，注意手术切口愈合情况。

② 新生儿：手术助产时易致新生儿产伤，如锁骨骨折及臂丛神经损伤；宫内缺氧易致新生儿窒息，应加强对新生儿的观察与护理。

（2）出院注意事项

① 产褥期注意休息，加强营养，指导母乳喂养。

② 胎儿在分娩中受到产道的挤压较多，脑组织受到不同程度的损伤，应给产妇及家属解释新生儿的生理性黄疸、智力发育等问题，指导早期教育。

③ 产后 42 天复查。

在阴道试产过程中还应对该产妇做哪些护理？

答：（1）鼓励产妇进食，保持待产妇良好的营养状况，保持良好的产力，按医嘱必要时给予补液，维持水电解质平衡；指导产妇采取合适的体位，以帮助产妇矫正胎位异常，嘱其不要过早屏气用力，以防宫颈水肿及疲乏。

（2）密切观察胎心率的变化，胎先露高或衔接不良者注意防止脐带脱垂。定时观察羊水形状、颜色等。嘱产妇保持会阴部的清洁，防止上行感染，严密观察产妇的生命体征，监测白细胞，了解是否存在感染，按医嘱于胎膜破裂后 12h 给予抗生素预防感染。

（3）协助医师做好阴道助产、剖宫产及抢救新生儿的准备。

（4）心理护理。针对产妇及家属的疑问、焦虑与恐惧，护士在执行医嘱及提供护理照顾时，应给予充分解释，消除产妇与家属的紧张状态，并将产妇及胎儿的状况及时告诉产妇及家属。为待产妇提供分娩过程中增加舒适感的措施，如松弛身心、抚摸腹部等持续的关照。鼓励产妇更好地配合医护人员，以增强其对分娩的自信心，安全度过分娩。

【护理查房总结】

　　近年来，由于产科技术水平不断提高，已能及时处理持续性枕后位，母儿预后也有明显改善。与正常分娩相比，持续性枕后位对母儿的危害性仍然较高，如不能及时发现和正确处理，可危及孕产妇、围生儿的健康及生命。通过此次护理查房，让护理人员对持续性枕后位的病因、分娩机制、对产程及母儿的影响等有了进一步的认识，尤其在如何争取早期诊断、及时处理、决定分娩方式方面总结了宝贵的经验。在今后的工作中重点做好以下几点。

　　（1）产科医师及助产士要耐心仔细观察产程进展，尽早发现产妇难产的征兆，进行及时准确的处理，尽量帮助产妇顺利经阴道分娩，从而降低产妇的剖宫产率以及围生期产妇及胎儿的并发症。

　　（2）指导产妇利用母体体位和运动纠正枕后位，这些方法简单易行，对产妇没有任何伤害，可明显提高经阴道分娩的概率，降低产妇的剖宫产率，减少花费，有积极作用。

　　（3）加强阴道助产技术，提高经阴道分娩率。

（刘志辉　周晓阳）

查房笔记

病例 22 • 脐带脱垂

【病历汇报】

病情 孕妇 27 岁，因"停经 9^+ 个月，LOA"入院。产妇既往月经规律，停经 45 天行妇科 B 超提示宫内妊娠。腹部随孕周增加而增大，孕期定期检查无异常。无腹痛，无阴道出血及异常阴道排液，门诊以"G_1P_0，宫内妊娠 39 周，LOA，待产"收入住院。

该产妇入院后次日 19:30 入产房待产，宫缩 30s/3~4min，强度中等，胎心 136 次/分，规则。消毒后行阴道检查：宫口开大 5cm，居中，质软，先露 S-2，胎膜未破，可扪及明显羊膜囊，未扪及条索状物和异常搏动。20:30 产妇无明显诱因出现胎膜自破，羊水清亮，听诊胎心 80 次/分，立即行阴道检查，于宫颈口触及条索状物及异常搏动，宫口近开全，胎头衔接不良，枕左后位，先露 S-1，考虑"脐带脱垂"，予立即还纳，取臀高卧位、吸氧、上推胎头，用手将脐带顺胎头一侧向上推，完善术前准备，急诊行剖宫产术。

护理体查 身高 160cm，体重 71kg，宫高 33cm，腹围 95cm，胎心 140 次/分，不规则宫缩，宫口未开，胎头 S-2，胎膜未破，宫颈容受 80%，胎儿估重约 3400g，骨盆内、外测量无异常。

辅助检查 各项常规检查均正常，B 超示头位正常，胎儿监护正常。

入院诊断 ①脐带脱垂；②G_1P_1，宫内妊娠 39^{+1} 周，LOP，活婴。

主要的护理问题

(1) 有胎儿受伤的危险 与胎儿缺氧有关。

(2) 有感染的危险 与脐带脱垂有关。

（3）恐惧　与担心胎儿的安危有关。

目前主要的治疗措施

（1）立即完善术前相关准备，急诊行子宫下段新式剖宫产术。

（2）术后予抗炎、促子宫复旧等对症治疗。

（3）复查血常规。

护士长提问

● **什么是脐带先露、脐带脱垂？**

答：胎膜未破时脐带位于胎先露部前方或一侧，称为脐带先露。脐带先露实际上是轻度的脐带脱垂，也称为隐性脐带脱垂。若胎膜已破，脐带进一步脱出于胎先露的下方，经宫颈进入阴道内，甚至经阴道显露于外阴部，称为脐带脱垂。

● **脐带脱垂的病因有哪些？该产妇主要存在哪些方面的病因？**

答：脐带脱垂易发生在胎先露部不能衔接时，其病因如下。

（1）胎头入盆困难，如骨盆狭窄、头盆不称等。

（2）胎位异常，如臀先露、肩先露、枕后位、额位等。

（3）脐带过长。

（4）羊水过多。

该产妇破膜后术中羊水仍有 500mL，可考虑羊水较多；宫口近开全先露仍在 S−1，破膜后抬头高浮，且胎位为枕左后位，胎头衔接不良，有脐带脱垂的诱因存在。

● **若发生脐带脱垂，对母儿可造成哪些方面的影响？**

答：（1）对胎儿的影响

① 胎先露部尚未衔接、胎膜未破时，脐带先露可在宫缩时因胎先露下降，脐带一过性受压导致胎心率异常。

② 胎先露部已衔接、胎膜已破者，脐带受压于胎先露部与骨盆之间，引起胎儿缺氧，甚至胎心完全消失，以头先露最严重，肩先露最轻。

③ 若脐带血循环阻断超过 7~8min，则胎死宫内。

（2）对产妇的影响　增加剖宫产手术率。

如何诊断及预防脐带脱垂？

答：有脐带脱垂病因存在时，应警惕有无脐带脱垂。若胎膜未破，于胎动、宫缩后胎心率突然变慢，改变体位、上推先露及抬高臀部后迅速恢复者，应考虑有脐带隐性脱垂的可能，临产后应行胎心监护。监护手段可根据条件而定，包括胎儿监护仪、超声多普勒或听诊器监测胎心率以及行胎儿生物物理监测。B 型超声检查判定脐带位置，脐血流图及彩色多普勒等均有助于诊断。胎膜已破者一旦胎心率出现异常，应行阴道检查，了解有无脐带脱垂和脐带血管有无搏动。在胎先露部旁或胎先露部下方以及在阴道内触及脐带者，或脐带脱出于外阴者，即可确诊。检查时应动作轻柔迅速，以免延误处理时间及加重脐血管受压。

预防脐带脱垂的方法如下。

（1）加强孕期护理，定期产前检查，加强产前宣教，增强孕产妇自我保健意识，预防感染，避免重体力劳动、性交、外伤，防止胎膜早破、早产，可减少脐带脱垂的发生率和新生儿病死率。

（2）对临产后胎先露部未入盆者或胎位异常者，应卧床休息，尽量不做或少做肛查或阴道检查，行检查时动作要轻柔。

（3）适时纠正异常胎位，无法纠正者或有高危因素者提前住院待产，放宽剖宫产指征。

（4）一旦自然破膜嘱孕妇立即平卧垫高臀部乘车入院。

（5）对孕 34 周后全部孕妇常规胎心监护、B 超及彩色脐血流检查，以便及早发现脐先露，并及早住院。

（6）减少产科不必要的干预，如人工破膜、手转胎位等，如确实有需要，要注意操作的规范性，动作应轻柔，并密切监测胎心率。

在人工破膜时应注意什么问题？

答：人工破膜是一种促进产程进展很有效的手段，但产科工作者往往顾虑有引发脐带脱垂的危险，为避免脐带脱垂的发生，应注意以下问题。

（1）掌握人工破膜的指征。

（2）破膜前尽可能摒除脐带先露的存在　阴道检查时胎头前方或侧方未扪及有搏动的脐带，B超检查未发现胎儿颈部或胎头旁有可疑脐带的影像，均能存在脐带先露。

（3）破膜应在预计宫缩即将开始时进行　破膜后立即出现的宫缩可促使胎头下降，有时数阵宫缩后胎头即衔接。

（4）高位破膜　破膜后术者应将手留置在阴道内等候一两阵宫缩，一方面控制羊水流出的速度，尽可能使之缓缓流出；另一方面应确定有无脐带脱垂。万一发生脐带脱垂，亦可紧急处理。人工破膜即使遇到脐带脱垂也只是揭露了这个隐藏的矛盾，而不是制造这个矛盾。这类产妇多已先有脐带先露，若不是在人工破膜而是在自然破膜时发生，诊断将被推迟，对胎儿反而更不利。

● 发现脐带脱垂或者脐带先露，如何进行紧急处理？

答：（1）脐带脱垂　一旦发现脐带先露或脱垂、胎心尚好、胎儿存活者，应争取尽快娩出胎儿。

① 宫口开全，胎头已入盆，应立即行产钳术或胎吸引术；臀先露应行臀牵引术；肩先露时，可行内倒转技术及臀牵引术协助分娩。后两者对经产妇较易实施。有困难者或初产妇，应行剖宫产术。

② 若宫颈未开全，应立即行剖宫产术。在准备期间，产妇应采取头低臀高位，必要时用手将胎先露部推向骨盆入口以上，以减轻脐带受压。术者的手保持在阴道内，使胎先露部不能再下降，避免脐带受压，脐带则应消毒后还纳于阴道内。

③ 若宫口未开全又无立即行剖宫产术条件的产妇，可试用脐带还纳术，但施术困难，成功率不高，已少用。

（2）脐带先露　经产妇、胎膜未破，宫缩良好者，取头低臀高位，密切观察胎心率，等待胎头衔接，宫口逐渐扩张、胎心仍保持良好者，可经阴道分娩。初产妇，或为不完全臀先露或肩先露者，均应行剖宫产术。

（3）在以上处理的基础上，均应做好抢救新生儿窒息的准备工作。

（4）若胎儿已死亡，则等待自然分娩，必要时行毁胎术。

● **针对该产妇的护理还存在哪些不足？**

答：（1）心理护理不到位　因脐带脱垂发生突然，情况危急，孕妇毫无心理准备，担心胎儿安危以及对手术的恐惧，护理人员应给予心理支持和安慰，消除其恐惧心理，使其积极配合处理，并能正确对待胎儿发生的意外。人力允许情况下安排一名护理人员陪伴。

（2）产程过程中的观察与指导不到位　应严密监测有脐带脱垂高危因素（如合并羊水过多、胎位异常、胎头高浮、双胎妊娠）的产妇。指导产妇多卧床休息，防止胎膜早破。产程中，严密观察宫口开大及先露下降情况，多次监测胎心声，胎心率异常者，立刻行阴道检查，并同时给予低流量吸氧。告知孕妇如自觉阴道流水及有条状物脱出时，要及时通知医护人员。

● **【护理查房总结】**

脐带脱垂是危及胎儿生命最严重的急症，有脐带脱垂危险因素存在时，应警惕脐带脱垂的发生。通过病例讨论护理人员已经了解与掌握了脐带脱垂的高危因素、紧急处理方法以及如何预防脐带脱垂等。与此同时，要加强针对脐带脱垂应急处理的培训，包括第一时间识别脐带脱垂、相应的报告与处理流程，产房紧急剖宫产术等。

（刘志辉　周晓阳）

病例 23 · 软产道损伤（阴道壁血肿）

🌸【病历汇报】

病情 孕妇 24 岁，主诉因"停经 8^+ 个月，阴道见红 4^+ h"
于 2018 年 6 月 26 日 10:00 入院。神志清楚，查体合作，自动体位，
黏膜、巩膜无出血点，心肺听诊无异常，双下肢水肿（十）。产科
检查：宫高 31cm，腹围 90cm，胎儿估重约 3000g，子宫轮廓清，
无局限性压痛，床旁未扪及宫缩，头先露，已入盆，胎方位 LOA，
胎心率 142 次/分。阴道检查：宫口未开，容受 90%，居后，质
软，先露 S－2，胎膜未破，未扪及条索状物和异常搏动，尾骨不
翘，骶尾关节活动。骨盆外测量均正常。产妇于 6 月 26 日 19:00
入产房待产，宫缩 30s/2～3min，宫口开大 2cm，21:20 宫口开全，
21:42 因会阴弹性差行左侧会阴侧切术，娩出一足月女婴，Apgar
评 10 分，体重 3100g，胎盘、胎膜自娩完整，检查软产道，宫颈
无裂伤，右侧阴道壁裂伤长约 4cm，左侧切口无延伸。予肠线缝合
裂伤口，侧切口逐层缝合，手术顺利。23:00 产妇诉肛门坠痛及排
便感，观察产妇面色苍白，BP 120/80mmHg，心率 102 次/分，按
压子宫收缩好，阴道流血少，暗红色，阴道检查发现右侧阴道壁裂
伤处向上有一约 6cm×4cm×3cm 大小囊性肿物，有压痛。考虑为
"阴道壁血肿"，予快速输液，拆除缝线，探查血肿深达侧穹隆，纵
行切开，清除积血块，缝扎活动性出血点，缝合血肿腔，查无出
血，阴道右侧壁软，未扪及波动感，肛查（一），阴道内填塞纱条
压迫，留置导尿管，术毕。术中情况顺利，产妇配合，术后排便感
消失，血压平稳，子宫收缩好，失血 800mL，输液 1500mL，予输
同型浓缩红细胞 1.5U 纠正贫血、抗生素抗感染，术后安返病房。

护理体查 T 36.8℃，P 76 次/分，R 20 次/分，BP 110/
70mmHg。神志清楚，查体合作，呈贫血貌，面色及眼睑、口唇
黏膜稍苍白，无发绀。双乳不胀，有少量淡黄色乳汁分泌。会阴伤

口愈合良好，无红肿硬结，无渗血及渗液，肛查无异常。宫底脐下1指，质硬，不宽。阴道恶露量不多，色暗红，无臭。

辅助检查

（1）入院　WBC 10.8×10^9/L，Hb 122g/L，RBC 4.6×10^{12}/L。凝血四项均正常。乙肝五项均（一）。彩超示"胎头双顶径91mm，羊水量正常，评分8分"。

（2）术后　WBC 13.97×10^9，血红蛋白93g/L。

入院诊断

①$G_2 P_1$，宫内妊娠38^{+2}周，LOA，活婴；②阴道壁血肿；③失血性贫血。

主要的护理问题

（1）组织灌注量的改变（体液不足）　与阴道壁血肿有关。

（2）有感染的危险　与失血后抵抗力降低及手术操作有关。

（3）焦虑　与发生血肿的产妇担心自己的生命安危引发忧虑、害怕有关。

（4）潜在并发症　失血性休克。

目前主要的治疗措施

（1）继续补液、抗感染、促子宫复旧治疗。

（2）复查血常规、尿常规。

（3）必要时输血治疗，补充血容量、纠正贫血。

（4）严密监测血肿转化及伤口愈合情况。

护士长提问

产道血肿形成的主要原因有哪些？导致该产妇形成产道血肿的主要原因是什么？

答：产道血肿是由于血管损伤或断裂而皮肤、黏膜保持完整，血液积聚于局部区域引起。多数的会阴和阴道壁血肿来源于分娩的撕裂伤或会阴侧切。但一些妊娠合并症及孕妇年龄、产次等也会增加会阴、阴道壁血肿的发生。其原因如下。

（1）妊娠并发症或合并症 妊娠高血压综合征患者全身小动脉痉挛，引起周围血管阻力增加，内皮细胞损伤，通透性增加，同时全身小动脉痉挛导致各组织器官缺血缺氧，微血管病损以及血管脆性增加引发产道血肿。贫血患者组织水肿，弹性差，凝血功能降低，发生损伤易引起出血。妊娠合并肝炎患者，肝脏合成凝血酶原减少，维生素 K 依赖性凝血因子 II、凝血因子 VII、凝血因子 IX、凝血因子 X 的含量减少，造成凝血障碍，凝血酶原时间延长，也易引起血肿的发生。

（2）产道因素 初产妇软产道较紧，胎头经过软产道时易损伤小血管，致破裂形成血肿。经产妇随着年龄的增加，阴道组织弹性下降，血管脆性增加；产道瘢痕、囊肿，阴道壁延展性较差，易引起阴道壁血管破裂出血，产生血肿。阴道炎症时由于炎症刺激，血管炎性充血，脆性增加，分娩时易被损伤而致破裂出血而产生血肿。此外，阴道静脉曲张及分娩时阴道黏膜的局部擦伤，在分娩过程中由于承受的压力过大或由于过度牵拉，可能损伤阴道壁的静脉丛而引起血管破裂出血。

（3）产程因素 产程过快，在产道未充分扩张的情况下，胎头下降的冲力直接造成组织损伤或深部血管的撕裂伤，导致产道血肿形成。滞产时阴道血管受压过久，血管壁缺氧甚至坏死易破裂出血而形成血肿。多胎妊娠，子宫过大，压迫下肢及会阴、阴道，使该部位组织水肿、缺氧，血管脆性增加而短期内产道通过 2 个胎儿，易致血管损伤出血。此外胎儿过大或阴道手术助产，因增加产道扩张程度而形成血肿。

（4）助产及缝合技术 助产及缝合技术的失误是临床上致阴道壁血肿较常见的原因之一。如胎儿较大、会阴侧切口选择角度部位不恰当或缝合不正确，缝合已撕裂的阴道黏膜及其深部组织未超过撕裂顶端，血管回缩出血；或缝线未拉紧，未能充分止血，留有死腔；或保护会阴不当；或助产手术（如牵引术、胎头吸引器术、产钳术等）操作过程中的失误导致组织裂伤均可引起会阴、阴道壁血肿。

该产妇发生产道血肿的原因：①产程过快、产力过强，在软产道尚未充分扩张的情况下，胎头下降的冲力直接导致侧切口以外出现阴道壁裂伤；②阴道炎症，阴道壁组织的弹性差；③助产士的经验和缝合技术不足。

产道血肿可分为哪几种？其各自的症状有哪些？

答：根据其发生部位可将产道血肿分为以下几种。

（1）会阴血肿　会阴血肿发生在阴唇、会阴或肛提肌及盆筋膜之下。主要症状为产后即时或数小时后会阴剧烈胀痛，伴随局部迅速出现增大、触觉明显、表面呈紫色的肿块。血块增大压迫直肠、尿道时还可以出现大便坠胀和尿路症状。出血严重者可崩裂局部黏膜使血液外流，甚至引起休克。

（2）阴道壁血肿　最常见的是发生于阴道黏膜和肛提肌筋膜间的血肿，向阴道内突出，在外阴部见不到。严重时血肿向直肠周围发展或向上延伸至宫颈旁间隙。阴道下段血肿的症状与会阴血肿相似。中上段血肿小的不产生症状，大的则向阴道突出，产生疼痛、大便坠胀、有尿意或排尿困难。出血多时亦可崩裂阴道黏膜而外流，或压迫黏膜引起局部坏死导致继发性出血。因此阴道壁血肿常不易发现，待至症状明显时，直肠指诊或阴道检查触到境界不清、有弹力感或波动感、向阴道内突出的肿块，触痛明显，表面黏膜呈紫色。

（3）阔韧带内血肿　血管断裂发生在盆膈以上，在阴道上段、直肠或膀胱阴道中隔侧方、子宫旁组织及阔韧带内形成血肿，并可沿腹膜后间隙向上延至肾周围甚至膈下。出血量多，可向腹腔内或阴道破裂，产妇死于出血或继发感染。子宫侧壁不完全破裂、宫颈及阴道穹隆深撕裂容易引起阔韧带内血肿，偶因血管自发破裂所致。由于疼痛症状不明显，往往在产妇出现贫血或休克时才被发现。在患侧腹股沟上方或宫体旁扪及痛性块物。

如何处理阴道壁血肿？

答：阴道壁血肿应争取早发现、早处理。对产后主诉会阴部坠胀、便意紧迫，或出现贫血、休克症状者应详细检查。阴道壁血肿的处理应根据其大小及发展情况而定。

由于阴道壁血管丰富，呈网状交叉，止血难度大，且表面覆以黏膜组织，损伤后出血易积于黏膜下，致使早期不易发现而延误诊断，严重者可出现失血性休克而危及产妇生命。因此大多数学者主张产后发现阴道壁血肿，应立即切开阴道壁清除血肿，找到断裂的血管，结扎止血。

（1）血肿＜2cm，应切开血肿清除血块，用可吸收线"8"字缝合止血。

（2）血肿＞2cm，应切开血肿清除血块，若见活动性出血，止血后再分层缝合，或用纱布压迫止血。

（3）血肿位置深或超过24h则不宜做创面缝合，可用碘仿纱布填塞血肿腔及阴道，并用纱布垫与丁字带压迫止血。

（4）如血肿较大，产妇失血量较多，有休克症状，应立即建立静脉通道，行补液、输血、纠酸等抗休克处理。

（5）对于因凝血功能障碍而形成的大血肿，给予清除血肿、缝合止血后，用有尾纱布填充压迫止血，24～48h取出；血肿清除后常规应用抗生素。

在处理阴道壁血肿的过程中还应注意哪些问题？

答：（1）对阴道壁血肿缝合应做好充分的准备，包括：①合适的麻醉；②良好的照明；③充分的阴道暴露；④容易对失血量估计不足，故应做好输液、备血的准备。

（2）处理阴道壁血肿时，应熟悉血管走向。穹隆部及前壁的血肿，其血管可能来自前方；中段后壁的血肿出血点往往在血肿内侧缘的阴道壁浅层。如未能找到出血点，可在缝合后做血肿腔外或血肿腔内纱布填塞压迫止血。对于阴道中下段血肿，由于位置表浅，可根据血肿部位的血管分布和走向找到出血点，给予结扎或行缝扎止血；断裂的血管常在血肿的顶端或底部，缝扎注意血管的走向，缝合时采取与血管走向垂直的方向、间断"8"字缝合止血，缝合范围均应大于切口长度，最好超过切口边缘0.5mm。坐骨直肠窝的血肿缝合，应请助手做直肠指诊，以免损伤直肠黏膜。缝合后，用纱布压迫阴道，24～48h 后取出。对于阴道侧穹隆巨大血肿，因位置较深，缝扎止血易损伤直肠、膀胱等，可选择在阴道侧穹隆处做 2cm 的切口，用负压吸引器由切口向骨盆侧壁伸进吸出血肿内凝血块，辅以卵圆钳将凝血块完全取出后，采用止血纱布或明胶海绵包裹纱布，加用抗生素注射液浸润，按一定顺序塞入血肿腔内压紧，尾端置于阴道口外，然后再以同样纱布自阴道穹隆填至阴道口外，术后48h 取出。如果阴道侧穹隆巨大血肿无法与阔韧带血肿鉴别，可以行剖腹探查术；如果出血汹涌、经上述处理仍有持续出血；或会阴、阴道严重裂伤形成的血肿达穹隆部、阴道旁间隙、向上蔓延至盆壁甚至后腹膜；或传统的寻找出血点、缝合血肿腔隙困难，创面大，不能有效缝合止血或血肿超过 24h，组织水肿，可选择介入疗法栓塞髂内动脉；该方法简便、安全、快速有效，待出血完全控制后再行血肿清除更为安全。

（3）产道血肿容易并发感染，术后应给大剂量抗生素。

在临床工作中，如何预防会阴、阴道壁血肿？

答：（1）产前　做好围生期保健，加强产前检查，积极防治妊娠并发症。对于妊娠高血压综合征、妊娠合并肝炎、妊娠糖尿病、妊娠合并血小板减少等患者，要积极治疗并预防血肿的发生，产前做好对症处理。如有凝血功能障碍，产前可给予维生素 K_1、血小板及止血药等纠正凝血功能。对有产生血肿高危因素者，要减少会阴压迫时间，必要时可以行会阴侧切，缩短产程。若会阴静脉曲张过甚，产时会阴血肿不可避免，可考虑剖宫产结束妊娠。对有阴道炎症的孕妇，孕期要积极治疗阴道炎症，尽可能在临产前治愈炎症。

（2）产时

① 预防产道撕裂伤，严格按指征处理产程，防治急产、滞产；如产程过快，嘱产妇不要用力屏气，及时配合会阴侧切助产；在分娩时避免外加腹压，因为腹压过大，可导致胎头娩出过猛过快，极可能引起阴道壁血肿。合并第二产程过长或过短、巨

大儿、阴道手术产，要高度警惕产道血肿的发生；此时应更加注意保护好会阴。

② 规范缩宫素的应用、产程的监护处理，使用缩宫素时一定要掌握好适应证及禁忌证，要求"三严"：严格掌握指征；要有经过培训的专业人员严密观察；严格使用的方法和剂量。避免宫缩过强、过频。防止胎儿娩出过快。

③ 正确估计胎儿大小，力求估计准确，以排除头盆不称，仔细检查阴道，了解胎方位和胎头的高低；严防过早进行产钳术，因阴道未能充分扩张，易造成产道严重撕裂伤，故应按正确的手术步骤操作；侧切口应足够大，以防侧切口延伸。助手保护会阴要适当，用力方向要正确，术后常规检查软产道，发现裂伤及时、准确缝合。

④ 提高助产和缝合技术，正确掌握会阴侧切时机，正确保护会阴，帮助胎头以最小径线缓慢通过产道娩出，从而避免产道撕裂伤。缝合切口前，要认真检查切口有无延裂、对侧阴道黏膜受损与否；止血要彻底，并按解剖学层次逐层缝合会阴，不留有死腔。如发现异常及时处理。顶端缝合应在距裂口终点前 0.5~1.0cm，以缝扎回缩的血管。产后徒手行阴道探查，检查要仔细、动作轻柔，排除血肿发生；在宫颈、阴道各壁、阴道穹隆等各处仔细触摸，如有硬结、囊性肿块即可确诊为血肿；若有血肿，产后立即予纵行切开，缝合前检查有无活动性出血的大血管，如有应行结扎止血。对有较严重凝血功能障碍者，阴道壁血肿缝合后最好用纱布填塞阴道压迫止血，24~48h 后取出。

（3）产后

① 产后留产房观察 2h，观察产妇面色、脉搏、呼吸、血压，每半小时查看会阴切口情况，了解产妇有无不适的自觉症状，离开产房前常规行肛查，必要时行阴道检查，以及时发现血肿、及时处理。产后出现休克、肛门坠胀等表现，一定要首先考虑到有无阴道壁血肿，若有要及时处理，以免延误时机。

② 产妇回病房后，由专人观察产后出血量及局部伤口情况。

● **在护理该产妇的过程中应注意哪些问题？**

答：（1）护理人员应认真倾听产妇主诉，注意观察产妇精神状况及生命体征，如产妇诉切（伤）口疼痛，不能单纯认为只是疼痛，而应询问产妇的感受，是否有肛门坠胀感、疼痛及肛门坠胀感是否越来越明显。还应做直肠指诊或者阴道检查，以确诊是否有血肿发生。

（2）一旦确诊，应立即报告医师，开通静脉通道，予抽血、配血等，做好防治失血性休克的各种准备，配合医师做好血肿切开缝合止血或血肿压迫止血的准备。

（3）术后按医嘱正确使用抗生素及止血助凝药物，预防缝合后再次发生血肿。如留有纱条堵塞阴道压迫止血者，嘱产妇勤换会阴垫及衣服，注意会阴卫生，促进伤口愈合，避免感染。

（4）心理护理。一旦发生血肿，产妇及其家属难以接受这一现实；加上产妇出现疼痛症状，导致其及家属出现恐惧、焦虑心理。护理人员应耐心解释，关心、体贴产妇，酌情使用镇痛药，以减轻产妇的疼痛及恐惧感，使其情绪稳定，配合处理。

● **经过治疗及护理措施，解决了哪些护理问题？存在哪些不足？**

答：（1）已经解决的护理问题

① 组织灌注量的改变：体液不足。

② 有感染的危险。

③ 焦虑。

④ 潜在并发症：失血性休克。

手术当日组织灌注量得到了及时补充，阴道壁血肿得到及时发现及良好的缝合处理；产妇情绪稳定，积极配合医护人员的治疗及护理工作；各项生命体征稳定，血液生化指标复查正常。会阴伤口愈合好，无感染发生。

（2）有待进一步解决的问题是产妇知识缺乏。产妇基本上了解了阴道壁血肿形成的原因及产褥期注意事项，但对如何保持会阴部伤口卫生、促进恶露引流等方面缺乏系统的认知，在健康教育与出院指导方面需要进一步强化。

🌸【护理查房总结】

阴道壁血肿是由于血管损伤出血而皮肤黏膜完整，血液积聚于局部而形成，临床上好发因素多为人工助产、急产、巨大儿、会阴切口缝合不佳、妊娠合并高血压、凝血功能异常等。通过此次病例讨论，学习了阴道壁血肿发生的明确病因及典型的症状、体征。该病诊断不难，但处理不当或延误治疗会引起严重的并发症，可以导致失血性休克，甚至死亡。重点讨论了如何预防和处理会阴及阴道壁血肿，助产人员应提高陪产质量，尽早识别分娩的正常与异常情况，作出正确的诊断和处理；熟悉分娩机制，提高助产技术；严密观察产程，科学接生，避免发生严重后果，给产妇造成不必要的痛苦和伤害。

（刘志辉　周晓阳）

查房笔记

病例 24 · 子宫破裂

🍀【病历汇报】

病情　孕妇 32 岁，G_4P_2，因"停经 9 个月，腹痛 10h，阴道流液 2h"平车送入院。产妇月经初潮 14 岁，既往月经规律，月经持续时间长，8～10 天/30～31 天，经量中等，无血块，无痛经。2014 年行剖宫产分娩一女孩。本次妊娠 LMP 2018 年 2 月 22 日，EDC 2018 年 11 月 27 日。孕 30^+ 天测尿妊娠试验阳性。孕早期未出现明显的恶心呕吐等早孕反应。孕 4 个月自觉胎动，活跃持续至今。腹部随停经月份逐渐增大。孕 5 个月开始产前检查，基础血压 110/80mmHg，尿蛋白阴性。以后定期产前检查均无明显异常。2018 年 11 月 17 日晚出现下腹部阵发性胀痛，为 10～20min 一次，不规律，无阴道流液，护垫上可见少量血性分泌物，11 月 18 日凌晨自然破水后急诊入院，入院时床旁扪及宫缩 2～3s/20～30min，头先露，已入盆，宫口开大 7cm，质软，居中，宫颈管消失，持续胎心监护，反应可。诉下腹疼痛难忍，排尿困难，予以留置导尿，引流出血性尿液约 300mL。因考虑瘢痕子宫、先兆子宫破裂，立即予以特布他林抑制宫缩、吸氧，并积极完善术前相关检查送入手术室。8:50 产妇突感腹部剧烈疼痛，同时出现呼吸急促、面色苍白、胎心率消失。9:00 在椎管内麻醉下行子宫下段剖宫产术，术中娩出一活女婴，Apgar 评分 1min 为 3 分，5min 为 6 分，10min 为 7 分，胎盘胎膜娩出完整，手术顺利，麻醉满意，术中子宫收缩乏力，经积极促子宫复旧治疗，子宫收缩好，术中失血 1000mL。产妇既往体健，否认高血压、糖尿病、心脏病及传染病史，无外伤史，无输血史，无药物过敏史，家族中无特殊病史。

护理体查　T 37.1℃，P 100 次/分，R 19 次/分，BP 90/60mmHg。产妇发育正常，营养良好，神志清楚，自主体位，查体合作。皮肤、眼睑和口唇红润，双乳丰满，对称，未扪及结节，有少量淡黄色乳汁分泌。腹部伤口敷料干燥，无渗血及渗液，腹软，双下肢不肿。导尿管通畅，引流尿液清亮。宫底脐下 1 横指，质硬。阴道恶露量不多，色暗红，无臭，肛门未排气。

辅助检查

（1）B超（2017 年 10 月 31 日） 宫内妊娠 36^{+1} 周，LOA，单活胎；瘢痕子宫。

（2）实验室检查 肝功能：白蛋白（ALB）70.6g/L，间接胆红素（TBIL）6.9μmol/L，直接胆红素（DBIL）4.3μmol/L，谷丙转氨酶（ALT）9.4U/L，谷草转氨酶（AST）16.5U/L。肾功能：尿素氮（BUN）4.10mmol/L，血肌酐（SCr）82.2μmol/L，尿酸（UA）246μmol/L。

（3）血常规 白细胞（WBC）15.2×10^9/L，红细胞（RBC）3.04×10^9/L，血红蛋白100g/L，血小板（PLT）208×10^9/L，血细胞比容 33.7%，中性粒细胞（N）6.9×10^9/L，中性粒细胞百分比 84%。

入院诊断 ①宫内妊娠 38^{+4} 周，LOA，活婴；②瘢痕子宫；③子宫破裂。

主要的护理问题

（1）疼痛 与强直性子宫收缩、病理性缩复环或子宫破裂血液刺激腹膜有关。

（2）组织灌注量不足 与子宫破裂出血有关。

（3）有感染的危险 与子宫切口有关。

（4）焦虑 与知识缺乏有关。

（5）潜在并发症 失血性休克。

目前主要的治疗措施

（1）继续补液、抗感染治疗。

（2）促子宫复旧治疗。

（3）复查血常规。

（4）适时换药、拆线。

● **什么是子宫破裂？子宫破裂的原因有哪些？从病史资料来看，引起该产妇子宫破裂的原因是什么？**

答：子宫破裂指子宫体部或子宫下段于分娩期或妊娠末期发生裂伤，具有起病急、病情重的特点。根据发生时间可分为妊娠期子宫破裂和分娩期子宫破裂；按照破裂程度可分为完全性子宫破裂（即子宫肌层及浆膜层全层裂开，宫腔与腹腔相通）和不完全性子宫破裂（即子宫肌层全层或部分裂开，但浆膜层和腹膜尚保持完整，宫腔与腹腔未相通）。子宫破裂为产科常见的一种严重并发症。近些年，大量数据显示，随着我国二胎政策的放开，妊娠子宫破裂发病率逐年升高，对母婴安全的威胁极大，若不及时进行治疗与干预则极易导致产妇因大出血而休克或死亡。

子宫破裂最常见的原因：大量研究表明，妊娠子宫破裂与胎先露部下降受阻和梗阻性难产、瘢痕子宫破裂、滥用宫缩药、子宫畸形以及子宫壁发育不良、子宫本身病变等因素有关。

根据破裂的原因，可将子宫破裂分为无瘢痕子宫破裂和瘢痕子宫破裂。子宫破裂的常见原因如下。

（1）胎先露部下降受阻和梗阻性难产　是最常见的原因。损伤性子宫破裂多见于产科阴道助产手术施术不当或过于粗暴。妊娠晚期腹部受严重撞击伤及其他外伤、分娩时暴力腹部加压助产，均可致损伤引起子宫破裂。

（2）瘢痕子宫破裂　造成瘢痕子宫的原因主要有剖宫产术、子宫肌瘤剥除术、子宫破裂修补术或穿孔修补术。近年因剖宫产率增高，瘢痕子宫破裂发生率有上升趋势。前次手术后伴感染及切口愈合不良者，再次妊娠及分娩者子宫破裂的危险性更大。

（3）滥用宫缩药　如分娩前肌注催产素或静脉滴注催产素，前列腺素栓剂及其他子宫收缩药物使用不当，致使子宫强烈收缩造成破裂。

（4）子宫畸形和子宫壁发育不良　最常见的是双角子宫或单角

子宫。

（5）子宫本身病变　多产妇、多次刮宫史、感染性流产史、宫腔严重感染史、人工剥离胎盘史、葡萄胎史等。

从病史资料来看，引起该产妇子宫破裂的主要原因是瘢痕子宫。

◉ 如何诊断子宫破裂？

答：从以下几方面来诊断子宫破裂。

（1）病史　子宫体部破裂可发生于妊娠晚期，此种情况的孕妇多为瘢痕子宫，可无先兆而突然破裂。而大多数的子宫下段破裂多发生在临产后。

临床上如未及时识别子宫破裂的先兆症状，继续强烈宫缩，会很快发生子宫破裂。产程受阻、头盆不称、缩宫素应用不当或阴道助产困难史往往与子宫破裂同时存在。

（2）临床表现

① 妊娠期：子宫破裂多发生于妊娠中晚期，妊娠早期少见。

a. 妊娠早期：多为瘢痕子宫的破裂，少见。多表现为"安静状态破裂"，容易漏诊。

b. 妊娠中晚期：此时发生的子宫破裂亦多为瘢痕子宫破裂，偶尔为穿透性胎盘植入并子宫破裂。患者常表现为腹痛、阴道流血以及恶心、呕吐等。

多数情况下，患者出血量不多，生命体征较为稳定，腹膜刺激征不明显，加上妊娠生理性血容量增加，出血在30％左右可无血压下降，故易误诊为外科或内科疾病。

如果子宫破裂影响到膀胱，可能会发生血尿。有时，子宫破裂可诱发宫缩，宫缩多不协调，疼痛逐渐延及全腹。出现腹膜刺激征，移动性浊音阳性，甚至休克，胎儿出现窘迫甚至发生胎死宫内。腹腔穿刺可抽出不凝固血液。

多数患者因不明原因腹腔内出血，开腹探查术时才发现子宫破裂；少数患者则因其他原因行剖宫产术时发现子宫不完全破裂。

② 分娩期：最常见，此期子宫破裂既可为瘢痕性，亦可为非

瘢痕性。

a. 无瘢痕子宫破裂：常在分娩时发生，多见于产程长、梗阻性难产的病例。

主要表现为产妇烦躁不安、下腹胀痛难忍，并有排尿困难、血尿和少量阴道出血。腹部检查可以发现病理性缩复环。阴道检查有时可以发现梗阻的原因。并有胎动频繁、胎儿窘迫的表现。

发生子宫完全破裂时主要表现为产妇突然感到下腹撕裂样剧烈疼痛，然后由于血液、羊水、胎儿等进入腹腔，表现为全腹疼痛，并产生休克的征象。此时腹部检查全腹压痛及反跳痛，叩诊为移动性浊音，胎动频繁，胎心消失。阴道检查发现宫颈口较前缩小，先露上升，可扪及宫壁裂口。

b. 瘢痕子宫破裂：发生子宫体破裂时的临床表现同无瘢痕子宫破裂；发生子宫下段破裂则往往为不完全性子宫破裂，其特征为子宫下段切口瘢痕裂开，出血少，又加上腹膜覆盖，故缺乏明显的症状与体征，容易漏诊。

③ 产后期：此期的子宫破裂很少见，可能为瘢痕子宫，在生产时发生破裂，但在产后常规检查时才发现，也可能为无瘢痕子宫破裂。

（3）腹部检查　全腹出现腹膜刺激征、压痛、反跳痛及肌紧张。子宫完全破裂者，腹壁下可清楚地扪及胎体，胎心消失。但当子宫不全破裂时，全身症状可不明显，而主要表现为子宫破口处压痛，此时胎心率常消失或很弱。若破裂发生在子宫侧壁阔韧带两叶间，可形成阔韧带血肿，此时，宫底一侧可扪及逐渐增大且有压痛的包块。

（4）阴道检查　多数有阴道出血。已下降的先露部又回升，宫口回缩，是子宫破裂的重要特征。

（5）B超检查　能清楚地显示胎儿与子宫的关系、确定有无血肿的形成、估计腹腔内出血量。

（6）辅助检查

① 胎心监护：电子胎心监护异常可能是子宫破裂的早期或唯

一的临床表现，尤其是产时，一旦出现胎心率各种减速，特别是晚期减速持续较长时间且不恢复的监护图形，要高度警惕子宫破裂的可能。

②超声：这是诊断子宫破裂以及先兆子宫破裂最为有效的手段。若超声检查发现子宫局部肌层缺失，加压时羊膜囊无膨出或见局部羊膜或胎儿隆起，或见到子宫前壁间羊水中的强光点或强光斑，要高度怀疑子宫破裂的发生。

子宫破裂发生后，胎物均排入腹腔，超声图像非常复杂，应按一定顺序进行检查：a. 先找已收缩的子宫；b. 寻找胎儿是否在腹腔内；c. 寻找胎盘。

检查重点：观察子宫大小、内部回声，胎儿情况及腹腔积液情况，并结合临床进行诊断。如果发生了胎盘植入并子宫破裂，超声检查可提示腹腔积液，胎盘后间隙消失，该处子宫肌层低回声带变薄或消失，子宫壁片状液性暗区或胎盘后壁不规则片状液性暗区。彩色多普勒超声可见植入性胎盘与宫壁间出现异常血呈高速低阻。

a. 腹腔穿刺及后穹隆穿刺：该项检查可以明确腹腔内有无出血，但是一般这项检查阳性者的症状及体征也往往较明显，多可诊断，因此，该项检查并非必须。

b. 阴道检查：由于阴道检查常可加剧损伤，因此，除了产后疑有子宫破裂者需检查宫腔要进行此项操作外，一般并不提倡。

c. 血清甲胎蛋白和肌酸激酶：对于诊断胎盘植入并子宫破裂有重要意义，血清中异常增高的甲胎蛋白和肌酸激酶可作为妊娠期提示穿透性胎盘的生化指标。

d. 磁共振成像（MRI）：由于能较为清楚地显示胎儿、胎盘、以及子宫的关系，是子宫破裂超声确诊的重要补充手段。

● **子宫破裂的临床表现有哪些？**

答：子宫破裂可发生在妊娠晚期尚未临产时，但大多数发生在临产过程中分娩遇有困难时，表现为产程延长，胎头或先露部不能入盆或受阻于坐骨棘平面或以上。

子宫破裂多数可分为先兆子宫破裂和子宫破裂两个阶段。

（1）先兆子宫破裂　在临产过程中，当胎儿先露部下降受阻时，强有力的宫缩使子宫下段逐渐变薄而宫体更加增厚变短。

先兆子宫破裂多见于产程延长、梗阻性难产者，因胎先露下降受阻，子宫体部肌层强直性收缩而子宫下段肌层被拉长变薄，形成病理性缩复环，该环会随着宫缩逐渐上升，有明显压痛，同时膀胱受压导致排尿困难、尿潴留甚至血尿。因频密的宫缩导致胎盘血供减少，临床上可出现各种类型的胎心率异常，产妇有烦躁不安、下腹剧痛等，子宫下段的过度牵拉导致肌层损伤，可出现阴道流血增多等表现。如果不及时处理会进展为完全性子宫破裂，危及母儿生命。随着产程管理的规范，梗阻性难产临床已不多见。

（2）子宫破裂　两者间形成明显的环状凹陷，此凹陷会逐渐上升，达脐平或脐部以上，称为病理性缩复环（pathologic retraction ring）。此时，下段膨隆，压痛明显，子宫圆韧带极度紧张，可明显触及并有压痛。产妇自诉下腹疼痛难忍、烦躁不安、脉搏和呼吸加快。由于胎先露部位紧压膀胱使之充血，出现排尿困难、血尿形成。由于子宫过频收缩，胎儿供血受阻，胎心改变或听不清。这种情况若不立即解除，子宫将很快在病理性缩复环处及其下方发生破裂。

根据破裂程度，可分为完全性子宫破裂与不完全性子宫破裂两种。

① 完全性子宫破裂：指宫壁全层破裂，宫腔与腹腔相通。

子宫完全破裂的一瞬间，产妇常感撕裂状剧烈腹痛，随之子宫阵缩消失，疼痛缓解，但随着血液、羊水及胎儿进入腹腔，很快又感到全腹疼痛，脉搏加快、微弱，呼吸急促，血压下降。

检查时有全腹压痛及反跳痛，在腹壁下可清楚扪及胎体，子宫缩小位于胎儿侧方，胎心消失，阴道可能有鲜血流出，量可多可少。胎儿拨露部分或下降中的胎先露消失（胎儿进入腹腔内），扩张的宫口可回缩。子宫前壁破裂时，裂口可向前延伸致膀胱破裂。

若已确诊为子宫破裂，则不必再经阴道检查子宫破裂口。

若因催产素注射所致子宫破裂者，产妇在注药后感到子宫强烈收缩，突然剧痛，先露部随即上升、消失，腹部检查如上所见。

瘢痕子宫破裂者可发生在妊娠后期，但更多发生在分娩过程。开始时腹部微痛，子宫切口瘢痕部位有压痛，此时可能子宫瘢痕有裂开，但胎膜未破、胎心良好。若不立即行剖宫产，胎儿可能经破裂口进入腹腔，产生类似上述子宫破裂的症状和体征。

典型症状和体征有：

a. 胎儿窘迫。最常见的是胎心率的异常，包括延长减速、晚期减速、频发变异减速、胎儿心动过缓等，常是子宫破裂的最早和唯一迹象。

b. 剧烈腹痛，宫缩间隙不缓解。但硬膜外麻醉可能掩盖子宫破裂引起的疼痛。

c. 子宫瘢痕处明显压痛、反跳痛。

d. 胎儿先露部分回缩。在梗阻性难产中出现子宫破裂时，阴道检查发现宫颈口较前缩小，先露上升，或可扪及宫壁裂口。

e. 阴道异常流血、腹腔内出血或肉眼血尿。

f. 母体因子宫破裂及胎盘剥离，腹腔内大量出血导致心动过速、低血压或低血容量休克等。

② 不完全性子宫破裂：指子宫肌层全部或部分破裂，浆膜层尚未穿破，宫腔与腹腔未相通，胎儿及其附属物仍在宫腔内。

腹部检查：在子宫不完全破裂处有压痛，若破裂发生在子宫侧壁阔韧带两叶之间，可形成阔韧带内血肿，此时在宫体一侧可触及逐渐增大且有压痛的包块。

临床表现多不典型，可有不同程度的下腹或者瘢痕处的压痛，当破裂口大、胎儿肢体挤入腹腔或内出血时可出现腹痛、阴道流血以及胎心率改变等。

由于症状和体征无特异性，许多情况下无法与其他产科情况可靠区分，易误诊为外科或内科疾病，或者由于其他产科指征行剖宫产手术时才发现。临床诊断非常困难。

发现先兆子宫破裂，应采取哪些紧急措施？

答：发现先兆子宫破裂必须立即采取有效措施抑制子宫收缩，

可给予吸入或静脉全身麻醉药、肌内注射哌替啶 100mg 等，以缓解子宫破裂的进程，并给产妇吸氧，在立即备血的同时，尽快行剖宫产术，防止子宫破裂，术中注意检查子宫是否已有破裂。

在催产素引产观察中，宫缩时出现剧烈腹痛，宫颈却不扩张的现象时，应停止使用催产素，防止子宫破裂的发生，快速施行剖腹探查术。

子宫破裂后，值班护士应如何配合医师治疗？

答：一旦确诊为子宫破裂应避免任何阴道操作，在输液、输血、吸氧、抢救休克的同时紧急行手术治疗。

子宫破裂胎儿未娩出者，即使死胎也不应经阴道分娩，这会使裂口扩大，增加出血，促使感染扩散，应在抢救休克同时尽快手术。术前准备及麻醉快速从简，建立静脉通道，以锁骨下静脉穿刺为宜，在子宫破裂的 30min 内施行外科手术是降低围生期永久性损伤及胎儿死亡的主要治疗手段。

根据破裂时间、部位、程度、生育要求、感染情况决定手术方式。子宫破裂在 12h 以内，裂口新鲜、无污染，剖宫产原子宫瘢痕裂开，可行子宫破裂修补术；子宫破裂口大、不整齐、有明显感染者，应行子宫次全切除术；子宫裂口延及宫颈口，宜行全子宫切除术；撕裂伤达宫颈合并感染，应立即行子宫全切术，不应勉强修补，遗留感染源；剖宫探查时注意子宫破裂的部位外，还应仔细检查膀胱、输尿管、宫颈和阴道，如发现有损伤，应同时行这些脏器的修补术；术后给予抗生素治疗。

作为产科护理人员，应如何加强对子宫破裂产妇的护理？

答：(1) 术前护理

① 迅速建立有效的静脉通路，至少 2 条静脉。选择上肢粗大血管，采用静脉留置套管针。留取血标本，快速配血、备血。根据医嘱快速输入代血浆。

② 迅速做好术前准备，尽快通知手术室做好麻醉、抢救准备。

③ 平稳搬运产妇，如患者处于失血性休克状态，为防止出血

及加重休克，要保持搬运过程中静脉通畅。

④ 给予吸氧、保暖。密切观察生命体征及病情变化，观察呼吸频率、面色、口唇，了解缺氧情况有无改善，了解血压、阴道出血、尿量、尿色的变化。

（2）术中护理

① 积极配合麻醉，为争取手术时间，采用全身麻醉和皮肤消毒同步进行。

② 术中积极按医嘱正确用药，快速输血、输液，短时间内补足血容量；同时补充电解质及碱性药物，纠正酸中毒；大剂量抗生素预防感染；积极进行抗休克处理等。

③ 严密观察并记录生命体征、出入量等。

④ 注意室温调节，术中尽量遮盖患者，减少暴露，注意保暖。

（3）术后护理

① 去枕平卧，头偏向一侧，保持呼吸道通畅。

② 严密观察并监测生命体征，予心电监护、吸氧。

③ 观察腹部切口有无渗血、渗液，保持敷料干燥，防止敷料脱落及感染。

④ 严密观察子宫收缩及阴道流血情况，保持子宫轮廓清晰、收缩良好、阴道流血量少，并腹部置沙袋加压。

⑤ 保持静脉输液、输血通畅，注意静脉滴速，观察有无输血、输液反应。根据医嘱正确用药。

⑥ 保持留置导尿引流通畅，防止导管扭曲、折叠及反流，妥善固定引流袋，观察尿量及尿色。拔除导尿管后，应鼓励产妇尽早自行排尿，防止膀胱过度膨胀影响子宫收缩。

⑦ 饮食护理。麻醉未清醒时禁食，6h后进流质饮食；肛门排气、排便后，鼓励进高蛋白、含铁、清淡、易消化食物；增加营养，多饮水，防止便秘。

⑧ 做好心理护理。及时疏导产妇恐惧、悲观情绪，告之引起该病的原因，并积极鼓励家属给予心理支持。

⑨ 基础护理。早晚两次生活护理（会阴、导尿管、静脉留置

针的护理），保持口腔和皮肤的清洁，使患者舒适，做好保护性隔离，严格无菌操作，防止交叉感染，引起并发症。

该产妇出院后，应如何做好出院健康宣教？

答：（1）指导办理出院手续流程、出院带药及服用方法。

（2）指导产褥期营养及个人卫生，注意恶露的量、性质、持续时间，如有异常及时来院就诊。

（3）指导新生儿日常护理，重点是皮肤和脐带的护理。

（4）提供避孕知识指导，做好产后康复锻炼。

（5）做好产后访视，提供咨询电话。

【护理查房总结】

子宫破裂严重危及母儿生命，且绝大多数子宫破裂是可以避免的，故预防工作极其重要。

子宫破裂的预防：

（1）加强产前宣教，定期产前检查，动员有高危因素孕产妇提前住院分娩。

（2）提高产科诊治质量，严格掌握使用缩宫素使用指征，未生育女性若合并有子宫肌瘤或腺肌病，要严格掌握手术指征，同时选择合适的手术方式。

（3）掌握产科手术助产的指征及技术，避免对母儿损伤过大的阴道助产术。术后应仔细检查软产道，发现损伤及时修补。

（4）正确掌握剖宫产手术指征。提高剖宫产手术技巧，双层缝合子宫切口，彻底止血等也是减少瘢痕子宫破裂的有效手段。术后避免伤口感染，以免发生伤口愈合不良。

（5）提高医务人员技术水平、正确评估病情及早期识别能力。

（6）ACOG指南不建议对既往剖宫产史再次妊娠的患者使用前列腺素类药物进行引产，因有足够证据表明：使用前列腺素制剂引产明显增加子宫破裂的风险。

（7）瘢痕子宫史选择阴道分娩者应充分评估各种高危因素，加强监护，产程中要予以持续电子胎心监护，密切监测产程进展，及时发现子宫破裂的先兆症状。

（8）健全三级医疗保健网，宣传保健知识，加强产前检查，提高住院分娩率，加强外来孕产妇的管理，杜绝非法接生，提高产科质量，保障母婴安全。

（刘　静　陈静娜）

查房笔记

病例 25 • 羊水栓塞

【病历汇报】

病情　孕妇 31 岁，因"停经 9⁺个月，LOA，单活胎，先兆临产"，于 2018 年 11 月 23 日入院待产。产妇月经初潮 14 岁，既往月经规律，5～7 天/28～30 天，经量中等，无血块，无痛经。LMP 2018 年 2 月 23 日，EDC 预产期 2018 年 11 月 30 日。孕 1 个月余时出现喜食酸物、恶心、晨起呕吐等早孕反应，持续至孕 3 个月消失。孕 4 个月自觉胎动，活跃并持续至今。腹部随停经月份逐渐增大。孕 2 个月开始产前检查，基础血压 110/70mmHg，尿蛋白阴性，以后定期产前检查正常。2018 年 11 月 23 日 6:00 左右出现下腹部阵发性胀痛，为 10～15min 一次，不规律，无阴道流血及流液，遂入院待产。入院时床旁扪及宫缩20～30s/5～6min，头先露，已入盆，宫口开大 1cm，质软，居中，宫颈管消失，行胎心监护反应可。11:00 以后宫缩逐渐加强、加密，25～30s/2～3min，宫口开大 2.5cm。11:20 自然破水，羊水清亮，胎心率 140 次/分。11:25 突然发生呛咳、烦躁不安、气急等症状，出现呼吸困难、意识丧失、呼吸骤停、心搏骤停，紧急给予心肺复苏，经复苏后患者有微弱自主呼吸，心搏恢复，急诊抽下腔静脉血检查发现脂肪球，考虑羊水栓塞，立即予以剖宫取胎术。术中娩出一死女婴，胎盘、胎膜娩出完整。术中子宫收缩乏力，经积极促子宫复旧治疗，子宫收缩好，术中失血 1000mL。术后转 ICU 继续治疗。产妇既往体健，否认高血压、糖尿病、心脏病及传染病史，无外伤史，无输血史，无药物过敏史，家族中无特殊病史。

护理体查　T 37℃，P 85 次/分，R 18 次/分，BP 120/70mmHg。产妇发育正常，营养尚可，神志昏迷，被动体位。皮肤黏膜色泽苍白，皮肤弹性差，全身可见散在瘀斑，眼睑稍白，球结膜水肿，巩膜黄染，双瞳孔等大等圆，直径约 2mm，对光反应迟钝，双肺呼吸音粗，未闻及明显干湿啰音。未闻及明显心脏杂音。双乳不涨，有少量淡黄色乳汁分泌。腹部伤口敷料干燥，无渗血及渗液，腹软，双下肢轻度可凹水肿。导尿管通畅，少尿。宫底脐下 1 指，质硬。阴道恶露量不多，色暗红，无臭，肛门未排气。

实验室检查

（1）肝功能　白蛋白 28.2g/L，总胆红素 10.9μmol/L，直接胆红素 4.9μmol/L，谷丙转氨酶 440μmol/L，谷草转氨酶 557μmol/L。

（2）肾功能　BUN 25.96mmol/L，SCr 442μmol/L，UA 410μmol/L。

（3）心肌酶　乳酸脱氢酶 2538.9μmol/L，肌酸激酶 727.0μmol/L，肌酸激酶同工酶 77.031U/L，肌红蛋白 392.2μg/L，降钙素原定量 156.420ng/mL，肌钙蛋白 I 定量 1.76ng/mL。

（4）血常规　白细胞 $19.3×10^9$/L，红细胞 $3.52×10^9$/L，血红蛋白 113g/L，血小板 $33×10^9$/L，血细胞比容 33.0%，中性粒细胞 $18.7×10^9$/L，中性粒细胞百分比 96.7%。

（5）DIC 全套　D-二聚体 2.88mg/L，凝血酶时间 36.54s。

（6）血脂常规　三酰甘油（TG）1.85mmol/L，胆固醇（TC）2.14mmol/L，低密度脂蛋白胆固醇（LDL-L）1.08mmol/L，高密度脂蛋白胆固醇（HDL-L）/TC 0.47，超敏 C 反应蛋白 20.59mg/L。

入院诊断　①G_1P_1，宫内妊娠 39 周，LOA，死婴；②羊水栓塞；③心肺复苏术后；④产后大出血；⑤DIC；⑥多器官功能衰竭；⑦剖宫产术后。

主要的护理问题

（1）气体交换受损　与肺动脉高压、肺水肿有关。

（2）组织灌注量不足　与弥漫性血管内凝血及失血有关。

（3）有感染的危险　与失血后抵抗力降低及手术操作有关。

（4）有皮肤完整性受损的危险　与皮肤弹性差及卧床有关。

（5）自理能力缺陷　与意识昏迷有关。

（6）营养改变　低于机体需要量。

目前主要的治疗措施

（1）纠正缺氧、解除肺动脉高压，防止心力衰竭，抗感染、抗过敏、抗休克、防治 DIC、呼吸机辅助通气、促子宫复旧治疗。

（2）血管活性药物维持循环，止血、输血纠正贫血。

（3）输白蛋白、头部亚低温、保护脏器功能、连续肾脏替代疗法（CRRT）等对症处理。

（4）复查血常规、尿常规、DIC 全套、血糖、血脂、肝肾功能、动脉血气等。

（5）维持水电解质酸碱平衡，必要时予血液净化治疗。

护士长提问

什么是羊水栓塞？其发病原因有哪些？从病史资料来看，引起该产妇羊水栓塞的诱因有哪些？

答：羊水栓塞是指在分娩过程中羊水及其有形物质（胎儿毳毛、角化上皮、胎脂、胎粪）、促凝物质突然进入母体血液循环而引起急性肺栓塞、过敏性休克、弥散性血管内凝血、肾功能衰竭或猝死的严重的分娩期并发症。发病率为 4/10 万～6/10 万。

羊水栓塞多发生在产时或破膜时，亦可发生于产后，多见于足月产，但也见于中期引产或钳刮术中，大多发病突然，病情凶险。

（1）羊水栓塞的发生通常需要具备以下基本条件 羊膜腔内压力增高（尤其是第二产程子宫收缩过强或强直性子宫收缩，羊膜腔压力高达 100～175mmHg）；胎膜破裂（其中 2/3 为胎膜早破，1/3 为胎膜自破）；宫颈或宫体损伤处有开放的静脉或血窦。

（2）发生羊水栓塞通常有以下诱因 经产妇居多；多有胎膜早破或人工破膜史；常见于宫缩过强或催产素（缩宫素）应用不当；胎盘早剥、前置胎盘、剖宫产、子宫破裂或手术者；高龄产妇；急产、巨大儿等。

从病史资料上来看，引起该产妇羊水栓塞的主要原因是胎膜破裂。主要依据为 11:20 自然破水，羊水清亮，胎心率 140 次/分。11:25 突然发生呛咳、烦躁不安、气急等症状，出现呼吸困难、意识丧失、呼吸和心搏骤停，急诊抽下腔静脉血检查发现脂肪球，考虑羊水栓塞。

羊水栓塞的临床表现有哪些？

答：羊水栓塞发病迅猛，常来不及做实验室检查而患者已经死亡，因此早期诊断极其重要。多数病例在发病时常首先出现一些前驱症状，如寒战、烦躁不安、咳嗽、气急、发绀、呕吐等症。如羊水侵入量极少，则症状较轻，有时可自行恢复；如羊水浑浊或入量较多时，相继出现典型的临床表现。

（1）休克期 多突然发生，先有一声惊叫，羊水栓塞的症状有的伴寒战、抽搐，数秒内出现青紫、呼吸困难、胸闷、烦躁不安和呕吐，短时间内进入休克状态。多数短时间内死亡，少数出现右心衰竭症状、右心室急性扩大、心率快、颈静脉怒张、肝肿大且压痛。同时出现肺水肿。羊水栓塞患者开始呼吸困难、咳嗽、咯粉红色泡沫状痰、双肺满布啰音，继而呼吸循环衰竭、昏迷。

（2）出血期 产后有大量持续不断的阴道流血、血不凝，即使宫缩良好，流血也不会停止；羊水栓塞的表现同时还有全身有广泛出血倾向，如皮肤、黏膜、呼吸道、消化道、泌尿道、切口创面以及穿刺部位等处广泛出血和出现瘀斑、瘀点。

（3）肾功能衰竭期 羊水栓塞的症状出现少尿、无尿以及尿毒症症状。由于休克时间长，肾脏微血管栓塞缺血而引起肾组织损害所致。

羊水栓塞的临床表现，分娩期常以肺动脉高压为主，而产后以凝血功能障碍为主。

羊水栓塞的发病机制是什么？

（1）急性呼吸循环衰竭 羊水中存在来自胎儿的微粒物质，一旦进入母体血液循环，则微粒物质栓塞造成小血管机械性阻塞；这些微粒物质还具有化学介质性质，能刺激肺组织产生和释放前列腺素及 5-羟色胺等血管活性物质，使肺血管发生痉挛，导致肺动脉压升高，右心负荷加重，左心房压急剧下降，心搏出量明显减少，肺回流量也明显下降，肺通气与血流比例失调，最终致末梢循环衰竭、急性右心衰竭和急性呼吸衰竭。死亡病例中的 75% 死于此种原因。此外，羊水中作用于胎儿的抗原物质可引起过敏反应而导致休克。

(2) 急性弥散性血管内凝血（DIC） 羊水中含的促凝物质类似于组织凝血活酶（凝血因子Ⅲ），可激活外源性凝血系统；羊水进入母体循环后引起凝血功能障碍，导致 DIC。除此外羊水中还含有凝血因子Ⅹ激活物质、肺表面活性物质及胎粪中的胰蛋白酶样物质，这些促凝物质促使血小板聚积，使凝血酶原转化为凝血酶；同样通过激活血液的外源性凝血系统而发生急性 DIC，血中纤维蛋白原被消耗而下降，纤溶系统被激活造成高纤溶症及凝血障碍。此外纤维蛋白裂解产物蓄积，羊水本身又抑制子宫收缩，使子宫张力下降，致使子宫血不凝而出血不止。

(3) 多脏器损伤、急性呼吸循环衰竭 DIC 等病理变化常使母体多脏器受累，以休克、急性肾小管坏死、广泛出血性肝坏死、肺及脾出血等最为常见，临床表现为急性肝、肾功能衰竭。当两个以上重要器官同时或相继发生功能衰竭时称为多器官功能障碍综合征（mutiple system organ failure，MSOF），此时病死率几乎达 100%。

羊水栓塞的诊断依据有哪些?

答：(1) 症状与体征 羊水栓塞的患者几乎 100% 存在前驱症状。羊水栓塞典型表现是产妇在分娩期间或分娩后骤然出现憋喘、呼吸困难、发绀、出血、抽搐等，胎心率监护中发现胎心率异常，短时间内可出现昏迷、呼吸骤停或心脏骤停。

羊水栓塞首发症状主要表现为两种：一是首发表现为急性肺动脉高压，产妇在分娩过程中或分娩后出现憋喘、发绀、血压下降、呼吸困难、昏迷、意识障碍及死亡；二是首发表现为大量产后出血，随后出现血压下降、低氧血症等，甚至发展为意识消失、昏迷、心搏骤停等，给予缩宫素等治疗，出血未得到控制。在相关研究报道中，产后出血为首发症状占 2/3，急性肺动脉高压首发症状占 1/3。

（2）辅助检查

① 非特异性检查

a. 心电图：右心室、右心房扩张，还可见到心肌劳损的表现，同时有心动过速。

b. 心脏多普勒超声：右心房、右心室扩大。

c. 胸部 X 线片：可能无异常表现，70％的患者可有轻度的肺水肿症状，表现为双侧弥散性点状浸润阴影，沿肺门周围分布，肺部轻度扩大；心影可能会增大。

d. 计算机断层扫描肺血管造影术（CTPA）：对高度可疑肺栓塞患者，可采用 CTPA 检查确诊并进行栓塞部位和面积的判断。

e. 血氧饱和度：突然下降往往可以提示有肺栓塞的可能。

f. 凝血功能的检查：结果相差较多，其结果取决于患者生存的时间和临床上出血的程度。血小板$<100\times10^9$/L；凝血酶原时间延长，大于 10s 即有诊断意义；血浆纤维蛋白原<1.5g/L；凝血块试验：取患者静脉血 5mL，6min 内凝固者纤维蛋白原水平正常（$2\sim4$g/L），$10\sim15$min 凝固者纤维蛋白原在 $1\sim1.5$g/L，超过 30min 不凝者纤维蛋白原<1g/L；正常孕妇 6min 内血液凝固，超过 6min 血液凝固不完全或完全不凝者均属异常。出血时间及凝血时间延长；纤维蛋白降解产物增加，血浆鱼精蛋白副凝试验（3P试验）及乙醇胶试验阳性。

② 特异性检查

a. 母体循环或肺组织中羊水成分的检测：在母血、子宫血管和肺组织中找到来自于胎儿的成分（如胎儿鳞状上皮细胞、毳毛、黏液）作为诊断标准。查找羊水成分的方法：从右心室取血标本，在中心静脉压测定时插管取上腔或下腔静脉血，或行肺动脉飘浮导管监测时采血，或心搏骤停时心内注射时取血。

b. 母血清及肺组织中的神经氨酸-N-乙酰氨基半乳糖（Sialyl Tn）抗原检测：这种诊断方法可用于羊水栓塞的早期诊断。在羊水栓塞患者或有羊水栓塞样症状者的血清中，Sialyl Tn 抗原显著升高，为（105.6±59.0）U/mL。

c. 组织抗凝因子测定：羊水中的有形成分不是引起羊水栓塞的主要原因，而一些体液因子（如组织因子样促凝物质、白三烯等）在病理生理过程中起了非常重要的作用。羊水栓塞发生后大约40%的患者出现致死性的凝血功能障碍。组织因子的凝血活性可被抗组织因子蛋白拮抗，因此可以通过检测母血中的组织因子作为区分其他产科 DIC 的依据。

d. 肺组织中肥大细胞测定：羊水栓塞的发生是机体对羊水中的胎儿成分产生过敏反应，导致肥大细胞脱颗粒释放组胺类胰蛋白酶和其他介质，引起机体发生严重的病理生理改变所致。类胰蛋白酶是一种中性蛋白酶，是 T 细胞和肥大细胞分泌颗粒的主要成分。羊水栓塞和过敏性休克时，肺组织中肥大细胞数量都明显升高。

如何进行羊水栓塞的鉴别诊断？

答：羊水栓塞容易被误诊为下列疾病。

（1）子痫抽搐　通常有高血压、水肿及蛋白尿史，在产前、产时、产后均可发生，无胎膜破裂因素，双肺听诊一般无啰音。而 DIC 的检查一般无异常。

（2）充血性心力衰竭　有心脏病史，有心脏负担加重的诱因，患者突发心慌、气短、咳泡沫状痰，一般无抽搐、出血和肾衰竭表现，在心力衰竭控制后症状能好转。

（3）脑血管意外　患者有高血压病史，有头痛、头晕、突然昏迷，可发生偏瘫。

（4）癫痫患者　往往有癫痫病史，有精神因素的诱因；患者一般无 DIC 和肾衰竭。

（5）其他非 DIC 原因引起的产后出血　一般可找到明确的病因，无凝血机制的改变。

（6）血栓栓塞性疾病　患者往往有高凝状态、下肢深静脉血栓的表现，一般无出血。

（7）癔病　突然发病，抽搐具有夸张性，精神失常，感觉及运动障碍多样性，但因其发作时无发绀，血压正常，意识存在，肺部体征阴性，无肾衰竭，无 DIC 等较易鉴别。主要鉴别点：有抽搐史，有精神因素诱因，抽搐停止后正常，无明显生命体征改变，实验室检查正常。

（8）空气栓塞　分娩或手术中空气进入血液循环阻塞肺动脉引起严重休克，剧烈背痛，颈动脉上摸到血管内气泡移动，无异常子宫出血及 DIC 发生。

（9）自发性气胸　分娩用力过程中发生的刀割样胸痛，伴呼吸困难，肺部叩诊鼓音或过清音，X 线检查可见心脏、气管及纵隔向健侧移位等体征。

（10）麻醉相关　胃内容物误吸、高度或完全区域阻滞、局部麻醉毒性，可结合病史，及其他生命体征的变化及实验室检查的改变加以鉴别。

● 羊水栓塞的治疗原则是什么？

答：羊水栓塞抢救成功的关键在于早诊断、早处理和早用肝素及尽早处理妊娠子宫。其治疗原则可以归纳为以下几方面。

（1）抗过敏　出现过敏性休克应该应用大剂量皮质激素，常选用地塞米松 20～40mg 静脉滴注。但激素可抑制网状内皮系统功能，使已激活的凝血因子不能及时清除而加重 DIC，故反复应用时应注意，在使用肝素治疗的基础上应用为好。

（2）吸氧　应争取行正压持续给氧，至少用面罩给氧或使用人工呼吸机，供氧可减轻肺水肿，改善脑缺氧及其他组织缺氧。

（3）解除肺动脉高压　供氧只能解决肺泡氧压，而不能解决肺血流低灌注，必须尽早解除肺动脉高压，才能根本改善缺氧，预防急性右心衰竭、末梢循环衰竭和急性呼吸衰竭。常用的药物如下。

① 氨茶碱：具有解除肺血管痉挛、扩张冠状动脉及利尿的作用，还有解除支气管平滑肌痉挛的作用；剂量为 0.25～0.5g，加

入 10%～25%葡萄糖液 20mL,静脉注射。

② 罂粟碱:对冠状血管和肺、脑血管均有扩张作用,是解除肺动脉高压的理想药物;剂量为 30～60mg,加入 25%葡萄糖液 20mL,静脉注射。

③ 阿托品:解除肺血管痉挛,还能抑制支气管的分泌功能,改善微循环;剂量为 0.5～1mg,静脉注射,每 10～15min 1 次,至症状好转。

④ 酚妥拉明:解除肺血管痉挛;剂量为 20mg,加入 10%葡萄糖液 250mL,静脉滴注。

(4) 抗休克 羊水栓塞引起的休克比较复杂,与过敏、肺源性、心源性及 DIC 等多种因素有关。故处理时必须综合考虑。

(5) 扩充血容量 休克时都存在有效血容量不足,应尽早、尽快扩充血容量。有条件者最好用肺动脉漂浮导管,测定肺毛细管楔压(PCWP),边监测心脏负荷边补充血容量。如无条件测量 PCWP,可根据中心静脉压指导输液。无论用哪种监护方法,都应在插管的同时抽血 5mL,做血液沉淀试验,涂片染色寻找羊水成分,并做有关的 DIC 实验室检查。选择扩容液:开始多用右旋糖酐-40 500～1000mL 静脉滴注,伴失血者应补充新鲜血及平衡液。

(6) 纠正酸中毒 首次可给 5%碳酸氢钠 100～200mL,最好做动脉血血气分析及酸碱测定,按失衡情况给药。

(7) 调整血管紧张度 休克症状急骤而严重或血容量虽已补足但血压仍不稳定者,可选用血管活性药物,常用多巴胺 20～40mg加入葡萄糖液 500mL 内静脉滴注,可保证重要脏器的血供。

(8) 防治 DIC 一旦诊断羊水栓塞确立,就应开始抗凝治疗,尽早使用肝素,以抑制血管内凝血,保护肾脏功能。首次应用肝素量 1mg/kg(约 50mg),加入生理盐水 100mL 内静脉滴注,1h 滴完。可用试管凝血时间测定法做监护,确定是否需要重复给药。维持凝血时间在 20min 左右为好。羊水栓塞可发生在产前、产时或产后。应警惕发生严重的产后出血,最安全的措施是在给肝素的基础上输新鲜血,并补充纤维蛋白原、血小板悬液及鲜冻干血浆等,以补充凝血因子，制止产后出血不凝。

（9）预防心力衰竭 可用快速洋地黄制剂，毛花苷C（西地兰）0.2～0.4mg稀释于25%葡萄糖液20mL，静脉注射，必要时4～6h重复1次，总量每日＜1.2mg。另辅以呋塞米40～80mg，静脉注射，防治心力衰竭，对提高抢救成功率具有重要意义。

（10）防治多器官损伤 羊水栓塞时受累器官除肺与心脏外，其次便是肾脏。为防止肾功能衰竭，在抗休克时必须注意肾的血流灌注量，血容量未补充前不用或慎用缩血管药物，当血容量补足后，血压回升而每小时尿量仍少于17mL时，应给予利尿药物治疗。无效者常提示急性肾功能衰竭，应尽早采用血液透析等急救措施。

（11）及时、正确使用抗生素 预防感染。

（12）产科处理 及时的产科处理对于抢救成功与否极为重要。

① 羊水栓塞发生于胎儿娩出前，应积极改善呼吸循环功能、防止DIC、抢救休克等。

② 如子宫颈口未开或未开全者，应行剖宫产术，以解除病因，防止病情恶化。

③ 子宫颈口开全，胎先露位于坐骨棘下者，可行产钳助产。

④ 术时及产后密切注意子宫出血等情况，如无出血，继续进行非手术治疗。

⑤ 如有难以控制的产后大出血且血液不凝者，应当机立断行子宫切除术，以控制胎盘剥离面血窦出血，并阻断羊水沉渣继续进入血液循环，使病情加重。

⑥ 禁止使用宫缩药，此时加强宫缩，可促使贮留在子宫壁内的羊水进入母体血液循环，导致病情恶化。

如何预防羊水栓塞？

答：（1）人工剥膜与人工破膜 扩张宫颈和剥膜时均应注意避免损伤，人工破膜时不兼行剥膜，以减少子宫颈管的小血管破损。中期引产者，羊膜穿刺次数不应超过3次，钳刮时应先刺破胎膜，使羊水流出后再钳胎。

（2）不在宫缩时行人工破膜　破膜后羊水可直接与开放的静脉接触，在宫缩增强的情况下易使羊水进入母体血液循环。故人工破膜时必须在宫缩间歇时进行，破口要小并控制羊水流出的速度，减少羊水进入母体血液循环的机会。

（3）掌握剖宫产指征　术中刺破羊膜前保护好子宫切口上的开放性血管。

（4）掌握催产素的应用指征　正确使用催产素，并严密观察，防止宫缩过强，在使用催产素时应专人看护。

（5）分娩时勿使宫缩过强　子宫收缩过强使宫腔内压力增高，可能引起子宫下段内膜破裂，而使宫缩时羊水由间隙进入母体。需适当给予镇静药及子宫收缩药，以减缓宫缩。

（6）对死胎、胎盘早剥等情况，应严密观察。

（7）避免产伤、子宫破裂、子宫颈裂伤等。

（8）加强产前检查，对有诱发因素者，严密观察警惕本病的发生，如剖宫产、前置胎盘、胎盘早剥，急产等。

若发生羊水栓塞应如何进行护理？

答：（1）严密观察生命体征，专人护理。

（2）保持呼吸道的通畅，在抢救过程中正确、有效并及时地完成治疗计划。

（3）留置导尿管，保持导尿管通畅，观察尿液的排出量和性质，准确测定出血量，观察血凝情况，并详细记录24h出入量，防止肾功能衰竭。

（4）防止感染，在各项操作中严格执行无菌操作。

（5）配合做好实验室检查，正确采取血样标本，做血小板、凝血酶原时间、纤维蛋白原定量、鱼精蛋白副凝试验、凝血时间测定。

（6）宫口已开全或接近开全时发生羊水栓塞应及时做好经阴道分娩及手术助产，尽快娩出胎儿。在胎儿娩出前或即发生羊水栓塞时，在改善母体呼吸循环功能并纠正凝血功能障碍后应结束分娩。

（7）发生羊水栓塞时若正在滴注缩宫素应立即停止。

（8）对产后无法控制的阴道流血患者，应予以子宫切除术。切除子宫可减少胎盘剥离面大血窦的出血，控制病情不再继续恶化。

（9）提供心理支持。对于清醒的患者，应给予鼓励；对于家属的恐惧情绪表示理解和支持，适当允许家人陪伴。

● 值班护士该如何参与羊水栓塞的急救和护理？

答：迅速识别羊水栓塞是抢救成功的关键。在产妇分娩过程中出现胸闷、呼吸困难、发绀是羊水栓塞的早期症状，应立即引起高度重视，及时通知医师。若确诊，应保持镇静，立即组织抢救小组，熟练运用各种抢救器械及急救药品进行抢救。

值班护士配合医师进行抢救时，应采取以下护理措施。

（1）立即予高流量吸氧 $4\sim6L/min$，必要时行气管插管或气管切开，改善脑缺氧。

（2）采取休克卧位（半卧位），抬高头、胸和下肢，以保证重要脏器的血液供应。

（3）产妇发生抽搐时应加床栏，用开口器或压舌板防止舌咬伤，保持呼吸道通畅。

（4）迅速建立 2 条或 2 条以上的大静脉通路，确保快速给药和输血。

（5）遵医嘱正确使用抗休克、扩容、抗过敏、解痉利尿等药品。用药过程中密切观察用药反应及效果。

（6）及时采集血标本。准备好一切急救用物等的同时备好化验标本，同时快速做好剖宫产术前准备。

（7）严密观察生命体征。注意患者神志、出血情况、尿量等病情变化，详细做好记录，如有异常及时报告医师，为抢救提供可靠依据。

（8）严格执行无菌操作，预防感染，注意皮肤护理，预防压力性损伤。

（9）肝素是治疗 DIC 的关键药物，为抗凝物质，能改善微循环功能，恢复凝血机制，应及早应用。后期使用时应严格掌握肝素的指征，若出现血尿、创口渗血不止、大量阴道流血应立即停止给药。晚期抗纤溶的同时也应补充凝血因子，防止大出血。抗纤溶治疗时可使用氨基己酸、氨甲环酸等。近年来，国外诊治 AFE 的专家共识认为在临床研究上不适合使用肝素，而推荐使用红细胞、新鲜冰冻血浆改善患者凝血。

（10）做好心理护理。在积极抢救的同时，及时与患者及家属进行沟通，缓解其紧张、恐惧心理，适当介绍病情及协助选择有效的救治方法，有针对性地做好思想工作，取得患者及家属的配合，使抢救工作顺利进行，并积极地促进患者恢复。

🌸【护理查房总结】

目前认为羊水栓塞好发的因素有高龄产妇、多产妇、过强的宫缩、急产等。常见诱因有胎膜早破或人工破膜后、前置胎盘、胎盘早剥、宫缩过强或强制性子宫收缩、子宫体或子宫颈有病理性开放的血窦、巨大儿、死胎等。羊水栓塞可发生于产前、产时、产后。

分娩前的羊水栓塞常有头昏、胸闷、呛咳、气促，较易识别。但产后发生羊水栓塞者，产前无典型前驱症状，直接表现为产后顽固性宫缩乏力、产后出血，且血液不凝很快进入休克状态，出血与血压下降不成比例，只有及时正确地诊断羊水栓塞才能进行迅速、有效及全面的治疗。

产程处理过程中预防羊水栓塞的措施：人工破膜时要专人守护，不同时进行剥膜；掌握催产素的应用指征，应用催产素时要专人守护，避免宫缩过强，在宫缩间歇时行人工破膜；掌握剖宫产指征，预防子宫、产道裂伤等。

产妇待产过程中要积极正确地处理产程，尽量避免羊水栓塞的诱因发生，积极采取预防措施；对已存在的诱因及好发因素，应密切观察产程及产妇的自觉症状，及时发现，及时报告，及时处理。

助产士应高度警惕，一旦产妇在产后出现难以控制的大出血，且出血量与休克不成正比，血液不凝，应高度警惕羊水栓塞的发生，及时报告医师，及时采取预防措施，协助医师做好全面救护。发生羊水栓塞要迅速成立抢救小组，制订救治及护理措施，保证抢救器械药品供应，抢救措施得当。

医护人员在抢救羊水栓塞患者时，应有高度的责任心，争分夺秒又忙而不乱，沉着干练，准确及时执行医嘱，密切监护病情，施行有效的护理措施并有条不紊地进行。

（刘　静　陈静娜）

查房笔记

病例 26 · 胎儿宫内窘迫

【病历汇报】

病情　孕妇 38 岁，因"停经 30 周，B 超发现胎儿宫内缺氧 1 天"步行入院。患者既往月经规律，7～8 天/21～26 天，经量较多，无血块，有痛经。LMP 2017 年 5 月 10 日，EDC 2018 年 2 月 17 日，孕早期未出现明显的恶心呕吐、喜酸等早孕反应。孕 1 个月测尿妊娠试验阳性。孕 4 个月自觉胎动，活跃并持续至今。腹部随停经月份逐渐增大。孕 5 个月产前检查示胎盘前置状态，基础血压 119/82mmHg，尿蛋白（一）。孕 24 周行产前检查示胎盘前置状态，血压 160/95mmHg，余无明显异常。2017 年 11 月 14 日无明显诱因出现少量阴道流血，约 5mL，色鲜红，无明显腹痛。因"前置胎盘低置状态，妊娠高血压综合征"收入科。予镇静、解痉、降压、保胎、输液等对症支持处理，经治疗好转后于 11 月 27 日出院。

患者 12 月 5 日门诊复查脐血流提示羊水中脐动脉频谱阻力增高，且部分时段脐血流舒张期血流缺失（提示胎儿宫内缺氧），考虑胎儿宫内窘迫，以"宫内妊娠 30 周，单活胎，胎儿宫内窘迫，妊娠高血压综合征"再次入院。患者孕早期无流感、风疹等病毒感染史，整个孕期无放射线及有害物质接触史，无特殊药物服用史。精神一般，食欲睡眠尚可，大小便正常，体重增加约 12kg。

护理体查　T 36.6℃，P 78 次/分，R 20 次/分，BP 149/93mmHg。腹隆起如 30 周大小，宫高 28cm，腹围 80cm，胎方位有变化，未入盆，胎心率 152 次/分，未扪及宫缩。

辅助检查

（1）彩超　脐血流提示羊水中脐动脉频谱阻力增高，且部分时段脐血流舒张期血流缺失（提示胎儿宫内缺氧）。

（2）尿常规　尿蛋白（一）。

入院诊断　①胎儿宫内窘迫；②宫内妊娠 30 周，单活胎，可变胎位；③妊娠合并慢性高血压；④中央性前置胎盘。

主要的护理问题

（1）胎动异常　与胎儿宫内窘迫有关。

（2）血压高　与高血压有关。

（3）阴道流血　与中央性前置胎盘有关。

（4）焦虑　与自身疾病及担心胎儿有关。

（5）潜在并发症　羊水污染、胎儿宫内窒息、胎儿酸中毒、胎盘功能低下。

目前主要的治疗措施

（1）产科护理常规。

（2）积极完善相关检查，予以解痉降压、促胎儿生长等对症支持治疗。

（3）严密注意患者腹痛、阴道流血及胎心率的情况。

（4）尽量延长孕周，适时终止妊娠。

护士长提问

什么是胎儿宫内窘迫？

答：胎儿宫内窘迫是胎儿在宫内缺氧所致的综合征，是当前剖宫产的主要适应证之一。胎儿窘迫主要发生在临产过程，也可发生在妊娠后期。发生在临产过程者，可以是发生在妊娠后期的延续和加重。

胎儿宫内窘迫是新生儿窒息、甚至死亡的常见原因，而且能引起新生儿神经系统病变及智力发育异常。因此，积极诊治、处理、胎儿宫内窘迫对减少围生儿死亡、改善预后、优生优育具有重要意义。

胎儿宫内窘迫的类型有哪些？

答：胎儿宫内窘迫可分为急性胎儿宫内窘迫和慢性胎儿宫内

窘迫。

（1）急性胎儿宫内窘迫常发生于分娩期，主要表现为胎心率异常、羊水异常、胎动异常。急性胎儿宫内窘迫主要表现为胎心率的变化，正常的胎心率在 120～160 次/分，而胎儿窘迫时开始胎心率>160 次/分，甚至>180 次/分，随后胎心率减慢，每分钟不到120 次，甚至少于 100 次/分，且在窘迫初期胎儿的胎动频繁，继而转弱并次数减少，进而消失。孕妇可以通过检测胎心率和自数胎动来判断胎儿在宫内的情况，一旦出现胎动过频或过少应引起注意，及时到医院就诊。

（2）慢性胎儿宫内窘迫常发生于妊娠晚期，主要表现为胎盘功能减退，胎儿宫内生长受限等。慢性胎儿宫内窘迫是在慢性缺氧的情况下发生的，可以出现胎儿发育及营养不正常，形成胎儿宫内发育迟缓，临产后易发生进一步缺氧。孕妇在孕后期一般会定期产检，进行胎心监测及 B 超检查。

如何诊断胎儿宫内窘迫？

答：（1）慢性胎儿宫内窘迫的诊断

① 胎盘功能检查：测定 24h 尿 E_3 值并动态连续观察，若急剧减少 30%～40%，或于妊娠末期连续多次测定 24h 尿 E_3 值在 10mg 以下者，表示胎盘功能减退。

② 胎心监测：连续监测孕妇胎心率 20～40min，正常胎心率基线为 120～160 次/分。若胎动时胎心率加速不明显，基线变异率<3 次/分，提示存在胎儿窘迫。

③ 胎动监测：妊娠近足月时，胎动>30 次/12h。计算方法可嘱孕妇早、中、晚自行监测各 1h 胎动次数，3 次的胎动次数相加乘以 4，即为接近 12h 的胎动次数。胎动减少是胎儿窘迫的一个重要指标，每日监测胎动可预知胎儿的安危。胎动过频则往往是胎动消失的前驱症状，胎动消失后，胎心在 24h 内也会消失，故应注意这点以免贻误抢救时机。

④ 羊膜镜检查：见羊水浑浊，呈黄染至深褐色，有助于胎儿窘迫的诊断。

（2）急性胎儿宫内窘迫的诊断

① 胎心监测：胎心率是了解胎儿是否正常的一个重要标志。a. 胎心率＞160次/分，尤其是＞180次/分，为胎儿缺氧的初期表现（孕妇心率不快的情况下）；b. 胎心率＜120次/分，尤其是＜100次/分，为胎儿危险征；c. 出现胎心晚期减速、变异减速和（或）基线缺乏变异，均表示胎儿窘迫。胎心率异常时需详细检查原因。胎心改变不能只凭一次听诊而确定，应多次检查并改变体位（为侧卧位）后再持续检查数分钟。

② 羊水胎粪污染：胎儿缺氧，引起迷走神经兴奋、肠蠕动亢进、肛门括约肌松弛，使胎粪排入羊水中，羊水呈绿色、黄绿色，进而呈浑浊的棕黄色，即羊水Ⅰ度、Ⅱ度、Ⅲ度污染。破膜后羊水流出，可直接观察羊水的性状；若未破膜可经羊膜镜窥视，透过胎膜以了解羊水的性状。若胎先露部已固定，前羊水囊所反映的可以不同于胎先露部以上后羊水囊的情况。前羊水囊清而胎心率不正常时，视情况破膜，经消毒铺巾后稍向上推移胎先露部，其上方的羊水流出即可了解羊膜腔上部的后羊水性状。羊水Ⅰ度、甚至Ⅱ度污染而胎心始终良好者，应继续密切监护胎心，不一定是胎儿窘迫。羊水Ⅲ度污染者，应及早结束分娩，即使娩出的新生儿Apgar评分可能≥7分时也应警惕，因新生儿窒息概率很大。羊水轻度污染，胎心经约10min的监护发现异常者，仍应诊断为胎儿窘迫。

③ 胎动监测：急性胎儿窘迫初期，先表现为胎动过频，继而转弱及次数减少，进而消失。

④ 酸中毒：破膜后，检查胎儿头皮血进行血气分析。诊断胎儿窘迫的指标有血 pH＜7.20、PO_2＜10mmHg、PCO_2＞60mmHg。

胎儿宫内窘迫的致病原因有哪些？

答：（1）母体因素　母体血液含氧量不足是重要原因，轻度缺氧时母体多无明显症状，但对胎儿则会有影响，导致胎儿缺氧的母体因素如下。

① 微小动脉供血不足：如高血压病、慢性肾炎和妊娠高血压

综合征等。

② 红细胞携氧量不足：如重度贫血、心脏病、心力衰竭和肺源性心脏病等。

③ 急性失血：如产前出血性疾病和创伤等。

④ 子宫胎盘血运受阻：急产或子宫不协调性收缩等；催产素使用不当引起宫缩过强；产程延长，特别是第二产程延长；子宫过度膨胀，如羊水过多和多胎妊娠；胎膜早破，脐带可能受压等。

（2）胎儿因素

① 胎儿心血管系统功能障碍，如严重的先天性心血管疾病、颅内出血等。

② 胎儿畸形。

（3）脐带、胎盘因素　脐带和胎盘是母体与胎儿间氧及营养物质的输送传递通道，其功能障碍必然影响胎儿不能获得所需氧及营养物质。

① 脐带血运受阻：如脐带发育异常、脐带真结等。

② 胎盘功能低下：如过期妊娠、胎盘发育障碍（过小或过大）、胎盘形状异常（膜状胎盘、轮廓胎盘等）和胎盘感染等。

● 胎儿宫内窘迫常见的处理原则有哪些？

答：（1）慢性胎儿宫内窘迫　应针对病因，视孕周、胎儿成熟度及窘迫的严重程度决定处理。

① 能定期做产前检查者，估计胎儿情况，孕妇应采取侧卧位休息，定期吸氧，积极治疗合并症，争取改善胎盘供血，延长妊娠周数。

② 经处理后，胎儿宫内窘迫情况很难改善，估计胎儿娩出后生存概率较大，应考虑行剖宫产术。

③ 距离足月妊娠较远，胎儿娩出后生存可能性较小，应将情况向家属说明，应尽量非手术治疗，延长孕周。

（2）急性胎儿窘迫

① 积极寻找原因并排除，如呼吸困难、脐带扭曲、羊水过少等。

② 宫颈尚未完全扩张、胎儿窘迫情况不严重者，产妇应侧卧位，提高母血氧含量，改善胎儿血氧供应，观察 10min。若胎心率转为正常，可以继续观察；若使用催产素导致宫缩过强，引起胎心率异常减慢者，应立即停止滴注催产素，或使用抑制宫缩药物观察能否转为正常，若无效者应立即剖宫产结束分娩。

③ 宫口开全，胎先露已达坐骨棘平面以下 3cm，应尽快助产使胎儿经阴道娩出。

● 胎儿宫内窘迫的护理措施有哪些？

答：（1）心理护理　由于担心缺氧会影响孩子的智力，甚至威胁生命，孕妇可能会出现激动、烦躁、紧张、恐惧等情况，护士应耐心做其思想工作，帮助孕妇分析目前的现实情况。另外医务人员要保持镇静，技术娴熟，使孕妇产生信赖感，积极配合治疗和护理。

（2）减少围生儿受伤的护理

① 给孕妇吸氧，提高胎儿血氧供给量，同时让孕妇取左侧卧位，增加子宫胎盘血供。

② 严密观察产程，注意胎心率强弱的变化，潜伏期1～2h测 1次，活跃期 15～30min测 1次，第二产程 10min 听 1 次或连续胎心监护，同时应注意宫缩强度及羊水性质。

③ 严密观察催产素静脉滴注时宫缩的变化，避免因使用不当引起子宫收缩过强；若出现胎心率异常时，应立即减少进量或停止滴注，或使用宫缩抑制药抑制宫缩，改善胎儿血氧供给。

④ 遵医嘱予以葡萄糖、维生素 C、氨茶碱静脉推注，以增加母体血容量，改善血液循环，提高糖的储备。维生素 C 可以使毛细血管通透性及脆性降低，从而降低颅内出血的可能。

⑤ 估计短期不能分娩者应以剖宫产结束分娩，协助医师做好术前准备，备齐抢救新生儿的物品及药品，如吸痰管、气管插管等，随时配合新生儿窒息的抢救。

（3）健康指导

① 向孕妇及家属讲解胎儿宫内窘迫的病因及临床表现，使他

们能做到心中有数，积极配合治疗和护理。

② 慢性胎儿宫内窘迫孕妇，应指导其进食高蛋白质、高维生素、富含铁的食物，纠正贫血。

③ 教会孕妇学会自我监护，一般从 28 周开始自我胎动计数，一旦发现异常，应及时到医院进一步检查（如进行胎心监护或 B 超监测），及时发现、及早处理。

④ 指导家属掌握听胎心的方法，每日定时听胎心并做记录。

胎儿宫内窘迫的抢救方法有哪些？

答：（1）对已确诊胎儿宫内窘迫行剖宫产手术的患者，应积极做好术前准备。除准备好必备的器械药品外，应通知医师做好相应的抢救准备。检查吸痰器、氧气管是否通畅，准备新生儿专用插管、新生儿给氧面罩、呼吸气囊、脐带穿刺针等。抢救药品包括肾上腺素、盐酸纳洛酮、碳酸氢钠、维生素 K 等。

（2）产妇入手术室后，给予心理安慰，解除其紧张、焦虑心理。手术开始前，让产妇取左侧卧位，因左侧卧位能减轻妊娠子宫对下腔静脉的压迫，增加回心血量和心排血量，改善子宫胎盘的血流量和供氧状况。

（3）立即吸氧气，给产妇面罩吸氧，氧流量为 4L/min，通过吸氧提高孕妇血氧浓度，改善胎儿的血氧供给。

（4）洗手护士应迅速准备器械，尽可能快地配合医师取出胎儿，动作应迅速、准确、轻柔。

胎儿宫内窘迫的预防措施有哪些？

答：（1）胎动监测　胎动是表明胎儿存活的良好标志，也是对宫内缺氧最为敏感的指标，胎动计数是妊娠期监测胎儿宫内状况的一种简便方法，可长期使用，一般 20 周左右能感到胎动，28 周后应学会自数胎动：如胎儿连续运动完后算 1 次胎动，间隔再动又算 1 次，以此类推，孕妇每天早、中、晚各取左侧静卧 1h，由孕妇凭主观感觉分别记录这 3h 的胎动次数，将早、中、晚三次胎动数相加乘 4，则作为 12h 胎动数。12h 胎动计数≥30 次为正常，12h<

10 次为异常。逐日记录胎动计数，若发现胎动与往日比较过频或过少，都可能提示胎儿有宫内缺氧，应及时到医院检查。

（2）胎心监测 可在医师指导下学会用听诊器直接听取胎心率，正常胎心率应是 120～160 次/分，胎动时胎心率应增快＞10 次/分或胎心率不规则，若胎心率减慢或加快，则提示胎儿缺氧，应及时到医院就诊。

（3）定期产检 及时发现可能引起胎儿宫内缺氧的各种母源性因素并及时的诊治。医师还可通过胎儿心电图检查、胎心率电子监护、B 超生物物理评分、多普勒超声脐血流检查等及时发现胎心率异常变化，及时采取应变措施。

胎儿宫内窘迫容易与哪些疾病混淆？

答：（1）肺透明膜病 早产儿多见，一般情况差，呼吸困难与青紫呈进行性加重，病情重预后差，肺成熟度检查及胸部 X 线检查均有特殊改变。

（2）吸入性肺炎 多有窒息史及吸入史，常为复苏后出现呼吸急促，临床症状重，X 线呈支气管肺炎改变，少有叶间和（或）胸腔积液，病变消失时间较长。

（3）羊水吸入综合征 有窒息或呼吸窘迫史，呼吸急促在复苏后发生。

（4）脑性过度换气 此为脑水肿所致，常见于足月儿伴窒息、气促，但肺部无体征，预后与病因有关。

胎儿宫内窘迫可以并发哪些疾病？

答：胎儿宫内窘迫是胎儿围生期死亡及新生儿神经系统后遗症的常见原因，占围生儿死亡原因的首位。胎儿长时间宫内窘迫会导致大脑缺血缺氧综合征，引起一系列的神经精神症状，严重地影响到胎儿身体及以后的生活。

该产妇入院后的主要护理问题是什么？如何处理？

答：（1）激动、烦躁、紧张、恐惧 与担心胎儿的安危有关。
（2）知识的缺乏 缺乏胎儿宫内窘迫的相关知识。

护士应耐心做其思想工作，帮助孕妇分析目前现实情况，另外医务人员要保持镇静、技术娴熟，使孕妇产生信赖感，积极配合治疗和护理。

【护理查房总结】

胎儿宫内窘迫是胎儿在宫内缺氧所致的综合征，常分为急性和慢性胎儿宫内窘迫。胎儿宫内窘迫是新生儿窒息、甚至死亡的常见原因，而且也能引起新生儿神经系统的病变及以后智力发育异常。通过此次护理查房，让护理人员对胎儿宫内窘迫的病因、临床表现以及如何护理等有了进一步的认识，尤其是胎儿宫内窘迫的早期发现、积极诊治、处理、护理，对减少围生儿死亡、改善预后、优生优育具有重要意义。

（刘　静　陈静娜）

查房笔记

病例 27 · 新生儿窒息

🌸【病历汇报】

病情　孕妇 35 岁，因"停经 9^+ 个月，见红 8^+ h，腹痛 5^+ h"步行入院待产。产妇月经初潮 13 岁，既往月经规律，4～5 天/30 天，量中等，无血块，无痛经。LMP 2017 年 4 月 7 日，EDC 2018 年 1 月 14 日。孕 30 天测尿妊娠试验阳性。孕早期未出现明显的喜酸、恶心呕吐等早孕反应。孕 4 个月自觉胎动，活跃并持续至今。腹部随停经月份逐渐增大。孕 4 个月产前检查，基础血压 102/68mmHg，尿蛋白（-）。孕 14 周时行唐氏综合征血清学筛查提示高风险，后行羊水穿刺示无明显异常。以后定期产前检查均无明显异常。2018 年 1 月 9 日 1:00 左右出现下腹部阵发性胀痛，为 10～20min 一次，不规律，无阴道流液，护垫上可见少量血性分泌物，遂入院待产。入院时床旁扪及宫缩 20～30s/4～5min，头先露，已入盆，宫口容受 1 指，质软，居中，宫颈管消失 90%，行胎心监护提示有晚期减速，考虑胎儿宫内窘迫。在完善术前相关检查后立即送入手术室，在椎管内麻醉下行子宫下段剖宫产术。术中娩出一活男婴，Apgar 评分 1min 为 6 分，经新生儿复苏后 Apgar 评分 5min 为 8 分、10min 为 9 分。胎盘、胎膜娩出完整。手术顺利，麻醉满意，术中子宫收缩好，阴道流血不多。产妇既往体健，否认高血压、糖尿病、心脏病及传染病史，无外伤史，无输血史，无药物过敏史，家族中无特殊病史。

护理体查　T 36.6℃，P 90 次/分，R 19 次/分，BP 115/68mmHg。产妇发育正常，营养良好，神志清楚，自主体位，查体合作。皮肤、眼睑和口唇红润，双乳丰满、对称，未扪及结节，有少量淡黄色乳汁分泌。腹部伤口敷料干燥，无渗血及渗液，腹软，双下肢不肿。导尿管通畅，引流尿液清亮。宫底脐下 1 横指，质硬。阴道恶露量不多，色暗红，无臭，肛门未排气。

辅助检查

(1) B超　宫内妊娠 37^{+5} 周，ROA，单活胎；脐带绕颈 2 周；胎儿生物物理评分 6 分 (羊水、呼吸各扣 1 分)。

(2) 肝功能示 ALB 65.4g/L，TBIL 5.7μmol/L，DBIL 1.6μmol/L，ALT 8.6U/L，AST 20.0U/L。肾功能示 BUN 3.00mmol/L，SCr 73.2μmol/L，UA 358.0μmol/L；凝血酶原时间 11.17s。血常规示白细胞 (WBC) $9.2×10^9$/L，红细胞 (RBC) $4.82×10^9$/L，血红蛋白 116g/L，血小板 (PLT) $188×10^9$/L，血细胞比容 36.0%，中性粒细胞 (N) $6.7×10^9$/L，中性粒细胞百分比 73%。

入院诊断　①宫内妊娠 39^{+2} 周，ROA，活婴；②脐带绕颈 2 周；③胎儿宫内窘迫；④新生儿窒息。

主要的护理问题

(1) 疼痛　与手术有关。

(2) 舒适改变　与腹胀、疼痛有关。

(3) 有感染的风险　与手术操作有关。

(4) 焦虑　与知识缺乏、担心新生儿的预后有关。

(5) 自主呼吸障碍 (患儿)　与羊水、气道分泌物吸入导致低氧血症有关。

目前主要的治疗措施

(1) 继续补液、抗感染、促子宫复旧治疗。

(2) 适时换药、拆线、复查血常规。

(3) 评估新生儿生命体征及神经系统症状，转科治疗。

护士长提问

什么是新生儿窒息？其最常见的原因有哪些？从病史资料来看，引起该新生儿窒息的原因有哪些？

答：新生儿窒息是指由于一些原因使产程中的胎儿缺氧而发生宫内窘迫或分娩过程中发生呼吸、循环障碍，导致出生后 1min 内无自主呼吸或未能建立规律呼吸，以低氧血症、混合性酸中毒为主要病理生理改变的疾病。

新生儿窒息的原因很复杂，是多种因素相互作用的结果，主要有以下几种。

（1）产妇身体状况差　产妇身体体质差、营养不良、胎盘供养不足，氧分和营养物质不足以供应胎儿的发育，使胎儿发育受限，新生儿容易出现窒息；产妇年龄大于 35 岁或小于 16 岁等。

（2）脐带异常　包括脐带缠绕、扭转、打结等均可使胎儿脐带血流受阻，临床上主要表现为胎心率改变、羊水污染、有胎粪的羊水吸入，致新生儿窒息及吸入性肺炎。

（3）产程异常　特别是第二产程延长是新生儿窒息的主要原因之一，产程异常影胎盘血液循环，胎儿在宫内缺血缺氧，使新生儿窒息发生率增加；产程中药物使用不当等。

（4）异常妊娠　也是新生儿发生窒息的重要原因，如妊娠高血压综合征、过期妊娠等导致胎盘功能不全、新生儿窒息率增加等。

（5）胎盘异常　前置胎盘、胎盘早剥、胎盘老化等。

（6）胎儿异常　早产儿、巨大儿、先天畸形、胎儿宫内感染等。

从病史资料上看，引起该新生儿窒息的主要原因是脐带绕颈 2 周。依据为：B 超提示脐带绕颈 2 周，临产后行胎心监护提示晚期减速。

● **新生儿窒息的诊断标准是什么？**

答：据 Apgar 评分，出生后 1min 评分 0～3 分者为重度窒息，4～7 分者为轻度窒息。

Apgar 评分对诊断新生儿窒息的敏感度高，特异度较低，而脐动脉血气分析（pH 和碱剩余）指标特异度高，敏感度较低，两者结合可增加其准确性。新生儿生后仍做 Apgar 评分，在二级及以上或有条件的医院出生后即刻应做脐动脉血气分析，Apgar 评分要结合血气分析结果作出窒息的诊断。

（1）轻度窒息　Apgar 评分出生后 1min≤7 分或出生后 5min

≤7 分，伴脐动脉血 pH<7.2。

（2）重度窒息　Apgar 评分出生后 1min≤3 分或出生后 5min ≤5 分，伴脐动脉血 pH<7.0。

● 新生儿窒息可导致哪些严重后果？

答：新生儿窒息是新生儿围生期死亡的主要原因，发生窒息后因缺氧可对小儿神经系统及各器官造成不利影响，严重窒息可导致不可逆的缺血、缺氧性脑损伤，以致造成小儿智力低下、脑瘫、癫痫等后遗症，有些甚至可出现终身残疾。因此，做好新生儿窒息的抢救是减少发生窒息并发症、降低围生期病死率和致残率的关键之一。

● 值班护士该如何参与新生儿窒息的临床抢救？

答：对窒息的新生儿应立即进行复苏抢救，医护人员按照 ABCDE 复苏方案，即清除呼吸道分泌物（A）、建立呼吸（B）、建立循环（C）、药物应用（D）、抢救复苏后监护（E），进行抢救。在五步方法中前两项最重要，其中 A 是根本，B 是关键，E 贯穿于整个抢救复苏过程之中。

新生儿窒息的复苏抢救过程应强调新生儿窒息的分段评估，主要体现在四个 30s。

第一个 30s：快速评估，保温，摆正体位，清理气道，擦干全身，必要时给氧。

第二个 30s：评估呼吸、心率和肤色，必要时正压通气。

第三个 30s：继续评估呼吸、心率和肤色，必要时正压通气加胸外按压。

第四个 30s：重复评估呼吸、心率和肤色，必要时使用肾上腺素。

ABCDE 复苏方案的具体方法如下。

① 清除呼吸道分泌物：先将新生儿摆放为左侧卧位，一手托其下颌，暂时阻止呼吸，另一手快速清除口腔内黏液和羊水，3～4次即可清理干净，避免新生儿娩出后首次吸气误将口内黏液及羊水

吸入呼吸道内引起窒息。

②建立呼吸：将新生儿仰卧，臀部用轻柔物品垫高3cm左右，使颈部后伸至中枕位，清除呼吸道分泌物，摩擦或拍打足底促使呼吸。并用1％碳酸氢钠液或盐水50～100mL，30～32℃，进行洗胃，清理呼吸道。

③建立循环：如果心搏缓慢无力（心率<80次/分）或心搏减慢，应立即给予肾上腺素0.1～0.3mL/kg，静脉或气管滴入，用复苏囊加压给氧。如果心率仍小于60次/分者，此时应进行胸外心脏按压来促进循环，按压方法为：按压胸骨下三分之一段，避开剑突，深度为前后胸直径1/3左右。按压后每隔30s测一次心率。

④药物应用：保证能够及时供应药物，并及时进行纠正酸中毒、扩容等。严格控制输液速度，注意观察输液期间有无输液反应及渗液，并做好液体出入量记录。

⑤抢救复苏后监护：复苏后至少监护3天，注意监护体温、心率、呼吸、尿量、皮肤颜色和神经系统症状等。

● **在护理新生儿窒息方面应该重点做好哪些工作？**

答：（1）加强监护 新生儿必须进行严格监护，护理人员应密切观察其呼吸、体温、心率、血压、尿量、血氧饱和度、神志等；是否出现神经系统症状、酸碱失衡、电解质紊乱等并发症，并且使用药以后，要密切关注药物反应情况，并做好记录，一旦发现异常情况，立即报告主管医师进行处理。

（2）严防感染 新生儿在整个监护过程中，严格执行无菌操作制度，做好患儿保护性隔离，加强病房消毒管理，尽量避免探视，避免交叉感染。避免交叉使用患儿的用物（如沐浴液、治疗用品等）。每天定时消毒病室环境，并进行清洁整理，保持卫生干净。结扎新生儿脐带过程中，也应严格执行无菌操作，防止脐带结扎松脱。脐带脱落后，应用清洁纱布包裹，防止衣服摩擦。护理过程应勤换尿布，并每天检查脐部情况。对于有感染倾向患儿给予应用抗生素治疗。

（3）注意保暖 保暖在整个治疗护理过程中都非常重要，可将患儿置暖箱中保暖或热水袋保暖。热水袋水温要低于 50℃，并用多层干净的毛巾包裹使热不直接接触肢体。

保暖：将患儿放置暖箱内保暖或置于远红外线辐射台进行复温、保暖，使患儿体温保持在 36.5～37.5℃，以预防低体温引发相关并发症发生，密切监测，暖箱温度控制在 32～34℃，病房室温保持在 24～26℃，相对湿度 55%～65%。

（4）皮肤护理　新生儿出生后，首先检查皮肤黏膜的完整性，初步处理皮肤皱褶处的血迹，擦干皮肤并进行包裹；每次大便后要用温水冲洗，擦干，为了保护皮肤，涂植物油或鱼肝油；衣着柔软、透气，勤换洗，床单清洁、干燥、平整。

（5）保持患儿呼吸道通畅　密切观察患儿呼吸变化情况，若患儿出现呼吸暂停症状时，即给予物理刺激以促进患儿呼吸功能恢复，如：托背、弹打足底等；对于肺出血或频发呼吸暂停患儿，应及时通知医生给予合理氧疗处理，以保证患儿呼吸通畅。

（6）氧疗护理　　患儿复苏成功后，因其支气管或肺泡内有黏液残留，仍需酌情给予其吸氧治疗，但给氧浓度不可过高，一般情况将氧浓度设置在 30%～40% 为宜，至患儿皮肤红润 30min 后停止给氧。需要每天监测氧浓度，以预防氧损害发生。

如何为该产妇进行心理支持？

答：因新生儿窒息，家属容易出现恐惧、悲观等不良情绪，护理人员应对产妇和家属做好思想辅导，给产妇讲解相关知识，并解释出现这种情况的原因以及医护人员所做的准备工作和抢救措施，使其尽量保持情绪稳定，消除家属的顾虑和不安，并鼓励其积极配合医护人员工作。帮助家长树立信心，促进父母角色的转变。

作为医务人员，如何预防新生儿窒息？

答：（1）指导孕妇做好围生期保健，定期产前检查，包括进行早产的评估与预测，对宫颈分泌物进行检测或进行 B 超对宫颈长度进行检测，及早发现胎儿宫内异常，及时处理高危妊娠。在提高围生期保健水平的同时，提高广大孕妇的自我保护能力，强化产前检查产前诊断管理，及时发现并科学处置密切相关危险因素，产前应嘱产妇进行定期的 B 超检查，观察是否出现脐带异常等现象，并对胎儿的生理状况进行实时监测，一旦出现胎儿宫内异常，应及时采取有效措施。提高助产技术水平，方能进一步降低新生儿窒息的发生率。及时处理并纠正孕妇的疾病及高危因素，其目的不仅是抢救生命，更重要的是预防脑损害。

（2）保持心境平和，消除紧张情绪，避免不良刺激；要摄取合理充分的营养，孕后期应采取左侧卧位，以改善子宫、胎盘的血液循环，减少宫腔内向宫口的压力；发现产前出血和先兆早产征象应及时诊治。

（3）胎儿监护　加强胎儿监护，避免和及时纠正宫内缺氧。对宫内缺氧胎儿可通过羊膜镜了解胎粪污染羊水的程度，或在胎头露出宫口时取胎儿头皮血进行血气分析，以评估宫内缺氧程度。前列腺素（PG）和肺表面活性物质相关蛋白（SP-A）在接近出生前偏低或 L/S、PG、SP-A 均很低，发生新生儿呼吸窘迫综合征（RDS）的危险性非常高，须积极采取措施。

（4）严密观察产程进度，避免难产。临床工作人员对产妇产程要时刻重视，及时给予适当的药物或技术处理，尤其对于羊水的污染程度应给予密切观察，必要时应尽快结束娩。对于生产较为不顺利的产妇，适当使用抑制宫缩类药物，减少子宫平滑肌的蠕动，延长孕期，以有足够时间纠正产妇的病理状态。

（5）选择合适的分娩方式　特别是适当放宽臀位产的剖宫产指征，尽快结束产程，可降低新生儿窒息的发生率。

（6）熟练掌握复苏技术　培训助产人员熟练掌握复苏技术。新生儿窒息的程度与胎儿窒息情况、分娩方式、娩出后第一口呼吸的处理关系较大，因此，产科医护人员必须掌握新生儿复苏技术。凡围生期有高危因素者，分娩前均应有新生儿科医师提前到达，新生儿一经娩出即行复苏。

（7）配备复苏设备　医院产房内须配备复苏设备。高危妊娠分娩时必须有掌握复苏技术的人员在场。临床复苏时应注意气道未清理干净前（尤其是胎粪污染儿）切忌刺激新生儿，切忌使其大哭，以免将气道内吸入物进一步吸入肺内。

● **责任护士对该产妇应重点加强哪些方面的护理？**

答：（1）及时指导母乳喂养

① 向产妇及家属宣传母乳喂养的好处及方法，在母婴分离的情况下也应保持泌乳，缓解乳胀或解除乳腺管堵塞及乳汁淤积，防止乳头及乳晕干燥、皲裂。

② 指导产妇手法挤奶的具体操作方法。将拇指和示指分别放在乳房的上下方，距乳头根部 2cm 的乳晕上，将拇指与示指先向胸壁方向（内侧）轻轻下压，压力应作用在拇指与示指间乳晕下方乳腺组织上，然后向外有节奏地挤压、放松。放松时，手不应离开皮肤。如此数次，重复进行。以逆时针的顺序沿着乳头，依次按照同样挤奶的手法，将乳晕下方输乳导管的乳汁挤出。

（2）母乳保存方法和消毒　挤出的母奶可以用标准的储奶袋，贮藏于 2~8℃，喂奶前用温水将母乳温热至38~39℃即可，不需要消毒；冷藏的母乳超过 24h 须予巴斯德消毒；母乳冷冻室保存，半年内是安全的，不需要消毒，喂奶前温热；将乳汁放在 62.5℃ 的恒温箱内进行 30min 消毒，即巴斯德消毒；注意挤奶时，手与储奶容器的清洁，保证乳汁不被细菌污染。

（3）剖宫产术后的护理　做好术后护理是产妇顺利康复的关键。

① 尽早活动，预防血栓性静脉炎。当剖宫产术后双脚恢复知觉，就应该进行肢体活动，24h 后应该练习翻身、坐起，并下床慢慢活动，当拔除导尿管后应多走动，这样不仅能增加胃肠蠕动，还可预防肠粘连及静脉血栓形成等。

② 及时解大小便，预防尿路感染、便秘。术后产妇应按平时习惯及时解大小便。

③ 多摄取高蛋白、维生素和无机盐（如鱼、鸡肉）食物。此外多摄取纤维素以促进肠道蠕动，预防便秘。清淡饮食，尽量避免

摄取容易产气的食物。密切观察恶露。

④ 保持伤口清洁，预防伤口感染，避免产后出血。

● 产妇出院前，如何做好出院宣教？

答：（1）产褥期护理的宣教

① 注意休息，加强营养，多吃汤汁类食物，促进乳汁分泌。

② 坚持母乳喂养，促进子宫复旧。

③ 注意个人卫生，保持会阴部清洁卫生，保持室内环境清洁、空气清新，定时通风。

④ 产褥期禁房事和盆浴，避免逆行感染。

⑤ 产后 42 天到医院做产后健康检查。若出现阴道流血持续时间长、腹部伤口愈合不好，应及时就诊。

⑥ 术后二年内禁孕育，以防瘢痕子宫破裂。

（2）新生儿护理的宣教

① 注意观察新生儿的面色、精神、哭声、皮肤、脐部、大小便的性状和次数。

② 注意新生儿的脐部有无红肿及渗血、渗液，有无脓性分泌物，发现异常及时就诊。

❀【护理查房总结】

新生儿窒息是胎儿娩出后 1min，仅有心搏而无呼吸或未建立规律呼吸的缺氧状态，是新生儿死亡的主要原因之一，是出生后最常见的紧急情况，必须积极抢救和正确处理，以降低新生儿病死率及预防远期后遗症。

在复苏抢救过程中，重点是做好新生儿呼吸的管理，关键是保持呼吸道畅通。整个复苏过程要求及时、快捷、有效、分秒必争。新生儿窒息抢救成功与否，取决于复苏前抢救准备工作是否及时、充分，新生儿窒息复苏技术是否正确、熟练。

要降低新生儿窒息的发生率，提高窒息复苏的成功率，必须督促孕妇认真做好系统性产前检查；产时加强胎儿宫内监测；常规备好急救物品和药品，抢救人员熟练掌握各项急救技术，并快速、有效地判断和实施急救复苏措施。

新生儿窒息复苏不应只是抢救新生儿生命，而应当最大限度地减少各种并发症及后遗症的发生，提高新生儿存活质量。

新生儿窒息复苏后早期应采取有效的护理措施，如保暖、保持呼吸道通畅、给氧、改善微循环、加强营养支持、加强皮肤护理、预防医院感染等，可减少新生儿窒息复苏后发生并发症，提高新生儿窒息复苏的治愈率。

(刘　静　陈静娜)

查房笔记

病例 28 · 产后出血

🌸【病历汇报】

病情 孕妇 28 岁，因"停经 9 个月，不规则腹胀 1 天"步行入院待产。产妇既往月经不规律，5～7 天/28～45 天，量中等，无血块，无痛经。LMP 2017 年 11 月 20 日，EDC 2018 年 8 月 27 日。停经 4^+ 个月感胎动，孕期按要求接受产前检查，示胎心、胎位、血压等正常。近 1 周出现双下肢水肿，晨起/休息后好转。孕期无胸闷、气促、无头痛、眼花、皮肤瘙痒等症状。8 月 26 日出现下腹部阵发性胀痛，为 5～20min 一次，不规律；8 月 27 日 7:00 腹胀加剧，无阴道流血、流水，无发热及咳嗽，遂入院待产。入院时床旁扪及宫缩 10～20s/10～20min，头先露，已入盆，宫口开大 1cm，容受 100%。16:00 常规消毒下行人工破膜，羊水清亮、无臭。18:00 予静脉滴注 0.5% 催产素 2h 后，产程无进展，活跃期停滞，胎头无下降趋势，胎方位为枕左横（LOT），考虑头盆不称，在完善术前相关检查后立即送入手术室行子宫下段剖宫产术。术中娩出一活女婴，Apgar 评分 10 分。胎盘、胎膜娩出完整。手术顺利、麻醉满意，术中子宫收缩乏力，经积极促子宫复旧治疗，子宫收缩好，术中失血 1200mL。术后安返母婴病房。产妇既往体健，否认高血压、糖尿病及传染病史，家族中无特殊病史。

护理体查 T 36.9℃，P 82 次/分，R 18 次/分，BP 108/70mmHg。神志清楚，查体合作，呈贫血貌，面色及眼睑、口唇黏膜稍苍白，无发绀。双乳不胀，有少量淡黄色乳汁分泌。腹部伤口敷料干燥，无渗血及渗液。宫底脐下 1 指，质硬，不宽。阴道恶露量不多，色暗红，无臭，肛门未排气。双下肢水肿（＋）。

辅助检查

（1）血电解质 K^+ 3.7mmol/L，Cl^- 102mmol/L，Na^+ 139mmol/L，Ca^{2+} 1.98mmol/L。

（2）血常规 白细胞（WBC）17.97×10^9，中性粒细胞（N）16.67×10^9，中性粒细胞百分比 92.71%，淋巴细胞百分比 5.02%，单核细胞百分比 2.10%，嗜酸性粒细胞百分比 0.10%，血红蛋白 93g/L。

入院诊断 ①G_1P_1宫内妊娠 39^{+6} 周，LOT，活婴；②持续性枕横位-头盆不称；③产后出血（宫缩乏力）；④原发性宫缩乏力；⑤失血性贫血。

主要的护理问题

（1）组织灌注量不足（体液不足） 与大量失血有关。

（2）活动无耐力 与失血性贫血引起的疲倦有关。

（3）焦虑 与担心自身及新生儿安危有关。

（4）知识缺乏 缺乏产后出血的相关知识。

（5）有感染的危险 与失血后机体抵抗力降低及手术操作有关。

（6）潜在并发症 失血性休克。

目前主要的治疗措施

（1）继续补液、抗感染、促子宫复旧治疗。

（2）复查血、尿常规。

（3）必要时输血补充血容量、纠正贫血。

护士长提问

该产妇产后出现病情变化，考虑发生了产后出血。产后出血的概念是什么？

答：产后出血是指胎儿娩出后 24h 内失血量≥500mL，剖宫产者失血量≥1000mL。产后出血是分娩期严重的并发症，居我国产妇死亡原因的首位。

产后出血的主要病因有哪些？其中哪种是最常见的原因？从病史资料来看，引起该产妇产后出血的原因是什么？有什么依据？

答：子宫收缩乏力、胎盘因素、软产道裂伤及凝血功能障碍是产后出血的主要原因。这些原因可共存、互为因果或者相互影响。

子宫收缩乏力是产后出血最常见的原因，任何影响子宫肌收缩和缩复功能的因素，都能导致子宫收缩乏力性出血，常见的如下。

（1）全身因素　产妇精神过度紧张，对分娩有恐惧；产妇体质虚弱高龄、肥胖或者合并有急慢性的全身性疾病等。

（2）产科因素　产程时间过长或难产，造成产妇体力消耗过多；前置胎盘、胎盘早剥、妊娠高血压综合征、宫腔感染等。

（3）子宫因素　子宫过度膨胀，如多胎妊娠、巨大胎儿、羊水过多使子宫肌纤维过度伸展失去弹性；子宫病变，如妊娠合并子宫肌瘤或子宫畸形、子宫肌纤维变性等，影响子宫肌正常收缩；子宫肌壁损伤，如剖宫产时、子宫肌瘤剔除术后、产次过多、过频等均可造成子宫肌纤维损伤，导致产后出血。

（4）药物因素　临产后过多使用的麻醉药、镇静药或者宫缩抑制药。

从病史资料上看，引起该产妇产后出血的主要原因是产程延长所导致的子宫收缩乏力。

导致产后出血的胎盘因素主要有哪些？

答：（1）胎盘滞留　胎儿娩出后，胎盘应在 15min 内娩出，若 30min 仍不能排出，影响胎盘剥离面血窦的关闭，导致产后出血。常见于膀胱充盈、胎盘嵌顿、胎盘剥离面不全。

（2）胎盘植入　胎盘组织不同程度地侵入子宫肌层，根据侵入的深度，分为粘连性、植入性和穿透性胎盘植入；根据侵入的面积，分为部分性或者完全性。

（3）胎盘部分残留　多为部分胎盘小叶或副胎盘残留在宫腔内，有时部分胎膜留在宫腔内也可影响子宫收缩导致产后出血。

软产道裂伤的常见原因有哪些？

答：软产道裂伤的常见原因有阴道手术助产（如产钳助产、臀牵引等）、巨大儿分娩、急产、软产道组织弹性差而产力过强、软产道静脉曲张、外阴水肿等。

产后出血的临床表现有哪些？

答：胎儿娩出后阴道多量流血及失血性休克等相应症状，是产后出血的主要临床表现。

（1）阴道流血 胎盘因素导致的阴道流血在胎儿娩出后几分钟出现，色泽暗红；如果在胎盘娩出后出现较多阴道流血，子宫收缩乏力，或者胎盘、胎膜残留等可能性较大；软产道裂伤所致产后出血者，通常在胎儿娩出后立即出现鲜红色的阴道流血，如果产妇的失血症状明显，诉阴道疼痛、肛门坠胀，或者感排尿时疼痛加剧、排尿困难等，而阴道流血并不多，应考虑产妇是否发生阴道壁血肿等隐匿性软产道损伤；剖宫产手术时，可表现为胎儿胎盘娩出后胎盘剥离面的广泛性出血，或者子宫切口严重出血。

（2）低血压症状 产妇面色苍白，诉头晕、口渴、心慌，表现为怕冷、寒战、打哈欠，懒言或者表情淡漠，呼吸急促，甚至烦躁不安，很快转入昏迷状态。

临床上监测失血量常见的方法有哪些？评估该产妇出血量主要采用了哪几种方法？

答：目前临床上常见的估计出血量的方法如下。

（1）目测法 简便易行，比较直接而且花费少，但目测法不准确，测得的失血量往往比实际出血量少，故不推荐使用。

（2）称重法 失血量（mL）＝［胎儿娩出后接血敷料湿重（g）－接血前敷料干重（g）］/1.05（血液比重 g/mL）。

（3）容积法 用专用的、有刻度的产后接血容器收集血液，测得失血量。

（4）面积法 按照血液浸湿的纱布面积粗略估计失血量。

（5）休克指数法（SI） 休克指数＝心率/收缩压（mmHg），SI＝0.5 为正常；若 SI＝1，则失血量为 10%～30%；SI＝1.0～1.5，出血量为 30%～50%；1.5～2，出血量为 50%～70%。

（6）其他方法 如测量血红蛋白变化，血红蛋白每下降 10g/L，出血量为 400～500mL。

评估该产妇出血量，我们采用的方法：在手术室主要采用了容积法和称重法。即使用了有刻度的负压瓶收集血液，用有刻度的聚血盆收集来自阴道的血液；又把使用后的纱条、纱布减去干纱布、纱条总重，用其差值除以 1.05g/mL；以上两种方法综合使用，得出实际出血量。

产妇术后回母婴室主要采用了称重法，即把使用后的卫生巾重量（g）减去使用前的卫生巾重量（g），用其差值除以 1.05g/mL。

针对子宫收缩乏力引起的产后出血，临床上常见的处理方法有哪些？

答：加强宫缩是最有效、最迅速的止血方法。常见的方法如下。

（1）去除引起子宫收缩乏力的原因。若由于全身因素，则改善全身状态；若为膀胱过度充盈，应导尿等。

（2）按摩或按压子宫。

（3）应用宫缩药，如催产素、麦角新碱、米索前列醇、卡前列甲酯、地诺前列酮等。

（4）B-Lynch 子宫缝合法。

（5）宫腔纱布填塞。

（6）结扎盆腔血管。

（7）髂内动脉或子宫动脉栓塞。

（8）切除子宫。

子宫收缩乏力时，如何对产妇进行子宫按摩或按压？

答：子宫按摩或按压的方法主要有以下 2 种。

（1）腹壁按摩宫底法　胎盘娩出之后，操作者用一手置于产妇腹部，触摸子宫底部，拇指在子宫前壁，其余 4 指在子宫后壁，均匀而有节奏地按摩子宫，促使子宫收缩，是最常用的方法。

（2）腹部-阴道压迫子宫法　操作者将一只戴上无菌手套的手深入产妇的阴道，并握拳置于阴道前穹隆，顶住子宫前壁，另一只手则置于产妇腹部，挤压子宫后壁，两只手配合，均匀有节奏地按摩或按压子宫，不仅可以刺激子宫收缩，还可以压迫子宫内血窦，减少出血。

操作时注意事项：按摩子宫一定要有效。如果子宫轮廓清楚、收缩有皱褶、阴道或子宫切口的出血减少时，说明操作有效；当子宫恢复正常的收缩并能保持收缩状态时，可以停止按摩；操作的同时，要配合使用宫缩剂。

● **怎样预防产后出血？**

答：（1）妊娠期

① 加强孕期保健，督促孕妇定期接受产前检查，预防和及时治疗妊娠期贫血，加强妊娠风险的管理，对有可能发生产后出血的高危孕妇，加强日常监护，指导就诊或转诊。

② 对高危妊娠孕妇，如妊娠高血压综合征、肝炎、贫血、血液病、多胎妊娠、羊水过多等应提前入院待产，并做好预防产后出血的健康知识宣教。

（2）分娩期

① 第一产程：密切观察产程进展，防止产程延长，保证产妇的基本需要，避免产妇的衰竭状态，必要时给予镇静药，保证产妇足够的休息，同时要注意做好产妇的心理护理。

② 第二产程：严格执行无菌操作规程；指导产妇正确使用腹压；保护会阴，适时、适度做会阴侧切；科学接生，操作时避免动作粗暴，胎头、胎肩娩出要慢，一般相隔 3min 左右；胎肩娩出后立即肌内注射或静脉滴注催产素，促进子宫收缩，预防产后出血。

③ 第三产程：正确处理胎盘娩出，准确估计出血量；胎盘未剥离前，不可过早牵拉脐带或按摩、挤压子宫，待胎盘剥离征象出现后，及时协助胎盘娩出，并仔细检查胎盘、胎膜是否完整。

（3）产后期

① 产后 2h 内是产后出血的高发期，80%的产后出血发生在此期，需要严密监护。注意观察产妇的子宫收缩、阴道流血及外阴伤口情况。定时测量生命体征。

② 督促产妇及时排空膀胱，不能排空膀胱者应及时导尿，避免因膀胱过度充盈而影响子宫收缩导致产后出血。

③ 尽早进行母乳喂养，母婴皮肤早接触、早吸吮、早开奶可以反射性刺激子宫收缩，减少阴道出血量。

④ 对有可能发生产后出血的高危孕妇，注意保持静脉通道通畅，随时做好输血和急救准备，同时注意做好产妇的保暖。

● **针对该产后出血产妇的主要护理措施有哪些？**

答：（1）评估产妇发生组织灌注量改变（体液不足）的高危因素，积极寻找导致产后出血的原因，遵医嘱给予正确的处理。

（2）建立两条以上的静脉通道，保证产妇液体出入量及电解质平衡。遵照医嘱有计划、合理地安排输液顺序。

（3）严密观察子宫复旧情况，定时按摩子宫，认真观察恶露量、性质、有无血凝块等，有异常及时报告医师并处理。

（4）严密监测血、尿常规变化，予心电监护，严密监测生命体征变化，并重视产妇主诉。

（5）随时做好产后大出血的各种急救准备。产妇尽量住单间及靠近护士站的房间方便急救。

（6）及时巡视病房，做好各项基础护理，满足产妇卧床期间的各种生活需要，如术后协助产妇在床上进食、排便，协助更衣、翻身等。产妇病情允许母乳喂养时，护士应在床头帮助和指导母乳喂养。

（7）产妇生命体征平稳时，鼓励母乳喂养，护士应在床头多给予帮助和指导，促使实现母乳喂养。

（8）注意加强营养，允许进食时，护士应指导产妇多进食高热量、高热量、高蛋白、易消化、富含铁剂的饮食，如猪肝、鸡血、豆类等，以增强体质。

（9）留置导尿管期间，注意 2h 放尿一次，并观察注意尿量、性质，并追踪尿比重变化，动态了解肾功能变化。

（10）做好产妇的口腔护理及会阴护理，保证室内通风良好、温湿度适宜，减少探视，定时空气消毒预防产褥期感染。

（11）医护人员应热情周到，处理问题迅速果断，避免慌乱，取得产妇及家属的信任，并建立好良好的护患关系。

（12）由于产后出血，该产妇由于担心自己的预后，并担心会因自身的原因给宝宝的健康造成不利影响，故存在一定的焦虑情绪，表现为担忧、敏感、多疑。护士要耐心听取产妇的诉说，并给予精神安慰，让产妇了解和参与医疗护理计划，让其丈夫多陪伴并关心和体贴产妇。传授一些放松情绪的技巧，如听轻音乐、听一些有趣的故事等。

（13）向产妇及家属做好产后出血相关知识的宣教。如讲解产褥期生理变化，传授母婴护理技巧等。

该产妇回母婴室后再次发生大量活动性出血，值班护士该如何参与急救和护理？

答：（1）用留置针迅速建立静脉通道，快速滴入林格液或5%葡萄糖盐水500mL，抢救的同时报告值班医师。

（2）为产妇取半卧位，给氧，上心电监护，监测血压、脉搏、血氧饱和度等，积极配合医师开展抢救，注意保暖，做好记录。

（3）抽血查二氧化碳结合力（CO_2CP）、纤维蛋白原、出凝血时间、血常规、电解质（钠、钙、钾、氯）、交叉配血、合血等。抢救过程中随时做血气分析，及时发现和纠正酸中毒。

（4）留置导尿管连床边袋，每小时放尿1次，观察尿量、颜色、性状，当尿量少于25mL/h时，要及时报告医生处理，记录24h出入量。

（5）按摩子宫，腹部压沙袋，腹带捆腹，协助医师迅速查明流血的原因。

（6）遵医嘱准确及时的使用治疗药物与宫缩药，观察药物疗效及不良反应。

（7）严密观察生命体征、面色与意识变化，观察出血与子宫收缩的关系，宫底高度，阴道流血的量、颜色、性状等情况，并按要求及时、准确、真实地做好记录。

（8）保持外阴清洁，预防感染，遵医嘱使用抗生素。

（9）加强营养，纠正贫血，增强机体抵抗力。

（10）加强生活护理，当产妇病情好转，可以起床活动时，护士要陪伴在旁，注意预防产妇晕倒摔伤。

> **该产妇在产前、产后均使用了催产素。催产素的主要药理作用、临床使用方法以及注意事项有哪些？**

答：（1）催产素的主要药理作用

① 子宫平滑肌：对子宫平滑肌有选择性兴奋作用，可增强宫缩。在非孕期及早、中孕期作用弱，在妊娠末期尤其在分娩期作用强。**雌激素使子宫对催产素的敏感性增加，而孕激素则使之降低。**催产素作用迅速，用药后 2～3min 即起作用，但持续时间短，仅 20～30min，对子宫体的作用比对子宫颈作用强。催产素易被消化液破坏，故口服无效。

② 乳腺：对乳房有促使腺泡周围的肌上皮细胞收缩的作用，有利于乳汁的排出。

③ 心血管系统：一般治疗量对心血管系统无不良影响，但因催产素与加压素结构极相似，即使人工合成的纯品中，亦含有微量加压素活力，能使周围毛细血管收缩、血压上升，故大剂量应用时有可能引起血压升高及脉搏增快。

④ 肾脏：一般剂量对肾脏无影响，但大剂量可有抗利尿作用。

（2）催产素在临床上主要用于以下治疗

① 产后出血

a. 适应证：用于产后出血及有产后出血倾向者。

b. 方法及剂量：胎盘娩出后，给催产素 10U 肌内注射，或将催产素 10～20U 加入 5%～10% 葡萄糖液 500mL 静脉滴注。

② 引产及催产

a. 适应证：用于过期妊娠、妊高征、妊娠合并内科疾患、须提前终止妊娠以及产时低张力性宫缩乏力者。

b. 禁忌证（防子宫破裂）：明显头盆不称；胎位不正，如横位；有剖宫产史及做过肌瘤剔除术者；子宫张力过大（病理性羊水过多、巨大儿或多胎妊娠）。

（3）使用方法及剂量

① 静脉滴注：常用滴注浓度为催产素 2.5U 加于 5% 葡萄糖液 500mL 内，开始可以 8～12 滴/分静脉滴注，观察宫缩 10～15min 后酌情调至 40～60 滴/分，一般不超过 60 滴/分。如仍无效，可增加催产素浓度至 5U/500mL，重新调整滴数。足月或近足月妊娠时，用催产素引产激起的阵缩，以能每 2～5min 收缩一次、持续 30～60s、而不超过 60s 为好，以防引起胎儿窘迫。在较长时间要使用较大剂量催产素时，应该增加催产素的浓度，而不是单纯增加稀释溶液的滴注速度；还可以考虑使用生理盐水或林格液。

② 中期妊娠：用催产素辅助引产时，因子宫此时对催产素敏感度较差。故可将浓度提高到 10～20U，但亦必须仔细观察，以防发生意外。

③ 小剂量穴位注射：有时子宫口开全、胎头较低或胎头拨露而出现宫缩乏力时，可考虑抽取催产素 1U，用生理盐水稀释成 1mL，在双侧合谷穴各注射 0.2mL，共 0.4U。

（4）注意事项　催产素静滴时，应有专人密切观察产妇的血压、脉搏、宫缩频率、强度和持续时间以及胎心等，每 15min 记录一次，并随时做必要的调整。如发现子宫出现强直性收缩、血压上升、胎心异常等，应立即停药。

● **如何为该产妇进行心理支持？**

答：产妇大量失血后，机体抵抗力下降，体质虚弱，容易疲乏，自理能力下降；同时，产妇由于担心自己的预后，内心焦虑不安。因此，护士要多关心爱护产妇，及时处理产妇的各种需要，教会产妇一些放松心情的方法和技巧，如听轻音乐、鼓励产妇大胆说出内心的感受。必要时让家属参与护理，营造一种关爱的氛围，减少产妇的不安情绪。

护士还要多和产妇沟通，讲解导致产后出血的原因以及目前的治疗护理方案，让其主动配合医护人员。

● **目前对该产妇的护理还有哪些不足？**

答：（1）母乳喂养指导不及时　责任护士认为产后出血的产妇

因为失血会导致体力下降，身体不能耐受哺乳，故未进行早吸吮，哺乳指导相比其他产妇稍晚。其实该产妇是由子宫收缩乏力所致的产后出血，产后尽早开奶对促进子宫收缩有很大的帮助，因为通过哺乳可以刺激母体的下丘脑分泌催产素。只要产妇不是在抢救，在心理上不排斥母乳喂养，责任护士就应该对其进行母乳喂养的指导，让新生儿尽早获得母乳。

（2）产后康复锻炼指导不到位　剖宫产术后产妇也应该进行产后康复锻炼。该产妇产后出血多，存在贫血，因此可以适当推迟活动时间。适当活动和做产后健身操有利于产妇体力恢复及排尿、排便，减少静脉栓塞的发生率，并且可以使骨盆底及腹肌张力恢复，避免腹壁过皮肤度松弛。在产妇不能起床活动期间，可以与家属一起协助产妇在床上翻身活动。当产妇拔除导尿管后，护士应指导产妇下床活动，在产妇可以耐受的情况下适当增加活动量，指导产妇做产后健身操。运动量由小到大，循序渐进。

● **该产妇还有可能会出现哪些问题？应采取哪些预防措施？**

答：该产妇还有可能出现晚期产后出血。晚期产后出血是分娩24h后，在产褥期内发生的大量出血。以产后1~2周发病最常见，亦有延迟至产后6周发病者。主要原因是胎盘残留、胎膜残留、蜕膜残留、子宫胎盘附着面感染或复旧不全、剖宫产术后子宫伤口裂开等。

主要预防措施：剖宫产时合理选择切口；产后仔细检查胎盘、胎膜，如有残留及时取出；不能排出残留胎盘时及时探查宫腔；术后及时使用抗生素预防感染；坚持母乳喂养，促进子宫复旧，利于恶露排出。

● **经过积极有效的抢救，该产妇的病情趋于平稳，此期间还应对患者做哪些护理？**

答：目前产妇病情趋于平稳，在护理上还应加强以下指导。

（1）饮食　鼓励产妇进食，多食用高蛋白、高维生素、高热量的食物，多吃新鲜蔬菜及瘦肉、大枣等补血营养品，忌食辛辣、生冷油腻之品。

（2）活动　拔除导尿管后协助产妇下床活动，初次活动时注意观察产妇反应，确保其无心慌、气促、头晕及脉搏增快等不适，慢慢增加活动量。避免过度劳累，产妇感到不适时立即停止。

（3）指导母乳喂养　掌握环抱式和卧位的哺乳姿势，减轻坐位哺乳时的伤口疼痛，指导产妇掌握产褥期乳房护理的方法。

（4）密切观察　继续监测生命体征，注意恶露的性质变化，准确估计出血量，防止晚期产后出血及感染。

● **该产妇是否需要进一步检查？下一步检查有哪些？**

答：需要下一步的检查，主要是复查 B 超，了解子宫及伤口愈合情况，了解子宫复旧情况；复查血、尿常规，了解贫血纠正情况，以及有无感染的发生，并指导后续用药。

● **该产妇身体正处于顺利康复之中，如何有针对性地做好出院前的指导？**

答：（1）母亲方面

① 出院前的常规指导：如办理出院手续的流程，出院所带药物的作用、副作用以及服用方法等。

② 产褥期护理知识：注意个人卫生，养成早晚刷牙，饭后漱口的良好习惯，做好会阴的护理，勤换会阴垫；注意恶露的量、性质、持续时间，如有异常及时来产科门诊就诊；产后 42 天常规来院接受产后复查；坚持母乳喂养，做好乳房保健；注意产褥期营养，多食用汤类以及含铁剂高的食物，如猪肝、鸡血、豆类等；做好产后康复锻炼。

（2）婴儿方面

① 做好皮肤及脐部护理。每日沐浴一次，沐浴后用干棉签擦净脐部，再用 75％乙醇棉签消毒脐部，注意脐部有无红肿及渗血、渗液，有无脓性分泌物，发现异常及时来儿童保健科就诊。

② 按时预防接种。

③ 坚持母乳喂养，纯母乳喂养 6 个月，继续母乳喂养 2 岁或

更长时间。

④ 做好新生儿生理性黄疸的观察及护理。新生儿生理性黄疸在7～10天会消退，一般不会超过两周，发现黄疸加深或者持续不退应及时就医。

【护理查房总结】

产后出血是分娩期严重的并发症，是孕产妇死亡的主要原因之一。通过此次护理查房，让护理人员对产后出血的病因、疾病的发展、转归有了进一步的认识，尤其是在产后出血的预防、急救及并发症预防方面总结了宝贵的经验，对指导今后的护理工作起到了很好的作用。产后出血的预防是关键。对产后出血产妇，应该加强母乳喂养指导，及时有效的母乳喂养对预防和治疗产后出血具有重要意义。在产后康复指导方面，还存在不足，需要引起重视，要制订合理的、循序渐进的锻炼计划，帮助产妇尽快恢复。

此外，还应重点做好以下工作。

（1）提高医护人员急救意识，加强急救能力的培训，熟练掌握各种急救技能是抢救成功的有力保证。

（2）处理子宫收缩乏力的首要步骤是子宫按摩。掌握有效的子宫按摩方法，对抢救产后出血至关重要。

（3）保证快速输液补充血容量的同时要认真做好心肝肾功能的保护。

（4）严密监测生命体征及各项生化指标的变化，预防各种产后并发症。

（5）注意做好晚期产后出血的预防工作。

（荣晓萍）

病例 29 • 产后尿潴留

🍀【病历汇报】

病情　孕妇 25 岁，因"停经 9^+ 个月，见红伴下腹痛 2^+ h"步行入院。既往月经规律，4～5 天/30 天，量中等，无痛经。LMP 2018 年 1 月 29 日，EDC 2018 年 11 月 6 日。停经 30^+ 天自验尿妊娠试验阳性，停经 48 天 B 超示宫内妊娠 50 天左右。停经 4^+ 个月出现胎动至今。孕期定期产检，示胎心、胎位、血压等均正常。2018 年 10 月 28 日晨 8 时许出现阴道见红，伴不规则腹胀痛，要求待产入院。否认急、慢性传染病史，无手术外伤史，无输血史，无食物、药物过敏史。24 岁结婚，G_2P_0，2017 年 G_1 为早孕后行人流术，G_2 为本次妊娠，爱人体健。家族中无特殊病史可询。10 月 28 日 23:00 孕妇诉下腹部胀痛一天，睡眠欠佳，感疲劳，于床旁扪及宫缩 10～20s/2～3min。予哌替啶 100mg 肌内注射后间断入睡。10 月 29 日 1:30 出现规律宫缩，宫口开 1cm。8:00 宫缩 20～25s/3～4min，强度中等，宫口开 3cm。10:00 胎膜自破，宫缩 25s/2min，强度弱，宫口开 4cm，予 0.5‰催产素液静脉滴注加强宫缩。14:30 查胎方位为枕右横（ROT），宫口开大 8cm。15:55 宫口开全，行徒手转胎方位。17:40 宫缩 40s/2min 胎方位为枕右横（ROT）位。18:00 会阴侧切加吸引器助产娩出一活男婴，Apgar 评分 10 分，胎盘胎膜自娩完整，检查宫颈无裂伤，会阴伤口无红肿及渗血，产时失血 300mL，20:00 安返母婴同室。22:00 护士查体时发现产妇耻骨联合上区膨隆，产妇诉自解小便困难，先后予听流水声诱导排尿、下腹部湿热敷、开塞露塞肛、新斯的明肌内注射等对症处理后无效，于 23:00 予导尿，引流出清亮、淡黄色尿液约 900mL，遵医嘱留置导尿管连床边袋。留置尿管期间，尿色、尿量均正常。于今日 14:00 拔除导尿管，产妇已经自解小便、顺畅。目前产妇生命体征平稳，精神状况良好，食欲及睡眠正常，自诉无不适。

护理体查 T 37.2℃，P 86 次/分，R 17 次/分，BP 116/72mmHg。产妇神志清楚，查体合作。心肺（—）。双乳饱满，未扣及结节及包块，乳头无皲裂，挤出少许淡黄色乳汁，通畅。腹平软，无压痛及反跳痛。宫底脐下 4 指，质硬，子宫轮廓清楚，会阴伤口无红肿及渗出，恶露血性，量少，无异味。

辅助检查 血常规示白细胞 10.8×10^9/L，红细胞 3.29×10^{12}/L，血红蛋白 114.0g/L，血细胞比容 0.331。尿常规示红细胞（＋＋），潜血（＋＋）。肝肾功能（—）。

入院诊断 ①G_2P_1宫内妊娠 38^{+5} 周，LOA，活婴；②产后尿潴留。

主要的护理问题

（1）焦虑 与产后尿潴留有关。

（2）潜在并发症 感染、产后出血、膀胱出血。

目前主要的治疗措施

（1）继续予促乳、促子宫复旧等治疗。

（2）继续观察产妇排尿情况，无异常明日出院。

❓ 护士长提问

● **什么是产后尿潴留？产后尿潴留对产妇有何影响？**

答：产后因暂时性排尿功能障碍，使部分或全部的尿液不能从膀胱排出，这种现象称为尿潴留。此为产后常见的并发症之一，除可致产妇不安和痛苦外，更重要的是可影响子宫收缩，导致产后出血增加以及泌尿系感染。

● **产后尿潴留的常见病因有哪些？该产妇尿潴留的原因是什么？**

答：产后尿潴留的常见病因如下。

（1）产程延长 产程延长使胎先露压迫膀胱时间过久，致膀胱黏膜充血、水肿。当子宫下段过度伸长时，将膀胱牵引很高，造成膀胱三角部水肿、充血或出血以及尿道水肿，闭塞尿道内口，使排尿不畅或排不出尿液。

（2）产前未及时排空膀胱　如第一产程或第二产程产妇未及时排空膀胱而造成产前尿潴留，进一步促进膀胱紧张度增加，对排尿的感受性进一步降低，可造成膀胱神经麻痹，从而使膀胱排尿功能消失。

（3）阴道助产　阴道手术助产易使膀胱位置下垂，可损伤子宫骶骨韧带两侧副交感神经，致使逼尿肌和膀胱内括约肌功能失调引起尿潴留。

（4）局部疼痛　如会阴切口缝合后局部疼痛，引起尿道痉挛而不能排尿。

（5）药物影响　产前或产程中应用大剂量的解痉镇静药，如硫酸镁、山莨菪碱等药物，降低膀胱张力而引起尿潴留。

（6）精神因素　如多位产妇同居一室，在有别人或其他陪护人时，可因精神紧张、心理障碍等，引起排尿障碍。

（7）生理改变　产妇分娩后腹壁松弛腹压降低，可有膀胱充盈而无尿意。典型的后倾子宫在产后会阻碍尿道的正常排尿而导致尿潴留。

（8）其他　如麻醉，已行腰麻或硬膜外麻醉之后，可有下半身随意肌麻痹而影响排尿。

产妇第一产程 14h 25min，第二产程共 2h 5min，第一、二产程均延长。产程延长是该产妇产后尿潴留的主要原因。尿常规示红细胞（＋＋）、潜血（＋＋），考虑产程持续时间长、胎头压迫膀胱所致。另外，吸引器助产和会阴伤口疼痛、产妇疲劳和虚弱也是引起产妇产后尿潴留的原因。

● **产后尿潴留的临床表现有哪些?**

答：正常产妇应于产后 2～6h 排尿，如产后 8h 仍不能排尿者，除外严重血容量不足或肾功能障碍者，则视为尿潴留。能排出一部分尿液而膀胱内有残余尿者，称部分性尿潴留。临床常见表现为：

产后6~8h排尿困难，尿液点滴而下，或完全闭塞不通，伴有小腹胀、疼痛，或产后多日小便不能排尽，膀胱内残余尿量超过100mL。体检可见耻骨上膨隆，扪及囊样包块，叩诊呈实音，有压痛。

● **产后尿潴留患者常见的几个护理问题是什么？**

答：产后尿潴留患者常见护理问题有：尿潴留、潜在并发症（感染、产后出血、膀胱出血）、焦虑。这些也是该产妇产后曾存在的护理问题。

● **如何预防产后尿潴留？**

答：预防产后尿潴留应从产前、产时开始，第一产程中要及时排尿，避免第二产程延长，减少胎头对膀胱的压迫。会阴切口要注意伤口对合，避免疼痛。分娩后2h开始帮助产妇排尿。要进充足的水分，使膀胱充盈，达到有尿意产生，多数产妇都可自动排尿。

● **临床上产科产后尿潴留的常见病因有哪些？针对这些因素，可采取哪些护理对策？**

答：妊娠期增加的血容量和妊娠晚期体内潴留的水分，将在分娩后通过泌尿系统排出，因此产后尿量增多。有些产妇因身体虚弱和分娩引起的过度疲劳，产后未能及时排尿，产生长时间的膀胱充盈，使膀胱肌肉麻痹而导致尿潴留。有的产妇因会阴侧切伤口疼痛，会阴水肿，害怕下床蹲位排尿，担心排尿会增加疼痛不适，引起伤口感染。由于精神因素影响，出现反射性排尿动作抑制，而床上臀下置便盆排尿又不习惯，造成排尿困难，导致尿潴留。在分娩过程中，有的产妇因不能很好地配合宫缩屏气用力，使第二产程延长，先露长时间压迫膀胱、尿道，使之充血、水肿，张力降低而发生尿潴留。另外，使用无痛分娩后，产妇膀胱敏感度降低，尿意感不强，也可发生尿潴留。产后病房陪护人员多、探视人员多，产妇往往羞于下床排尿或床上置便盆排尿，长时间卧床，膀胱尿潴留量增加，膀胱敏感度降低，尿意感降低，也可引起尿潴留。不可忽视的是，健康教育不到位也是产后尿潴留发生的原因之一。如宣教常规化、简单化，未根据产妇个性特点深化，仅强调不及时排尿的危害，而未指导具体实施，在产妇自解小便 1 次后不再督促与观察随后的排尿情况，产妇再次小便时亦可能发生排尿困难，出现尿潴留。

针对上述尿潴留病因，可采取如下护理对策。

（1）加强健康教育　产前向产妇讲解分娩过程，并每天定时开放电视讲座，使孕妇熟悉分娩知识。介绍住院与分娩环境，消除紧张、恐惧感。产时助产士一对一陪伴分娩，指导进食、用力，使其产生家的温暖，缩短第二产程，顺利度过分娩期。产后 2h 回病房后鼓励产妇饮水，向其宣教产后及时自解小便的意义，向其讲解尿道解剖位置，下床蹲位排尿不会影响会阴伤口，消除其恐惧心理。认真观察宫底高度、膀胱充盈程度、阴道出血情况，如膀胱充盈，产后 2～4h 内责任护士应指导产妇下床，助其采取正确的姿势以利于排尿。对产后 12h 内的排尿情况做好记录和交班。

（2）多种方法诱导排尿　对产程延长，阴道手术助产，惧怕会阴伤口疼痛者采用诱导排尿法：协助如厕，予听流水声，指压穴位，1∶10 阴炎净温洗液冲洗外阴，使其产生条件反射而排尿；或扶产妇坐起，在便器内盛温开水，利用水蒸气刺激尿道周围神经感受器而促进排尿；或采用热毛巾敷下腹部、热滚动疗法、针灸、艾灸、理疗、中药包（藤药）湿热敷下腹部耻骨上膨隆处等方法。中药包主要成分为活血化瘀药，可活血化瘀、消肿、抗炎，改善膀胱黏膜水肿出血状况。热能进入人体组织松弛平滑肌，解除膀胱括约肌痉挛。这些均能有效地促进排尿。也可利用排便促使排尿的神经反射原理，采用开塞露塞肛法：开塞露 40mL 纳入肛门内，保留 5～10min，逼尿肌收缩，膀胱括约肌松弛而排尿。新斯的明 0.5～1mg 肌内注射或足三里、三阴交穴位注射，15～30min 后自行排尿。

（3）留置导尿管　诱导排尿无效者应在严格无菌操作下行导尿术。首次放尿不超过 1000mL，以防患者出现虚脱、膀胱出血。每日 2 次 0.5%聚维酮碘（碘伏）液抹洗会阴，观察尿量、尿色、避免导尿管、引流管受压、扭曲，保持通畅，鼓励饮水，防止尿道感染。

（4）选择合适的拔管时间，督促排尿　拔除导尿管当日，如有静脉输液，则选择液体余 500mL 左右时进行，拔管后抬高产妇床头，产妇取半坐卧位，宣教与下床相关的安全知识，当液体输完后，产妇膀胱处于充盈状态，责任护士应该协助产妇尽早下床排尿，提高拔管后排尿成功率。

（5）改善环境，及时排尿　优先安排产妇入住双人间或单间病房，加强探陪人员管理，做好相关制度与知识的宣教，为产妇营造舒适、安静的休养环境，协助如厕或用床帘、屏风遮挡。

为避免尿潴留产妇发生感染、产后出血、膀胱出血，应如何护理？

答：（1）0.5%碘伏液棉球消毒外阴，一日 2 次。指导产妇每次大小便后及时清洗外阴，勤换会阴垫，保持会阴部清洁；保持环境清洁，床单整洁平整，房间早晚通风 30min；密切监测产妇体温、脉搏、血象变化；严格无菌技术操作，妥善固定导尿管，采用封闭式引流装置，保持导尿管通畅，定时排空集尿袋，注意引流尿液的量、色、性状，注意插管部位有无红肿、烧灼痛及其他感染症状，及时发现、及时处理；鼓励产妇多饮水，每日饮水 3000～4000mL 以增加尿量，达到稀释尿液、冲洗膀胱的作用及减少细菌进入尿道的机会。

（2）解除膀胱充盈状态，及时排空膀胱，按摩子宫，促进宫缩。哺乳可以刺激母体释放内源性催产素而起到预防产后出血的作用，责任护士应该鼓励产妇进行母乳喂养，并做到频繁吸吮。注意观察子宫复旧情况及恶露量、色、性状，发现异常及时处理。

（3）留置导尿管后第一次放尿不能超过 1000mL。因为大量放尿，使腹内压突然降低，血液大量滞留于腹腔血管内，可导致血压下降而虚脱；而膀胱内突然减压，会导致膀胱黏膜急剧充血而发生血尿。

● **尿潴留产妇多有焦虑心理，该如何护理？**

答：护理人员要以关心、和蔼、热情的态度多与患者沟通，详细了解患者的心理状况，向患者正确解释引起尿潴留的原因。该产妇是会阴侧切分娩的初产妇，更需耐心开导、细心交流，从心理上减轻产妇的痛苦，消除其紧张不安，让其保持平和心态，配合治疗护理。在拔除留置导尿管后，鼓励饮水，当膀胱充盈到一定程度，便引起尿意，自行排尿。

● **该产妇目前顺利康复中，体温正常，B超无异常，医嘱明日出院，是否仍应关注其排尿情况？产妇出院前应向产妇及家属宣教哪些内容？**

答：产妇昨下午停留置导尿管后自解小便好，今B超亦无异常，但产妇出院前应警惕再次发生尿潴留，仍需注意观察产妇排尿情况，指导产妇养成定时排尿的习惯，保证摄入充足的液体量，督促产妇每4h1次定时排空膀胱，避免膀胱过度膨胀，预防尿潴留和泌尿系感染。

产妇明日出院，应向产妇及家属宣教以下内容。

（1）做好出院前的常规指导　办理出院手续的具体流程；办理新生儿出生医学证明的流程；出院所带药物的作用、用法及使用注意事项。

（2）产褥期卫生保健知识及出院后休息、饮食、活动、避孕、母乳喂养、母婴护理知识。

（3）产后复诊时间及母乳喂养咨询热线电话等。

🍀 **【护理查房总结】**

通过这次护理查房，护理人员对产后尿潴留的病因、预防措施有了进一步认识，针对临床常见病因和护理问题，总结了相应的护理对策，为今后更好地提高护理质量，为母婴提供全方位、优质护理服务提供了宝贵经验。对产后尿潴留的护理，预防是关键，责任护士要详细了解产妇分娩的全过程，全面评估和分析产妇有无发生产后尿潴留的高危因素，及时协助、督促产妇自行排尿。通过采取有效的护理对策，最大限度地减少产后尿潴留的发生，减轻产后尿潴留给产妇带来的痛苦。对产后尿潴留产妇的治疗、护理总结了很多方法，临床上应多采用几种方法联合应用，如该产妇即采用了听流水声诱导排尿、热敷下腹部、新斯的明肌内注射、留置导尿管等几种方法。近年来，产后尿潴留的防治、护理有许多新的进展，如口服柳树叶法、食盐脐疗法等，应充分掌握这方面的新知识、新方法，学以致用，切实提高产科护理的内涵和质量。

（廖念权）

查房笔记

病例 30 · 弥散性血管内凝血

【病历汇报】

病情 孕妇 28 岁，因"宫内妊娠 38 周，乏力、纳差、厌食 1 周，加重 3 天，发现死胎 1 天"入院。LPM 2018 年 3 月 1 日，EDC 2018 年 12 月 8 日，孕 6 周时出现喜食酸物、恶心、嗜睡、头晕等早孕反应，持续至孕 12 周后消失，孕 5 个月时自觉胎动，活跃并持续至今。腹部随停经月份逐渐增大。未规律产前检查，一周前无明显诱因出现乏力、纳差、厌食，但未予以重视。3 天前症状加重。就诊于当地医院，未听到胎心，行 B 超检查示死胎，为求进一步诊治，就诊于我院，急诊以"宫内妊娠 38 周，单死胎，妊娠合并急性肝衰竭，弥散性血管内凝血"收住院。孕期无胸闷、心悸、气促、腹痛、阴道流血、阴道流水等症状。

护理体查 入院时患者精神差，懒言，食欲差，睡眠差，T 36.4℃，P 94 次/分，R 20 次/分，BP 133/85mmHg，精神极度萎靡，定向力尚可，巩膜中至重度黄染，双肺未闻及明显啰音。肝界叩诊缩小，肝脾叩诊不满意，腹部压痛及反跳痛，检查不合作，双下肢无水肿。留置导尿管引流通畅，引流黄色清亮尿液 400mL。产科检查：腹部膨隆如孕周大小，宫底剑突下 3 指，未扪及宫缩，头先露，未入盆，胎方位 LOA，未听到胎心，骨盆外测量 23cm—26cm—18cm—9cm。消毒后阴道检查示宫颈管未消失，宫口未开。

辅助检查

（1）产科 B 超 宫内晚期妊娠，单死胎，头位，胎儿腹腔少量积液。

（2）DIC 全套 凝血酶原时间＞120.00s，国际标准化比值＞10.00，活化部分凝血活酶时间 74.50s，D-二聚体 2.18mg/L，纤维蛋白原＜0.45g/L。

（3）血常规　白细胞 $21.1\times10^9/L$，血红蛋白 95g/L，血小板 $212\times10^9/L$，中性粒细胞百分比 57.1%。

（4）肝肾功能　总蛋白 54.4g/L，白蛋白 18.41g/L，总胆红素 216.2μmol/L，直接胆红素 119.6μmol/L，总胆汁酸 41.3μmol/L，谷草转氨酶 144.2U/L，谷丙转氨酶 113.6U/L。

（5）肝胆胰脾彩超　肝实质弥漫性病变，肝界缩小。

入院诊断　①宫内妊娠 38 周，单死胎；②弥散性血管内凝血（DIC）；③妊娠合并急性肝衰竭（重症肝炎？妊娠期急性脂肪肝？）；④肾功能衰竭。

主要的护理问题

（1）活动无耐力　与肝、肾功能受损导致的疲劳有关。

（2）有感染的危险　与肝、肾功能受损导致机体抵抗力低下有关。

（3）组织完整性受损　与 DIC 因血小板减少致皮肤黏膜出血有关。

（4）组织灌注量改变　DIC 致微循环障碍有关。

（5）潜在并发症　脏器出血、功能衰竭、脑出血等。

目前主要的治疗措施　下病危通知，连续心电监护，完善相关检查，备好血浆等血液制品，请相关科室会诊，予抗感染、护肝、保护胃黏膜、止血，输纤维蛋白原、冷沉淀和冰冻血浆等纠正 DIC，输白蛋白纠正低蛋白血症等支持对症治疗，密切观察患者生命体征变化，待 DIC 纠正后急诊终止妊娠。然后转 ICU 治疗抢救。

护士长提问

● **什么是弥散性血管内凝血？**

答：弥散性血管内凝血不是单独的疾病，而是由于多种病因所引起的一种复杂的病理过程和临床综合征。其特征是微循环内发生广泛的血小板凝集和纤维蛋白沉积，导致弥散性微血栓形成、继发性凝血因子和血小板的大量被消耗以及纤维蛋白溶解亢进，从而引起微循环障碍、出血、溶血等一系列严重的临床表现。急性弥散性血管内凝血的病情进展迅速，如不及时治疗，往往危及生命。

● **弥散性血管内凝血的临床分型有哪些?**

答：（1）急性型　起病急，常在数小时或1～2天内发病，病情凶险，进展迅速，出血、休克等症状明显而严重。常见于急性感染、急性创伤和大手术后，不合血型输血造成的急性溶血、羊水栓塞等原因诱发的弥散性血管内凝血。

（2）亚急性型　数天至数周内发病，病情较急性型缓和。常见于各种癌症及急性白血病、死胎滞留等。

（3）慢性型　起病缓慢，病程经过有时可达数月至数年。见于慢性肝病、妊娠高血压综合征、结缔组织病、巨大血管瘤等。临床出血轻，休克及血栓形成少见，往往需经实验室检查才发现。

上述临床类型常和促凝物质进入血流的量和速度有关，如促凝物质大量而迅速进入血流，则常表现为急性型，促凝物质少量而缓慢进入血流，则常表现为亚急性或慢性型。

● **弥散性血管内凝血的临床表现有哪些?**

答：（1）出血　是 DIC 患者最常见的早期症状之一。本病的出血特点为自发性和广泛性出血。出血部位轻者可仅见皮肤出血点，重者可见广泛的皮肤、黏膜出血或血肿，也可以有胃肠道、肺和泌尿生殖系的出血或暴发性的局部坏疽。其出血的特征性表现为手术切口、伤口、针刺部位渗血不止。产科 DIC 的出血特点为突发性大量阴道出血，流出血液可凝固成小凝块或出血不凝。临床上出血严重程度不同，脑出血、消化道大出血及肺部出血常为死亡原因。

（2）休克　休克或低血压常见于急性型和亚急性型，轻重不等，可短时间出现或呈不可逆性发展，多见于血管内皮损伤所引起的弥散性血管内凝血，组织损伤（如肿瘤、白血病）引起的本病很少并发有低血压。DIC 并发休克：①多数为难治性休克；②肺动脉和门静脉压升高，而中心静脉压及动脉压降低；③微循环功能障碍、血液淤滞、毛细血管内压力升高、体液外渗、血容量减少。休克发生后会加重本病，造成恶性循环，预后差。

（3）栓塞　广泛性的微血管栓塞，导致各种组织和器官缺血缺氧，代谢紊乱，功能减退。栓塞的一般症状为局部充血、出血或肢端发绀，末梢部位长期栓塞可导致鼻炎、耳壳干性坏死。内脏栓塞常见于肝、肾、肺、脑、胃肠道或同时多种器官的栓塞，表现为少尿、呼吸困难、意识混乱、昏迷、惊厥、腹痛、腹泻与腰背痛等。

（4）溶血　血管内溶血可导致DIC。DIC时的微血栓及纤维蛋白沉积物的形成又使红细胞变形、破碎而溶血。急性溶血时可有发热、黄疸、腰痛、血红蛋白尿，严重者少尿或无尿。大量的溶血与出血，使临床上还可见贫血及其伴随症状。

（5）神经系统　颅内微血管广泛血栓形成和休克所导致的脑缺氧、水肿、出血，在临床上可见到一系列的神经系统症状和体征，如嗜睡、烦躁、意识障碍、昏迷、惊厥、颅神经麻痹及肢体瘫痪。脑出血、脑水肿、大动脉供血障碍可直接造成患者的死亡。

弥散性血管内凝血的病理特点和发展过程是什么样的？

答：（1）高凝期　各种病因导致凝血系统被激活，凝血酶生成增多，微血栓大量形成，血液处于高凝状态。

（2）消耗性低凝期　凝血酶和微血栓的形成使凝血因子和血小板因大量消耗而减少，同时因继发性纤溶系统功能增强，血液处于低凝状态，有出血表现。

（3）继发性纤溶亢进期　凝血酶及凝血因子Ⅻa等激活了纤溶系统，使大量的纤溶酶原变成纤溶酶，加上纤维蛋白降解产物（FDP）形成，使纤溶和抗凝作用大大增强，故此期出血十分明显。

弥散性血管内凝血的诊断标准有哪些？

答：主要通过临床表现及实验室检查做出诊断。

（1）存在可诱发弥散性血管内凝血的原发病及有利于弥散性血管内凝血发病的因素。

（2）具备两项以上的下列临床表现

① 反复、严重或多部位出血倾向，不易用原发病解释。

② 不明原因的顽固性低血压状态或休克。

③ 出现提示肺、脑、肝、皮肤、皮下及肢体栓塞，造成微循环障碍的症状和体征，尤以与原发病不符合的急性肾功能或肺功能不全最具诊断价值。

④ 原发病不易解释的、迅速发展的进行性贫血。

⑤ 肝素或其他抗凝治疗有效。

（3）实验室检查符合下列标准

① 同时出现下列 3 项异常：a. 血小板计数低于 $100 \times 10^9 / L$ 或进行性降低；b. 血浆纤维蛋白原低于 150mg/dL 或进行性下降；c. 凝血酶原时间延长 3s 以上。

② 如上述 3 项实验检查中仅 2 项不正常，则必须有下列 4 项中的 1～2 项以上异常：a. 凝血时间延长 5s 以上；b. 3P 试验阳性，或乙醇胶试验、葡萄球菌聚集试验、FDP 定量中一项异常；c. 优球蛋白溶解时间小于 70min 或血浆纤溶酶原含量降低；d. 血片中可见 2% 以上的碎片红细胞及各种异形红细胞。

● **弥散性血管内凝血应该做哪些检查？**

答：弥散性血管内凝血应该做的实验室检查如下。

（1）反映凝血因子和血小板消耗的试验

① 血小板计数：本病中由于血小板大量消耗形成微血栓，故血小板计数减少。

② 凝血时间：在弥散性血管内凝血早期，血液处于一种高凝状态，凝血时间常缩短在 5min 以内，甚至采血时即在针管内凝固，这种现象对早期诊断本病有很大帮助。晚期以继发性纤溶为主，血液呈低凝状态，故凝血时间大多延长。

③ 凝血酶原时间（PT）：大部分患者凝血酶原时间延长；部分患者早期正常，随病情的发展而延长。

④ 凝血酶时间：大部分患者凝血酶时间延长，个别患者也可能正常或缩短。

⑤纤维蛋白原（Fg）定量测定：大部分患者低于 150mg/dl；也有部分患者早期正常或缩短，而在病程中逐渐延长。

⑥白陶土部分凝血活酶时间（KPTT）：延长提示参与生成凝血活酶的因子减少；但慢性弥散性血管内凝血的患者，KPTT 可以是正常。

（2）反映纤维蛋白溶解活力亢进方面的检查

① FDP 测定：血浆鱼精蛋白副凝试验（3P 试验）假阳性较多，但假阴性少；乙醇胶试验（纤维蛋白原体与 FDP 结合的可溶性复合物通过乙醇时，可有胶状物形成）有假阴性结果，但其特异性高，假阳性少。

②优球蛋白溶解时间（ELT）测定：此试验反映了纤溶酶的高低，正常＞120min；本试验阳性率低，为 30％～50％。

③纤溶酶原测定：正常血浆中含有丰富的纤溶酶原，弥散性血管内凝血时前活化素被激活，纤溶酶原转变成纤溶酶，故纤溶酶原降低。以酪氨酸为底物测定其活力，正常值为 7～11U/mL。

（3）抗凝血酶Ⅲ的测定（AT-Ⅲ）　测定方法有凝血法、放射免疫法及发色底物测定法；后者敏感、精确，采血量仅有几微升，可为临床快速提供诊断。

（4）外周血涂片　外周血涂片后在显微镜下观察，若有红细胞碎片、棘形、盔形、三角形或不规则红细胞也有助于本病的诊断。

（5）纤维蛋白肽 A（FPA）和肽 B（FPB）测定　凝血酶能将纤维蛋白原 Aα 链和 Aβ 链切断，先后释放出 FPA 和 FPB，故血浆 FPA 和 FPB 含量增高，反映凝血酶活性的增强，发病时，百分之百的患者 FPA 增高。

（6）纤维蛋白肽 Bβ1-42 和肽 Bβ15-42 测定　发病时，由于继发性的纤溶亢进，纤溶酶的血浆水平升高，水解纤维蛋白原 Bβ 链，释放出 Bβ1-42；纤溶酶水解可溶性纤维蛋白单体释放出 Bβ15-42，故血浆 Bβ1-42 和 Bβ15-42 水平升高，反映纤溶活力的增强。

（7）D-二聚体测定　交联的纤维蛋白会产生 D-二聚体，故测定 D-二聚体血浆含量增高或呈阳性反应，表明弥散性血管内凝血有纤维蛋白的降解，有继发性纤溶亢进。

弥散性血管内凝血的治疗方法有哪些？

答：（1）对病因及原发病的治疗　是 DIC 治疗的一项根本措施，如积极控制感染、清除子宫内容物（如死胎、胎盘等）、抗肿瘤治疗；不能控制原发病往往是治疗失败的主要原因。

（2）支持疗法　与 DIC 同时存在的缺氧、血容量不足、低血压、休克等可影响治疗的结果应当尽力加以纠正，提高疗效。

（3）肝素　DIC 中对肝素用法的意见尚未统一。一般认为，DIC 的治疗应首先针对病因，如病因可以迅速去除，不一定要用肝素，或仅选择性地使用。对仅为 DIC 疑似的病例，或仅有化验阳性时，应严格掌握指征。对有栓塞症状为主、确认 DIC 的病例，则应争取早用，防止病情发展加重。肝素的治疗一般采用中等量，每 4～6h 静脉滴注 50mg；也可静脉滴注，每小时 10mg 左右；24h 的剂量为 200～300mg。肝素用量尤其是开始时不宜过大，根据治疗反应加以调整。凝血时间应控制在 20～30min，APTT 维持在正常值的 1～2.5 倍。小分子肝素的抗凝作用较稳定，有人认为优于肝素。最近有人采用小剂量肝素，每 12h 皮下注射 1 次，每次 2500U。小剂量肝素治疗的优点是无出血并发症，不需要实验室监测。肝素治疗有效时，血浆纤维蛋白原的含量于治疗后 1～3 天恢复，FDP 降低；肝素过量时，可静脉输入鱼精蛋白中和及输新鲜血。

（4）抗血小板药物　常用的是双嘧达莫（潘生丁），成人剂量每日 400～800mg，分 3 次口服；或 100～20mg 加入 100mL 葡萄糖液中静脉滴注，每 4～6h 重复 1 次；也可用阿司匹林，每日 1.2～1.5g，分 3 次口服或两者合用，适用于轻型病例或高度怀疑而诊断尚未肯定者。此外，右旋糖酐-40 每次 500mL 静脉滴注可降低血液黏度，抑制血小板聚集，也可与潘生丁合用。

（5）抗纤溶药物　一般在继发性纤溶作为主要的出血因素时用，常用药包括氨基己酸、氨甲苯酸、氨甲环酸（止血环酸）或抑肽酶，好转后减量。

（6）补充血小板或凝血因子　如凝血因子过低，可输血、血浆或给纤维蛋白原制剂。每克可提高血浓度 $25\sim50\mathrm{mg}\%$，止血作用要把纤维蛋白原提高到 $100\mathrm{mg/dL}$ 以上，如血小板减少，可输浓缩血小板。

（7）ATIV 浓缩剂的应用　有人在静脉滴注肝素时，同时静脉滴注 ATIV，提高疗效，剂量为静脉滴注 $1500\mathrm{U/d}$（相当于血浆内 $1500\mathrm{mL}$ 中的含量）。

● **如何预防弥散性血管内凝血？**

答：（1）防治原发病　预防和去除引起 DIC 的病因是防治 DIC 的根本措施，如控制感染、去除死胎或滞留胎盘等。某些轻度 DIC，只要及时去除病因，病情即可迅速恢复。

（2）改善微循环障碍　采用扩充血容量、解除血管痉挛等措施及早疏通阻塞的微循环。

（3）建立新的凝血与纤溶间的动态平衡　在高凝期可应用抗凝药物（如肝素、右旋糖酐-40、阿司匹林等）阻止凝血过程的发动与进行，预防新血栓的形成。出血倾向十分严重的患者，可输血或补充血小板等凝血物质以及使用纤溶抑制药。

● **弥散性血管内凝血患者入院后的护理评估包括哪些内容？**

答：（1）了解原发病治疗情况。

（2）出血部位有皮肤、黏膜、伤口、内脏、颅内等。

（3）观察血压、脉搏、呼吸、尿量的变化。

（4）评估内脏、脑栓塞的情况。

（5）各项检查及化验结果包括血小板、血红蛋白、凝血功能、肝肾功能等及 B 超等影像学检查结果。

（6）药物治疗效果及不良反应，如肝素、凝血酶等。

（7）心理及社会支持状况。

● **针对弥散性血管内凝血患者应采取哪些护理措施？**

答：（1）一般护理

① 保持环境安静，卧床休息，取舒适卧位，避免身体损伤和

外伤发生。

②给予均衡富含优质蛋白的饮食，避免热、烫、粗糙及刺激性食物。如胃肠道出血时应禁食。

③做好口腔、皮肤护理。刷牙时不要太用力，牙刷不可太硬，若出血严重应改用漱口液漱口。修剪指甲，防止皮肤抓伤。避免太紧的衣物压迫或摩擦引起皮下出血。

④保持呼吸道通畅，持续吸氧以改善组织缺氧状况。如需吸痰，动作要轻柔，避免机械刺激。

⑤给予心理支持，帮助患者建立信心，战胜恐惧。

（2）对症护理

①严密观察患者的凝血情况，严格应用抗凝和止血药物。肝素静脉治疗时，每小时测定凝血酶原时间，并定期测定肝肾功能。

②凝血因子及血制品输注时严格无菌操作，取回后立即使用。冷沉淀物或冷冻血浆输注前应放入37℃温水或水溶箱内解冻、融化，并以患者可以耐受的速度快速滴入，观察有无输血反应。

③如患者需同时输注全血、成分血、血浆，输注顺序为成分血-全血-血浆。几种成分同时输注时应先输血小板和冷沉淀。输入血制品后观察临床出血症状及凝血指标有无改善。

④输液外渗时，给予冰袋冷敷以减少出血。

【护理查房总结】

弥散性血管内凝血（DIC）是许多疾病发展过程中出现的一种严重病理状态，是一种获得性出血性综合征。DIC是孕产妇四大死亡原因之一，是一种妊娠期的严重并发症，如处理不当可能危及产妇和婴儿的生命。

DIC是在一些原发病的基础上发生的。因此，在一些有可能发生DIC的疾病中要提高警惕，可以早期明确诊断。从临床的症状中，特别要注意到突然出现在原发病中难以解释的大量或广泛的出血、血液凝固障碍，难以纠正的顽固性休克、血管内栓塞及器官功能衰竭；

急性的症状以大量出血为主，慢性的以栓塞为主，而且可无明显的大量出血。通过此次护理查房，让护理人员对弥散性血管内凝血的病因、临床表现、疾病的发展、转归有了进一步的认识，在弥散性血管内凝血患者的护理方面积累了宝贵的经验。

（刘　静　郑丽辉）

查房笔记

病例 31 · 产褥感染

【病历汇报】

病情 孕妇 30 岁，因停经 7 个月，发现胎儿畸形，于 2018 年 12 月 1 日行晚孕引产术，于 12 月 3 日娩出一死胎，钳夹胎盘，欠完整。次日开始出现反复发热，体温最高时达 41℃，给予左氧氟沙星＋奥硝唑抗感染，血培养结果提示为大肠杆菌感染，12 月 7 日根据药敏试验给予阿米卡星（丁胺卡那霉素）＋盐酸左氧氟沙星（左克）抗感染，体温下降至正常，但于 12 月 11 日下午开始再次出现高热，最高时达 40.5℃，当时行盆腔 CT 示引产后子宫内积液、积血、积气。B 超示产后子宫、宫腔内残留组织？为求进一步治疗转入我院。患者起病以来，精神、食欲差，阴道流血少，无腹胀、腹痛，大小便尚可。

护理体查 T 37.8℃，P 80 次/分，R 20 次/分，BP 95/60mmHg，阴道口可见血性分泌物，宫底于耻骨联合上 3 指。阴道检查示阴道内可见暗红色血性分泌物，宫体有压痛。

辅助检查

（1）盆腔 CT 引产后子宫内积液，积血，积气。

（2）血培养＋药敏 连续两次血培养可见大肠杆菌，药敏试验试氨苄西林耐药，哌拉西林、他唑巴坦敏感。

（3）B 超 产后子宫、宫腔内残留组织。

入院诊断 ①产褥感染；②败血症？

主要的护理问题

（1）体温过高 与产褥感染有关。

（2）疼痛 与产褥感染有关（伤口疼痛、腹部疼痛、高热致头痛）。

（3）焦虑 与自身疾病及母子分离有关。

目前主要的治疗措施

（1）监测体温，积极完善相关检查。

（2）观察记录恶露、子宫复旧及会阴伤口情况。

（3）预防感染，请感染控制中心会诊，必要时调整抗生素的使用。

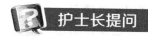 护士长提问

● **什么是产褥感染？**

答：产褥感染是指产褥期生殖系统遭受致病菌感染，引起局部或全身的炎症变化。由于分娩破坏了机体正常防御机制，并且产妇抵抗力降低，致生殖道被内源性或外源性细菌所感染，其中厌氧链球菌和杆菌是最常见的致病菌。

轻者炎症局限在生殖道局部，重者引起败血症，危及产妇生命。在引起产妇死亡的原因中，产褥感染居第3位，其发病率为1%～7.2%。由于抗生素的早期应用，严重的产褥感染已很少见。

● **产褥感染分型有哪些？其临床表现有哪些？**

答：发热、腹痛和异常恶露是最主要的临床表现。由于机体抵抗力不同及炎症反应的程度、范围和部位的不同，临床表现有所不同。根据感染发生的部位将产褥感染分为以下几种类型。

（1）急性外阴炎、阴道炎、宫颈炎 常由于分娩时会阴损伤或手术产、孕前有外阴阴道炎而诱发，表现为局部灼热、坠痛、肿胀，炎性分泌物刺激尿道可出现尿痛、尿频、尿急。会阴切口或裂伤处缝线嵌入肿胀组织内，针孔流脓。阴道与宫颈感染者其黏膜充血水肿、溃疡、化脓，日久可致阴道粘连甚至闭锁。如阴道前壁黏膜受压严重过久伴有感染，可使组织大片坏死脱落，形成膀胱阴道瘘或尿道阴道瘘。病变局限者，一般体温不超过38℃，病情发展可向上或宫旁组织，导致盆腔结缔组织炎。

（2）剖宫产腹部切口、子宫切口感染 剖宫产术后腹部切口的感染多发生于术后3～5天，局部红肿、触痛、组织侵入有明显硬结，并有浑浊液体渗出，伴有脂肪液化者其渗出液可呈黄色浮油

状，严重时组织坏死、切口部分或全层裂开，伴有体温明显升高，超过38℃。剖宫产术后切口感染、愈合不良，常见于有合并糖尿病、妊高征、贫血者等。子宫切口感染者表现为持续发热，早期低热多见，伴有阴道出血增多，甚至晚期产后大出血。妇科检查子宫复旧不良、子宫切口处压痛明显；B超示子宫切口处隆起，呈混合性包块，边界模糊，可伴有宫腔积液（血）；彩色多普勒超声示有子宫动脉血流阻力异常。

（3）急性子宫内膜炎、子宫肌炎　为产褥感染最常见的类型，由病原体经胎盘剥离面侵犯至蜕膜所致者为子宫内膜炎，侵及子宫肌层者为子宫肌炎，两者常互相伴随。临床表现为产后3～4天开始出现低热、下腹疼痛及压痛、恶露增多且有异味，如早期不能控制，病情加重出现寒战、高热、头痛、心率加快、白细胞及中性粒细胞增高，有时因下腹部压痛不明显及恶露不一定多而容易误诊。细菌培养时最常被培养分离出的病原体主要有溶血性葡萄球菌、大肠杆菌、肠链球菌等。当炎症波及子宫肌壁时，恶露反而减少，异味亦明显减轻，容易误认为病情好转。感染逐渐发展于肌壁间形成多发性小脓肿，B超示子宫增大、复旧不良、肌层回声不均并可见小液性暗区、边界不清。如继续发展，可导致败血症、甚至死亡。

（4）急性盆腔结缔组织炎、急性输卵管炎　多继发于子宫内膜炎或宫颈深度裂伤，病原体通过淋巴道或血行侵及宫旁组织，并延及输卵管及其系膜。临床表现主要为一侧或双侧下腹持续性剧痛，妇检或肛查可触及宫旁组织增厚或有边界不清的实质性包块，压痛明显，常伴有寒战和高热。炎症可在子宫直肠窝积聚形成盆腔脓肿，如脓肿破溃则向上播散至腹腔，如侵及整个盆腔，使整个盆腔增厚呈巨大包块状，不能辨别盆腔内各器官，整个盆腔似乎被冻结，称为"冰冻骨盆"。

（5）急性盆腔腹膜炎、弥漫性腹膜炎　炎症扩散至子宫浆膜层，形成盆腔腹膜炎，继续发展为弥漫性腹膜炎，出现全身中毒症状，如高热、寒战、恶心呕吐、腹胀、下腹剧痛，体检时下腹明显压痛、反跳痛。产妇因产后腹壁松弛，腹肌紧张多不明显。腹膜炎性渗出及纤维素沉积可引起肠粘连，常在直肠子宫凹陷形成局限性脓肿，刺激肠管和膀胱导致腹泻、里急后重及排尿异常。如病情不能彻底控制可发展为慢性盆腔炎。

（6）血栓性静脉炎　细菌分泌肝素酶、分解肝素导致高凝状态，加之炎症造成的血流淤滞、静脉壁损伤，尤其是厌氧菌和类杆菌造成的感染极易导致血栓性静脉炎。常见的发生部位有盆腔、下肢和颅内等。

① 盆腔血栓性静脉炎：常累及卵巢静脉、子宫静脉、髂内静脉、髂总静脉及下腔静脉，多为单侧，多发生在产后1～2周，与产妇血液呈高凝状态和产后卧床过久有关；临床表现为继子宫内膜炎之后出现寒战、高热，且反复发作，可持续数周，诊断有一定的困难。

② 下肢血栓性静脉炎：病变多位于一侧股静脉和腘静脉及大隐静脉，表现为弛张热、下肢持续性疼痛、局部静脉压痛或触及硬索状包块、血液循环受阻、下肢水肿、皮肤发白（称为"股白肿"），可通过彩色多普勒超声血流显像检测出。

③ 颅内血栓性静脉炎：分娩过程中，颅内静脉血栓的发生率为10‰，其相关因素有剖宫产，水、电解质、酸碱平衡紊乱，妊高征。MRI和经颅彩色多普勒有助于诊断。

（7）脓毒血症及败血症　细菌进入血液循环引起脓毒血症、败血症，尤其是当感染血栓脱落时可致肺、脑、肾脓肿或栓塞死亡。

● 产褥感染的来源有哪些？

答：（1）自身感染　正常孕妇生殖道或其他部位寄生的病原体，当出现感染诱因时使机体抵抗力低下而致病。孕妇生殖道病原体不仅可以导致产褥感染，而且在孕期即可通过胎盘、胎膜、羊水间接感染胎儿，并导致流产、早产、死胎、宫内发育迟缓、胎膜早破等。有些病原体造成的感染，在孕期只表现出阴道炎、宫颈等局部症状，常不被患者所重视，而在产后机体抵抗力低下时发病。

（2）外来感染　由被污染的衣物、用具、各种手术器械、敷料等物品接触后引起感染。常与无菌操作不严格有关。产后住院期间探视者、陪伴者的不洁护理和接触，是引起产褥感染的极其重要的来源，也是极容易疏忽的感染因素，应引起高度重视。

● 产褥感染的诱因有哪些？

答：（1）一般诱因　机体对入侵的病原体的反应，取决于病原体的种类、数量、毒力以及机体自身的免疫力。女性生殖器官具有一定的防御功能，任何削弱生殖道和全身防御功能的因素均有利于病原体的入侵与繁殖，如贫血、营养不良、各种慢性疾病（如肝功能不良、妊娠合并心脏病、糖尿病）、临近预产期前性交、羊膜腔感染等。

（2）与分娩相关的诱因

① 完整的胎膜对病原体的入侵起有效的屏障作用，胎膜破裂导致阴道内病原体上行性感染，使病原体进入宫腔并进一步入侵输卵管、盆腔、腹腔的主要原因。感染的程度及对母儿的危害程度与胎膜破裂时间的长短呈显著正相关，破膜时间达12～14h者引起羊膜、绒毛膜炎的发生率为6%，超过24h以上者可达26%。如合并胎儿宫内窘迫者，胎儿排出的粪便使羊水粪染，也是病原体的良好培养基之一。

② 产程延长、滞产、多次反复的肛查和阴道检查增加了病原体入侵的机会。

③ 剖宫产操作中无菌措施不严格、子宫切口缝合不当，导致子宫内膜炎的发生率为阴道分娩的20倍，并可能伴随严重的腹壁切口感染，尤以分枝杆菌所致者为甚。

④ 产程中宫内仪器使用不当或次数过多、时间过长，如宫内胎儿心电监护、胎儿头皮血采集等，将阴道及宫颈的病原体直接带入宫腔而感染。宫内监护超过8h者，产褥病率可达71%。

⑤ 各种产科手术操作（产钳助产、胎头吸引术、臀牵引等）、软产道损伤、产前产后出血、宫腔填塞纱布、产道异物、胎盘残留等，均为产褥感染的诱因。

⑥ 产褥期不良习惯，如产后产妇卧具不洁，床单、被褥更换不及时，以不洁液体擦洗阴部，探视者不更换医裤即与产妇同床而坐或卧，产后过早性交等。

● **产褥感染的诊断依据有哪些？**

答：（1）典型症状 发热。

（2）妇科检查

① 外阴伤口红肿，或形成脓肿。

② 阴道黏膜及宫颈充血，有较多脓性分泌物。

③ 炎症侵及盆腔时，子宫活动受限有压痛，宫旁组织呈片状增厚、有压痛，或形成"冰冻骨盆"。

④ 有脓肿形成时，可触及边界不清的囊性肿物，不活动，压痛明显。

（3）化验血常规 白细胞及中性粒细胞升高。

（4）血液及宫腔分泌物细菌培养 确定病原菌。

● **该患者产褥感染的诊断依据是什么？**

答：患者产褥感染的诊断依据如下。

（1）产后一天开始出现反复高热，血培养结果提示为大肠杆菌感染。

（2）盆腔 CT 示引产后子宫内积液、积血、积气。

（3）B 超示产后子宫、宫腔内残留组织。

● **产褥感染患者的护理措施有哪些？**

答：（1）采取半卧位或抬高床头，促进恶露引流、局限炎症、防止感染扩散。

（2）做好病情观察与记录，包括生命体征、恶露的颜色、性状与气味、子宫复旧情况、腹部体征及会阴伤口情况。

（3）保证产妇充足休息和睡眠；给予高蛋白、高热量、高维生素饮食；保证足够的液体摄入。

（4）做好会阴部护理，及时更换会阴垫，保持床单及衣物清洁，促进舒适。

（5）正确执行医嘱，注意抗生素使用的间隔时间，维持血液有效浓度。配合做好脓肿引流术、清宫术、后穹隆穿刺术的准备及护理。

（6）对患者出现高热、疼痛、呕吐时按症状进行护理，解除或减轻不适。

（7）操作时严格执行消毒隔离措施及无菌技术原则，避免院内感染。

（8）做好心理护理，提供情绪支持，并鼓励产妇说出心中的焦虑。解答产妇及家属的疑问，让其了解产褥感染的病因、症状、诊断和治疗的方法、目的及愈合的过程等一般知识，减轻其焦虑。鼓励产妇家属提供良好的社会支持。

（9）做好健康教育与出院指导。培养良好的卫生习惯，便后清洁会阴，勤换会阴垫，会阴清洁用物及时清洗消毒。指导饮食、休息、用药、定时复查等自我康复保健护理。

● **产妇的具体康复指导措施有哪些？**

答：产妇出院后要注意补充营养，食用容易消化、富有营养的食物。产后 3 天内不能吃过于油腻、汤太多的食物。饮食中必须含足量的蛋白质、无机盐及维生素。少食或不食辛辣刺激性食物。保证休息，适当活动，按医嘱正确使用药物；同时做好口腔、皮肤、乳房的保健，保持会阴清洁；做好避孕。保持精神愉快、心情舒畅，避免精神刺激。

● **如何预防产褥感染？**

答：对于产褥感染，预防胜于治疗。

（1）预防

① 产前：应加强营养，纠正贫血，治疗妊高征及其他并发症，预防和治疗滴虫阴道炎或真菌性阴道炎。

② 妊娠末期：禁止性交和盆浴，也禁止一切阴道治疗，以免将病菌带到阴道和子宫腔，产后引起感染。

③ 临产时：加强营养，注意休息，避免过度疲劳；接生器械要严格消毒；尽量减少出血及损伤。

④ 产后：产妇要注意卫生，尤其是要保持会阴部清洁；尽量早起床，以促使恶露早排出；注意营养，增强身体抵抗力；产褥期要禁止性生活。

（2）治疗　一旦患了产褥感染，应及时就医治疗，使用针对性强、敏感性高的抗生素，如青霉素、卡那霉素、庆大霉素、甲硝唑（灭滴灵）等。患产褥感染的产妇要充分休息，有条件的最好不要给小孩喂奶，宜暂停一段时间。

● 如何进行产褥期锻炼？

答：产褥期早做康复体操，可以补充下床活动的不足，促进腹壁及盆底肌肉张力的恢复，还可防治产后尿失禁、膀胱及直肠膨出、子宫脱垂等，对体形的恢复也有好处。分娩第二天即可开始，每天做 5～10 次，以后逐渐增加运动次数及运动量。

产褥操因活动部位不同而有不同的动作，但在做任何动作之前所取的姿势均相同，即身体平卧、头平直、胸部挺起。运动开始时先深吸一口气，运动时暂停呼吸，然后慢慢呼气。

产褥康复体操的几个简单动作如下。

（1）腹部运动　仰卧，两臂上举达头的两侧并与双耳平行；深吸气时，腹肌收缩，使腹壁下陷，并使内脏提向上方，然后慢慢呼气，两臂复原。

（2）臀肌及腰背部肌肉运动　仰卧，髋与膝稍屈，双脚平放在床上，两臂放在身体的两侧，深吸气后，尽力抬高臀部，使背部离开床面，然后慢慢呼气并放下臀部，归回原位。

（3）提肛肌运动　仰卧，双腿屈曲，双膝分开，双足平放床上，双臂放于身体两侧。用力将双腿略向内合拢，同时收缩肛门，然后再将双腿分开，并放松肛门。

（4）盆底肌运动　在床上做收缩肛门及憋尿的动作，30～50次/天，以促进盆底肌肉张力的恢复。平时躺卧时，应当俯卧、侧卧、平卧相交替，以防子宫后倾，如身体条件许可，可在床上做仰卧起坐，以锻炼腹直肌张力。

❀【护理查房总结】

产褥感染是指分娩时及产褥期生殖道受病原体感染，引起局部和全身的炎性变化。发病率为 $1\% \sim 7.2\%$，是产妇死亡的四大原因之一。通过此次护理查房，让护理人员对产褥感染的病因、产褥感染的临床分型及临床表现、产褥感染的预防及治疗护理有了进一步的认识，对指导今后的护理工作起到了很好的作用。对于产褥感染，预防胜于治疗。产前就要做好相应的健康教育指导及宣传，预防产褥感染的发生。

（刘　静　郑丽辉）

查房笔记

病例 1 · 前庭大腺囊肿/脓肿

【病历汇报】

病情　患者 50 岁，因"发现外阴结节 1 个月，疼痛 3 天"入院。患者自诉 1 个月前无意中发现右侧外阴部有一蚕豆大小结节，无红肿、疼痛及发热等症状，未予特殊处理。3 天前无明显诱因出现外阴部灼热感，自觉包块较前稍有增大，轻压疼痛，局部红肿、发热，为求诊治，就诊于当地医院，考虑前庭大腺囊肿合并感染，予以抗感染等对症治疗后未见明显缓解。肿块逐渐增大，约鸽子蛋大小，局部红肿、发热，痛感明显，难以忍受，严重影响生活，行走不便，为求进一步诊治，遂就诊于我院门诊，妇科检查发现外阴右侧包块约 4cm×3cm，压痛明显，有波动感，诊断为"前庭大腺脓肿"收入我科。患者起病以来伴白带增多、有异味等症状。精神食欲欠佳，睡眠差，大小便正常，体重无明显变化。既往有"双下肢静脉曲张"病史，于 3 个月前在我院行双下肢大隐静脉高位结扎术＋剥脱术，自诉痊愈出院。否认重大创伤史，否认"心脏病""高血压""糖尿病"病史，否认"肝炎""结核"等传染病及接触史，否认输血史及药敏史，预防接种史不详，无特殊遗传病史。患者月经初潮 14 岁，月经规律，3～4 天/28～32 天，已绝经 4 年，经量中等，无血块，无痛经。20 岁结婚，G_4P_4，足月分娩 4 次，末次妊娠时间 1999 年，已结扎，配偶体健，子女体健。患者由家属扶送入院，要求手术治疗，完善相关检查，予以手术治疗。

护理体查　T 37.3℃，P 70 次/分，R 20 次/分，BP 110/70mmHg，患者神志清楚，查体合作。全身浅表淋巴无肿大。导尿管引流通畅,尿液清,双下肢可见色素沉着,无水肿。

辅助检查

(1) 白带常规　脓细胞(PC)(+++);清洁度Ⅳ。

(2) 液基薄层细胞检测(TCT)　未见上皮内病变及恶性肿瘤细胞;炎症。

(3) 妇科 B 超　右侧大阴唇液暗区性质待定:前庭大腺体脓肿?

入院诊断　①前庭大腺囊肿;②下肢静脉曲张术后。

主要的护理问题

(1) 疼痛　与局部炎性刺激有关。

(2) 体温过高　与炎症有关。

(3) 有皮肤完整性受损的危险　与手术或脓肿自溃有关。

目前主要的治疗措施

(1) 加强抗感染。

(2) 手术治疗。

护士长提问

前庭大腺囊肿/脓肿是由什么原因引起的?

答:前庭大腺囊肿/脓肿是因前庭大腺管开口部阻塞,分泌物积聚于腺腔而形成。前庭大腺管阻塞的原因如下。

(1) 前庭大腺脓肿在炎症消退后,腺管阻塞,脓液吸收,可为黏液分泌物所代替,而成为前庭大腺囊肿/脓肿。

(2) 先天性腺管狭窄或腺腔内黏液浓稠,分泌物排出不畅,导致囊肿形成。

(3) 因前庭大腺管损伤,比如分娩时阴道、会阴外侧部裂伤发生严重的瘢痕组织所致。也有少数病例由分娩做会阴侧切术时损伤腺管所致。

有的前庭大腺囊肿/脓肿在长时期内毫无症状,生长较慢,之后突然发现。经治疗后前庭大腺囊肿/脓肿也有继发感染、形成脓肿、反复发作的可能。

前庭大腺囊肿/脓肿有哪些表现？如何诊断？

答：（1）表现　前庭大腺囊肿/脓肿位于阴唇后部的前庭大腺所在处，多为单侧性，也可为双侧，大小不定，多由小逐渐增大，有些可持续数年不变。囊肿/脓肿多呈椭圆形，在大阴唇外侧明显隆起。

（2）诊断依据　多发于育龄期妇女，既往有流产、性交、分娩或其他情况污染外阴部时，病原体侵入引起炎症。初起时患者表现局部肿胀、疼痛、灼烧感，行走不便，有时致大小便困难。体查可见局部皮肤红肿、发热、压痛明显，触之有波动感。

前庭大腺囊肿/脓肿应该做哪些检查？

答：通过囊肿/脓肿的所在位置及外观与症状不难诊断。必要时可行局部穿刺，由其内容物与脓肿鉴别，整个切除的囊肿/脓肿则可从病理学检查得到诊断。

应注意前庭大腺囊肿/脓肿的哪些处理原则？

答：当患者急性炎症发作时，需要卧床休息。急性炎症发作时，病原体侵犯腺管，腺管往往因肿胀或者渗出物凝聚而阻塞，脓液不能外流积存而形成前庭大腺囊肿/脓肿。囊肿/脓肿形成后可以切开引流并做造口术，但切开闭合后，仍然有形成囊肿/脓肿或反复感染的可能。取前庭大腺开口处分泌物做细菌培养和药敏实验，根据病原体选用抗生素等。

患者缺乏疾病知识。本病既影响患者自身的身心健康，又给患者家庭带来一定的经济负担和情感困惑。作为责任护士，应如何指导患者？

答：前庭大腺囊肿/脓肿可导致患者及丈夫容易出现各种心理问题，应该从精神、心理护理、疾病健康教育及术中、术后护理中正确指导患者。

（1）精神、心理护理　患者患病后认为护士有效的心理支持是很有必要的，并且都希望能得到家庭的支持，均有程度不等的紧张、不安、抑郁、恐惧、害怕等焦虑的表现。了解患者的基本情况、就诊原因、婚姻状况、经济情况、心理状态、个人卫生习惯、对疾病的认知和护理需求等，了解术前、术后患者情绪，心理状态的改变。在护理过程中，为他们提供积极的情感支持和信息支持，帮助他们积极面对现实、树立信心、减少顾虑、增加安全感。

（2）重视患者及丈夫的健康教育　用通俗易懂的语言详细向他们解释，以提高其心理准备，从而降低或消除心理应激对个体的不良影响。

（3）护理时注意有无囊肿/脓肿自行破溃的情况、有无硬结缩小或增大、有无肿痛突然缓解情况（已经破溃或形成窦道的可能），并予及时记录，且在患者感疼痛难忍、脓肿即将破溃时及时汇报医师，适时行切开造口术。

（4）术中护理　配合术者手术时与患者交谈，分散其注意力，将疼痛降低至最低程度，尤其对于未婚患者，更要安慰、鼓励、支持使其耐受疼痛。有心血管疾病的患者，术前、术中、术后注意血压、心率变化。

（5）术后患者 1：5000 锰酸钾坐浴，时间以 5～10min 为宜，有助于减轻局部疼痛，促进切口愈合。术后 3 天可行外阴理疗，保持伤口干燥，促进血液循环，有利于伤口愈合。

● **根据患者病情需要，如何提供进一步的治疗？**

答：近年来用于治疗前庭大腺囊肿/脓肿的方式有多种，比如部分囊壁切除加造口术、传统造口术、挂线造口术、囊肿剥除术、激光治疗、微波或其他物理治疗方法，但各有优缺点，术后易复发为临床比较棘手的问题。应该积极争取手术治疗，以往多行囊肿/脓肿切除手术，常有出血可能；如囊壁延伸至尿道附近，则手术操作困难，或不能取净囊壁，又有复发可能。单纯的前庭大腺囊肿/脓肿切开造口术要求切口长度与囊肿/脓肿等长，与挂线造口术相比，出血稍多，创伤大，且术后 3～5 天内每日需更换引流纱条以防造口闭合，术后疼痛时间长，术后也时有复发，给患者带来痛苦。挂线造口术手术切口小，手术时间短，出血少，挂线用的橡皮条术后继续留置可以充分引流出囊腔内分泌物，术后伤口护理简单，每日坐浴即可，无需每日更换引流条，避免了换药引起疼痛。可考虑挂线造口术，取代以前的囊肿剥除术，造口方法简单，损伤小，术后还能保留腺体功能。

前庭大腺囊肿/脓肿愈合好坏与术后护理密切相关，怎样做好会阴护理？

答：前庭大腺囊肿/脓肿术后一般留置引流条，并且手术创口接近肛门。术后取平卧位为宜，以降低外阴阴道张力，促进伤口愈合。观察会阴切口的情况，注意有无渗血、红肿热痛等炎性反应，观察局部皮肤的颜色、湿度，有无皮肤或皮下组织坏死，注意阴道分泌物的量、性质及有无异味，引流条有无脱落，有情况时通知医师。注意嘱患者保持外阴清洁、干燥，勤换内衣裤及床垫，每天行外阴擦洗2次，术后为防止大便对伤口的污染及解便时对伤口的牵拉，应控制首次排便的时间，以利于伤口愈合。保持会阴清洁，防止发生感染。

结合患者下肢大隐静脉高位结扎手术史，还应该加强哪些护理及宣教？

答：注意休息，出院后3个月内避免剧烈体育活动或重体力劳动，适当行走锻炼，时间以晨起、午饭前、午休后、晚饭前、就寝前为宜，同时避免久站、久走、长时间维持同一姿势不变。坐位时抬高患肢，避免跷"二郎腿"压迫患肢腘动脉而影响小腿静脉回流及供血。坚持穿着医用弹力袜3～6个月，洗涤时可用中性皂，不宜过分搓擦和绞拧；晾晒时宜阴干，不宜强阳光照射，以免影响弹性纤维；饮食宜低脂、高维生素，多食蔬菜、水果，多饮开水；近期禁酒，长期戒烟；定时复查凝血功能及下肢血管B超，积极配合治疗以了解远期治疗效果。

怎样做好出院指导？

答：（1）每次排便后应清洁外阴以防止感染；有便秘时可使用

缓泻药，使大便软化，避免排便困难而影响手术伤口愈合。

（2）进食高蛋白、富含维生素的饮食，以增强抵抗力，促进康复。

（3）嘱咐患者注意观察切除部位是否发生粘连、闭锁，有情况随诊。

（4）1个月内避免性生活，不适随诊，3～6个月内门诊定期随访。

🍀【护理查房总结】

前庭大腺囊肿/脓肿是妇科常见病，多是前庭大腺脓肿消退后腺管阻塞，脓液吸收后由黏液分泌物替代所致，亦可因分娩时会阴与阴道裂伤后瘢痕阻塞腺管开口或损伤腺管引起。以往处理一般采用造口术、剥除术或其他物理治疗方法，但各有优缺点，术后易复发为临床医师比较棘手的问题。预防局部感染和切口粘连，是预防前庭大腺囊肿/脓肿复发的关键。此外，还应该注意以下问题。

（1）选择手术治疗的患者，应排除急性阴道炎及有出血倾向，手术日期最好选择在月经干净后3～7天（伴有感染者除外）。

（2）加强患者术后抗感染治疗。

（3）密切观察患者术后伤口出血情况、术后疼痛情况及术后复发情况。

（周　鑫）

查房笔记

病例 2 · 盆腔炎性疾病

【病历汇报】

病情 患者46岁，因"腹痛7天，加重4天，发现盆腔包块1天，急诊拟'急性盆腔炎、盆腔脓肿'"收治入院。入院后医师体查：营养中等，急性病容，心肺听诊未闻及明显异常，腹软，轻压痛，肝脾肋下未触及，下腹可见一纵行手术瘢痕，肠鸣音正常。妇科检查：外阴（一）；阴道可见白色黏稠白带；宫颈光滑，宫颈外口可见一尾丝；宫体前位，偏右，有压痛；后穹隆穿刺抽出约2mL的黄色黏稠脓液。诊治计划为：妇科护理常规，严密观察生命体征，积极完善相关检查，给予哌拉西林/他唑巴坦＋甲硝唑加强抗感染，适当补液等对症治疗。次日患者仍诉下腹胀痛、发热，完善相关检查后在急诊全麻下行阴道后穹隆切开排脓术，术中引流脓液100mL，留置阴道后穹隆引流管一根，留置导尿管通畅，小便清亮，手术顺利，转送麻醉后监测治疗室（PACU），麻醉清醒后返回病房。患者10$^+$年前患有"结核"病史，自诉规律服用抗结核药一年后治愈，否认肝炎等传染病史，2000年因难产剖宫产一男婴，出生后夭折，当时因出血多行输血治疗；否认药物过敏史，预防接种史不详。

护理体查 T 37.0℃，P 74次/分，R 20次/分，BP 100/60mmHg，患者神志清楚，双侧瞳孔等大等圆，对光反应灵敏，查体合作。患者阴道无流血、少量流液，诉腹痛较前缓解，阴道后穹隆引流液少许，导尿管通畅，小便清亮。

辅助检查

（1）妇科B超 子宫左后方混合回声占位、宫腔积液。

（2）血常规 白细胞11.73×10^9，中性粒细胞百分比86.3%，血红蛋白124g/L。

（3）血沉 41.6mm/h。

(4) 胸部 X 线　双上肺陈旧性肺结核。

(5) CT　盆腔多发低密度囊性病灶；盆腔感染并积液？盆腔囊性占位？

入院诊断　①急性盆腔炎；②盆腔脓肿。

主要的护理问题

(1) 有体温改变的危险　有感染存在。

(2) 焦虑、紧张　与缺乏相关疾病知识，疾病急性发作有关。

(3) 活动无耐力　与急性腹痛引起的疲乏有关。

(4) 疼痛　与突发的腹痛有关。

(5) 潜在并发症　弥漫性腹膜炎、败血症、感染性休克等。

目前主要的治疗措施

(1) 取半卧位，以利于炎症局限。

(2) 继续补液、抗感染等对症治疗。

(3) 高热时予以物理降温。

(4) 复查血常规。

护士长提问

● **什么是盆腔炎性疾病？其感染途径有哪些？**

答：盆腔炎性疾病（pelvic inflammatory disease，PID）指女性上生殖道及其周围组织的一组感染性疾病，主要包括子宫内膜炎、输卵管炎、输卵管卵巢脓肿、盆腔腹膜炎。炎症可局限于一个部位，也可同时累及几个部位。

盆腔炎的感染途径有以下几种。

(1) 沿生殖道黏膜上行蔓延　病原体侵入外阴或阴道内的菌群，沿黏膜面经宫颈、子宫内膜、输卵管黏膜至卵巢及腹腔，是非妊娠期、非产褥期盆腔炎的主要感染途径。

(2) 经淋巴系统蔓延　病原体经外阴、阴道、宫颈及宫体创伤处的淋巴管侵入盆腔结缔组织及内生殖器其他部分，是产褥感染、流产后感染的主要感染途径。

(3) 经血液循环传播　病原体先侵入人体的其他系统，再经血液循环感染生殖器，为结核分枝杆菌感染的主要途径。

(4) 直接蔓延　腹腔其他脏器感染后，直接蔓延到内生殖器，如阑尾炎可引起右侧输卵管炎。

● 盆腔炎的高危因素有哪些？

答：(1) 年龄　PID 的高发年龄为 15～25 岁。年轻妇女容易发生 PID 可能与频繁性活动、较少应用避孕套、宫颈柱状上皮生理性向外移位、宫颈黏液机械防御功能较差有关。

(2) 性活动　PID 多发生在性活跃期妇女，尤其是初次性交年龄小、有多个性伴侣、性交过频以及性伴侣有性传播疾病者。

(3) 下生殖道感染　下生殖道感染（如淋病奈瑟菌性宫颈炎、衣原体性宫颈炎以及细菌性阴道炎）与 PID 的发生密切相关。

(4) 宫腔内手术操作后感染　如刮宫术、输卵管通液术、子宫输卵管造影术、宫腔镜检查等，由于手术所致生殖道黏膜损伤、出血、坏死，导致下生殖道内源性病原体上行感染。

(5) 性卫生不良　经期性交，使用不洁卫生垫等，均可使病原体侵入而引起炎症。此外低收入人群不注意性卫生保健，阴道冲洗者 PID 的发生率高。

(6) 邻近器官炎症直接蔓延　如阑尾炎、腹膜炎的蔓延至盆腔。

(7) PID 再次急性发作　PID 所致的盆腔广泛粘连、输卵管损伤、输卵管防御能力下降，容易造成再次感染，导致急性发作。

● 盆腔炎的临床表现有哪些？

答：盆腔炎分两类：急性盆腔炎、慢性盆腔炎。

(1) 急性盆腔炎　其症状是下腹痛、发热、阴道分泌物增多，腹痛为持续性，活动或性交后加重。若病情严重可有寒战、高热、头痛、食欲缺乏。月经期发病者可出现经量增多，经期延长，若盆腔炎包裹形成盆腔脓肿可引起局部压迫症状，压迫膀胱可出现尿频、尿痛、排尿困难；压迫直肠可出现里急后重等直肠症状。急性盆腔炎进一步发展可引起弥漫性腹膜炎、败血症、感染性休克，严重者可危及生命。

（2）慢性盆腔炎　是急性盆腔炎未能彻底治疗或患者体质较差，病程迁延所致。慢性盆腔炎症的症状是下腹部坠胀，疼痛及腰骶部酸痛，常在劳累、性交后及月经前后加剧。其次是月经异常，月经不规则。病程长时部分妇女可出现精神不振、周身不适、失眠等神经衰弱症状。往往经久不愈，反复发作，导致不孕、输卵管妊娠，严重影响妇女的健康。

● **盆腔炎的分类有哪些？**

答：（1）输卵管积水与输卵管卵巢囊肿　输卵管发炎后，伞端粘连闭锁，管壁渗出浆液性液体，潴留于管腔内形成输卵管积水；有时输卵管积脓的脓液吸收后，也可形成输卵管积水；如果同时累及卵巢则形成输卵管卵巢囊肿。

（2）输卵管炎　是盆腔炎中最为常见的；输卵管黏膜与间质因炎症破坏，使输卵管增粗、纤维化而呈条索状或进而使卵巢、输卵管与周围器官粘连，形成质硬而固定的肿块。

（3）慢性盆腔结缔组织炎　炎症蔓延到宫旁结缔组织和子宫骶韧带处最多见；局部组织增厚、变硬、向外呈扇形散开直达盆壁，子宫固定不动或被牵向患侧。

● **患者出现高热，护士应如何进行护理？**

答：（1）降低体温，腋表温度＞38.5℃时可遵医嘱给予物理降温或药物降温，常用物理降温方法有冰敷、温水浴、醇浴等。行降温措施 30min 后应复测体温。

（2）密切观察生命体征变化，定时测量体温，高热时至少应1 次/4h，待体温恢复正常 3 天后，改为 1～2 次/天。注意发热类型、程度及经过，同时观察血压、脉搏和呼吸的变化，患者大量出汗或退热时，应注意有无虚脱现象。

（3）给予高热量、高蛋白、高维生素、低脂肪、易消化的流质或半流质饮食。鼓励患者多饮水，每日液体摄入量不少于3000mL。

（4）嘱患者卧床休息，保持室内温、湿度适宜，环境安静，空气新鲜，定时开窗通风。

（5）保持患者身体清洁，按时擦浴，及时更换衣服及被单，并注意保暖使患者舒适。定时翻身，防止压力性损伤。

（6）遵医嘱给予护理，每日早晚应进行口腔护理，饮食前、后均应漱口。

（7）正确应用抗生素，保证按时、足量，现配现用。告知患者忌自行滥用解热药和消炎药。

（8）加强心理护理，保持患者心情愉快，使患者积极配合治疗。

患者术后留置阴道后穹隆引流管，如何进行引流管的护理？

答：（1）患者术后早期取半卧位有利于引流，使积液集中于腹腔的最低位，通过放置低位引流管，及时引流到体外，以降低机体的炎症反应。

（2）告知患者及家属有关引流管的注意事项，以取得配合。将引流管固定于床旁，床上翻身活动时避免牵拉、折叠、脱落。下床活动时，引流袋高度不可超过引流口处，以防逆行感染。

（3）加强巡视，在引流管上做清楚标识，观察引流液的颜色、性质、量，保持引流管通畅，防止术后凝血块、脱落的组织碎屑堵塞引流管。

（4）引流袋以每周更换1～2次为宜。更换前应先夹闭引流管，再倾倒引流液；更换时要求严格执行无菌操作原则；更换完毕再次观察引流是否通畅。

（5）拔管24h内应注意观察阴道有无渗出、出血等，发现异常及时报告医师进行处理。

如患者出现腹痛，护士应该如何进行护理？

答：（1）观察腹痛的部位、性质、程度及伴随症状，如突然腹痛加重，应及时汇报医师。

（2）做好安慰工作，使患者放松，向患者解释疼痛的原因。提高对疼痛的耐受性。

（3）嘱患者卧床休息，取半卧位，以利于体位引流。

（4）禁止阴道冲洗，减少妇科检查。

● **如何为该患者进行心理支持？**

答：由于疾病引起的疼痛，以及患者缺乏对疾病的认知，使患者容易产生焦虑不安的情绪，担心自己的预后。因此在给患者治疗的同时，应重视心理护理及健康教育。认真倾听患者的叙述，安慰体贴患者，消除对本病的疑虑，保持心情愉快，增加治愈的信心。经常与患者交谈，介绍本病机制、主要表现及诱发和加重因素等，尤其是治疗后多倾听、讲解，让患者感到亲切、熟悉。让患者了解自己的病情，并使患者配合治疗，并能及时正确地把治疗的体会、效果作出反馈给患者，以利整理和总结。介绍已取得的经验和疗效，以增加患者对治疗的信心。

● **如何为该患者进行出院指导？**

答：（1）注意休息，避免劳累，劳逸结合，积极锻炼身体，增强体质。

（2）加强营养，进食高营养、高蛋白食物。忌生冷、辛辣、煎炸刺激性食物。

（3）解除思想顾虑，正确认识疾病，保持乐观的情绪，增强治疗疾病的信心。

（4）重视个人卫生，保持外阴清洁，勤换内裤，避免混乱的性关系，注意经期卫生，经期禁性生活、盆浴，以防感染。

（5）不适随诊，早期发现，早期彻底治疗。

● **如何预防盆腔炎性疾病？**

答：（1）注意性生活卫生，减少性传播疾病。

（2）及时治疗下生殖道感染。

（3）进行公共卫生教育，提高公众对生殖道感染的认识，宣传预防感染的重要性。

（4）严格掌握手术指征，做好手术准备，术时注意无菌操作，预防感染。

（5）及时治疗 PID，预防后遗症的发生。

【护理查房总结】

盆腔炎是最常见的女性感染性疾病，严重者影响患者的生活和工作，造成女性身体和心理上的负担。通过此次护理查房，护理人员对盆腔炎的有关知识有了进一步认识和掌握，希望大家能熟记本病的诱发因素及相关妇女卫生保健知识，做好盆腔炎的预防健康教育知识宣教，避免盆腔炎的诱发因素。在盆腔炎的护理方面一定要重视个人卫生，增强体育锻炼，早期发现，早期彻底治疗，让患者了解自己的病情，消除对本病的疑虑，使患者配合治疗；并能及时正确地把治疗的体会、效果做出反馈，以利整理和总结。同时应向患者介绍已取得的经验和疗效，以增加患者对治疗的信心，让患者在精心护理之下，减轻焦虑的心理，增强战胜疾病的信心。

（甘　露）

查房笔记

病例3 · 外阴恶性肿瘤（外阴癌）

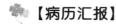【病历汇报】

病情　患者60岁，因发现外阴赘生物3个月，活检确诊外阴癌20天，步行入院待进一步治疗。患者自诉自1996年出现外阴瘙痒不适，夜间发作明显，就诊于当地医院，诊断"外阴白斑"，给予对症止痒，但效果不佳，其后多次因外阴瘙痒对症治疗无效；因瘙痒严重，搔抓后出现外阴皮肤破损，自行给予外用药物治疗，破损愈合，但反复；近3个月前发现外阴肿块约3cm，并出现疼痛去医院就诊，行外阴活检，病理学检查回报为外阴高分化鳞癌。门诊收入院。患者既往有高血压病史，否认肝炎、结核等传染病史及接触史，无家族性遗传病，家庭成员中无类似病史。入院后完善相关检查，检查结果基本正常，患者有手术指征，且有手术要求，术前准备完善后在全麻下行外阴广泛切除术＋双侧腹股沟淋巴清扫术＋尿道肉阜活检术。手术顺利，麻醉满意，出血约200mL，小便清亮，约1000mL，术中、术后患者生命体征平稳，转送PACU，麻醉清醒后安返病房。术后预防感染、补液等对症支持治疗，定期手术切口换药，切口愈合良好，术后8天外阴处切口给予拆线，术后14天腹股沟区伤口拆线，手术切口均愈合良好。

护理体查　T 36.5℃，P 96次/分，R 20次/分，BP 140/86mmHg。患者神志清楚，查体合作，伤口无发热，有腹痛、腹胀，肛门未排气，会阴部、腹股沟区伤口敷料干燥，无渗血及渗液，双侧腹股沟区引流管引流出约50mL。

辅助检查

(1) 白带常规　PC（＋＋）、杂菌（＋），清洁度Ⅳ度。

(2) 妇科B超　子宫萎缩、宫颈多发宫颈腺体囊肿（纳氏囊肿）。

(3) 宫颈TCT　未见上皮内病变和恶性肿瘤细胞；炎症。

(4) B超　左、右侧腹股沟分别探及多个结节，形态规则有包膜，部分结节内部呈低回声，部分结节内部周边呈低回声，中间呈高回声，光点分布欠均匀，较大者分别为 21mm×9mm（左）、15mm×8mm（右）。

（5）实验室检查　血常规示白细胞 $10.5×10^9/L$，Hb 105g/L，中性粒细胞 $7.8×10^9/L$，甲胎蛋白（AFP）2.1ng/mL，癌胚抗原（CEA）1.28ng/mL，糖类抗原 125（CA125）10.08U/mL。

（6）病理学检查　术后病理学检查回报为外阴高分化鳞癌，左腹股沟及右腹股沟淋巴结未见癌转移。

入院诊断　①外阴癌；②尿道肉阜；③高血压病Ⅰ期。

主要的护理问题

（1）有感染的危险　与患者年龄大、抵抗力低下、手术创面大、邻近肛门、留置导尿管及引流管等有关。

（2）疼痛　与手术切口及留置导管，如导尿管、腹股沟引流管有关。

（3）自理缺陷　与绝对卧床休息、手术后创面大、身体虚弱等有关。

（4）身体形象紊乱　与外阴切除有关。

目前主要的治疗措施

（1）继续补液、抗感染治疗。

（2）更换会阴部及腹股沟区伤口敷料。

（3）勤翻身、勤按摩，适当活动下肢，防止血栓形成。

护士长提问

● **什么是外阴鳞状细胞癌？与外阴鳞状细胞癌发病相关的因素有哪些？**

答：外阴鳞状细胞癌（vulvar squamous cell carcinoma）为起源于外阴部皮肤、黏膜及其附属器官和前庭大腺等的恶性肿瘤，是最常见的外阴恶性肿瘤，占全部外阴恶性肿瘤的 80%～90%，主要发生于绝经后妇女，年轻女性发病率有升高趋势。

与外阴癌发病相关的因素有：人乳头状病毒（HPV）感染，40％～60％的外阴癌与 HPV 感染相关，尤其是其高危型，如 HPV-16 型感染超过 50％；非 HPV 感染相关病变，如外阴硬化性苔藓、分化型外阴鳞状上皮内瘤变等。

● 外阴癌的临床表现有哪些？

答：（1）症状　最常见的症状是外阴瘙痒、局部肿块或溃疡，合并感染或较晚期癌可出现疼痛、渗液和出血。

（2）体征　癌灶以大阴唇最多见，其次为小阴唇、阴蒂、会阴、尿道口或肛周等。若已转移至腹股沟淋巴结，可扪及增大、质硬、固定淋巴结。

● 外阴癌的转移途径有哪些？

答：外阴癌主要通过三种方式扩散转移，其中直接浸润、淋巴转移较常见，晚期可经血播散。

（1）直接浸润　癌灶逐渐增大，沿皮肤及邻近黏膜浸润至尿道、阴道、肛门，晚期还可累及膀胱、直肠。

（2）淋巴转移　癌细胞通常沿淋巴管扩散，汇入腹股沟浅淋巴结，再至腹股沟深淋巴结，进入髂外、闭孔和髂内淋巴结，最终转移至腹主动脉旁淋巴结和左锁骨下淋巴结。肿瘤一般像同侧淋巴结转移，但中线部位的癌灶常向两侧转移并可绕过腹股沟浅淋巴结直接至腹股沟深淋巴结，外阴后部及阴道下段癌可避开腹股沟浅淋巴结而直接转移至盆腔淋巴结。若癌灶累及尿道、阴道、直肠、膀胱可直接转移至盆腔淋巴结。

（3）血行播散　晚期经血行播散至肺、骨等。

● 外阴癌的临床分期标准目前有哪两种？

答：外阴癌的临床分期标准目前有两种：一种是国际妇产科联盟（FIGO）分期法，另一种是国际抗癌联盟（UICC）分期法，两种方法各有其优点，目前国内多采用 FIGO 分期法，见表 3-1。

表 3-1　外阴癌的 FIGO 分期

分期	肿瘤范围
0 期	原位癌
Ⅰ 期	肿瘤局限于外阴或外阴和会阴,淋巴结无转移
Ⅰa 期	肿瘤直径≤2cm 且间质浸润≤1.0cm
Ⅰb 期	肿瘤最大直径>2cm 或间质浸润>1.0cm
Ⅱ 期	肿瘤侵犯下列任何部位:下 1/3 尿道,下 1/3 阴道,肛门,无淋巴结转移
Ⅲ 期	肿瘤浸润尿道下端,或阴道,或肛门,有腹股沟-股淋巴结转移
Ⅳ 期	肿瘤侵犯其他区域(上 2/3 尿道、上 2/3 阴道)或远处转移
Ⅳa 期	肿瘤浸润膀胱黏膜,或直肠黏膜,或尿道上段黏膜;或固定于盆骨
Ⅳb 期	任何远处转移,包括盆腔淋巴结转移

● **外阴癌的治疗措施有哪些?**

答:外阴癌的治疗以手术治疗为主,辅以放射治疗与化学药物治疗或靶向治疗。

(1) 手术治疗　外阴癌手术需根据外阴癌的临床期别、病灶浸润范围和程度因人而异,可以分为保守性的手术、根治性的手术及扩大的手术,差别非常之大。原则是必须严格掌握手术指征和切除足够的外阴及周围组织,根据外阴局部癌灶的大小、位置、病理分化及腹股沟淋巴结肿大的情况决定行不同范围的淋巴结切除术。

常用外阴癌手术治疗原则:

0 期:单侧病变,外阴局部切除;多病灶者,单纯外阴切除术。

Ⅰa 期:外阴局部或单侧外阴广泛切除术后。

Ⅰb 期:外阴广泛切除术及病变同侧或双侧腹股沟淋巴结清扫术。

Ⅱ 期:外阴广泛切除术及双侧腹股沟淋巴结清扫术和 (或) 盆腔淋巴结清扫术。

Ⅲ 期:同 Ⅱ 期或同时行下尿道、阴道与肛门皮肤切除术后。

Ⅳ 期:除外阴广泛切除术、双侧腹股沟淋巴结清扫术和盆腔淋巴结清扫术，再根据膀胱、上尿道或直肠受累的情况选择相应的手术方式。

（2）放化疗治疗　对于那些局限性晚期的外阴癌患者，尤其是手术难以切除干净的患者，放化疗对于手术来讲可以起到一定的补充和辅助作用，既可以使肿瘤在一定程度上缩小，减小手术创伤，改善手术质量，又可以减少术后的复发，可能不同程度地改善了外阴癌患者的预后。放化疗对于无法手术或不能耐受手术的患者也有一定的疗效。外阴放射治疗常用于：①术前局部照射，肿瘤缩小后再进行手术；②外阴广泛切除术后盆腔淋巴结的照射；③术后残余癌灶或复发癌灶的治疗。化疗主要用于晚期外阴癌或复发癌的治疗，可以采用静脉注射和局部动脉灌注的方法。常用药物有紫杉醇、铂类、丝裂霉素 C、氟尿嘧啶和吉西他滨等。靶向治疗药物：埃罗替尼、帕姆单抗等。

外阴癌的预后情况及随访内容有哪些？

答：外阴癌的预后与病灶大小、部位、细胞分化程度、有无淋巴结转移、质量措施等有关。如果能够早期得到诊断，治疗效果通常非常满意。目前认为本病的预后和腹股沟淋巴结转移密切相关。无淋巴结转移的Ⅰ期、Ⅱ期手术治愈率＞90％；淋巴结有转移者，仅为 30％～40％，预后差。目前认为发生腹股沟淋巴结转移的高危因素主要包括年龄、肿瘤分化、分期、肿瘤的厚度、间质浸润深度以及淋巴血管间隙受累的情况。其余预后因素还包括手术方式、切缘是否阴性、辅助治疗的选择等。

随访内容：外阴癌治疗后应随访。第一年，1～6 个月每月 1次，7～12 个月每 2 个月 1 次；第 2 年每 3 个月 1 次；第 3～4 年每半年 1 次；第 5 年及以后每年 1 次。

如何预防外阴癌？

答：（1）平时应注意外阴部清洁卫生，避免分泌物的刺激。

（2）出现外阴瘙痒应积极治疗，不长期使用刺激性强的药物清洗外阴。

（3）自重自爱，避免传染梅毒等性病。

（4）若发现外阴部有结节、溃疡和白色病变等及时就医，对活组织病理学检查细胞有癌变倾向者，应及早行外阴切除术，从而减少外阴癌的发生。

外阴癌外阴白斑分为哪几种类型？

答：女性外阴癌不但生长缓慢，而且患者多有癌前病变，如果能够经常仔细检查，可以做到早期发现、早期诊断。严重外阴瘙痒症可能发展为外阴癌，外阴白斑很可能是外阴癌的前期表现，对于外阴癌外阴白斑应该给予足够的重视。

如果在大阴唇、阴蒂、会阴等处发现小的结节，尤其是无痛性的小结节，有时小结节可能破溃、出血，也可呈菜花状，应该怀疑有外阴癌的可能。只要患者具有这些基本常识，在日常生活中，经常注意癌前病变的特点，早期发现外阴癌并不困难。

外阴癌外阴白斑分为以下 3 型。

（1）增生型外阴白斑　皮损区有不同程度增厚，表面可有皲裂脱屑。

（2）萎缩型外阴白斑　皮损区为白色斑块，皮肤有不同程度的变薄，光亮，典型者皮损区似卷烟纸样。严重者阴蒂萎缩消失，包皮紧缩，皮皱变平，阴道开口形成窄缝。

（3）混合型外阴白斑　外阴皮肤变白，有时呈萎缩变薄和肥厚粗糙的皮损区相同。有时外阴的一处呈萎缩，另一处则呈肥厚性改变。而且伴有皲裂，剧痒等症状。

患者年老体弱，卧床时间久，如何防止发生血栓性静脉炎？

答：（1）评估患者发生血栓静脉炎的危险因素，如老年人、肥胖、营养不良、恶性肿瘤、活动减少等。

（2）高危患者，无论卧床或下床活动，均使用弹性绷带包扎或穿弹性袜。

（3）术后鼓励患者早期下床活动。不能下床的患者，要指导她在床上做腿部活动，术后患者可予以腿部按摩，使患者肌肉被动活动，以促进血液回流，减少血栓形成。

（4）护理人员要能早期识别血栓性静脉炎的症状，检查腿部有无压痛感、水肿，有无皮温增高和足背动脉搏动减弱等。

（5）当患者发生血栓性静脉炎时，应嘱患者绝对卧床休息，立即通知医师，密切观察有无肺栓塞的征象，如胸痛、呼吸困难。

（6）血栓性静脉炎的治疗一般包括绝对卧床休息、使用弹性绷带、应用抗凝血药。

如患者在化疗期间出现了口腔溃疡，应给予怎样的口腔护理及溃疡后的口腔治疗？

答：（1）口腔溃疡的护理　化疗期间保持口腔清洁，勤漱口，每日用软毛刷刷牙。饮食应注意以清凉、质软、无刺激性食物为主，还可遵医嘱输入液体及大剂量维生素，促进黏膜再生。

（2）溃疡后的口腔治疗　患者出现口腔溃疡后依溃疡程度给予口腔治疗。方法如下：先用1％的过氧化氢（双氧水）10mL让患者充分漱口，然后用长棉签蘸1.5％过氧化氢为患者擦洗口腔黏膜溃疡处，动作要轻柔，尽量擦去溃疡表面覆盖的腐败物质及脱落的黏膜，血小板低的患者，切忌擦破口腔黏膜，防止出血不止；擦洗干净后用生理盐水含漱，将口腔内所有污物漱干净；最后涂口腔溃疡散（或其他药物）于溃疡面上。口腔治疗可以减轻患者的疼痛，促进口腔黏膜上皮细胞的再生，以减少感染的发生。

如何预防术后肺部及伤口感染？

答：（1）预防肺部感染的护理措施　术后患者害怕伤口疼痛，不愿下床活动，不能正确地咳嗽、排痰，易导致肺部感染。特别是老年人，呼吸功能降低，支气管内分泌物容易积聚而导致炎性病变。

① 术后第一日晨即让患者保持半卧位，这样有利于盆腔积液的引流及增加肺活量，利于咳嗽、排痰。

② 术前指导患者深呼吸及咳嗽，术后继续执行，并注意保持呼吸道的通畅。

③ 鼓励患者早期下床活动，以维持肺部的换气功能。

④ 给予患者雾化吸入，一天 2 次，并协助其拍背咳痰。

（2）预防伤口感染的护理措施

① 指导患者正确的咳嗽方法，防止伤口裂开。当腹带松开时，应及时包扎好，动作要轻柔。

② 每天观察伤口有无发红、触痛，有无渗出液，体温是否升高。有异常情况应及时通知医师。当伤口敷料渗湿或脱落时要及时更换。

③ 和患者及家属一起制订饮食计划，选择高蛋白、高热量、高维生素饮食。必要时要给予静脉高营养，输入人血白蛋白或血浆，以提供足够的蛋白质，改善全身营养状况，促进伤口愈合。

④ 注意患者的个人卫生，保持床单位清洁平整，保持会阴部的清洁卫生，每天用气浆态臭氧冲洗液冲洗或 0.1％ 苯扎溴铵（新洁尔灭）溶液擦洗会阴部 2 次。当阴道有出血时，应垫消毒卫生巾，勤换内衣裤。

⑤ 嘱患者多喝水，保持大便通畅，避免大便干结而导致的排便时腹压增加，影响伤口愈合。

【护理查房总结】

外阴癌在临床病例当中比较少见，分为原发性外阴癌和继发性外阴癌两类，后者很少见。原发性外阴癌中最为常见的为鳞状上皮细胞癌，约占外阴恶性肿瘤的 95％。临床主要表现为有外阴病变或瘙痒史，早期无症状或仅有小硬结、微小溃疡，随病变发展或感染，分泌物增多；晚期出现剧痛、组织溃烂、出血，累及邻近器官后出现尿频、尿急、血尿、排尿或排便困难等症状。外阴癌患者常见的症状就是瘙痒，很多患者经常抓挠，造成反复刺激；此外，外阴白斑也是导致恶变的主要诱因，因此，要做到早预防早发现早治疗。在日常生活中，要保持外阴清洁干燥，养成良好的卫生习惯，留意外阴部的各种不适，如瘙痒、疼痛、破溃、出血等，有症状及时就诊；要留意外阴部的颜色改变、发白、局部黑斑等。因外阴癌预后效果不是很理想，治疗费用高，故患者精神负担较重，情志失调，情绪波动较大；由于经济条件较差，对预后缺乏信心，顾虑重重。对此，实施针对性健康教育及心理疏导就尤其至关重要；特别是责任护士，要给予患者足够的信任，应以和蔼可亲的态度去接触患者并耐心介绍手术的重要性、治疗方案及术后注意事项，使患者更好地配合治疗及护理，树立战胜疾病的信心。

（罗小年）

查房笔记

病例 4 · 子宫颈鳞状上皮内病变

【病历汇报】

病情　患者 46 岁，因发现宫颈病变 1^+ 个月，于 2018 年 10 月 16 日入院。患者自诉既往月经规则，6～7 天/32～37 天，量中等。近 2 年有轻微痛经，白带多。今年 8 月，患者行妇科普查时，TCT 结果示非典型鳞状上皮细胞。医师建议月经干净 3 天后复查。9 月 15 日在我院复查 HPV-16/18 阳性，电子阴道镜提示宫颈转化区Ⅲ型，见厚醋白上皮点状血管，碘试验不着色，评估 HSIL 待删，遂行宫颈活检术。术后病理学检查示宫颈 $6°$、$9°$ 高级别鳞状上皮内病变（CIN Ⅱ～Ⅲ级），建议进一步手术治疗，遂入住我科。患者自起病以来，无性交出血，无阴道异常排液、排血，无腹痛等现象，精神、睡眠可，食纳欠佳，无明显乏力，无体重减轻，大小便正常。入院后积极完善各项术前检查和准备工作，于 10 月 18 日在联合腰麻下行宫颈锥切＋分段诊刮＋切缘活检术，麻醉满意，手术顺利。术后予以抗感染、止血、补液治疗。今日为术后第 2 天，患者可下床活动，已进普通饮食，术后病理结果为：①（$6°$、$9°$）宫颈高级别鳞状上皮内病变（CIN Ⅱ～Ⅲ级），组织破碎，不排除间质浸润；②（$12°$）宫颈高级别鳞状上皮内病变（CIN Ⅱ级）；③（$3°$）慢性宫颈炎。建议继续手术行子宫全切术或宫颈部分切除术，目前患者正在与家属商讨阶段，患者本人对病情有所担忧。

护理体查　T 36.7℃，P 80 次/分，R 17 次/分，BP 128/78mmHg。患者神志清楚，查体合作，部分生活自理能力恢复，无腹痛及阴道流血，大小便正常。

辅助检查

（1）阴道四维彩超示子宫大小正常，宫颈管腺囊肿。

（2）TCT、Digene 杂交捕获二代测试（HC2）、阴道镜检查结果上面已描述，入院后未另行检查。

(3) 10 月 20 日血常规结果示白细胞 $7.96 \times 10^9/L$，中性粒细胞 $5.48 \times 10^9/L$，血红蛋白 $109.0g/L$。

入院诊断 宫颈病变

(1) 宫颈高级别鳞状上皮内病变。

(2) 宫颈癌？

主要的护理问题

(1) 感染的危险 与手术创伤有关。

(2) 焦虑 与担心疾病的预后有关。

(3) 知识缺乏 缺乏术后康复及随访相关知识。

目前主要的治疗措施

(1) 密切监测患者体温的变化，定期检查血常规、CRP、PCT，并合理使用抗生素。

(2) 注意阴道流血，加强外阴清洁。

(3) 向患者及家属宣教宫颈病变的相关知识，告知疾病的相关转归及预后，安慰患者及家属，并指导患者根据锥切术后的病理学检查结果选择合适的后续治疗方法。

护士长提问

● **什么是子宫颈鳞状上皮内病变？其发展结局如何？**

答：子宫颈鳞状上皮内病变（cervical squamous intraepithelial lesion，SIL）是与子宫颈浸润癌密切相关的一组子宫颈病变，常发生于 25～35 岁的女性。大部分低级别鳞状上皮内（LSIL）病变可以自然消退，但高级别鳞状上皮内病变（HSIL）具有癌变的潜能。CIN 具有两种不同的结局：一是病变自然消退，不发展为浸润癌；二是病变具有癌变潜能，可能发展为浸润癌。

● **子宫颈鳞状上皮内病变的形成可能与哪些因素有关？**

答：流行病学调查发现 CIN 与性生活活跃、人乳头瘤病毒（HPV）感染、吸烟、性生活过早（<16 岁）、性传播疾病、经济

状况低下、口服避孕药及免疫抑制相关。同时，高危型人乳头瘤病毒感染是 SIL 形成的一个重要的因素之一，接近 90% 的 SIL 患者有 HPV 感染。约 20% 妇女感染 HPV 后可自然消退而无临床症状。当 HPV 感染持续存在时，在吸烟、使用避孕药、性传播疾病等因素下，可诱发宫颈上皮内瘤变。

子宫颈鳞状上皮内病变如何分级？

答：SIL 既往称为"子宫颈上皮内瘤变"，分为 3 级，WHO女性生殖器肿瘤分类（2014）建议采用与细胞学分类相同的二级分类法（即 LSIL 和 HSIL），LSIL 相当于 CIN Ⅰ级，HSIL 包括 CIN Ⅲ级和大部分 CIN Ⅱ级。

LSIL：鳞状上皮基底及副基底样细胞增生，细胞核极性轻度紊乱，有轻度异型性，核分裂象少，局限于上皮下 1/3 层，P16 染色阴性或在上皮内散在点状阳性。

HSIL：细胞核极性紊乱，核浆比例增加，核分裂象增多，异型细胞扩展到上皮下 2/3 层甚至全层，P16 在上皮＞2/3 层面内呈弥漫连续阳性。

子宫颈鳞状上皮内病变有哪些临床表现？

答：子宫颈鳞状上皮内病变可不出现特殊症状；偶有阴道排液增多，伴或不伴有臭味；也可在性生活或妇科检查后发生接触性出血。检查宫颈可光滑，或仅见局部红斑、白色上皮，或宫颈柱状上皮异位表现，未见明显病灶。

子宫颈鳞状上皮内病变的诊断方法有哪些？

答：（1）子宫颈细胞学检查　是 SIL 及早期宫颈癌筛查的基本方法。目前国内普遍采取 TBS（the Bethesda System）分类系统，该系统较好地结合细胞学、组织病理与临床处理方案。

（2）HPV 检测　敏感性较高，特异性较低。可与细胞学检查联合应用于 25 岁以上女性的子宫颈癌筛查；也可用于 21～25 岁女性细胞学初筛为轻度异常的分流。

（3）阴道镜检查　筛查发现有异常，如细胞学 ASCUS 伴

HPV 检测阳性或细胞学 LSIL 及以上或 HPV 检测 16/18 阳性者，建议行阴道镜检查。

（4）宫颈活组织检查 为确诊宫颈鳞状上皮内瘤变的最可靠方法。任何肉眼可见病灶均应做单点或多点活检。若想了解宫颈管的病变情况，应刮取宫颈管内组织取材做病理学检查。

子宫颈鳞状上皮内病变的治疗方法有哪些？

答：（1）LSIL 60%会自然消退，细胞学检测为 LSIL 及以下者可仅观察随访。

（2）HSIL 可发展为浸润癌，需要治疗。阴道镜检查充分者可行宫颈锥切术或消融治疗。阴道镜检查不充分者宜采用宫颈锥切术，包括子宫颈环形电切术（LEEP）和宫颈冷刀锥切术。经宫颈锥切确诊，年龄较大、无生育要求的 HSIL 也可行筋膜外全子宫切除术。

经宫颈锥切确诊为 CIN Ⅱ级或 CIN Ⅲ级，而未进行全子宫切除的患者，如何进行随访？随访内容有哪些？

答：CIN Ⅱ级或 CIN Ⅲ级行 LEEP 或宫颈锥切术后，必须进行密切随访。随访内容为每 3～6 个月进行细胞学或细胞学＋阴道镜，连续 3 次正常后，可选择每年 1 次的细胞学或细胞学＋阴道镜随访。

如何预防术后伤口感染？

答：（1）密切监测 T、P、R 的变化，术后 3 日内监测 T、P、R，每日 3 次直至正常。

（2）注意观察阴道流血情况，注意阴道流血的量、色，以及是否有异味。

（3）定期查血常规、必要时检测 CRP、PCT 等感染指标，并遵医嘱合理使用抗生素，观察用药的疗效及副作用。

（4）保持外阴清洁，每日用温开水清洗外阴 1～2 次，必要时会阴抹洗，每日 2 次。

● **如何为该患者进行心理支持？**

答：（1）首先，向患者讲解宫颈病变的相关知识，使其对此疾病有一定的了解，从而决定是否进行下一步子宫全切除的手术。

（2）对患者所作的决定给予支持、理解和宽慰，鼓励患者放下包袱，听从医生的建议，轻松的接受下一步的治疗措施。

（3）向患者介绍治愈的病例，使患者消除疑虑，树立信心。

（4）告知患者出院随访的相关知识及医生看门诊的时间，以方便患者就诊。

● **宫颈锥形切除术后出院的注意事项有哪些？**

答：（1）注意外阴卫生，每日清洗外阴，更换内裤。

（2）注意阴道流血情况，对于少量的阴道流血，嘱患者注意预防感染；当流血量增多时，应及时就诊。

（3）嘱咐患者 3 个月内禁止性生活及盆浴，以预防阴道内伤口感染或出血。

（4）遵医嘱进行定期的随访检查，预防宫颈疾病的复发或进展。

● **针对该患者，还要补充哪些护理问题？**

答：要补充的护理问题还有针对患者部分生活自理能力缺乏的相关护理。该患者今日才术后第 2 天，虽能自行下床活动，但很多方面还不太方便，应该给予优质、安全、全面的护理服务，提供生活上的一切便利，加强观察、询问，并不时地给予帮助，以解决其生活上的各种需要，促进患者康复。

❀ 【护理查房总结】

子宫颈鳞状上皮内病变是一组与宫颈浸润癌密切相关的癌前期病变。近年来，宫颈疾病的筛查及规范化诊治有效地降低了宫颈浸润癌的发生率。通过此次的护理查房，进一步了解了子宫颈鳞状上皮内病变的病因、疾病分级、治疗及处理方法，以及术前、术后的护理要点、心理辅导、健康宣教及康复指导等，对以后的工作有很好的指导作用。

在今后的工作当中，希望能注重细节的护理，更多地关注患者的心理健康和康复指导。

（陈　玲）

查房笔记

病例 5 · 宫颈癌

🌼 【病历汇报】

病情　　患者42岁，因"宫颈中分化鳞状细胞癌Ⅱa期"行新辅助化疗后14天要求手术治疗，于2018年8月25日第3次入院。

患者于2018年7月12日因间断性性交出血8$^+$个月伴经期延长1个月第1次入住我科，诊断为"宫颈中分化鳞状细胞癌Ⅱa期"，行TP（紫杉醇＋顺铂）方案新辅助化疗，化疗顺利，于2018年7月26日出院。2018年8月6日第2次入院，行TP新辅助化疗方案第2个疗程，化疗顺利，于8月14日出院。出院后食欲一般，无恶心呕吐，无胃寒、发热及腹痛等不适，无阴道流血、流液，化疗后脱发较严重。起病以来，患者精神状态可、睡眠可、无明显乏力，体重无减轻，大小便正常。

入院后积极完善各项术前准备工作，于2018年8月27日在全麻下行广泛性子宫全切术＋双侧输卵管切除＋盆腔淋巴结清扫＋双卵巢移位术，手术顺利，术后予抗感染、补液、支持疗法。今天是术后第一天，患者精神状态较差，感伤口疼痛，翻身活动困难，心理负担较重。

护理体查　　T 37.6℃，P 86次/分，R 20次/分，BP 112/78mmHg，腹部伤口敷料清洁、干燥；留置导尿管通畅，尿色、尿量正常；留置盆腔引流管通畅，昨日夜间观察引流液，共计320mL，暗红色，今日8:00am～3:00pm暗红色引流液共计25mL；留置静脉镇痛泵导管通畅。全身皮肤完好，双下肢活动自如。

辅助检查

（1）2018年7月10日外院宫颈活检结果示子宫颈浸润性鳞状

细胞癌；7月13日我院病理切片复查结果示宫颈中分化鳞癌。

（2）7月26日我院HC₂检查结果示高危型人乳头瘤病毒阳性。

（3）8月28日血常规结果为白细胞5.27×10^9/L，中性粒细胞4.21×10^9/L，血红蛋白84.0g/L，血小板98×10^9/L。

入院诊断 宫颈中分化鳞状细胞癌Ⅱa期。

主要的护理问题

（1）生活自理能力缺乏 与手术有关。

（2）舒适的改变 与手术后疼痛有关。

（3）感染的危险 与手术创伤及免疫力下降有关。

（4）焦虑 担心疾病预后有关。

目前主要的治疗措施

（1）加强基础护理，协助并鼓励患者床上翻身活动，根据医嘱给予饮食护理及营养支持。

（2）遵医嘱给予术后镇痛措施，保持床单位整洁，及时更换衣物，定时给房间通风换气，保持空气清新。

（3）密切观察病情变化，定时测量体温，了解血常规、CRP、PCT等各项感染指标结果，并遵医嘱合理使用抗生素，预防术后并发症的发生。

（4）给予术后心理支持，鼓励患者树立信心战胜疾病。

护士长提问

宫颈癌发病的相关因素有哪些？

答：（1）性行为及分娩次数 性活跃、初次性生活<16岁、早年分娩、多产等与宫颈癌的发生密切相关。

（2）病毒感染 高危型HPV感染是宫颈癌的主要危险因素。90%以上的宫颈癌伴高危型HPV感染。此外，单纯疱疹病毒Ⅱ型及巨细胞病毒等也可能与宫颈癌的发生有一定关系。

（3）其他 应用屏障避孕有一定的保护作用。吸烟可增加HPV

感染的风险。

宫颈癌的病理有哪几类？

答：宫颈癌的病理分为以下 3 类。

（1）鳞状细胞浸润癌　占宫颈癌的 75%～80%。

（2）腺癌　占宫颈癌的 20%～25%。

（3）其他　少见类型如腺鳞癌、腺样基底细胞癌、绒毛状管状腺癌、内膜样癌等上皮性癌，神经内分泌肿瘤，间质性肿瘤等。

宫颈癌的转移途径有哪些？

答：宫颈癌的转移途径主要为直接蔓延和淋巴转移，血行转移极少见。

（1）直接蔓延　最常见，癌组织局部浸润，向邻近器官及组织扩散。常向下累及阴道壁，极少向上由宫颈管累及宫腔；癌灶向两侧扩散可累及主韧带及宫颈旁、阴道旁组织直至盆壁；癌灶压迫或侵及输尿管时，可引起输尿管阻塞及肾积水。晚期可向前、后蔓延侵及膀胱或直肠，形成膀胱阴道瘘或直肠阴道瘘。

（2）淋巴转移　癌灶局部浸润后侵入淋巴管形成瘤栓，随淋巴液引流进入局部淋巴结，在淋巴管内扩散。

（3）血行转移　极少见，晚期可转移至肺、肝或骨骼等。

如何进行宫颈癌临床分期？

答：宫颈癌的临床分期采用国际妇产科联盟（FIGO）的临床分期标准（表 3-2）。临床分期在治疗前进行，治疗后不再更改。

表 3-2　宫颈癌的临床分期（FIGO，2009 年）

分期	肿瘤范围
Ⅰ期	肿瘤局限在子宫颈(扩展至宫体应被忽略)
ⅠA期	镜下浸润癌。(所有肉眼可见的病灶,包括表浅浸润,均为ⅠB期) 间质浸润深度<5mm,宽度≤7mm
ⅠA1期	间质浸润深度≤3mm,宽度≤7mm
ⅠA2期	间质浸润深度>3mm 且<5mm,宽度≤7mm
ⅠB期	肉眼可见癌灶局限于子宫颈,或镜下病灶>ⅠA

续表

分期	肿瘤范围
ⅠB1 期	肉眼可见癌灶≤4cm
ⅠB2 期	肉眼可见癌灶>4cm
Ⅱ期	肿瘤超越子宫,但未达骨盆壁或未达阴道下 1/3
ⅡA 期	肿瘤侵犯阴道上 2/3,无明显宫旁浸润
ⅡA1 期	肉眼可见癌灶≤4cm
ⅡA2 期	肉眼可见癌灶>4cm
ⅡB 期	有明显宫旁浸润,但未达盆壁
Ⅲ期	肿瘤已扩展至骨盆壁,在进行直肠指诊时,在肿瘤和盆壁之间无间隙。肿瘤累及阴道下 1/3。由肿瘤引起的肾盂积水或肾无功能的所有病例,除非已知道由其他原因所引起
ⅢA 期	肿瘤累及阴道下 1/3,没有扩展到骨盆壁
ⅢB 期	肿瘤扩展到骨盆壁,或引起肾盂积水或肾无功能
Ⅳ期	肿瘤超出了真骨盆范围,或侵犯膀胱和(或)直肠黏膜
ⅣA 期	肿瘤侵犯邻近的盆腔器官
ⅣB 期	远处转移

● **宫颈癌的临床表现有哪些?**

答:早期宫颈癌常无明显的症状和体征,宫颈可光滑或难与宫颈柱状上皮异位区别。颈管型患者因宫颈外观正常易漏诊或误诊。随着病变发展,可以出现以下临床表现。

(1)症状

① 阴道流血:早期多为接触性出血;晚期为不规则阴道流血。出血量根据病灶大小和侵及间质内血管情况而不同,若侵蚀大血管可引起大出血。年轻患者也可表现为经期延长、经量增多;老年患者常为绝经后不规则阴道流血。一般外生型癌出血较早,量较多;内生型癌出血较晚。

② 阴道排液:多数患者阴道有白色或血性、稀薄如水样或米泔状、有腥臭味排液。晚期患者因癌组织坏死伴感染,可有大量米

汤样或脓性恶臭白带。

③ 晚期症状：根据癌灶累及范围不同出现不同的继发性症状，如尿频、尿急、便秘、下肢肿胀等；癌肿压迫或累及输尿管时，可引起输尿管梗阻、肾盂积水及尿毒症；晚期可有贫血、恶病质等全身衰竭症状。

（2）体征　原位癌及微小浸润癌可无明显病灶，宫颈光滑或仅为柱状上皮异位。随着病情的发展可出现不同体征。外生型宫颈癌可见息肉状、菜花状赘生物，常伴感染，质脆易出血；内生型表现为宫颈肥大、质硬、宫颈管膨大；晚期癌组织坏死脱落，形成溃疡或空洞伴恶臭。阴道壁受累时，可见赘生物生长或阴道壁变硬；宫旁组织受累时，双合诊、三合诊检查可扪及宫颈旁组织增厚、结节状、质硬或形成冰冻盆腔状。

● 宫颈癌的治疗方法有哪些？

答：根据临床分期、患者年龄、生育要求、全身情况、医疗技术水平及设备条件等综合考虑制订适当的个体化治疗方案。采用以手术和放疗为主、化疗为辅的综合治疗方案。

（1）手术治疗　手术的优点是年轻患者可以保留卵巢及阴道功能。主要用于早期宫颈癌（ⅠA～ⅡA期）患者。

（2）放射治疗

① 根治性放疗：适用于部分ⅠB2期和ⅡA2期和ⅡB～Ⅳ期患者和全身情况不适宜于手术的ⅠA1～ⅠB1期/ⅡA1期患者。

② 辅助放疗：适用于手术后病理学检查发现有中、高危因素的患者。

③ 姑息性放疗：适用于晚期患者局部减瘤放疗或对转移病灶姑息放疗。

（3）全身治疗　包括全身化疗和靶向治疗、免疫治疗。主要用于晚期或复发转移的患者，也用于手术前后的辅助治疗。常采用以铂类为基础的联合化疗方案，如BVP（博来霉素＋长春新碱＋顺铂）、BP（博来霉素＋顺铂）、FP（氟尿嘧啶＋顺铂）、TP（紫杉醇＋顺铂）等。

● **多西他赛和顺铂主要的不良反应及用药注意事项有哪些？**

答：（1）多西他赛

① 主要的不良反应

a. 骨髓抑制：中性粒细胞减少是最常见的不良反应，且通常较严重（$<0.5\times10^9/L$），可逆转且不蓄积。

b. 过敏反应：部分病例可发生严重的过敏反应与支气管痉挛，须中断治疗；部分病例可发生轻度过敏反应。

c. 体液潴留：包括水肿，也有少数发生胸腔积液、腹水，应预防性使用皮质类固醇。

d. 心血管不良反应：如低血压、窦性心动过速、心悸、肺水肿、高血压等均可发生。

② 用药注意事项

a. 在有经验的医师的指导下使用，因可能发生严重的过敏反应，应配备相应的急救设备，用药期间密切监测主要的指标。

b. 多西他赛开始滴注的最初几分钟内可能发生过敏反应，故开始时应小剂量、缓慢滴注。发生过敏反应时应立即停药并予对症治疗。

c. 用药前一天口服地塞米松，每日 16mg，服用 4～5 天。

d. 中性粒细胞下降者须恢复到 $1.5\times10^9/L$ 以上时才能再次接受多西他赛治疗。

（2）顺铂

① 主要的不良反应

a. 消化道反应：恶心呕吐为主要的限制性毒性；急性呕吐一般发生在给药后 1～2h，可持续一周左右，故使用本品须用强效镇吐药。

b. 肾毒性：一般剂量每日超过 $90mg/m^2$ 即为肾毒性的危险因素，主要为肾小管损伤。急性损害一般见于用药后 10～15 天，血尿素氮及肌酐增高，肌酐清除率降低，但多可逆转。目前除水化外尚无有效的预防方法。

c. 神经毒性：听神经损害所致的耳鸣、听力下降较常见；也见末梢神经损害所致的肢端麻痹、躯干肌力下降等。

②用药注意事项

a. 避免应用与本品肾毒性、耳毒性叠加的药物，如氨基糖苷类抗生素、两性霉素 B、头孢噻吩、依他尼酸（利尿酸）等。

b. 为预防肾毒性，需充分水化，顺铂使用当日输等渗盐水或葡萄糖液 3000～5000mL，每小时尿量达 100mL 以上；治疗过程中注意血钾、血镁的变化，必要时需纠正低钾、低镁。

c. 重视患者的呕吐反应，正确采取镇吐药物治疗。化疗前0.5～1h 和化疗后 4～6h，分别给予患者镇吐药，可有效减轻恶心呕吐等不适。对于严重恶心呕吐者遵医嘱加用糖皮质激素，如地塞米松静脉注射，可增强止吐效果。

如何尽可能地增加患者术后的舒适感？

答：（1）首先，要解除患者的疼痛，尽可能地减轻其痛苦。虽然该患者使用了镇痛泵，但还是感觉伤口疼痛，应报告医师，及时采取有效的镇痛方法。

（2）勤加巡视，耐心地倾听患者的不适症状，并尽量解决。

（3）切实加强基础护理工作，保持床单位的整洁及全身皮肤的完好以及各导管的有效引流。

（4）协助翻身活动，定时为患者拍背、按摩双下肢等，增加舒适感并预防术后并发症。

如何为该患者重建心理支持？

答：恶性肿瘤患者要接受既成事实是需要一个过程的。该患者自第一次入院以来，心理负担一直很重，虽然家属予关心和呵护，但她一直有忧虑。就算这次手术成功，她仍表现出紧张和忧虑。就其性格而言，该患者并不是那种乐观开朗型的。因此，在护理上应针对其性格特点，采取更多的关怀与体贴，而不是单刀直入的说教。护理人员应该从患者的角度出发，理解和同情她的处境，耐心地开导患者说出心中的隐忧，耐心倾听患者的各种诉求；然后，向其介绍同类病友良好的预后情况，鼓励患者树立战胜疾病的信心。

同时，与患者建立良好的护患关系，每天带给患者亲切的微笑、自信的眼神，没有什么比真心的关怀和问候更能增加安全感和自信心。最后，鼓励患者与同类病友进行适当的交流，互相倾诉与鼓励，减轻因疾病带来的孤独和恐惧感，增强治疗疾病的信心。

● **该患者的护理重点有哪些？**

答：（1）采取有效的镇痛措施，减轻患者的疼痛。

（2）认真落实基础护理，解决生活上的各种需要，保持患者的舒适感。

（3）密切监测 T、P、R 的变化，合理应用抗生素，预防术后伤口感染。

（4）协助患者适当翻身活动，定时按摩双下肢，定时翻身拍背，预防并发症。

（5）给予全面的营养支持疗法，保持水、电解质、酸碱平衡，加强营养，促进康复。

（6）保持各导管通畅、无菌，预防导管脱落。

（7）关心、同情患者，给予术后心理支持，促进心理健康。

● **针对该患者，还要补充哪些护理问题？**

答：（1）知识缺乏　缺乏术后康复相关知识。

（2）营养缺乏　与贫血及术后饮食限制有关。

● **如何为宫颈癌手术后的患者进行出院指导？**

答：（1）注意休息，加强营养，多食蛋、肉、鱼类等含蛋白质丰富的食物，以及绿叶蔬菜、水果等富含维生素的食物，并注意补充铁剂，治疗贫血。

（2）注意会阴部卫生，禁止盆浴及性生活 3 个月，预防阴道残端的出血和感染。

（3）遵医嘱定期随访。

● **宫颈癌患者治疗完成后如何进行随访？**

答：宫颈癌治疗后复发 50% 在 1 年内，75%～80% 在 2 年内。治疗后 2 年内应每 3 个月复查 1 次；3～5 年内每 6 个月复查 1 次；

第 6 年开始每年复查 1 次。随访内容包括盆腔检查、阴道脱落细胞学检查、胸部 X 线摄片、血常规、子宫颈鳞状细胞癌抗原（SCCA）及超声 CT 或 MRI 检查等。

如何预防宫颈癌？

答：宫颈癌是可以预防的肿瘤。

① 推广 HPV 预防性疫苗接种（一级预防），通过阻断 HPV 感染预防宫颈癌的发生。

② 普及、规范宫颈癌筛查，早期发现 SIL（二级预防）；及时治疗高级别病变，阻断宫颈浸润癌的发生（三级预防）。

③ 开展预防宫颈癌知识宣教，提高预防性疫苗注射率和筛查率，建立健康的生活方式。

【护理查房总结】

宫颈癌（cervical cancer）是最常见的妇科恶性肿瘤。今天，我们通过对宫颈癌病例的护理查房，系统的复习了宫颈癌发生的相关因素，疾病的临床表现，宫颈癌的临床分期、病理分型以及对各型宫颈癌的不同治疗方法、预防措施等，使我们对宫颈癌的发生、发展以及处理措施等有了一个比较清晰的了解。同时，针对该病例在护理观察及护理措施上的分析，使我们进一步深入了解了如何从生理、心理、舒适度等各方面对宫颈癌术后的患者进行细致全面的护理。

作为一名责任护士，我们应细心倾听每一位患者的忧虑和心声，成为她们心理健康的支持者、呵护者。同时，在患者面对手术后巨大的痛苦和不适的时候，我们应尽一切可能解除她们的痛苦，促进她们的舒适感，最终达到预防并发症、促进早日顺利康复的目的。

（陈　玲）

病例 6 · 子宫肌瘤

❀【病历汇报】

病情 患者 43 岁，因"发现子宫肌瘤 10 年，月经量增多、经期延长 1^+ 年"，门诊收入院。患者自诉 2000 年体检时查 B 超发现多发子宫肌瘤，较大者约 1cm 大小，当时无月经改变，未予处理，此后患者定期复查 B 超，提示子宫肌瘤逐渐增大。近一年来月经量增多，每次需用"尿不湿"十余片，经期延长 7～10 天。7月下旬月经来潮后一直淋漓不尽，持续约 20^+ 天，量多，有血块，无明显痛经。复查 B 超提示：子宫增大，子宫多发肌瘤，最大者直径约 7cm，多发子宫颈腺囊肿，建议手术；遂入院行择期手术治疗。患者既往体健，否认肝炎、结核等传染病史及接触史，无家族性遗传病，家庭成员中无类似病史。入院后完善相关检查，并积极术前准备，术前准备完善后入手术室在全麻下行腹式子宫次全切除术，手术顺利，麻醉满意，出血约 100mL，小便清亮，约 600mL，术中、术后患者生命体征平稳，转送 PACU，麻醉清醒后安返病房。

护理体查 T 36.5℃，P 80 次/分，R 20 次/分，BP 110/70mmHg。神志清楚，查体合作，营养中等，轻度贫血貌，无发热，腹痛、咳嗽，腹部伤口敷料干燥、无渗血及渗液，阴道少量流血，导尿管通畅，尿色、尿量正常，肛门未排气。

辅助检查

（1）TCT 未见明显异常。

（2）妇科 B 超 子宫增大，多发肌瘤。

（3）白带常规 阴道乳酸菌杆菌（＋），脓细胞及白细胞＋＋/Hp，清洁度Ⅲ度。

（4）实验室检查 CA125 定量 24.810U/mL；血常规示血红蛋白 90g/L，白细胞 $7.5×10^9$/L，胆固醇 5.85mmol/L，高密度脂

蛋白胆固醇 1.94mmol/L，低密度脂蛋白胆固醇 3.54mmol/L。

入院诊断 ①多发性子宫肌瘤；②轻度贫血。

主要的护理问题

（1）有感染的危险　与术后耐受性差、活动减少、机体抵抗力降低、术后留置导尿管有关。

（2）术后有出血的可能　与手术损伤血管、结扎线滑脱、血管脆性增加有关。

目前主要的治疗措施

（1）继续补液、抗感染、保护胃黏膜等对症治疗。

（2）协助患者适当地进行床上翻身活动。

护士长提问

● **什么是子宫肌瘤？子宫肌瘤的分类有哪些？**

答：子宫肌瘤是女性生殖器最常见的良性肿瘤，多发于中年女性，主要由平滑肌细胞增生而成，其间有少量纤维结缔组织，其发生可能与体内雌激素水平过高有关。

子宫肌瘤的分类如下。

（1）按肌瘤生长部位分类　分为宫体肌瘤（90%）和宫颈肌瘤（10%）。

（2）按肌瘤与子宫肌壁的关系分类

① 肌壁间肌瘤：占 60%～70%，肌瘤位于子宫肌壁间，周围被肌层包围。

② 浆膜下肌瘤：约占 20%，肌瘤向子宫浆膜面生长，并突出于子宫表面，肌瘤表面仅由子宫浆膜覆盖。若瘤体继续向浆膜面生长，仅有一蒂与子宫相连，称为带蒂浆膜下肌瘤，营养由蒂部血管供应。若血供不足肌瘤可变性坏死。若蒂扭转断裂，肌瘤脱落形成游离性肌瘤。若肌瘤位于宫体侧壁向旁生长，突出于阔韧带两叶之间，称为阔韧带肌瘤。

③ 黏膜下肌瘤：占 10%～15%。肌瘤向宫腔方向生长，突出于宫腔，表面仅为黏膜层覆盖。黏膜下肌瘤易形成蒂，在宫腔内生长犹如异物，常引起子宫收缩，肌瘤可被挤出宫颈外口而突入阴道。

各种类型的肌瘤可发生在同一子宫，称为多发性子宫肌瘤。

子宫肌瘤失去原有的典型结构是肌瘤变性，常见的肌瘤变性有哪几类？

答：(1) 玻璃样变　又称透明变性，最常见。肌瘤剖面漩涡状结构消失，由均匀透明样物质取代。镜下见病变区肌细胞消失，为均匀透明无结构区。

(2) 囊性变　子宫肌瘤玻璃样变继续发展，肌细胞坏死液化即可发生囊性变，此时子宫肌瘤变软，很难与妊娠子宫或卵巢囊肿区别。肌瘤内出现大小不等的囊腔，其间有结缔组织相隔，数个囊腔也可融合成大囊腔，腔内含清亮无色液体，也可凝固成胶冻状。镜下见囊腔为玻璃样变的肌瘤组织构成，内壁无上皮覆盖。

(3) 红色样变　多见于妊娠期或产褥期，为肌瘤的一种特殊类型坏死，发生机制不清楚，可能与肌瘤内小血管退行性变引起血栓及溶血、血红蛋白渗入肌瘤内有关。

(4) 肉瘤样变　肌瘤恶变为肉瘤仅 0.4%～0.8%，多见于年龄较大妇女。肌瘤在短期内迅速长大或伴有不规则阴道流血者，应考虑有恶变的可能。

(5) 钙化　多见于蒂部细小、血供不足的浆膜下肌瘤以及绝经后妇女的肌瘤。常在脂肪变性后进一步分解成三酰甘油，再与钙盐结合，沉积在肌瘤内。X 线摄片可清楚地看到钙化的阴影。

子宫肌瘤的临床表现有哪些？

答：(1) 月经改变　是肌瘤患者最常见的症状。大的肌壁间肌瘤使宫腔和内膜面积增大、宫缩不良等致使周期缩短、经量增多、经期延长、不规则阴道流血等。黏膜下肌瘤常为月经过多，随肌瘤渐大，经期延长，一旦肌瘤发生坏死、溃疡、感染，则有持续性或不规则阴道流血或脓血性排液等。浆膜下肌瘤及肌壁间小肌瘤常无明显月经改变。子宫肌瘤可伴有子宫内膜增生过长，也可引起月经紊乱。

（2）下腹包块　患者自诉腹部胀大，下腹正中扪及肿物，尤其是膀胱充盈将子宫推向上方时更容易扪及，质地坚硬，形态不规则。

（3）白带增多　肌壁间肌瘤使宫腔面积增大，内膜腺体分泌增多，并伴有盆腔充血致使白带增多。悬吊于阴道内的黏膜下肌瘤，其表面易感染、坏死，产生大量脓血性排液及腐肉样组织排出，伴臭味。

（4）腹痛、腰酸、下腹坠胀　患者通常无腹痛，浆膜下肌瘤蒂扭转时出现急性腹痛。肌瘤红色样变时腹痛剧烈且伴发热。常见症状是下腹坠胀、腰酸背痛等，经期加重。

（5）压迫症状　肌瘤压迫膀胱出现尿频、排尿障碍、尿潴留等；压迫输尿管可致肾盂积水；压迫直肠可致排便困难等。

（6）不孕　文献报道占 25%～40%。可能是肌瘤压迫输卵管使之扭曲，或使宫腔变形，妨碍受精卵着床，造成不孕或流产。

（7）继发性贫血　长期月经过多导致继发性贫血。严重时有全身乏力、面色苍白、气短、心悸等症状。

● **子宫肌瘤的治疗方法有哪些？**

答：子宫肌瘤的治疗应根据患者年龄，生育要求，症状及肌瘤的部位、大小、数量全面考虑。

（1）随访观察　无症状肌瘤者一般不需要治疗，特别是近绝经期妇女。绝经后肌瘤多可萎缩或逐渐消失，每3～6个月随访一次。

（2）药物治疗　适用于症状轻、近绝经年龄或全身情况下不宜手术者。

① 促性腺激素释放激素类似物（GnRH-α）：采用大剂量连续或长期非脉冲式给药，可产生抑制卵泡刺激素（FSH）和促黄体生成素（LH）分泌作用，降低雌二醇至绝经水平，借以缓解症状并抑制肌瘤生长使其萎缩。但停药后又逐渐增大到原来大小。用药6个月以上可产生围绝经期综合征、骨质疏松等副作用，故长期用

药受限制。一般应用长效制剂，每月皮下注射 1 次。常用药物有亮丙瑞林每次 3.75mg，或戈舍瑞林每次 3.6mg。应用指征：a. 缩小肌瘤以利于妊娠；b. 术前治疗控制症状，纠正贫血；c. 术前应用以缩小肌瘤，降低手术难度，或使阴式手术成为可能；d. 对近绝经妇女，提前过渡到自然绝经，避免手术。

② 其他药物：米非司酮，每日 12.5mg 口服，作为术前用药或提前绝经使用。但不宜长期使用，以防其拮抗糖皮质激素的副作用。

（3）手术治疗　手术适应证：a. 月经过多致继发贫血，药物治疗无效；b. 严重腹痛、性交痛或慢性腹痛、有蒂肌瘤扭转引起的急性腹痛；c. 有膀胱、直肠压迫症状；d. 能确定肌瘤是不孕或反复流产的唯一原因者；e. 肌瘤生长较快，怀疑有恶变。手术可经腹、经阴道或宫腹腔镜下手术，术式如下。

① 肌瘤切除术：适用于希望保留生育功能的患者，可经腹或腹腔镜下切除，黏膜下肌瘤可经阴道或宫腔镜下切除。术后有 50% 复发机会，约 1/3 患者需再次手术。

② 子宫切除术：不要求保留生育功能或疑有恶变者，可行子宫切除术。术前应行宫颈刮片细胞学检查，排除宫颈恶性病变。

● **该做好哪些护理措施以预防切口感染？**

答：（1）术前

① 术前日下午 3 时、晚上 7 时及术晨测体温、脉搏、呼吸各 1 次，体温超过 37.5℃ 以上，及时报告医师决定能否手术；术后每天测体温 3 次，如有发热，应增加测体温次数，并监测血常规。

② 术前 1 天备皮，注意勿损伤皮肤，并做好全身卫生处理。

③ 术前 3 天每天用气浆态臭氧冲洗液或 0.1% 苯扎溴铵消毒液冲洗阴道 1～2 次，并将奥硝唑栓 0.5g 塞于阴道内。

④ 术前晚予以肥皂水灌肠 1 次，以清洁肠道。

⑤ 术晨导尿并留置导尿管。

⑥ 术前 2 天食半流质饮食，术前 1 天改流质，术前晚餐后禁食。

⑦ 注意保暖，预防感冒。

（2）术后

① 全麻术后去枕平卧，头偏向一侧，直至患者完全清醒，预防吸入性肺炎。

② 24h 后病情稳定，宜取半坐卧位，以减轻伤口张力，促进局部引流。

③ 保持导尿管通畅，注意尿的色、量、性状的改变，防止堵塞尿管，避免重复插管。

④ 保持外阴清洁卫生，每天用妇科棉签蘸气浆态臭氧冲洗液或络合碘做会阴抹洗，每日 2 次，直至拔除导尿管。

⑤ 留置导尿引流袋，每 3～4 天更换 1 次。

⑥ 协助患者定期翻身，更换体位，避免局部皮肤受压过久。

● 术后如何预防及早期识别患者腹腔内出血的征象？

答：（1）术后即刻评估患者的一般情况，如血压、脉搏、意识、面色、尿量、引流情况、阴道出血情况，并做好记录。术后 12h 内的早期腹腔内出血，可能是因为结扎血管的丝线脱落，或血管穿破时因术中血压降低而未彻底处理；术后晚期出血常继发于盆腔感染后。术后腹腔内出血是妇科手术十分严重的并发症，常危及患者的生命。通常表现为血压逐步下降，脉搏加快，尿量少于 30mL/h。患者出现口唇苍白或发绀、烦躁不安、出冷汗等。因此要密切观察病情，及时发现内出血征象。

（2）向主治医师了解术中出血情况，有无特殊的护理注意事项。

（3）监测生命体征。特别是术后 4h 内每 1h 测量血压、脉搏 1 次，记录每小时尿量。若血压逐步下降、脉搏加快，每小时尿量少于 30mL，应立即通知医师。

（4）注意患者的主诉。如患者烦躁不安、出冷汗、口唇发绀，主诉腰背疼痛、腹胀，应立即通知医师。

（5）观察阴道出血情况，并与一般阴道分泌物相鉴别。因为子宫切除术后，阴道残端边缘渗血后形成血肿，使腹膜与阴道壁分离、残端崩裂后，出现阴道大出血。

（6）准备好抢救物品、药品，特别是腹腔穿刺包，以备腹腔穿刺用。

● **该患者还存在哪些护理问题？**

答：（1）知识缺乏　缺乏子宫肌瘤相关知识。

（2）应对无效　与选择子宫肌瘤治疗方案的无助感有关。

（3）睡眠形态紊乱　与环境改变、因疾病引起焦虑、恐慌等有关。

（4）伤口疼痛　与术后麻醉作用消失有关。

（5）腹胀腹痛　与麻醉后反应有关。

● **为增进患者的安全与舒适，如何护理因术后麻醉所引起的恶心呕吐、腹胀等情况？**

答：（1）当患者恶心呕吐时的护理措施

① 若患者取平卧位，则将患者头偏向一侧，以防吸入呕吐物。

② 暂缓进食，直到呕吐停止。

③ 呕吐后用温开水漱口，保持衣被清洁干燥。

④ 监测患者电解质情况，若水和电解质失调，如低钾、低钠等，恶心呕吐会比较顽固，要及时给予纠正。

⑤ 必要时遵医嘱给予镇吐药。

（2）减轻腹胀的护理措施

① 术后应劝告患者切勿呻吟和抽泣，以防吞下大量空气，加重腹胀。

② 术后鼓励患者早期下床活动，以增加肠蠕动。

③ 未排气前，不要吃奶、糖制品，以防加重肠胀气。

④ 一般情况下，手术后2～3天腹胀自然消退，如未减轻，可用热水袋置于腹部，或用手顺时针按摩腹部。

⑤ 腹胀严重者可用肛管排气或盐水低位灌肠。

● **患者术后伤口愈合良好，医嘱予以出院，如何有针对性地做好出院后的指导？**

答：（1）患者休养环境应安静舒适，保持温、湿度适宜，注意通风，使室内空气新鲜。

（2）保持良好的心境，避免紧张、激动，适当参加锻炼，增强自信心，愉快的心情有利于疾病恢复。

（3）术后恢复期，应选择含丰富维生素、蛋白质的饮食，以增强体质，促进疾病康复，如鸡蛋、瘦肉、鱼类，还应注意粗细搭配。

（4）伤口拆线后，若发现伤口红肿、有硬结、疼痛或发热等症状应及时到门诊就医。

（5）全子宫切除术后 7～14 天内阴道有少量粉红色分泌物，此为阴道残端线溶化所致，为正常现象，不需要处理，应适当卧床休息。如分泌物呈血性，如月经量，应及时到医院就诊。

（6）伤口拆线后 1 周可淋浴，平时可用温水擦洗，避免受凉感冒。

（7）全子宫切除术后患者应禁性生活及盆浴 2～3 个月，自手术日起应休息 6 周。

（8）定期随诊，首次随诊时间为术后 1 个月至一个半月或遵医嘱。

【护理查房总结】

通过此次护理查房，让护理人员对子宫肌瘤生长的病因、分类、病理变化及临床表现有了进一步的认识。对子宫肌瘤的治疗方法也有所了解，尤其是在子宫肌瘤手术后的护理上总结了非常宝贵的经验。因患者来到一个陌生的环境，心理肯定会很焦虑，再加上需要手术，大多有精神负担，表现对手术的恐惧，对疾病知识缺乏，担心是否会发生变性及手术后女性特征丧失，因此就需要给予良好的心理沟通及安慰。其次，患者也有对经济的顾虑，往往表现情绪低落、烦躁不安、精神萎靡不振。这就要求护理人员通过与患者的交谈，建立良好的护患关系，及时沟通，不断进行心理安慰、鼓励，并与其家属共同讨论，告诉他们手术的方式及治疗效果及术后性生活不受影响的信息，使其消除顾虑，增强治疗的信心。用治愈的病例现身说教，消除其不良心理情绪，使其积极配合医护人员，做好各项术前准备工作，使患者处于最佳状态并接受手术。责任护士可以和家属多进行沟通，使家属共同参与，并端正态度，给患者予关心、爱护和生活上的照顾。通过亲人的精心照顾，使其建立治愈的信心，争取早日康复。

（谭红莲　罗小年）

查房笔记

病例 7 • 子宫内膜癌

【病历汇报】

病情　患者 48 岁，因"月经紊乱 1^+ 年，不规则阴道流血 1^+ 个月"，于 9 月 25 日步行入院。本院石蜡切片病理科会诊示"子宫内膜非典型增生伴癌变（高-中分化内膜样腺癌）及鳞化"。

入院时患者 BP 161/95mmHg，空腹血糖值 7.76mmol/L，血红蛋白 88.3g/L。入院后完善相关检查，并予诺和灵 30R 治疗高血糖，使空腹血糖控制在 5.1～6.1mmol/L，餐后 2h 血糖控制在 6.7～10.0mmol/L；予非洛地平降压治疗，血压控制在 (120～140)/(70～90)mmHg。于 9 月 29 日在全身麻醉腹腔镜下行筋膜外子宫切除＋双附件切除＋盆腔淋巴结清扫术，手术顺利。术后予抗感染、补液、支持、对症治疗，术后恢复良好。

术后病理结果示：①子宫高-中分化内膜样腺癌，伴鳞化，侵犯深肌层；②颈管未见累及，慢性子宫颈炎；③子宫肌壁间平滑肌瘤；④（左）输卵管可见腺癌组织，（右）慢性输卵管炎，有积水；⑤（双）卵巢见黄体囊肿；⑥（左右宫旁、左右骨盆漏斗韧带）未见癌组织，（盆腔）各种淋巴结结构均未见癌转移（其中左髂外 0/2，左髂内 0/1，左闭孔 0/2. 右髂外 0/2，右闭孔 0/4，左髂总、右髂内、右髂总均未见纤维脂肪组织）。

10 月 18 日开始予多西他赛 200mg，奥沙利铂 110mg 化疗，今日是停止化疗第 6 天，患者今晨复查血常规示白细胞 1.6×10^9/L，中性粒细胞 0.55×10^9/L，血红蛋白 90g/L，血小板 101×10^9/L。目前患者精神状态较差，心理负担重。稍感恶心，未呕吐；感乏力，无腹痛、腹泻及便秘；食欲及睡眠均较差。

护理体查　T 36.8℃，P 88 次/分，R 20 次/分，BP 130/85mmHg；腹部伤口敷料清洁干燥，全身皮肤完好，无瘀点、瘀斑，无口腔溃疡。

辅助检查 血常规示白细胞 $1.6 \times 10^9/L$，中性粒细胞 $0.55 \times 10^9/L$，淋巴细胞 $0.52 \times 10^9/L$，血红蛋白 90g/L。E4A：钾 3.89 mmol/L，钠 137.1mmol/L，氯 103.6mmol/L，钙 2.26mmol/L。血糖值：空腹血糖 9.7mmol/L，早餐后 2h 血糖 9.2mmol/L，中餐后 2h 血糖 9.0mmol/L。

入院诊断 ①子宫内膜中分化内膜样腺癌Ⅲ期；②子宫肌瘤；③双卵巢黄体囊肿；④右输卵管积水；⑤2 型糖尿病；⑥高血压病；⑦中度贫血；⑧骨髓抑制Ⅲ度。

主要的护理问题

（1）感染的危险　与化疗后骨髓抑制有关。

（2）舒适的改变　与化疗副作用有关。

（3）营养失调（低于机体需要量）　与化疗后食欲差、糖尿病饮食控制有关。

（4）焦虑　与担心疾病预后有关。

（5）睡眠形态紊乱　与环境改变及药物影响有关。

目前主要的治疗措施

（1）继续予补液、支持、对症治疗，维持电解质及酸碱平衡。

（2）严密监测血常规、E4A、肝肾功能等各项指标的变化。

（3）密切观察患者生命体征及化疗副作用，预防化疗后并发症。

（4）使用粒细胞集落刺激因子，如重组人粒细胞集落刺激因子（瑞白）150U 皮下注射，每日 2 次。

（5）房间空气消毒及通风，予床旁保护性隔离措施。

护士长提问

● **子宫内膜癌的发病相关因素有哪些？**

答：子宫内膜癌病因不十分清楚，目前认为可能有两种发病机制。

（1）一种是雌激素依赖型（estrogen-dependent），其发生可能是在无孕激素拮抗的雌激素长期作用下，发生子宫内膜增生症（单纯型或复杂型，伴或不伴不典型增生），甚至癌变。临床上常见于无排卵性疾病（无排卵性功能失调性子宫出血、多囊卵巢综合征）、分泌雌激素的肿瘤（颗粒细胞瘤、卵泡膜细胞瘤）、长期服用雌激素的绝经后妇女以及长期服用他莫昔芬的妇女。这种类型占子宫内膜癌的大多数，均为子宫内膜样腺癌，肿瘤分化较好。雌孕激素受体阳性率高，预后好。患者较年轻，常伴有肥胖、高血压、糖尿病、不孕或不育及绝经延迟。大约 20％内膜癌患者有家族史。

（2）另一种是非雌激素依赖型（estrogen-independent），发病与雌激素无明确关系。这类子宫内膜癌的病理形态属少见类型，如子宫内膜浆液性乳头状癌、透明细胞癌、腺鳞癌、黏液腺癌等。多见于老年体瘦妇女，在癌灶周围可以是萎缩的子宫内膜，肿瘤恶性度高，分化差，雌孕激素受体多呈阴性，预后不良。

● 子宫内膜癌的主要症状有哪些？

答：约 90％的患者出现阴道流血或阴道排液症状，在诊断时无症状者不足 5％。

（1）阴道流血　主要表现为绝经后阴道流血，量一般不多。尚未绝经者可表现为月经量增多、经期延长或月经紊乱。

（2）阴道排液　多为血性液体或浆液性分泌物，合并感染则有脓血性排液、恶臭。因阴道排液异常就诊者约占 25％。

（3）下腹疼痛及其他　若癌肿累及宫颈内口，可引起宫腔积脓，出现下腹胀痛及痉挛样疼痛。晚期浸润周围组织或压迫神经可引起下腹及腰骶部疼痛。晚期可出现贫血、消瘦及恶病质等相应症状。

● 子宫内膜癌的转移途径有哪些？

答：多数子宫内膜癌生长缓慢，局限于内膜或宫腔内时间较长，部分特殊病理类型（浆液性乳头状腺癌、鳞腺癌）和低分化癌可发展很快，短期内出现转移。其主要转移途径为直接蔓延、淋巴转移，晚期可有血行转移。

（1）直接蔓延　癌灶初期沿子宫内膜蔓延生长，向上可沿及子宫角甚至输卵管，向下可累及宫颈管及阴道。若癌瘤向肌壁浸润，可穿透子宫肌壁，累及子宫浆肌层，广泛种植于盆腹膜，直肠子宫陷凹及大网膜。

（2）淋巴转移　为子宫内膜癌主要转移途径。当癌肿累及宫颈、深肌层或分化不良时易早期发生淋巴转移。

（3）血行转移　晚期患者经血行转移至全身各器官，常见部位为肺、肝、骨等。

子宫内膜癌的治疗措施有哪些？

答：主要治疗方法为手术、放疗及药物（化学药物及激素）治疗。应根据患者全身情况、癌变累及范围及组织学类型选用和制订适宜的治疗方案。早期患者以手术为主，按手术-病理分期的结果及存在的复发高危因素选择辅助治疗；晚期则采用手术、放射、药物等综合治疗。

（1）手术治疗　为首选的治疗方法。手术目的一是进行手术-病理分期，确定病变的范围及与预后相关的重要因素；二是切除癌变的子宫及其他可能存在的转移病灶。

（2）放疗　是治疗子宫内膜癌的有效方法之一，分腔内照射及体外照射两种。腔内照射多用后装腔内照射，高能放射源为^{60}Co或^{137}Cs；体外照射常用^{60}Co或直线加速器。

（3）孕激素治疗　主要用于晚期或复发子宫内膜癌的治疗。其机制可能是孕激素作用于癌细胞并与孕激素受体结合形成复合物进入细胞核，延缓DNA和RNA复制，抑制癌细胞生长。孕激素以高效、大剂量、长期应用为宜，至少应用12周以上方可评定疗效。孕激素受体（PR）阳性者有效率可达80％。常用药物有口服甲羟孕酮200～400mg/d和己酸孕酮500mg，每周2次肌内注射。长期使用可有水钠潴留、水肿或药物性肝炎等副作用，停药后即可恢复。

（4）抗雌激素制剂治疗　适应证与孕激素相同。他莫昔芬

（TAM）为非甾体类抗雌激素药物，亦有弱雌激素作用。他莫昔芬与雌激素竞争受体，抑制雌激素对内膜增生作用；并可提高孕激素受体水平；大剂量可抑制癌细胞有丝分裂。常用剂量为 20～40mg/d，可先用他莫昔芬 2 周使孕激素受体含量上升后再用孕激素治疗，或与孕激素同时应用。副作用有潮热、急躁等类绝经期综合征表现等。

（5）化疗　为晚期或复发子宫内膜癌的综合治疗措施之一；也可用于术后有复发高危因素患者的治疗以期减少盆腔外的远处转移。

对于该患者，目前在护理上应注意哪些问题？

答：（1）饮食指导　鼓励患者进食，指导进食低盐低脂、无糖、高蛋白、高维生素、营养丰富的新鲜食物，避免刺激、辛辣的食物。

（2）指导患者注意口腔及皮肤卫生。

（3）病情观察　密切观察血常规的变化，按时遵医嘱查血常规、肝肾功能及电解质。注意观察化疗副作用，如观察体温以判断有无感染，观察有无恶心呕吐、腹痛、腹泻、口腔溃疡等胃肠道反应，观察有无肌肉酸痛、肢体麻木等神经系统的副作用；密切监测血糖和血压的变化。

（4）用药指导　督促患者按时服用降压和降糖药物，并观察药物的疗效及不良反应。

该患者采用了什么化疗方案？其用药注意事项有哪些？

答：该患者采用了 TP 化疗方案（多西他赛＋奥沙利铂）。

（1）多西他赛用药注意事项　见宫颈癌的相关内容。

（2）奥沙利铂的用药注意事项

① 神经毒性明显，表现为感觉迟钝，遇冷时加重，禁止用冷水漱口，不进冷食，避免接触凉水。

② 对顺铂衍生物有过敏者禁用，妊娠及哺乳期妇女慎用。

③ 不宜与碱性药物或介质氯化物及含铝制剂混合使用。

④ 消化道反应以腹泻为主。

⑤ 神经毒性的预防：a. 控制奥沙利铂的输注时间（2～3h）；b. 在输注奥沙利铂时及输注后数小时内避免冷刺激，包括避免饮食冷物、呼吸较冷的空气、接触冷物（冬天避免接触金属类物）等，可预防急性神经毒性症状出现，减少症状发生率；c. 做到"四禁"（禁止用生理盐水稀释、禁止用冷水漱口和冷食、禁止与碱性药物或溶液配伍输注、制备药液及输注时避免接触铝制品）。

如何向患者及家属做好化疗前宣教？

答：（1）向患者讲解化疗护理的常识　包括化疗药物的类别，不同药物对给药时间、剂量、浓度、滴速、用法的不同要求；有些药物需要避光；化疗药物可能发生的副作用的症状；出现口腔溃疡或恶心呕吐等消化道不适时仍需坚持进食的重要性；化疗造成的脱发并不影响生命器官，化疗结束后就会长出头发。

（2）教会患者化疗时的自我护理　嘱患者进食后用生理盐水漱口，用软毛牙刷刷牙，如有牙龈出血，改用手指缠绕纱布清洁牙齿；化疗时和化疗后2周内是化疗反应较重的阶段，不宜吃损伤口腔黏膜的坚果类和油炸类食品；为减少恶心呕吐，避免吃油腻的、甜的食品；鼓励患者少量多餐，每次进食以不吐为度，间隔时间以下次进食不吐为准；与家属沟通根据患者的口味提供高蛋白、高维生素、易消化饮食，保证所需营养的摄入及液体的摄入。由于白细胞下降会引起免疫力下降，致使患者特别容易感染，指导患者经常擦身更衣，保持皮肤干燥和清洁，在自觉乏力、头晕时以卧床休息为主，尽量避免去公共场所，如非去不可应戴口罩，加强保暖。如白细胞低于 $1.0 \times 10^9/L$，则需进行保护性隔离，告知患者和家属保护性隔离的重要性，使其理解并能配合治疗。

化疗后骨髓抑制是如何分度的？

答：化疗后骨髓抑制分度如下。

（1）骨髓抑制0度　血红蛋白≥110g/L，白细胞≥$4.0 \times 10^9/L$，中性粒细胞≥$2.0 \times 10^9/L$，血小板≥$100 \times 10^9/L$。

（2）骨髓抑制Ⅰ度　血红蛋白 $109\sim95g/L$，白细胞 $(3.9\sim3.0)\times10^9/L$，中性粒细胞 $(1.9\sim1.5)\times10^9/L$，血小板 $(99\sim75)\times10^9/L$。

（3）骨髓抑制Ⅱ度　血红蛋白 $94\sim80g/L$，白细胞 $(2.9\sim2.0)\times10^9/L$，中性粒细胞 $(1.4\sim1.0)\times10^9/L$，血小板 $(74\sim50)\times10^9/L$。

（4）骨髓抑制Ⅲ度　血红蛋白 $79\sim65g/L$，白细胞 $(1.9\sim1.0)\times10^9/L$，中性粒细胞 $(0.9\sim0.5)\times10^9/L$，血小板 $(49\sim25)\times10^9/L$。

（5）骨髓抑制Ⅳ度　血红蛋白 $<65g/L$，白细胞 $<1.0\times10^9/L$，中性粒细胞 $<0.5\times10^9/L$，血小板 $<25\times10^9/L$。

● **如何对该患者进行糖尿病的健康指导？**

答：（1）向患者宣传糖尿病知识，使其认识饮食控制、运动和药物控制的重要性，了解高、低血糖的诊断、表现和预防措施等，以加强自我保护，减少并发症。

（2）根据身高、体重计算饮食总热量，进餐做到定时、定量、定餐，不吃或吃少量甜食（低血糖时）。保证主食、肉类、蔬菜、奶类等食物的摄入，不可偏食，血糖不稳定时采取分餐。随身准备糖果或饼干等食物，以便在低血糖时能及时进食。

（3）运动方面应循序渐进、定时定量、长期坚持；当病情有变化或控制较差时，应限制活动量。

（4）自我检测。定期、定时监测空腹及三餐后血糖，并记录。在运动前后或进餐时间测血糖，了解运动和进餐对血糖的影响。

（5）保持清洁，预防感染。疖、痈不可挤压，指甲不宜剪得过短。皮肤干燥、发痒时，避免粗暴搔抓，防止皮肤破溃，注意会阴卫生。

（6）保持足部的护理，预防烫伤和坏疽。每日用温水进行足浴，水温不能过热；热水袋的温度也不宜过热；并以干毛巾包裹，以防烫伤。选择合适的鞋袜，每天检查双足，不要自行处理伤口，避免感染。

● **如何做好该患者的心理护理?**

答:(1)提供疾病知识,缓解焦虑。评估患者对疾病及有关诊治过程的认知程度,鼓励患者及其家属讨论有关疾病及治疗的疑虑并耐心解答,增强治病信心。针对个案需求及学习能力,采用有效形式向患者介绍诊断性检查、治疗过程、可能出现的不适及影响预后的有关因素,以求得主动配合。为患者提供安静、舒适的睡眠环境,减少夜间不必要的治疗程序,教会患者应用放松等技巧促进睡眠,必要时按医嘱使用镇静药,保证患者夜间睡眠7~8h。

(2)认真倾听患者诉说恐惧、不适及疼痛,关心患者以取得信任,并让患者和家属与病房同病种的、治疗效果满意的患者相互交流,鼓励患者克服化疗的不良反应,帮助患者度过脱发等所造成的心理危险期。

● **如何为该患者做好出院指导?**

答:(1)禁性生活及盆浴2个月,半年内避免重体力劳动,如提重物、爬楼梯、抱小孩;避免久坐、久走、久蹲;避免增加腹压,如咳嗽、用力大便。

(2)注意休息,加强营养和补血。

(3)出院后门诊近半月每3天监测血常规,每周复查肝肾功能,必要时药物治疗。

(4)注意阴道流血和排液情况,必要时就诊,注意外阴卫生。

(5)继续降压和降糖治疗,监测血压、血糖情况。

(6)按时来院行第二次化疗。

● **子宫内膜癌的预防措施有哪些?**

答:(1)普及防癌知识,定期体检。

(2)重视绝经后妇女阴道流血和围绝经期妇女月经紊乱的诊治。

(3)正确掌握雌激素应用指征及方法。

(4)对有高危因素的人群应进行密切随访或监测。

● **子宫内膜癌患者出院后如何进行随访？**

答：子宫内膜癌患者治疗后应定期随访，75％～95％复发在术后 2～3 年内。一般术后 2～3 年内每 3 个月随访 1 次，3 年后每 6 个月 1 次，5 年后每年 1 次。随访内容包括详细病史（包括新的症状）、盆腔检查（三合诊）、阴道细胞学涂片、胸部 X 线片、血清 CA125 检测等。

❀【护理查房总结】

子宫内膜癌是发生于子宫内膜的一组上皮性恶性肿瘤，以来源于子宫内膜腺体的腺癌最常见，为女性生殖道三大恶性肿瘤之一，近年在全世界范围内呈上升趋势。通过此次护理查房，大家对子宫内膜癌的病因、临床表现、转移途径、治疗方法、术后护理和化疗有了进一步的认识，并在如何护理合并有糖尿病、高血压病的患者上总结了宝贵的经验，对今后的护理工作起到了很好的作用。在以后的工作中应注意以下几点。

（1）子宫内膜癌常合并高脂血症、高血压病、高血糖症，应加强业务学习，提高综合护理能力。

（2）加强病情观察，术后严密监测生命体征的变化，预防各种并发症的发生。

（3）做好阶段性健康教育，使患者及家属能很好地配合治疗。

（万里知）

査房笔记

病例 8 · 卵巢肿瘤

🌸【病历汇报】

病情　患者 19 岁，未婚，因"B 超发现盆腔包块 1^+ 个月"步行入院。患者 1^+ 个月前因"早孕"行 B 超检查发现盆腔包块，疑右侧卵巢畸胎瘤，大小约 7cm。于 10 月初行人工流产术，今复查 B 超示子宫右侧混合性肿块，疑卵巢畸胎瘤，大小约 8cm。病程中偶感右下腹不适，无明显腹痛、腹胀，无阴道不规则流血、流液等。现为进一步治疗，门诊拟"卵巢畸胎瘤"收入院。患者起病以来，精神状态可，睡眠可，食纳可，无明显乏力，体重无减轻，大小便正常，既往体健，否认"肝炎""结核""伤寒"等传染病史，否认"高血压""糖尿病""冠心病"等慢性病史，否认重大外伤及手术史，否认药物过敏史，有"芒果"过敏史，否认输血史，预防接种史不详，否认疫区、疫水接触史，否认吸烟史、酗酒史。职业是服务业，工作条件一般，否认特殊化学品、毒物及放射性物质接触史，否认冶游史。13 岁初潮，4～5 天/30 天，量中等，无痛经，白带正常，LMP 2018 年 11 月 9 日。未婚，有性生活史，G_1P_0。G_1 为 2018 年 10 月早孕行人工流产术。父母体健，家庭中无类似病史及特殊遗传、传染病史可循。入院后迅速完善相关检查，于 2018 年 11 月 29 日在静脉、吸入复合全麻下行腹腔镜诊治术，术中探查示子宫前位，正常大小，质地中等，左侧卵巢大小质地正常，左侧输卵管外观无异常，伞花形态可。右侧卵巢 8cm×6cm×6cm 大小，内含一 8cm×5cm×5cm 大小囊肿。右侧输卵管外观无异常，伞花形态可。予以剥除右侧卵巢囊肿，手术顺利，麻醉满意，术中失血 30mL，输液 1500mL，导尿 100mL，术中生命体征平稳，术毕安返病房。今日是术后第一天。

护理体查　T 36.7℃，P 76 次/分，R 19 次/分，BP 110/70mmHg。神志清楚，查体合作，无贫血貌，腹部伤口敷料干燥，无渗血及渗液，无阴道分泌物。今日遵医嘱拔除导尿管，自解小便顺利，肛门未排气。

辅助检查

（1）实验室检查　K^+ 3.55mmol/L，Na^+ 143mmol/L，Cl^- 104.7mmol/L，Ca^{2+} 2.2mmol/L。

（2）血常规　白细胞（WBC）12.27×10^9/L，中性粒细胞（N）1.91×10^9/L，中性粒细胞百分比77.5%，淋巴细胞1.28×10^9/L，淋巴细胞百分比14.1%，单核细胞0.18×10^9/L，单核细胞百分比5.20%，嗜酸性粒细胞百分比2.6%，血红蛋白109.2g/L，血小板313×10^9/L。

入院诊断　右侧卵巢良性肿瘤（畸胎瘤）。

主要的护理问题

（1）舒适的改变　与手术有关。

（2）活动无耐力　与术后禁饮禁食有关。

（3）有感染的危险　与术后抵抗力低有关。

目前主要的治疗措施

（1）继续予输液、抗感染等对症支持治疗。

（2）复查血常规。

护士长提问

● **什么是卵巢肿瘤？其组织学分类有哪几类？**

答：卵巢肿瘤是常见的妇科肿瘤，可发生于任何年龄。卵巢肿瘤可以有各种不同的形态和性质：单一型或混合型、一侧或双侧性、囊性或实质性；又有良性、交界性和恶性之分。卵巢体积虽小，卵巢肿瘤组织形态的复杂性却居全身各器官之首。分类方法很多，目前最常用的是世界卫生组织（WHO）制定的卵巢肿瘤组织学分类法。分为以下几类。

（1）卵巢上皮性肿瘤　占原发性卵巢肿瘤50%～70%，其恶性类型占卵巢恶性肿瘤的 85%～90%，是最常见的卵巢肿瘤。

（2）卵巢生殖细胞肿瘤　好发于青少年及儿童，青春期前患者占 60%～90%，绝经后期病人仅占 4%。

（3）卵巢性索间质肿瘤　占卵巢肿瘤 4.3%～6%，该类肿瘤常有内分泌功能，故又称为卵巢功能性肿瘤。

（4）卵巢转移性肿瘤　体内任何部位的原发性癌均可能转移到卵巢，乳腺、胃、肠、生殖道、泌尿道等是常见的原发肿瘤器官。

● **卵巢良性肿瘤和恶性肿瘤各有哪些临床表现？**

答：卵巢良性肿瘤的临床表现：初期肿瘤较小，多无症状，常在妇科检查时偶然发现。肿瘤增至中等大小时，患者可感腹胀或扪及肿块。较大的肿瘤占满盆腔时可出现压迫症状，如尿频、便秘、气急、心悸等。

卵巢恶性肿瘤的临床表现：早期多无自觉症状，出现症状时往往病情已属晚期。由于肿瘤生长迅速，短期内可有腹胀、腹部出现肿块及腹水。症状轻重取决于肿瘤大小、位置、侵犯邻近器官程度、有无并发症及组织学类型。若肿瘤向周围组织浸润或压迫神经则可引起腹痛、腰痛或下腹疼痛；压迫盆腔静脉可出现下肢水肿；患功能性肿瘤者可出现不规则阴道流血或绝经后阴道流血症状。晚期患者呈明显消瘦，贫血的恶病质现象。

● **原发性卵巢恶性肿瘤有哪些分期？**

答：多采用 FIGO 制定的标准，根据临床、手术和病理分期，用以估计预后和比较疗效。FIGO（2013 年）修订的临床分期见表 3-3。

表 3-3　原发性卵巢恶性肿瘤的临床分期（FIGO，2013 年）

分期/期	肿瘤范围
I	肿瘤限于卵巢
I A	肿瘤限于一侧卵巢,表面无肿瘤,包膜完整,腹水或腹腔冲洗液未见癌细胞
I B	肿瘤限于双侧卵巢,表面无肿瘤,包膜完整,腹水或腹腔冲洗液未见癌细胞

续表

分期/期	肿瘤范围
I C	肿瘤限于一侧或双侧卵巢,并伴有如下任何一项:
I C1	手术导致包膜破裂
I C2	手术前肿瘤包膜已破裂或卵巢表面有肿瘤
I C3	腹水或腹腔冲洗发现癌细胞
II	肿瘤累及一侧或双侧卵巢,伴有盆腔内扩散(在骨盆入口平面以下)
II A	肿瘤蔓延或种植到子宫和(或)输卵管
II B	肿瘤蔓延到其他盆腔内组织
III	肿瘤累及一侧或双侧卵巢,伴有细胞学或组织学证实的盆腔外腹腔转移或证实存在腹膜后淋巴结转移
III A1	仅有腹膜后淋巴结阳性(细胞学或组织学证实)
III A1（i）	淋巴结转移最大直径≤10mm
III A1（ii）	淋巴结转移最大直径>10mm
III A2	显微镜下盆腔外腹膜受累,伴或不伴腹膜后阳性淋巴结
III B	肉眼盆腔外腹膜转移,病灶最大直径≤2cm,伴或不伴腹膜后阳性淋巴结
III C	肉眼盆腔外腹膜转移,病灶最大直径>2cm,伴或不伴腹膜后阳性淋巴结(包括肿瘤蔓延至肝包膜和脾,但未转移到脏器实质)
IV	超出腹腔外的远处转移
IV A	胸水中发现癌细胞
IV B	腹腔外器官实质转移(包括肝实质转移和腹股沟淋巴结和腹腔外淋巴结转移)

卵巢肿瘤有哪些常见的并发症?

答:(1)蒂扭转　为妇科常见的急腹症,约10%卵巢肿瘤发生蒂扭转。蒂扭转好发于瘤蒂长、活动度大、中等大小、重心偏一侧的肿瘤,如畸形瘤。患者体位突然改变或向同一方向连续转动时、妊娠期或产褥期由于子宫大小、位置的改变均易促发蒂扭转。卵巢肿瘤的蒂由骨盆漏斗韧带、卵巢固有韧带和输卵管组成。发生急性蒂扭转后静脉回流受阻,瘤内极度充血,致瘤体迅速增大,后因动脉血流受阻瘤体发生坏死变为紫黑色,可破裂和继发感染。典型症状为突然发生一侧下腹剧痛,常伴恶心、呕吐甚至休克,系腹膜牵引绞窄所致。盆腔检查可触及张力较大的肿物,压痛以瘤蒂处最剧,并有肌紧张。若为不全扭转者有时可自然复位,腹痛也随之缓解。蒂扭转一经确诊应尽快手术。

（2）破裂 约有3%卵巢肿瘤发生破裂，有外伤性破裂及自发性破裂两种。外伤性破裂可因腹部受重击、分娩、性交、穿刺、盆腔检查等所致；自发性破裂则因肿瘤过速生长所致，多数为恶性肿瘤浸润性生长穿破囊壁引起。症状轻重取决于囊肿的性质及流入腹腔的囊液量。轻者仅感轻度腹痛，重者表现为剧烈腹痛、恶心、呕吐以致腹膜炎及休克。妇科检查可发现腹部压痛、腹肌紧张，可有腹水征，原有的肿块摸不到或扪及缩小的低张性肿块。怀疑肿瘤破裂时应立即剖腹探查。

（3）感染 较少见，多由肿瘤扭转或破裂后于与肠管粘连引起，也可来源于邻近器官感染灶如阑尾脓肿扩散。表现为发热、腹痛、肿块、腹部压痛、反跳痛、肌紧张及白细胞计数升高等腹膜炎征象。发生感染者应先用抗生素抗感染，后手术切除肿瘤，若短期内不能控制感染则宜即刻手术。

（4）恶变 肿瘤迅速生长尤其双侧性应先考虑有恶变可能，诊断后应尽早手术。

● 针对该患者术后疼痛，应采取哪些护理措施？

答：（1）尊重并接受患者对疼痛的反应，建立良好的护患关系，护士不能以自己的体验来评判患者的感受。

（2）向患者解释疼痛的原因、机制，介绍减轻疼痛的措施、有助于减轻患者的焦虑、恐惧等负面情绪，从而缓解疼痛的压力。

（3）尽量满足患者的各种需要，做好患者的基础护理，保持环境安静，勿过多地打扰患者，治疗操作的时候动作应轻柔，保证患者休息。

（4）通过看报、听音乐、与朋友家人交谈、深呼吸、放松按摩等方法分散患者对疼痛的注意力，以减轻疼痛。

（5）尽可能满足患者对舒适的需要，如帮助患者变换体位、减少压迫；做好各项清洁卫生，保持床单位清洁干燥，室内空气清新。

（6）做好家属的工作，争取家属的支持和配合，多安慰体贴患者。

（7）物理镇痛，根据疼痛的部位应采用按摩、针灸、热敷等方法减轻患者的疼痛。

（8）遵医嘱给予镇痛药，认真观察药物的疗效和副作用。

该患者轻度贫血，如何对患者进行饮食指导？

答：（1）嘱患者补充富含优质蛋白的食物，如蛋类、乳类、鱼类、瘦肉类、虾及豆类等。

（2）多补充含铁丰富的食物，如猪肝、鸡肝、牛羊肾脏、蛋黄、海带、黑芝麻、芝麻酱、黑木耳、黄豆、蘑菇、油菜、芹菜等。

（3）多补充富含维生素 C 的食物，包括新鲜的水果和绿色的蔬菜，如酸枣、杏、橘子、山楂、西红柿、苦瓜、生菜、青笋等促进铁的吸收、利用。

（4）避免进食冰冷和粗糙的食物影响脾胃功能，从而影响铁的吸收。

（5）同时注意饭后不要饮茶，少吃柿子，因茶和柿子中含有鞣酸，遇到含铁的食物可以使铁沉淀，从而影响铁的吸收。

（6）口服补血药物时，做好用药指导，交代患者在饭后半小时服用，并介绍药物的不良反应。

怎样做好卵巢肿瘤患者的随访工作？

答：（1）卵巢非赘生物性肿瘤直径＜5cm 者，应定期（3～6个月）接受复查，并详细记录。

（2）手术后患者根据病理报告结果配合治疗，良性者术后 1 个月常规复查；恶性肿瘤患者常辅以化疗，按照组织类型制定不同化疗方案，疗程多少因个案情况而异。早期常采用静脉化疗 3～6 个疗程，疗程间隔 4 周。晚期可采用静脉腹腔联合化疗 6～8 个疗程，疗程间隔 3 周。老年患者可用卡铂或紫杉醇单药化疗。护士应配合家属督促、协助患者克服实际困难，努力完成治疗计划以提高疗效。

（3）卵巢癌易于复发，患者需长期接受随访和监测。随访时间：术后1年内，每个月1次；术后第2年，每3个月1次；术后第3～5年视病情每4～6个月1次；5年以上者，每年1次。随访内容包括临床症状与体征、全身及盆腔检查、B型超声检查等，必要时做CT或MRI检查；根据病情需要测定血清CA125、AFP、HCG等肿瘤标志物。

● **预防卵巢肿瘤的措施有哪些？**

答：（1）大力宣传卵巢癌的高危因素，提倡高蛋白、富含维生素A的饮食，避免高胆固醇饮食，高危妇女宜预防性口服避孕药。

（2）积极开展普查普治工作，30岁以上妇女每年应进行一次妇科检查，高危人群不论年龄大小最好每半年接受一次检查，必要时进行B型超声检查和检测血清CA125等肿瘤标志物。

（3）卵巢实性肿瘤或囊性肿瘤直径＞5cm者应及时手术切除。盆腔肿块诊断不清或治疗无效者宜及早行腹腔镜检或剖腹探查。

（4）凡乳腺癌、子宫内膜癌、胃肠癌等患者，术后随访中应定期接受妇科检查，以确定有无卵巢转移癌。

● **在针对该患者的护理上还存在哪些不足？**

答：（1）饮食指导不到位　患者偷偷进食冷、辣等刺激性食物，责任护士没有向患者强调饮食的重要性，未经常到病房指导患者。

（2）健康教育不到位　患者因为疼痛，拒绝下床活动，肛门未排气，责任护士未向患者强调下床活动的重要性，未及时指导患者早期下床活动。

● **怎样做好该患者的出院指导？**

答：（1）注意休息，1个月内禁止盆浴及性生活，避免重体力劳动。

（2）注意卫生，尤其是外阴卫生，每天清洗和更换内裤，使用会阴垫时要及时更换。

（3）注意保暖、预防感冒，加强营养、增加抵抗力。

（4）做好患者的心理护理，消除患者的思想顾虑，使患者保持积极乐观的心态。

（5）1个月后到门诊复查，如有不舒适，及时到门诊随诊。

【护理查房总结】

卵巢是人体较小的器官，却是肿瘤的好发部位。卵巢肿瘤也是妇科常见病，可发生于任何年龄。20％～25％卵巢恶性肿瘤患者有家族史，卵巢癌的发病还可能与高胆固醇饮食、内分泌因素有关，这些都是卵巢肿瘤发病的高危因素。因此，加强患者的预防保健意识也是医护人员的职责。

作为一名责任护士，应及时将护理工作中的经验及存在的不足总结出来，作为经验教训供同行相互学习借鉴；同时努力提高专科护理知识水平及临床工作中分析问题、解决问题的能力，为患者提供更高质量的服务。

（王红丽）

查房笔记

病例 9 · 葡萄胎

【病历汇报】

病情　患者 30 岁，因"停经 3 个月，恶心呕吐、腹痛伴有不规则阴道流血 2 个月"，于 2018 年 2 月 25 日收入我科。患者平素月经规则，周期 28 天，经量中等，色红，无痛经史。患者 LMD 2017 年 11 月 25 日，5 天净，行经如常。停经 30^+ 天时自测尿妊娠试验（＋），有明显恶心呕吐等早孕反应，不能忍受，晨起早孕反应明显，偶伴有轻微下腹胀痛，同时有阴道少量流血，颜色暗红，而未见其他排出物。入院体查：生命体征正常，一般情况好，心肺听诊正常，腹微隆软，无压痛。妇科检查：外阴发育正常，阴道少许血迹，阴道壁及宫颈无紫蓝色结节，宫颈轻度糜烂，无触血，子宫孕 4 个月大小、软、无压痛，双附件未扪及异常。B 超检查结果提示宫内孕 60 天，未见胎心，宫腔内见不均匀区，呈蜂窝状改变。血 HCG 99140IU/L，胸部 X 线片结果正常。血常规示 WBC 7.8×10^9/L，GR 79.1％，RBC 3.3×10^{12}/L，Hb 102g/L。2 月 27 日患者在静脉麻醉 B 超引导下行清宫术，术中吸出子宫内陈旧性积血及大小不等的水泡样组织 1000mL，吸宫至尽。手术顺利、麻醉满意，患者无不适，术中失血 300mL，安返病房。术后病理学检查示完全性葡萄胎。间隔 1 周后于 3 月 5 日再次 B 超下清宫，术后使用益母草、产康乐活血化瘀，促子宫复旧治疗，第二次病理学检查示宫腔红染坏死组织，未见滋养叶细胞。现患者血 HCG 166.1IU/L，复查 B 超，子宫正常大小，宫腔内无明显组织残留，子宫内膜连续。

患者既往体健，否认肝炎等传染病史，否认心脏病、高血压病、糖尿病等慢性病史，否认重大外伤史及手术史，无食物及药物过敏史，无输血史，预防接种史如常。13 岁月经初潮，5～7 天/30 天，量中等，无痛经，白带正常。已婚，G_1P_0，G_1 为本次妊娠，否认性病史，无避孕，爱人体健。

护理体查　T 36.6℃，P 75 次/分，R 20 次/分，BP 108/64mmHg。神志清楚，查体合作。面色及眼睑、口唇黏膜正常，无发绀。腹平软，无压痛及反跳痛，卫生护垫上可见少许暗红色血迹，无臭。双下肢水肿（一）。

辅助检查

（1）B超检查　子宫正常大小，宫腔内无明显组织残留，子宫内膜连续。

（2）实验室检查　血 HCG 166.1IU/L。

（3）血常规　WBC 7.8×10^9/L，GR 79.1%，RBC 3.3×10^{12}/L，Hb 102g/L。

入院诊断　①完全性葡萄胎；②轻度贫血。

主要的护理问题

（1）恐惧　与担心葡萄胎对健康的威胁及清宫手术有关。

（2）活动无耐力　与贫血有关。

（3）知识缺乏　与缺乏疾病的信息及葡萄胎随访的知识有关。

（4）潜在并发症　感染。

目前主要的治疗措施

（1）复查血 HCG、血常规。

（2）继续益母草、产康乐活血化瘀，促子宫复旧治疗。

（3）注意病情变化，观察患者腹痛、阴道流血情况及有无胸痛、咳嗽等不适。

（4）继续补血治疗。

护士长提问

● **什么是葡萄胎？其发生的主要原因有哪些？**

答：妊娠滋养细胞疾病（gestational trophoblastic disease，GTD）是一组来源于胎盘滋养细胞的增生性疾病。在组织学上可分为：①妊娠滋养细胞肿瘤（GTN），包括绒毛膜癌（简称绒癌）、胎盘部位滋养细胞肿瘤（PSTT）和上皮样滋养细胞肿瘤（ETT）；②葡萄胎妊娠包括完全性葡萄胎、部分性葡萄胎和侵蚀性葡萄胎；③非肿瘤病变；④异常（非葡萄胎）绒毛病变。

葡萄胎因妊娠后胎盘绒毛滋养细胞增生、间质水肿，而形成大小不一的水泡，水泡间借蒂相连成串，形如葡萄而名之，也称为水泡状胎块（hydatidiform mole，HM）。葡萄胎是一种滋养细胞良性病变，可分为完全性葡萄胎和部分性葡萄胎两类。传统认为部分性葡萄胎的发生率低于完全性葡萄胎，但近年资料表明，部分性和完全性葡萄胎的比例基本接近甚至更高，如日本和英国等。

完全性葡萄胎：营养状况与社会经济因素是可能的高危因素之一，饮食中缺乏维生素 A 及其前体胡萝卜素和动物脂肪者发生葡萄胎的概率显著升高。年龄是另一高危因素，大于 35 岁和 40 岁妇女的葡萄胎发生率分别是年轻妇女的 2 倍和 7.5 倍，而大于 50 岁的妇女妊娠时约 1/3 可能发生葡萄胎。相反小于 20 岁妇女的葡萄胎发生率也显著升高。既往葡萄胎史也是高危因素，有过 1 次和 2 次葡萄胎妊娠者，再次发生率分别为 1％和 15％～20％。另外，流产和不孕史也可能是高危因素。

部分性葡萄胎：迄今对部分性葡萄胎高危因素的了解较少，可能相关的因素有不规则月经和口服避孕药等，但与饮食因素及母亲年龄无关。

染色体父系来源是滋养细胞过度增生的主要原因，并与基因组印迹紊乱有关。多余的父源基因物质是完全性葡萄胎和部分性葡萄胎滋养细胞增生的主要原因。另外尚有极少数部分性葡萄胎的核型为四倍体，但其形成机制还不清楚。

● **葡萄胎分哪两类？**

答：葡萄胎分为完全性葡萄胎和部分性葡萄胎。

（1）**完全性葡萄胎** 大体检查水泡状物大小不一，直径自数毫米至数厘米不等，其间有纤细的纤维素相连，常混有血块蜕膜碎片。水泡状物占满整个宫腔，胎儿及其附属物缺如。镜下见：①可确认的胚胎或胎儿组织缺失；②绒毛水肿；③弥漫性滋养细胞增生；④种植部位滋养细胞呈弥漫和显著的异型性。

（2）部分性葡萄胎 仅部分绒毛变为水泡，合并胚胎或胎儿组织，胎儿多已死亡，且常伴有发育迟缓或多发性畸形，合并足月儿极少。镜下见：①有胚胎或胎儿组织存在；②局限性滋养细胞增生；③绒毛大小及其水肿程度明显不一；④绒毛呈显著的扇贝样轮廓、间质内可见滋养细胞涵体；⑤种植部位滋养细胞呈局限和轻度的异型性。

● 葡萄胎的临床表现有哪些？

答：（1）完全性葡萄胎 由于诊断技术的进展，越来越多的患者常在早期妊娠时即已经得到诊治，所以症状典型者越来越少见。完全性葡萄胎的典型症状如下：

① 停经后阴道流血：为最常见的症状。一般在停经 8～12 周开始出现不规则阴道流血，量多少不定。若大血管破裂，可造成大量出血和休克，甚至死亡。葡萄胎组织有时可自行排出，但排出前和排出时常伴有大量流血。反复阴道流血若不及时治疗，可继发贫血和感染。

② 子宫异常增大、变软：因葡萄胎迅速增长及宫腔内积血导致子宫大于停经月份，质地变软，并伴有 HCG 水平异常升高。但部分患者的子宫大小可与停经月份相符或小于停经月份，可能与水泡退行性变有关。

③ 妊娠呕吐：常发生于子宫异常增大和 HCG 水平异常升高者，出现时间一般较正常妊娠早，症状严重且持续时间长。发生严重呕吐且未及时纠正，可导致水电解质平衡紊乱。

④ 子痫前期征象：多发生于子宫异常增大者，可在妊娠 24 周前出现高血压、蛋白尿和水肿，但子痫罕见。若早期妊娠发生子痫前期，要考虑葡萄胎可能。

⑤ 甲状腺功能亢进：如心动过速、皮肤潮湿和震颤，血清游离 T_3、T_4 水平升高，但突眼少见。

⑥ 卵巢黄素化囊肿：大量 HCG 刺激卵巢卵泡内膜细胞发生黄素化而造成。常为双侧性，但也可为单侧，大小不等，囊壁薄，表

面光滑，最小仅在光镜下可见，最大直径可在 20cm 以上。黄素化囊肿一般无症状，偶可发生扭转。黄素化囊肿常在葡萄胎清宫后 2～4 个月自行消退。

⑦ 腹痛：为阵发性腹痛，由于葡萄胎增长迅速和子宫快速扩张所致。常发生在阴道流血前，一般不剧烈，可忍受。如黄素化囊肿扭转或破裂时则可出现急性腹痛。

（2）部分性葡萄胎　部分性葡萄胎也常表现为停经后阴道流血，有时与不全流产或过期流产过程相似。其他症状少，程度也比完全性葡萄胎轻。需对流产组织进行病理学检查方能确诊。

● 高危葡萄胎的高危因素有哪些？

答：在正常情况下，葡萄胎排空后 HCG 逐渐下降，首次降至正常的平均时间约 9 周，最长不超过 14 周。若葡萄胎排空后 HCG 持续异常要考虑妊娠滋养细胞肿瘤。完全性葡萄胎发生子宫局部侵犯和（或）远处转移的概率约为 15% 和 4%。当出现下列高危因素之一应视为高危葡萄胎：①HCG＞100000U/L；②子宫明显大于相应孕周；③卵巢黄素化囊肿直径＞6cm；④年龄＞40 岁和重复葡萄胎。

部分性葡萄胎发生子宫局部侵犯的概率约为 4%，一般不发生转移。与完全性葡萄胎不同，部分性葡萄胎缺乏明显的临床或病理高危因素。

● 如何治疗葡萄胎？

答：（1）清宫　葡萄胎一经确诊，应及时清宫。清宫前应仔细做全身检查，注意有无休克、子痫前期、甲状腺功能亢进、水电解质乱及贫血等。停经大于 16 周的葡萄胎清宫术应在超声引导下进行。由于葡萄胎子宫大而软，清宫时出血较多，也易穿孔，应在手术室内进行，在输液、备血准备下，充分扩张宫颈管，选用大号吸管吸引。为减少出血和预防子宫穿孔，可在充分扩展宫颈管和开始吸宫后静脉滴注缩宫素，应用缩宫素一般不增加妊娠滋养细胞转移和肺栓塞的风险。一般一次刮宫即可刮净葡萄胎组织，如有必要，需要第二次清宫。清宫过程中，若发生滋养细胞进入子宫血窦造成肺动脉栓塞，甚至出现急性呼吸窘迫、急性右心衰竭时，应及时给予心血管及呼吸功能支持治疗，一般在 72h 内恢复。

（2）卵巢黄素化囊肿的处理　囊肿在葡萄胎清宫后会自行消退，一般不需要处理。若发生急性扭转，可在超声引导或腹腔镜下做穿刺吸液，囊肿也都能自然复位。如扭转时间较长发生坏死，需做患侧附件切除术。

（3）预防性化疗　完全性葡萄胎不做常规推荐。部分性葡萄胎不做预防性化疗。

（4）子宫切除术　单纯子宫切除不能预防葡萄胎发生子宫外转移，所以极少应用；如已行全子宫切除术，手术后仍需定期随访。

● **如何为该患者进行心理支持？**

答：该患者年龄较大，有生育要求，但初次妊娠即为葡萄胎，患者及其家属都有恐惧感，担心此次妊娠的结局及对今后生育的影响，并表现出对清宫术的恐惧。护理人员应与患者建立良好的护患关系，鼓励其说出对不良妊娠结局的看法，给其讲解葡萄胎的相关知识、清宫术的必要性及过程，纠正其错误认识，向其介绍已治愈并正常生育的典型病例，以解除患者的顾虑和恐惧，增强其战胜疾病的信心，使其保持愉快的心态，并配合治疗及护理。在进行心理护理时，其配偶的重要性不容忽视，如在性生活上如何照顾好术后妻子等问题，能得到丈夫的配合和帮助比单纯做患者的心理护理效果更理想。

● **如何做好清宫前后的护理？**

答：（1）术前　清宫前首先完善全身检查，注意有无休克、子痫前期、甲状腺功能亢进及贫血表现，遵医嘱对症处理，稳定病情。术前嘱患者排空膀胱，建立有效的静脉通路，备血，准备好缩宫素、抢救药物及物品，以防大出血造成的休克；及时发现患者术前最担心最需要解决的问题，详细介绍手术医师、手术过程及效果、预后情况等，对患者存在的问题耐心解释，并注意保护患者隐私。

（2）术中　术中严密观察血压、脉搏、呼吸，有无休克征象，注意观察有无羊水栓塞的表现如呼吸困难、咳嗽等。

（3）术后　注意观察阴道出血及腹痛情况；组织学检查是葡萄胎的最终诊断依据，每次刮出物必须送组织学检查；对合并子痫前期者做好相应的治疗配合及护理。

（4）术后卫生及饮食指导　嘱患者进高蛋白、高维生素、含铁丰富、易消化饮食，适当活动并注意休息。保持外阴清洁，勤换护垫，每天清洗外阴，清宫术后 1 个月内禁止性生活和盆浴。

● **患者出院后随访的意义及内容有哪些？**

答：（1）葡萄胎患者清宫治疗后随访的意义

① 因葡萄胎术后发生恶性变的机会较大。

② 一旦发生恶性变后，容易通过血液循环向远处转移，常常子宫病变的症状尚未出现，却已有远处器官的转移。

因此，葡萄胎清宫术后定期随访，可以早期发现滋养细胞肿瘤并及时处理，达到较好的治疗效果。

（2）随访的内容

① 定期监测 HCG：葡萄胎清宫术后每周 1 次，直到连续 3 次阴性，以后每个月 1 次共 6 个月，然后再每 2 个月 1 次共 6 个月，自第一次阴性后共计一年。

② 每次随访除必须监测血、尿 HCG 外，还须询问病史，包括月经状况，有无阴道流血、咳嗽、咯血等症状。

③ 妇科检查，必要时可选择超声、胸部 X 线片或 CT 检查等。

④ 在随访期间应可靠避孕。由于葡萄胎后滋养细胞肿瘤极少发生在 HCG 自然将至正常以后，所以避孕时间为 6 个月；若发生随访不足 6 个月的意外妊娠，只要 HCG 已经正常，也不需考虑终止妊娠。但妊娠后，应在妊娠早期做超声检查和 HCG 测定，以明确是否正常妊娠，产后也需 HCG 随访至正常。

⑤ 避孕方法推荐避孕套和口服避孕药，一般不选用宫内节育器，以免混淆子宫出血的原因或造成穿孔。

⑥ 随访期间有任何异常，随时就诊。

【护理查房总结】

葡萄胎虽然是一种滋养细胞的良性病变，但却具有比正常的绒毛更明显的侵蚀力，可能继续发展成滋养细胞肿瘤，所以一经临床诊断，应及时行清宫术，防止发生肺转移等，以致危及生命。通过此次护理查房，使大家对葡萄胎的病因、病理、发展、临床表现、术后护理、出院随访等方面有了进一步的认识。希望大家将今天所学到的知识运用于临床，提高专科护理质量。

（罗　煜　罗　姣）

查房笔记

病例 10 • 侵蚀性葡萄胎

【病历汇报】

病情 患者 31 岁，因"停经 72 天，阴道流血 32 天"于 2018 年 9 月 22 日步行入院。9 月 21 日患者自疑"月经紊乱"来我院就诊，门诊查血 HCG 355621IU/L，B 超示宫腔内 10.4cm×7.7cm×9.2cm 大小不均匀区，呈蜂窝样改变，疑似葡萄胎，遂以"葡萄胎"收入院。入院查体：体温、脉搏、呼吸、血压正常，一般情况可，心肺听诊正常，腹平软，无压痛及反跳痛，肝脾肋下未扪及。专科检查（消毒后妇查）：外阴正常，阴道通畅，未见紫蓝色着色，分泌物暗红色黏稠，无血块、臭味；宫颈轻度糜烂、正常大小，质中；宫体如孕 4^+ 个月大小，宫体水平位，形态规则，无压痛，活动正常；双侧附件未扪及明显异常，活动正常，无压痛。阴道镜检：宫颈上皮内瘤样变低度病变（LSIL）待查，建议终止妊娠后复查，必要时活检。心电图、乙肝、丙肝、梅毒、艾滋病、肝肾功能、血糖、凝血功能、三大常规均正常。胸部 X 线片示左上肺中带可疑小结节影，建议行 CT 检查。肺部 CT 示双肺散在小结节影，疑转移，右侧胸膜增厚。患者分别于 9 月 23 日、9 月 30 日行清宫术，第 1 次术后病检：（宫腔）符合完全性水泡状胎块，滋养叶细胞轻-中度增生。免疫组化：P 57（－），HCG（＋），HPL（＋），P 53（－），Ki-67（＋）＞30。10 月 13 日用甲氨蝶呤 250mg 注射液静脉输入单向化疗。今化疗第 4 天，患者诉恶心，无呕吐，无口腔溃疡，无腹痛、腹胀、腹泻及阴道流液等不适，大小便正常，精神好，血尿常规正常，无明显化疗副作用。患者既往体健，否认肝炎等传染病史。否认心脏病、高血压病、糖尿病等慢性病史，否认重大外伤史及手术史，无食物及药物过敏史，无输血史，预防接种史如常。12 岁初次月经，7 天/37 天，LMP 2018 年 7 月 25 日，量中等，无痛经，白带正常。未婚，G_1P_0，G_1 为本次妊娠，否认性病史，无避孕，男友体健。

护理体查　T 36.8℃，P 90 次/分，R 21 次/分，BP 107/67mmHg，患者神志清楚，查体合作。面色及眼睑、口唇黏膜正常，无发绀。腹平软，无压痛及反跳痛，卫生护垫上未见明显印迹。

辅助检查

（1）实验室检查　10 月 16 日血 HCG 4793.5IU/L。

（2）电解质正常，血尿常规正常。

（3）二次清宫术后病理学检查回报　（宫腔）血块、红染坏死物夹少量破碎的子宫内膜及小片增生活跃的滋养叶细胞。

入院诊断　侵蚀性葡萄胎。

主要的护理问题

（1）自我认同角色紊乱　与较长时间住院和接受化疗有关。

（2）焦虑　与担心疾病愈合及对下次妊娠影响有关。

（3）知识缺乏　与缺乏滋养细胞疾病相关知识有关。

（4）并发症　肺转移。

（5）潜在并发症　感染、阴道转移、脑转移。

目前主要的治疗措施

（1）继续化疗，加用静脉营养、补液治疗。

（2）复查血 HCG、肝肾功能、血常规、电解质。

（3）注意胸痛、咳嗽、腹痛、阴道流血等。

（4）密切观察病情变化，注意化疗不良反应。

? 护士长提问

● **什么是妊娠滋养细胞肿瘤？**

答：妊娠滋养细胞肿瘤（GTT）是滋养细胞的恶性病变，组织学上包括侵蚀性葡萄胎、绒毛膜癌（简称绒癌）、胎盘部位滋养细胞肿瘤和上皮样滋养细胞肿瘤。在临床上，由于侵蚀性葡萄胎和绒毛膜癌在临床表现、诊断和处理等方面疾病相同，故又将两者合称为妊娠滋养细胞肿瘤；但胎盘部位滋养细胞肿瘤和上皮样滋养细胞肿瘤是起源于胎盘种植部位的一种特殊类型的滋养细胞肿瘤，在临床表现、发病过程及处理上与上两者不同，临床罕见。

妊娠滋养细胞肿瘤 60% 继发于葡萄胎，30% 继发于流产，10% 继发于足月妊娠或异位妊娠。其中侵蚀性葡萄胎全部继发于葡萄胎妊娠，绒癌可继发于葡萄胎妊娠，也可继发流产、足月妊娠、异位妊娠。侵蚀性葡萄胎恶性度低，预后较好。绒毛膜癌恶性程度极高，早期就可通过血运转移至全身，破坏组织或器官。

侵蚀性葡萄胎的病理特点有哪些？

答：侵蚀性葡萄胎的病理学检查可见子宫肌壁内有大小不等、深浅不一的水泡状组织，宫腔内可以没有原发病灶。当侵蚀病灶接近子宫浆膜层时，子宫表面可见紫蓝色结节。侵蚀可穿透子宫浆膜层或侵入阔韧带内。镜下可见侵入肌层的水泡状组织的形态与葡萄相似，可见绒毛结构及滋养细胞增生和分化不良，绒毛结构也可退化仅见绒毛阴影。

妊娠滋养细胞肿瘤的临床表现有哪些？

答：（1）无转移妊娠滋养细胞肿瘤　多继发于葡萄胎后。

① 不规则阴道流血：葡萄胎清除后、流产或足月产后出现不规则阴道流血，量多少不定，也可表现为一段时间的正常月经后再停经，然后又出现阴道流血。长期流血者可致贫血。

② 子宫复旧不全或不均匀增大：葡萄胎排空后 4~6 周子宫未恢复正常大小，质软，也可因子宫肌层内病灶部位和大小的影响表现为子宫不均匀增大。

③ 卵巢黄素化囊肿：由于 HCG 持续作用，在葡萄胎排空、流产或足月产后，卵巢黄素化囊肿可持续存在。

④ 腹痛：一般无腹痛，若肿瘤组织穿破子宫，可引起急性腹痛和腹腔内出血症状。黄素化囊肿发生扭转或破裂时也可以出现急性腹痛。

⑤ 假孕症状：由于肿瘤分泌 HCG 及雌、孕激素的作用，表现为乳房增大，乳头、乳晕着色，甚至有初乳样分泌，外阴、阴道、宫颈着色，生殖道质地变软。

（2）转移性妊娠滋养细胞肿瘤　大多为绒癌，尤其是继发于非葡萄胎妊娠后绒癌。肿瘤主要经血行播散，转移发生早而且广泛。由于滋养细胞的生长特点之一是破坏血管，所以各转移部位症状的共同特点是局部出血。

① 肺转移：通常无症状，仅通过胸部 X 线片或肺 CT 做出诊断。典型表现为胸痛、咳嗽、咯血及呼吸困难。常呈急性发作，但也可呈慢性持续状态达数月之久。在少数情况下，可因肺动脉滋养细胞瘤栓形成，造成急性肺梗死，出现肺动脉高压、急性肺功能衰竭及右心衰竭。

② 阴道转移：转移灶常位于阴道前壁及穹隆，呈紫蓝色结节，破溃时引起不规则阴道流血，甚至大出血。

③ 肝转移：为不良预后因素之一，多同时伴有肺转移。表现为上腹部或肝区疼痛、黄疸等，若病灶穿破肝包膜可出现腹腔内出血，导致死亡。

④ 脑转移：预后凶险，为主要的致死原因。同时伴有肺转移和（或）阴道转移。脑转移分 3 个时期，首先为瘤栓期，表现为一过性脑缺血症状，如猝然跌倒、暂时性失语、失眠等。继而发展为脑瘤期，出现头痛、喷射样呕吐、偏瘫、抽搐甚至昏迷。最后进入脑疝期，因脑瘤增大及周围组织出血水肿，造成颅内压进一步升高，脑疝形成，压迫生命中枢、最终死亡。

⑤ 其他转移：包括脾、肾、膀胱、消化道、骨等，其症状视转移部位而异。

转移性妊娠滋养细胞肿瘤发生转移的部位有哪些？在临床上如何进行观察及护理？

答：最常见的转移部位是肺（80%），其次是阴道（30%），以及盆腔（20%）、肝（10%）和脑（10%）。由于滋养细胞的生长特点之一是破坏血管，所以各转移部位症状的共同特点是局部出血。

转移性妊娠滋养细胞肿瘤可以同时出现原发灶和继发灶症状，但也有不少患者原发灶消失而转移灶发展，仅表现为转移灶症状，容易造成误诊。

（1）肺转移的护理要点

a. 卧床休息，有呼吸困难者给予半卧位并吸氧。

b. 按医嘱给予镇静药及化疗药物。

c. 大量咯血时有窒息、休克、甚至死亡的危险，若发现应立即让患者取头低患侧卧位并保持呼吸道通畅，轻击背部，排出积血。同时迅速通知医师，配合医师进行止血抗休克治疗。

（2）阴道转移的护理要点

a. 禁止不必要的阴道检查和窥阴器检查，尽量卧床休息，密切观察阴道转移灶有无破溃出血。

b. 配血备用，准备好各种抢救器械和物品（输血、输液用物、长纱条、止血药、照明灯及氧气等）。

c. 若发生溃破大出血时立即通知医师并配合抢救，用长纱条填塞阴道压迫止血。保持外阴清洁，严密观察阴道出血情况及生命体征，同时观察有无感染及休克。填塞的纱条必须于24～48h内如数取出，取出时必须做好输液、输血及抢救准备。若出血未止可用无菌纱条重新填塞，记录取出和再次填入纱条数量，给予输血、输液。按医嘱应用抗生素预防感染。

d. 遵医嘱用抗生素预防感染。

（3）脑转移的护理要点

a. 让患者尽量卧床休息，起床时有人陪伴，以防瘤栓期的一过性症状发生时造成意外损伤。观察颅内压增高的症状，记录出入水量，观察有无电解质紊乱的症状，一旦发现异常情况立即通知医师并配合处理。

b. 按医嘱给予静脉补液，给予止血药、脱水剂、吸氧、化疗等，严格控制补液速度，防止颅内压升高。

c. 采取必要的措施预防跌倒、咬伤、吸入性肺炎、角膜炎、压力性损伤等发生。

d. 做好 HCG 测定、腰穿等项目的检查配合。

e. 昏迷、偏瘫者按相应的护理常规实施护理，提供舒适环境，预防并发症。

（4）其他转移的护理要点　因症状不同而异。

如何诊断妊娠滋养细胞肿瘤？

答：（1）临床诊断

① 血清 HCG 测定：HCG 水平异常是主要的诊断依据。影像学证据支持诊断，但不是必需的。

葡萄胎后滋养细胞肿瘤的诊断标准：在葡萄胎清宫后 HCG 随访的过程中，凡符合下列诊断标准中的任何一项且排除妊娠物残留或再次妊娠即可诊断为妊娠滋养细胞肿瘤：a. HCG 测定 4 次呈高水平平台状态（±10%），并持续 3 周或更长时间，即 1、7、14、21 日；b. HCG 测定 3 次上升（>10%），并至少持续 2 周或更长时间，即 1、7、14 日；c. HCG 水平持续异常达 6 个月或更长。

非葡萄胎后滋养细胞肿瘤的诊断标准：当流产、足月产、异位妊娠后，出现异常阴道流血，或腹腔、肺、脑等脏器出血，或肺部症状、神经系统症状等时，应考虑滋养细胞肿瘤可能，及时行血 HCG 检测。对 HCG 异常者，结合临床表现并排除妊娠物残留或再次妊娠，可诊断妊娠滋养细胞肿瘤。

② 超声检查：是诊断子宫原发病灶最常用的方法。彩色多普勒超声主要显示丰富的血流信号和低阻力型血流频谱。

③ 胸部 X 线片：为常规检查。

④ CT 和 MRI 检查：胸部 CT 可以发现肺部较小病灶，是诊断肺转移的依据。磁共振主要用于脑、腹腔和盆腔转移灶的诊断。对胸部 X 线片阴性者，应常规检查胸部 CT。对胸部 X 线片或胸部 CT 阳性者，应常规检查脑、肝 CT 或 MRI。

⑤ 其他检查：如血细胞和血小板计数、肝肾功能等。必要可

行脑脊液检查，若脑脊液中 HCG：血清 HCG>1：60，提示神经系统可能发生转移。

（2）组织学诊断　在子宫肌层内或子宫外转移灶组织中若见到绒毛或退化的绒毛阴影，则诊断为侵蚀性葡萄胎；若仅见成片滋养细胞浸润及坏死出血，未见绒毛结构者，则诊断为绒癌。若原发灶和转移灶诊断不一致，只要在任一组织切片中见绒毛结构，均诊断为侵蚀性葡萄胎。

组织学证据对于妊娠滋养细胞肿瘤的诊断不是必需的，但有组织学证据时应以组织学诊断为准。

怎样进行妊娠滋养细胞肿瘤的分期和评分？

答：目前采用 2000 年国际妇产科联盟（FIGO）妇科肿瘤委员会制定的临床分期，包括解剖分期及预后评分系统。预后评分≤6分者为低危，≥7分者为高危，其中预后评分≥12分及对一线联合化疗反应差的肝、脑或广泛转移者为极高危。

妊娠滋养细胞肿瘤的治疗原则是什么？化疗方案如何选择？停药指征有哪些？

答：（1）治疗原则为以化疗为主、手术和放疗为辅的综合治疗。必须在明确临床诊断的基础上，根据病史、体征及各项辅助检查的结果，做出正确的临床分期，并根据预后评分为低危或高危，再结合骨髓功能、肝肾功能及全身情况等评估，制定合适的治疗方案，以实施分层治疗。

（2）化疗方案的选择

① 低危妊娠滋养细胞肿瘤患者的化疗：对于低危型妊娠滋养细胞肿瘤的治疗目前主要采用以单药为主的化疗方案。目前国外首选的一线化疗药物是甲氨蝶呤（MTX）及放线菌素-D（Act-D），单一药物的完全缓解率为 50%～90%。国际上应用较为普遍的 3 种化疗方案是：MTX 5d 或 8d 方案；放线菌素 D（Act-D）5d 或 Act-D 单次大剂量冲击方案；几种单药 MTX＋亚叶酸钙（CF）

等。关于单药后是否继续治疗主要根据血 HCG 下降水平，若化疗 1 个疗程后 HCG 没有对数下降或连续 3 周处于平台期或连续上升，则继续单药化疗。低危妊娠滋养细胞肿瘤患者全球存活率接近 100%，在目前尚无公认一线化疗方案中，研究表明 MTX 与 Act-D 是疗效较高，两者无显著差异，但 MTX 毒副作用更小。

② 高危妊娠滋养细胞肿瘤患者的化疗：高危型妊娠滋养细胞肿瘤是指有肝、脑等远处转移病灶及有大出血风险（预后评分≥7 分）的妊娠滋养细胞肿瘤，主要采用联合化疗方案，主要有 EMA-CO 及 5-FU＋KSM。目前国内外将 EMA-CO 方案作为治疗高危型妊娠滋养细胞肿瘤首选方案，具有低毒性和高反应性，初次治疗完全缓解率高达 80% 以上。

③ 复发及耐药妊娠滋养细胞肿瘤患者的化疗：经过两个疗程初始化疗后，HCG 仍未下降一个对数的妊娠滋养细胞肿瘤患者，应诊断为初始化疗方案耐药，需要及时更改化疗方案进行进一步治疗。多药、多途径联合化疗是复发耐药患者的首选治疗方案。

（3）2003 年国际妇产科联盟和国际妇科肿瘤协会指出妊娠滋养细胞肿瘤停药指征　低危者 HCG 水平正常后至少追加 1 个化疗疗程；HCG 水平下降不理想或已有转移者，追加 2～3 个疗程化疗。对于高危者，HCG 水平正常后追加 3 个疗程化疗，且第 1 个疗程必须为联合化疗，以避免化疗后的复发。

针对该患者的化疗用药，并结合临床实践，如何对化疗患者进行护理？

答：（1）心理护理　做好患者和家属的解释工作，认真倾听患者对疾病的恐惧、不适及疼痛，关心患者，提供疾病的相关信息，增强其战胜疾病的信心，帮助患者度过心理危险期。

（2）用药护理

① 准确测量并记录体重：化疗药物需根据体重计算和调整剂量，一般在每个疗程的用药前和用药中各测体重 1 次，应在早上、空腹、排空大小便后进行测量，酌情减去衣服重量，以便随时调整

用药剂量正确使用药物。

② 执行医嘱严格三查八对，药物现用现配，正确溶解和稀释药液，避免阳光照射，一般常温下不超过 1h。

③ 如果联合用药应根据药物的性质排出先后顺序。放线菌素-D（更生霉素）、顺铂等需要避光的药物，使用时要用避光罩或黑布包好；环磷酰胺等药物需要快速进入，应选择静脉推注；氟尿嘧啶、多柔比星（阿霉素）等药物需慢速进入，最好使用静脉注射泵或输液泵给药；顺铂对肾脏损害重，需在给药前后给予水化，同时鼓励患者多饮水并监测尿量，保持尿量每日超过 2500mL。腹腔内化疗时应注意变动体位以增强效果。

（3）静脉穿刺护理

① 在静脉给药期间，要合理选择合适的血管，使用静脉留置针；要经常巡视，做好床边交班。

② 应遵循长期补液保护血管的原则，从远端开始有计划地穿刺，用药前先注入生理盐水确认针头在血管中，再注入化疗药物。

③ 输液过程中定时巡视，保证药液充分进入体内，避免浪费，保证疗效。如发生或怀疑药液外渗应立即停止输液并局部冷敷，同时用生理盐水或普鲁卡因局部封闭，以后用黄金散外敷，以防局部组织坏死、减轻疼痛和肿胀。

④ 重视患者主诉，一旦静脉出现红、肿等情况，应立即停止输液，拔出静脉留置针，更换静脉通路；对于红肿的静脉，可给予50%硫酸镁、甘油、喜辽妥外敷，或者采用生的马铃薯切片外敷。静脉留置困难者，可为患者留置 PICC。

⑤ 化疗结束前用生理盐水冲管，以降低穿刺部位拔针后的残留浓度，起到保护血管的作用。

（4）药物不良反应的护理

① 骨髓抑制：这是最常见、最严重的不良反应，主要表现为白细胞和血小板计数下降，用药后注意观察患者有无出血倾向，如牙龈出血、鼻出血、皮下瘀斑等。

a. 若白细胞低于 $3.0 \times 10^9/L$ 应停药；白血病或中性粒细胞计数处于Ⅰ度骨髓抑制一般不予处理，复测血常规；Ⅱ度和Ⅲ度骨髓抑制需进行治疗，遵医嘱皮下注射粒细胞集落刺激因子；Ⅳ度骨髓抑制应遵医嘱给予升白细胞药和抗生素预防感染，保护性隔离，生活在单间，限制探视，病房每天紫外线消毒、通风。

b. 血小板计数 $<50 \times 10^9/L$ 时应注意是否有出血倾向，如牙龈出血、皮下瘀血和阴道出血，应减少活动，增加卧床休息时间。血小板计数 $<20 \times 10^9/L$ 有自发性出血可能，必须绝对卧床休息，遵医嘱输入血小板浓缩液。

c. 饮食宜软、烂、易消化、无残留物，避免辛辣等刺激性食物。拔针时应按压 5min 以上，用软牙刷刷牙。避免情绪激动，以免引起脑出血。

② 胃肠道反应：化疗药物可引起恶心、呕吐、纳差，指导患者进食清淡、易消化的流质饮食，少量多餐，多饮水，注意及时安慰患者，化疗前后可给予止吐药物，呕吐严重者遵医嘱给予补液。

③ 口腔护理：以唇、牙龈和舌尖溃疡为特征，影响进食。指导患者进食后用温水漱口，早晚用软毛牙刷刷牙，保持口腔卫生。用药期间注意观察口腔情况，做好口腔护理，保持口腔清洁，可使用替硝唑漱口液等预防口腔感染。鼓励患者进高蛋白、高热量、高维生素及含碳水化合物丰富的食物，避免辛辣和局部刺激，并鼓励患者多开口说话，多饮水，增加唾液分泌，改善口腔环境。

④ 皮肤护理：化疗药可引起皮疹和脱发，皮疹出现时告知患者不可搔抓，不可用肥皂水和粗糙毛巾擦洗皮肤，应用清水和柔软毛巾擦洗，穿宽松柔软衣服，脱发者可戴帽子，并做好患者的心理护理。

⑤ 肝肾功能损害：化疗药物经肝脏排毒后，可引起不同程度的肝肾功能损害，遵照医嘱给予护肝药，鼓励患者多喝水，每天保持饮水量 $>3000mL$，尿量 $>1000mL$。

⑥ 脱发与皮肤色素沉着：患者有不同程度的脱发和皮肤色素

沉着，应向患者解释，停止用药后再生的毛发，皮肤色素会逐渐褪色，引导患者戴上自己的假发和帽子，减少患者的心理负担。

● **如何为该患者进行心理支持？**

答：该患者未婚未育，又因本病影响到生育问题，患者及其家属都特别敏感，心理负担非常重。护理人员应主动与患者交流，了解其心理状态，及时解答患者的疑问并做好相应的指导，主动关心和劝慰患者，以耐心、热情、精湛熟练的护理技术使患者获取信任与安全感，建立良好的护患关系，同时向患者解释侵蚀性葡萄胎虽然是恶性肿瘤，但恶性程度不高，是能治愈的妇科恶性肿瘤；要告知该患者此病不会影响再生育，使患者在化疗过程中始终保持愉快、积极向上的心态配合治疗和护理。

● **如何有针对性地做好该患者出院前的指导？**

答：(1) 出院前的常规指导，如办理出院手续的流程，出院所带药物的作用、副作用以及服用方法等。

(2) 告知患者注意休息，保证充足睡眠，不过分劳累，以减少消耗，给予高蛋白、高维生素、易消化的饮食，鼓励患者进食，以增强机体抵抗力，保持外阴清洁，每天擦洗两次，并勤换内裤，预防感染。阴道有转移结节者，应禁止性生活，卧床休息，以免引起破溃大出血。

(3) 治疗结束出院后应严密随访　第一次在出院后 3 个月，然后每 6 个月 1 次至 3 年，此后每年 1 次至 5 年，以后可以每 2 年 1 次。随访内容同葡萄胎。

(4) 随访期间应严格避孕，应于化疗停止 ≥12 个月方可妊娠。

(5) 定期复诊，如有不适可随时来院复诊。

❀ 【护理查房总结】

侵蚀性葡萄胎是目前唯一可以治愈的妇科恶性肿瘤。通过此次护理查房，相信大家对侵蚀性葡萄胎的病理、疾病的发展和转归、化疗后的护理等有了进一步的认识，尤其是对化疗药物外渗、静脉炎的护理方面以及并发症的预防方面积累了丰富的经验，希望能指导今后的护理工作。

（欧李华　罗　姣）

查房笔记

病例 11 • 绒毛膜癌

【病历汇报】

病情 患者 28 岁，因足月平产后 1 年，HCG 升高 2⁺个月，于 4 月 16 日步行入院。患者于 2017 年 4 月平产一活婴，2017 年 10 月月经正常来潮。2018 年 1 月 20 日，患者出现异常的少量阴道流血，持续半月干净，色暗红，无肉样组织排出，无腹痛、腹胀，无肛门坠胀感。2 月 12 日在外院抽血查 HCG 为 2979.77IU/L，2 月 23 日 HCG 为 1541.64IU/L，外院 B 超示疑宫内早孕。于 2 月 24 日予以诊断性刮宫术，术后病理学检查示子宫内膜呈早分泌反应伴息肉样形成，另夹杂少许变性蜕膜样组织，未见绒毛，诊断宫内早孕不成立。诊刮术后 HCG 无下降，且呈上升趋势。3 月 14 日复查 HCG 为 3306.0IU/L。3 月 15 日复查 B 超示右侧附件可见一大小约 26mm×16mm 混合回声区，疑异位妊娠。遂于 3 月 16 日在外院行腹腔镜诊治术，术中未见明显盆腔积血，子宫双侧输卵管未见明显异常，左侧卵巢正常，右侧卵巢内有一大小 1.5cm×1.0cm 包块，行剥除术。术后病理学检查示纤维性坏死物及凝血块，局灶少许淋巴细胞，未见绒毛及其他特殊。3 月 18 日复查 HCG 为 3234IU/L，故予以化疗药物杀胚胎治疗（MTX 20mg 肌内注射，每日 1 次×5 天；米非司酮 150mg 口服，每日 1 次×4 天）。3 月 26 日、3 月 30 日、4 月 4 日、4 月 11 日复查 HCG 分别为：2109IU/L、1166IU/L、1323IU/L、3334IU/L。自 2 月底行诊刮术后至今无月经来潮。4 月 13 日，患者来我院就诊，B 超检查示子宫声像改变，不排除绒毛膜癌，子宫双侧多发性囊性肿块，多来自卵巢。

患者自患病以来一直无胸痛、咳嗽、咯血，无腹痛等不适。精神、睡眠、食纳可，无明显乏力，体重无减轻，大小便正常。

入院后完善相关检查，4 月 16 日 HCG 11273IU/L。经科室讨论，诊断为绒毛膜癌，拟行 EMA CO 方案（依托泊苷＋甲氨蝶呤＋放线菌素 D＋环磷酰胺＋长春新碱）化疗，4 月 19 日至 4 月 26 日已完成第 1 个疗程化疗；于 5 月 3 日开始行 EMA-CO 化疗第 2 个疗程。今日为化疗第 3 天，患者精神状况稍差，感恶心，暂未呕吐，食欲差，心理负担重。

护理体查　T 36.7℃，P 82 次/分，R 19 次/分，BP 115/70mmHg，双手指、手背及脸部皮肤少许色素沉着，脱发明显，口腔左侧黏膜处可见 3 个小溃疡。

辅助检查

（1）4 月 17 日盆、腹、胸部 CT　肺部未见明显异常；子宫增大，密度不均匀，子宫前壁见一直径约 1.3cm 异常强化灶；双附件区囊性占位，双肾多发性小结石，腹水。

（2）4 月 27 日 HCG　10275IU/L。

（3）5 月 5 日血常规　白细胞 2.12×10^9/L，中性粒细胞 0.956×10^9/L，淋巴细胞 0.869×10^9/L，血红蛋白 100g/L。

（4）血清电解质　钾 3.8mmol/L，氯 103mmol/L，钠 138mmol/L，钙 2.15mmol/L。

（5）尿常规　正常。

入院诊断　①绒毛膜癌；②卵巢黄素化囊肿。

主要的护理问题

（1）焦虑　与担心疾病预后和化疗副作用有关。

（2）知识缺乏　缺乏疾病及化疗相关知识。

（3）营养失调　与化疗引起恶心呕吐、食欲减退有关。

（4）黏膜完整性受损　与化疗引起口腔溃疡有关。

（5）有感染的危险　与化疗引起白细胞下降有关。

（6）自我形象紊乱　与化疗导致的脱发、色素沉着有关。

目前主要的治疗措施

（1）继续予输液、支持、对症治疗。

（2）密切观察化疗副作用，记 24h 尿量。

（3）密切监测血尿常规、肝肾功能、血清电解质、血 HCG 等各项指标的变化。

（4）鼓励患者进食，加强营养，并尽可能多饮水，促进化疗毒性代谢产物的排泄。

（5）予替硝唑含漱液含漱，注意口腔及饮食卫生，预防口腔感染。

护士长提问

绒毛膜癌与侵蚀性葡萄胎同属妊娠滋养细胞肿瘤，两者的区别有哪些？

答：绒毛膜癌与侵蚀性葡萄胎同属妊娠滋养细胞肿瘤，其主要区别如下。

（1）组织学区别　在子宫肌层内或子宫外转移灶组织中若见到绒毛或退化的绒毛阴影，则诊断为侵蚀性葡萄胎；若仅见成片滋养细胞浸润及坏死出血，未见绒毛结构者，则诊断为绒毛膜癌。若原发灶和转移灶诊断不一致，只要在任一组织切片中见有绒毛结构，均诊断为侵蚀性葡萄胎。

（2）继发于葡萄胎排空后半年以内的妊娠滋养细胞肿瘤的组织学诊断多数为侵蚀性葡萄胎，而一年以上者多数为绒毛膜癌，半年至一年者，绒毛膜癌和侵蚀性葡萄胎均有可能，但一般来说时间间隔越长，绒毛膜癌可能性越大。

（3）继发于流产、足月妊娠、异位妊娠后者组织学诊断则应为绒毛膜癌。

（4）侵蚀性葡萄胎恶性程度一般不高，大多数仅造成局部侵犯，仅4%的患者并发远处转移，预后较好。绒毛膜癌恶性程度极高，在化疗药物问世以前，其病死率高达90%以上。现由于诊断技术的进展及化学治疗的发展，绒毛膜癌患者的预后已得到极大的改善。

绒毛膜癌的临床表现有哪些？

参见侵蚀性葡萄胎中妊娠滋养细胞肿瘤的临床表现。

绒毛膜癌的治疗原则是什么？

答：以化疗为主，手术和放疗为辅的原则。需手术治疗者一般主张先化疗，待病情基本控制后再手术，对肝、脑有转移的患者可加用放射治疗。

绒毛膜癌的诊断方法有哪些？

答：诊断方法如下。

（1）临床诊断 根据葡萄胎排空后或流产、足月分娩、异位妊娠后出现阴道流血和（或）转移灶及其相应症状和体征，应考绒毛膜癌的可能，结合 HCG 测定等检查，绒毛膜癌的临床诊断可以确立。

① 血清 HCG 测定：凡符合下列标准中的任何一项且排除妊娠物残留或妊娠即可诊断为绒毛膜癌。

a. HCG 测定 4 次呈平台状态（±10%），并持续 3 周或更长时间，即 1、7、14、21 日。

b. HCG 测定 3 次升高（>10%），并至少持续 2 周或更长时间，即 1、7、14 日；对非葡萄胎后绒毛膜癌，一般认为，足月产、流产和异位妊娠后 HCG 多在 4 周左右转为阴性，若超过 4 周血清 HCG 仍持续高水平，或一度下降后又上升，在排除妊娠物残留或再次妊娠后，应考虑绒毛膜癌。

② 超声检查：是诊断子宫原发病灶最常用的方法。

③ 胸部 X 线片：是诊断肺转移的首选的检查方法。

④ CT 和 MRI 检查：CT 对发现肺部较小病灶和脑、肝等部位的转移灶有较高的诊断价值。MRI 主要用于脑和盆腔病灶诊断。

（2）组织学诊断 在子宫肌层内或子宫外转移灶组织中若仅见成片滋养细胞浸润及坏死出血，未见绒毛结构者，则诊断为绒毛膜癌。

绒毛膜癌患者常用化疗方案 EMA-CO 方案，其具体用法是什么？

答：滋养细胞肿瘤患者化疗方案的选择原则是：低危患者选择

单一药物化疗，高危患者选择联合化疗。临床上常选择 EMA-CO 方案，具体用法为：

第一部分 EMA

第 1 日：VP-16　100mg/m²　静脉滴注

放线菌素 D　0.5mg　静脉注射

MTX　100mg/m²　静脉注射

MTX　200mg/m²　静脉滴注 12h

第 2 日：VP-16　100mg/m²　静脉滴注

放线菌素 D　0.5mg　静脉注射

四氢叶酸（CF）　15mg　肌内注射（从静脉注射 MTX 开始算起 24h，每 12h 1 次，共 2 次）

第 3 日：四氢叶酸　15mg　肌内注射　每 12h 1 次　共 2 次

第 4～7 日：休息（无化疗）

第二部分 CO

第 8 日：VCR　1.0mg/m²　静脉注射

CTX　600mg/m²　静脉滴注

● 化疗药物的常见毒副作用有哪些？

答：常见毒副作用如下。

（1）骨髓抑制　主要表现为外周血白细胞和血小板计数减少，且有一定的规律性。

（2）消化系统损害　最常见的表现为恶心呕吐，多数在用药后 2～3 天开始，5～6 天后达高峰；还有消化道溃疡，以口腔溃疡多见，多数是在用药后 7～8 天出现。

（3）神经系统损害　表现为指、趾端麻木，复视等。

（4）药物中毒性肝炎　主要表现为用药后血转氨酶值升高，偶见黄疸。

（5）泌尿系统损伤　环磷酰胺对膀胱有损害，可引起出血性膀胱炎，甲氨蝶呤对肾脏有一定的毒性。

（6）皮疹和脱发　皮疹最常见于应用甲氨蝶呤后，严重者可引起剥脱性皮炎。脱发最常见于应用放线菌素 D 者，1 个疗程即全脱，停药后均可生长。

如何做好化疗患者的用药护理？

答：化疗患者的用药注意事项如下。

（1）准确测量并记录体重 化疗时应根据体重来计算和调整药量，一般在每个疗程的用药前及用药中各测一次体重，应在早上空腹排空大小便后进行测量，酌情减去衣服重量。

（2）正确使用药物 根据医嘱严格"三查七对"，正确溶解和稀释药物，现配现用，一般常温下不超过 1h。注意避光，可使用避光输液器，输液瓶用遮光袋遮盖。如果联合用药应根据药物的性质排出先后顺序，依托泊苷类药物对肾脏损害严重，需在给药前后给予水化，同时鼓励患者多饮水并监测尿量，保持尿量每天大于 2500mL。

（3）合理使用静脉血管并注意保护 由远端到近端，左右手交替，一根血管不能连续使用 2 次以上，以免引起静脉炎；穿刺应准确，以免化疗药物漏入皮下引起组织坏死，保留 1~2 条较大静脉以备输血用。

（4）严格控制输液速度 稀释后的氟尿嘧啶 8~10h 输完。

（5）控制药物剂量 保证药物按量准确输入。

（6）密切观察 用药过程中密切观察药物副作用。

对于化疗毒副作用，我们应采取哪些护理措施？

答：需采取以下护理措施。

（1）口腔护理 保持口腔清洁，预防口腔炎症。如发现口腔黏膜充血疼痛，可局部喷射西瓜霜等粉剂；如有黏膜溃疡，则做溃疡面分泌物培养，根据药敏试验结果选用抗生素和维生素 B_{12} 液混合涂于溃疡面促进愈合；使用软毛牙刷刷牙或用清水漱口，进食前后用消毒溶液漱口；给予温凉的流质或软食，避免刺激性食物；如因口腔溃疡疼痛难以进食时，可在进食前 15min 给予丁卡因溶液涂敷溃疡面；进食后漱口并用锡类散或冰硼散等局部涂抹。鼓励患者进食促进咽部活动，减少咽部溃疡引起的充血、水肿、结痂。

（2）止吐护理　采取有效措施，减轻恶心、呕吐症状，降低因化疗所引起的条件反射发生的可能性。在化疗前后给予镇吐药，合理安排用药时间以减少化疗所致的恶心、呕吐；提供患者喜欢的可口的清淡饮食，少量多餐、分散注意力、创造良好的进餐环境等；对不能自行进餐者主动提供帮助，按其进食的习惯喂食；呕吐严重时应补充液体，以防电解质紊乱。

（3）骨髓抑制的护理　按医嘱定期查血常规，如白细胞低于$3.0×10^9$/L 应与医师联系考虑停药，并给予升白细胞治疗；对于白细胞计数低于正常的要采取预防感染的措施，严格无菌操作。如白细胞低于 $1.0×10^9$/L，极易因轻微的感染而导致败血症威胁生命，要进行保护性隔离、尽量谢绝探视、禁止带菌者入室、进化空气；按医嘱应用抗生素、输入新鲜血或白细胞浓缩液、血小板浓缩液等。

（4）神经毒性的护理　联合用药时应注意有无毒性相加的作用，各种药物剂量不宜过大；密切观察毒性反应，VCR 最易引起外周神经变性，主要表现为肢体远端麻木，常呈对称性，也可出现肌无力，深腱反射抑制，停药后恢复较慢；VP-16 可引起直立性低血压，故在用药时或用药后应卧床休息，活动应缓慢；若患者出现肢体活动或感觉障碍，应加强护理，给予按摩、针灸、被动活动等，加快恢复过程。

（5）色素沉着和脱发的护理

① 色素沉着：一般不需要治疗，做好心理护理，减轻焦虑，皮肤角化可服用维生素 A 并避免日光照晒。

② 脱发：指导患者在化疗期间应使用温和的洗发液和软的梳子，如果必须用电吹风，要用低温，不要用发卷做头发，不要染发或定型，最好剪短发；指导患者戴假发头巾或帽子，以减轻秃发带来的苦恼，在头发刚开始掉落时少梳头，梳头时不可用力；告知患

者脱发只是暂时现象，停药后头发会重新生长。

（6）泌尿系统毒性的护理　鼓励患者在化疗期间多饮水，每天摄入液体量维持在 5000mL 以上（可通过口服及静脉途径补充），保持尿量在 3000mL 以上；对接受大剂量化学治疗者，应注意加强尿液的碱化，最好每次监测尿液的 pH 值，pH 值应≥6.5，如 pH 值<6.5 需增加碳酸氢钠与别嘌醇的使用，以抑制尿酸形成；按医嘱正确及时使用尿路保护剂如美司钠，该药可与丙烯醛结合成硫醇并降低 4-羟基代谢产物的降解速度，从而减低膀胱毒性；准确记录每天尿量，如入水量已够但尿量仍少，应给予利尿药，注意观察尿液颜色；大剂量甲氨蝶呤应用时可导致急性肾功能不全，解决方法是水化和尿液碱化，当甲氨蝶呤用量高达需要用亚叶酸钙解救的剂量时，应给予碳酸氢钠碱化尿液，保持尿量每小时在 100mL 以上。

● **如何为该患者做好健康宣教？**

答：健康宣教内容如下。

（1）向患者讲解化疗护理的常识　包括化疗药物的类别，不同药物对给药时间、剂量、浓度、滴速、用法的不同要求；有些药物需要避光；化疗药物可能发生的毒副作用的症状；出现口腔溃疡或恶心、呕吐等消化道不适时仍需坚持进食的重要性；化疗造成的脱发并不影响生命器官，化疗结束后就会长出头发。

（2）教会患者化疗时的自我护理　进食后用生理盐水漱口，用软毛牙刷刷牙，如有牙龈出血，改用手指缠绕纱布清洁牙齿；化疗时和化疗后两周内是化疗反应较重的阶段，不宜吃损伤口腔黏膜的坚果类和油炸类食品；为减少恶心呕吐，避免吃油腻的、甜的食品，鼓励患者少量多餐，每次进食以不吐为度，间隔时间以下次进食不吐为准；与家属商量根据患者的口味提供高蛋白、高维生素、易消化饮食，保证所需营养的摄入及液体的摄入。由于白细胞下降会引起免疫力下降，特别容易感染，指导患者应经常擦身更衣，保持皮肤干燥和清洁，在自觉乏力、头晕时以卧床休息为主，尽量避免去公共场所，如非去不可应戴口罩，加强保暖。如白细胞低于 $1.0 \times 10^9 / L$，则需进行保护性隔离，告知患者和家属保护性隔离的重要性，使其理解并能配合治疗。

● **作为责任护士，如何为该患者做好心理护理？**

答：认真倾听患者诉说恐惧、不适及疼痛，关心患者以取得信任，并让患者和家属与病房同病种的、治疗效果满意的患者相互交流。提供本科室治疗绒毛膜癌的治愈率及相关信息，增强患者战胜疾病的信心。鼓励患者克服化疗不良反应，帮助患者度过脱发等所造成的心理危险期。

● **如何为该患者做好出院指导？**

答：出院指导内容如下。

（1）注意休息，加强营养，进食高蛋白、高维生素、易消化的食物。

（2）注意外阴清洁，防止感染。

（3）出院后严密随访，第 1 次在出院后 3 个月，然后每 6 个月 1 次至 3 年，此后每年 1 次直至 5 年，以后 2 年一次。随访期间需严格避孕，应于化疗停止 $\geqslant 12$ 个月方可妊娠。最好采取工具避孕。

❀ **【护理查房总结】**

绒毛膜癌继发于流产、足月妊娠、异位妊娠后，其恶性程度极高，在化疗药物问世以前，其病死率高达 90% 以上，现由于诊断技术的进展及化学治疗的发展，绒毛膜癌患者的预后已得到极大的改善。在以后的工作中我们还应注意以下几点：

（1）密切观察病情变化及用药后反应，及时追查各项化验结果，发现异常及时和医师联系。

（2）加强健康教育力度，及时为患者提供帮助。

（3）了解营养支持的重要性，预防水电解质紊乱。

（4）掌握各种化疗药物的毒副作用，严格按医嘱用药，防止化疗并发症的发生。

（罗　煜　万里知）

查房笔记

病例 12 · 功能失调性子宫出血

【病历汇报】

病情 患者 48 岁，因"月经紊乱 2 年，不规则阴道流血 40 天"入院。患者 5 个月前无明显诱因出现经期延长，由原来 3～4 天延长至 6～7 天，经量增多，每天需用卫生巾 5 张，每次均湿透。患者自以为月经不调，1 年前曾因经量增多，经期延长，在当地就诊，于药物调经及诊刮治疗（具体不详），自诉口服调经药物 3 个月后病情稍有好转，经期正常。此次于 40 天前无明显诱因出现阴道流血，量明显多于平时月经量，色鲜红，有血块，无腹痛，并自觉头晕、乏力。于 20 天前就诊于当地医院给予药物治疗（具体不详）。治疗后症状较前好转，但阴道流血仍然淋漓不尽，为求进一步诊治而来我院。妇科门诊给予分段诊刮术，刮出物做病理学检查，结果回报宫腔增生期子宫内膜、部分增生紊乱。患者为求手术治疗，门诊以功能失调性子宫出血收入我科。既往 2014 年 6 月发现"支气管哮喘"自诉已治愈，18 年前因"阑尾炎"行阑尾切除术。否认重大创伤史，否认"肝炎""结核"等传染病及接触史，否认输血史及药敏史，预防接种史不详。月经史：13 岁初潮，3～4 天/28～30 天，LMD 2018 年 3 月 20 日，量中等，色红，无痛经，无血块，白带正常无异味。配偶体健，夫妻关系和睦，G_3P_1，现存 1 男，体健。入院完善相关检查，血常规提示血红蛋白 55g/L，患者重度贫血，给予输入同型浓缩红细胞 4U，纠正贫血。复查血红蛋白 78g/L。无明显手术禁忌，行全麻下诺舒阻抗控制子宫内膜切除术。术后予以补液、预防感染、纠正贫血等对症支持治疗。患者术后恢复好，有轻微腹痛，少量阴道流血、流液情况。

护理体查 T 36.5℃，P 95 次/分，R 20 次/分，BP 100/73mmHg。神志清楚，查体合作。腹软，无压痛。阴道有少量流血。

辅助检查

（1）血常规　白细胞 $5.2\times10^9/L$；红细胞 $3.92\times10^{12}/L$；血红蛋白 $86g/L$；血小板 $220\times10^9/L$。

（2）TCT　未见上皮内病变及恶性肿瘤细胞；炎症。

（3）妇科彩超　子宫稍大；宫颈稍大，多发子宫颈腺囊肿。

（4）病理学检查　宫腔增生期子宫内膜，部分增生紊乱。

入院诊断　①功能失调性子宫出血；②重度贫血。

主要的护理问题

（1）疲乏　与子宫异常出血所致的继发性贫血有关。

（2）有感染的危险　与阴道不规则流血、流血量多所致重度贫血、机体抵抗力降低有关。

（3）潜在并发症　宫腔感染、DIC、心力衰竭等。

目前主要的治疗措施

（1）预防感染、补液等对症支持治疗。

（2）监测血常规。

（3）必要时再行输血治疗，纠正贫血。

护士长提问

● **什么是功能失调性子宫出血？**

答：功能失调性子宫出血，简称功血，是一种常见的妇科疾病，是由于神经内分泌系统调节机制失常而引起的子宫异常出血。功血又分为无排卵性功血和有排卵性功血，约85%的患者属于无排卵性功血。功血可发生在月经初潮至绝经间的任何年龄，20%发生在青春期，30%发生在育龄期，50%发生在绝经过渡期。主要发生在青春期及绝经过渡期，排卵性功血多见于生育期妇女。

● **功能失调性子宫出血有何临床表现？**

答：（1）无排卵性功血　有各种不同的临床表现，最常见的症状是子宫不规则出血，特点如下。

① 月经稀发：周期≥40 天的不规则性子宫出血，常伴月经过少。

② 月经频发：周期≤21 天的不规则性子宫出血，常伴月经过多。

③ 月经不规则：指月经周期不规则，而经量不多者。

④ 子宫不规则出血：指月经周期不规则并伴经量过多、经期延长者。

⑤ 月经过多：指经量过多和（或）伴经期延长但有规律的周期性子宫出血。

⑥ 月经过少：指月经周期规律，仅经量减少者。

（2）排卵性功血

① 黄体功能不足：表现为月经前期少量阴道出血，月经周期可缩短或正常。有时月经周期虽在正常范围内，但卵泡期延长，黄体期缩短，患者不易受孕或易早期流产。排卵性功血患者虽然月经紊乱，但多尚有月经周期性；而无排卵性功血，常会有周期长短不同。

② 子宫内膜不规则脱落：表现为月经期延长和月经量增多，可长达 9～10 天，月经后持续少量出血，月经周期也可正常。因黄体功能不正常而不易妊娠或易流产。黄体功能不足与子宫内膜不规则脱落可同时存在，表现为月经异常与经前、经后淋漓出血。

● 功能失调性子宫出血的病因有哪些？其发病机制是什么？

答：（1）病因　是指促性腺激素或卵巢激素在释放或调节方面的暂时性变化。正常月经的周期、持续时间和血量表现出明显的规律性和自限性，当机体内部和外界因素（如精神紧张、恐惧、忧伤、环境和气候骤变、过度劳累及其他全身性疾病等）均可通过大脑皮质和神经递质，影响下丘脑-垂体-卵巢轴之间的相互调节，使卵巢功能失调，引起月经紊乱。

（2）发病机制

① 无排卵性功血：是由单一雌激素的作用，无孕酮对抗而引起的出血，分为雌激素撤退性出血和雌激素突破性出血；后者又分

为低雌激素水平和高雌激素水平突破性出血两种类型。

a. 雌激素撤退性出血：卵泡发育，产生雌激素，在单一雌激素的持久刺激下，子宫内膜增生过快，若有一批卵泡闭锁，或由于大量雌激素对 FSH 的负反馈作用，使雌激素水平突然下降，内膜因失去雌激素支持而剥脱出血，与给予外源性雌激素撤药后所引起的出血相似。

b. 雌激素突破性出血：可分为以下两种。

• 低雌激素水平突破性出血：低水平雌激素维持在阈值水平或以下，因雌激素低、内膜修复慢，表现为间断性少量长时间出血。

• 高雌激素水平突破性出血：高水平雌激素较长时期维持在有效生理浓度，使内膜增生、增厚，引起长时间或短时间的闭经，因无孕激素参与，内膜增厚但不牢固，易发生急性突破性出血，其出血的特点是可能在短期闭经后、大量和较长时间出血。

② 有排卵性功血：黄体过早退化致黄体期过短、月经频发；或为黄体萎缩不全、孕酮持续分泌致黄体期（经前）出血、经期延长、淋漓不止；或为两者兼而有之。机制是雌、孕激素分泌不足，尤孕酮分泌不足，以使子宫内膜完全分泌化，腺体、间质和血管发育不成熟，且由于雌、孕激素非同步性撤退，而造成子宫内膜不规则剥脱和异常出血。

● 功能失调性子宫出血的治疗原则是什么？

答：出血期间应迅速有效地止血，止血后调整建立正常月经周期，防止复发及改善一般情况，纠正贫血。治疗中要区别排卵性和不排卵性，根据患者年龄、病程长短、出血量多少、与上次出血时间关系、患者体质差异、对生育的要求而分别制订相应的方案，预防复发及远期并发症。治疗可分阶段进行，对青、中年患者以达到恢复排卵为目标，青春期少女和生育期妇女应以止血、调整周期、促使卵巢恢复功能和排卵为原则。更年期妇女止血后则以调整周期、减少出血、防止复发为重点。育龄期有排卵性有生育要求者，应促使其健全黄体功能。对于急性出血过多者，刮宫术是迅速有效的止血法，同时刮出子宫内膜做病理学检查又有助于诊断。绝经过渡期患者有必要做分段诊刮以排除癌变。青春期及未婚患者一般不做诊刮。更年期妇女且严重贫血者，可以考虑手术切除子宫。对其他绝大多数功血患者而言，中西医结合治疗效果好，在医师具体指导下，有针对性地适时、适当的激素治疗必不可少。在出血期间患者应稳定情绪，适当休息，加强营养，还应注意忌食辛辣食物，以防加重出血。

针对功能失调性子宫出血这一疾病，目前临床上的治疗方法有哪些？

答：依患者年龄、功血类型、内膜病理、生育要求确定治疗原则、方法、药物和监测。目前的功血治疗方法包括止血治疗、调整月经周期、诊断性刮宫和手术治疗。

（1）止血治疗　首先采用大量雌激素或雌、孕激素联合用药。根据出血量采用合适的制剂和使用方法。大量出血时要求6～8h内见效，24～48h内出血基本停止，若96h以上仍不止血，应考虑有器质性病变存在的可能。主要治疗药物为苯甲酸雌二醇、结合雌激素及戊酸雌二醇。

（2）调整月经周期　血止后，须恢复正常的内分泌功能，以建立正常月经周期。常用的调整月经周期方法有3种：①雌、孕激素序贯疗法；②雌、孕激素合并使用法；③后半周期疗法。

（3）诊断性刮宫　为最常用的方法，既能明确诊断，又能迅速止血。绝经过渡期出血患者以止血、调整周期、减少经量、防止子宫内膜病变为治疗原则。年龄＞40岁的妇女、具有子宫内膜癌的高危因素或子宫内膜厚度＞12cm者，应先行诊刮再选择激素治疗，以排除宫腔内细微器质性病变。

（4）手术治疗

① 子宫内膜切除术：利用宫腔镜下电切割、激光切除子宫内膜，诺舒阻抗控制子宫内膜切除术，采用滚动球电凝或热疗等方法。适用于经量多的绝经过渡期妇女和经激素治疗无效且无生育要求的患者。

②子宫全切术：对激素治疗效果不佳或无效，并了解所有治疗功血的可行性方法后，可由患者和家属知情选择接受子宫切除。

怎样指导患者了解诺舒阻抗控制子宫内膜切除术？

答：应用诺舒（NovaSure）阻抗控制系统行子宫内膜切除术是治疗月经过多的有效手术方式。国内于2010年开始使用诺舒，且取得了满意的疗效。

诺舒子宫内膜切除术即射频阻抗控制子宫内膜切除系统，是通过三维双极作用探头和射频阻抗控制器实施的手术操作。其工作原理是：在手术操作时，双极探头能够定向发出波长不等的射频电波，与子宫内膜及其下2～3mm的子宫肌层作用后，能够使组织内水分瞬间高速振荡、升温、汽化，引起细胞破裂蒸发，使子宫内膜出现变性、坏死、溶解、脱落后排出，最后创面被纤维组织修复。该系统通过监测组织电阻以控制内膜去除的深度，一旦到达子宫肌层，组织电阻达50Ω时自动切断电源，停止传输能量，即不根据时间和温度，而是根据组织的生理特性进行监测。基于上述阻抗原理，该系统能安全、有效、精准、简单、快捷地消除子宫内膜，可自动监测患者有无子宫穿孔，增强手术安全性。另外，因诺舒在静脉麻醉或局部麻醉下即可进行，有手术操作过程简单、手术时间短、严重手术创伤发生率低等优点，使其成为月经过多伴有严重合并症患者的首选。

多数患者对这一治疗技术过程了解甚少，怀疑手术效果，担心疼痛，在治疗前易产生紧张、恐惧心理，为了保证患者以稳定的情绪接受治疗，应耐心向其解释该技术并介绍治疗方法。同时寻求患者家属情感支持，以解除思想顾虑，消除紧张，主动配合以达到预期目标。

诺舒阻抗控制子宫内膜切除术术前应做哪些检查？其适应证和禁忌证有哪些？

答：（1）诺舒阻抗控制子宫内膜切除术术前应做的检查 超声/宫腔镜检查，排除宫内病变及宫腔畸形；细胞学检查；内膜活

439

检，可以与细胞学检查一起做，排除内膜恶性病变；血液检查，排除妊娠、传染病、感染。

（2）适应证

① 无生育要求且排除妊娠。

② 子宫腔深度为 4～10cm，宫腔宽度＞2.5cm。

③ 宫腔内无超过 2cm 的病理组织改变或宫内节育器。

④ 不存在子宫薄弱的解剖或病理情况。

⑤ 排除急性生殖系统或泌尿系统感染。

⑥ 要求保留子宫。

⑦ 取子宫内膜活检并经病理学检查证实无子宫内膜癌或癌前病变。

（3）禁忌证

① 已妊娠或有生育要求的患者，已证实或怀疑有子宫内膜癌或癌前病变。

② 双角子宫或曾接受过子宫内膜切除术的患者。

③ 存在子宫薄弱的解剖或病理情况，如古典式剖宫产史或子宫肌瘤剔除术。

④ 急性生殖道或泌尿道感染，急性盆腔炎患者。

⑤ 目前子宫内置宫内节育器。

⑥ 宫腔小于 4cm；消融器测定的宫腔宽度＜2.5cm。

● **术前应该采取哪些措施纠正贫血以更好地配合手术治疗？**

答：（1）患者体质较差，应该加强营养，改善全身情况，可补充铁剂、维生素 C 和蛋白质。成人体内大约每 100mL 血中含 50mg 铁，行经期妇女，每天约从食物中吸收铁 0.7～2.0mg，经量多者应额外补充铁剂。让患者多食用含铁丰富的食物，如猪肝、豆角、菠菜、蛋黄、胡萝卜等。按照患者的饮食习惯为其制订适合的饮食计划，保证患者获得足够的营养。

（2）观察并记录患者的生命体征、出血量，嘱咐患者保留出血时使用的会阴垫或内裤，以便准确地估计出血量。

（3）正常人的血红蛋白含量是 110～150g/L，患者血红蛋白

55g/L，属于重度贫血。要遵医嘱做好配血、输血、止血等措施；同时严密观察患者有无感染的征象，如体温、脉搏、子宫体压痛等；检测白细胞计数和分类；保持患者会阴局部清洁。如有感染征象，应及时告知医师并遵医嘱使用抗生素治疗。

作为责任护士应该给患者提供怎样的术后宣教及心理护理？

答：（1）术后宣教

① 嘱患者术后 6h 卧床休息，取平卧位或仰卧位。保证充足的睡眠，防止体力消耗。术后 24～48h 即可恢复正常生活。

② 观察并记录患者的生命体征及意识状态，尤其要观察腹痛及阴道出血情况。做好给氧、输液及输血准备。

③ 做好局部清洁卫生，勤换、勤洗会阴垫和内裤，便后应冲洗外阴，保持外阴清洁，防止上行感染。留置尿管的患者应做好会阴抹洗护理。

④ 告知患者注意观察腹痛，阴道流血、排液情况并及时告知医师。

⑤ 术后 1 个月禁止盆浴、性生活，可淋浴或擦浴。

（2）心理护理

① 帮助患者认识疾病，消除对疾病的顾虑，主动介绍有关月经的生理卫生知识，针对不同的对象树立疾病可以治愈的信心。

② 耐心倾听患者的诉说，了解患者的疑虑。

③ 护士应鼓励患者表达其内心感受，向患者解释病情及提供相关信息，帮助患者澄清问题，解除思想顾虑，摆脱焦虑。

④ 可交替应用放松技术，如看电视、听音乐、看书等分散患者的注意力。

患者术后可能出现哪些并发症？如何有效预防？

答：术后可能出现疼痛、发热、阴道出血及阴道排液等并发症。

（1）疼痛 患者术后 24h 内出现不同程度的腰腹痛、下腹坠胀感，部分患者经心理安慰、腰骶部按摩后缓解，个别患者可遵医嘱使用镇痛药，如使用曲马朵（曲马多）注射液或盐酸哌替啶注射液肌内注射。

（2）发热　患者术后若出现发热，但体温不超过 38.5℃，向患者解释发热为术后产生的吸收热，不需要特殊处理，可自行消退。

（3）阴道出血及阴道排液　密切观察阴道出血及阴道排液情况，遵医嘱给予抗生素预防感染。一般术后阴道会有少量出血，1个月内有少量排液。指导患者勿紧张，可口服抗生素，并做好个人卫生，保持外阴清洁，勤换内裤。

怎样对患者做好出院宣教？

答：（1）告知患者出院后注意个人卫生。每日要清洗会阴部 1～2 次，并勤换内裤；劳逸适度，尽量避免精神过度紧张。

（2）术后应加强食补，多食清淡高营养的食物，可补充铁剂、维生素 C 和蛋白质，改善全身情况。用铁锅炒菜、口服含铁剂的药物（如硫酸亚铁口服液等），增加铁剂，改善贫血状况。可为患者制订饮食计划，保证患者摄取足够的营养，以促进身体早日康复。

（3）术后 4～6 周禁盆浴及性生活，避免重体力劳动，定期复查。如有发热、腹痛、阴道出血量多及时就诊。

【护理查房总结】

功能失调性子宫出血是妇科常见病、多发病。它所引起的痛经、贫血、易疲劳和焦虑，对女性的身心都造成了极大的伤害。我国很多妇女正在经受着月经过多的困扰。月经过多导致长期疲乏、贫血、运动受限和性生活不便，以至于正常工作受到影响，使得生活质量下降，幸福指数降低。患者所行的诺舒阻抗控制子宫内膜切除术是用于治疗功能异常性子宫出血的一种先进技术，可以在经期或大量出血时施术，平均 90s 完成手术，即刻止血，具有手术时间短、术后疼痛及不适感较低、术后恢复快、安全性能高等优点。

通过此次护理查房，让护理人员对功能失调性子宫出血的病因、疾病的发展、转归有了进一步的认识，尤其是在诺舒阻抗控制子宫内膜切除术的开展及临床护理工作方面总结了宝贵的经验，对指导今后的护理工作起到了很好的作用。

此外，还应重点做好以下工作。

（1）要求医护人员熟悉并掌握诺舒阻抗控制子宫内膜切除术的知识及临床运用，熟练掌握这一新技能是积极开展新技术的有力保证。

（2）严密监测患者术后生命体征及各项生化指标的变化，预防各种并发症。

（3）诺舒阻抗控制子宫内膜切除术是一项新技术，患者缺乏相关知识会产生恐惧、紧张感，术前要建立良好的护患关系，取得患者的信任与配合；术中应严密观察患者的各项生命体征变化及反应，及时做出处理。做好术中配合及术后预防是增强护理效果、提高护理质量的关键。

（周 鑫）

查房笔记

病例 13 • 卵巢过度刺激综合征

🌸【病历汇报】

病情　患者 27 岁，因"胚胎移植术后 15 天，腹胀痛 9 天"收入住院。患者既往月经规则，3 天/30 天，量中等，轻度痛经，不影响日常活动。患者因有正常性生活未避孕未孕 2⁺ 年，遂来我院要求辅助生殖。2 个月前在我院 B 超检查盆腔未发现异常。LMP 2016 年 12 月 6 日，31 天前在我院生殖中心促排卵治疗 11 天后，18 天前取卵，15 天前移植胚胎 2 枚。9 天前患者出现左下腹部疼痛，伴剑突下胀痛，感恶心，无呕吐，无肛门坠胀感，未处理。6 天前开始出现上腹部压痛，并感腹胀、气促，且上述症状逐渐加重，于 3 天前就诊于我院，行血 HCG 检查示 275.5IU/L。B 超检查后考虑卵巢过度刺激综合征（轻度），予羟乙基淀粉氯化钠静滴 3 天，上述症状无明显改善。再次来院行 B 超检查示子宫稍大（宫腔上段可见 0.5cm 宽的液暗区，近左侧宫角处另见 0.4cm×0.1cm×0.2cm 大小的液暗区），双侧卵巢增大（左卵巢 8.7cm×6.6cm，右卵巢 7.2cm×5.7cm），盆腹腔内大量积液（盆腹腔内可见游离液暗区，最深处 12.5cm，左右侧髂部游离液暗区分别为 3.7cm、4.6cm，肝前、左上腹、右上腹分别可见 1.9cm、8.0cm、5.3cm 深的游离液暗区）。考虑卵巢过度刺激综合征（中度）住院治疗。患者起病来，感恶心，无呕吐，感呼吸困难、乏力，精神饮食睡眠一般，无阴道流血及无肛门坠胀感，小便量少，有尿痛，无尿频、尿急，大便正常，移植后体重增加 5kg。入院后积极完善相关检查，予以监测生命体征和腹围变化，记录 24h 出入水量，予白蛋白提高血浆渗透压、右旋糖酐-40 扩容纠正血容量及补液治疗，维持水电解质、酸碱平衡。目前患者住院治疗 8 天，病情较前已明显好转，除稍感腹胀外，无其他不适，精神睡眠可，大小便正常。患者既往体健，否认高血压、糖尿病及传染病史，家族中无特殊病史。

护理体查 T 36.5℃，P 72 次/分，R 19 次/分；体重住院时 62kg，目前 58kg；腹围住院时 93.5cm，目前 89cm。神志清楚，查体合作。面色及眼睑、口唇黏膜正常，无发绀。腹平软，无压痛及反跳痛，移动性浊音阳性，双下肢、会阴水肿（一）。24h 出量为 1710mL，入量为 1883mL。

辅助检查

（1）实验室检查 住院时血 HCG 275.5IU/L，目前血 HCG 3692IU/L。

（2）血常规 白细胞 10.3×10^9/L，血红蛋白 106.0g/L，中性粒细胞百分比 66.1%。

（3）肝胆脾双肾 B 超 双侧胸腔积液（左右胸腔分别可见 2.7cm、5.9cm 深的液暗区）；腹腔积液（左右腹腔分别可见 4.2cm、6.8cm 深的液暗区）。

入院诊断 ①卵巢过度刺激综合征（中度）；②体外受精-胚胎移植（IVF-ET）术后；③早早孕。

主要的护理问题：

（1）体液过多 与毛细血管通透性增加，体液积聚于组织间隙，引起腹水、胸水有关。

（2）活动无耐力 与低蛋白白血症、腹水有关。

（3）焦虑 与担心疾病预后有关。

（4）潜在并发症 血栓形成、卵巢扭转或破裂、会阴水肿、全身皮肤水肿或肺水肿。

目前主要的治疗措施

（1）继续监测生命体征变化，体重及腹围变化，记录 24h 出入水量。

（2）补充白蛋白维持胶体渗透压，右旋糖酐-40 扩容纠正血容量治疗及对症支持治疗。

（3）复查血尿常规、肝肾功能、电解质、血 HCG。

（4）予高蛋白饮食。

护士长提问

什么是卵巢过度刺激综合征？其发生的主要原因有哪些？

答：卵巢过度刺激综合征（ovarian hyper stimulation syndrome, OHSS）是辅助生殖技术促排卵治疗的较常见并发症，属医源性疾病，多为双侧卵巢被激发过度，常发生在取卵后（2.72 ± 3.07）天、移植后（7.74 ± 4.73）天和常规促排卵肌内注射 HCG（11.17 ± 6.98）天后，妊娠使得病程延长。OHSS 分轻、中、重度，发生率为 20.0%，其中中、重度发生率为 1%～10%。

OHSS 的发病机制尚不完全清楚，可能与多种因素有关。绒毛膜促性腺素的使用是触发 OHSS 发生的重要因素。高表达的血管内皮生长因子、一些炎性介质及细胞因子、高水平的雌、孕激素以及卵巢内与肾上腺无关的肾素-血管紧张素-醛固酮系统可能与之有关。

发生卵巢过度刺激综合征的高危因素有哪些？

答：（1）易发生于既往有 OHSS 发生史、多囊卵巢综合征、体质瘦弱者及年轻妇女（年龄<35 岁）等卵巢过度敏感的高危人群。

（2）应用 HCG 诱导排卵。

（3）HCG 注射时卵泡数量过多则 OHSS 发生率增加。

（4）血清雌二醇（E_2）水平的绝对升高或增长速度加快。

卵巢过度刺激综合征有哪些临床表现？

答：根据临床表现及实验室检查，可将 OHSS 分为轻、中、重度，各度临床表现如下。

（1）轻度 症状及体征通常发生于注射 HCG 后 7～10 天，主要表现为下腹不适、沉重感或轻微下腹疼痛，伴食欲缺乏，略有疲乏。血雌二醇（E_2）水平≥1500pmol/mL，B 超检查卵泡不少于10 个，卵巢增大直径可达 5cm，有或无卵泡囊肿/黄体囊肿。

（2）中度 有明显下腹胀痛、恶心呕吐、口渴，偶伴腹泻；腹围增大；血 E_2 水平≥3000pmol/mL，卵巢增大明显，卵巢径在5～10cm，腹水＜1.5L。

（3）重度 腹水明显增加，腹胀痛加剧，口渴、尿少，恶心呕吐、腹胀甚至无法进食，疲乏、虚弱、冷汗甚至虚脱；因大量腹水而使膈肌升高或胸水致呼吸困难，不能平卧；卵巢直径＞12cm，体重增加≥4.5kg。严重者可出现急性肾功能衰竭、血栓形成及成人呼吸窘迫综合征，甚至死亡。

如未妊娠，月经来潮前临床表现可停止发展或减轻，此后上述表现迅速缓解并逐渐消失。

针对卵巢过度刺激综合征引起的病理生理变化，临床上常见的处理方法有哪些？

答：（1）轻度 OHSS 具有自限性，可在门诊严密随访观察。

（2）对中度患者适当干预，重度者给予积极治疗。停用任何性腺激素（包括 HCG），给予黄体酮代替 HCG。

（3）纠正血容量 使用白蛋白、右旋糖酐-40，并严格控制入量，保持在 1L/d，以防增加胸腹水使病情加剧。

（4）处理胸、腹水 超声引导下胸穿或腹穿，严重时同时抽出卵巢黄素囊肿液，以减少进入血液循环的 E_2 量。

（5）改善血管透性 用抗组胺药有助于保持血容量。一般增大的卵巢无需手术可自行消退，但须注意破裂、出血或扭转的发生，必要时手术治疗。全身状况不良时应注意预防感染，严重者果断终止妊娠。

对卵巢过度刺激综合征患者的护理重点有哪些？

答：（1）观察生命体征。定时测量记录体温、呼吸、脉搏和血压，必要时监测血氧饱和度，观察患者神志，观察有无呼吸困难、胸闷、气促等。

（2）定期观察患者皮肤温、湿度，监测双下肢水肿情况、腹围和体重的变化情况。

（3）准确记录24h出入量，特别是尿量的变化。出入量的改变反映病情的变化，特别是肾功能的改变，并给补充液体提供依据。嘱患者及其家属正确记录食物类别及量，每日饮入量应用有刻度的杯子准确记录，尿量用专用量杯记录，以确保出入量记录的及时、完整、准确。

（4）准确留取检验标本，采用多种监测手段，包括血液中激素水平、血常规、电解质、肝肾功能、凝血功能测定，测量次数为1次/2天，必要时每日测量。B超监测卵巢大小，胸、腹水多少，妊娠情况等。

（5）观察腹痛及阴道流血。腹痛是卵巢过度刺激综合征主要的临床表现，如患者诉腹痛，必须严密观察腹痛的部位、性质，排除卵巢肿块扭转和卵巢破裂。有阴道流血时应密切观察有无先兆流产；阴道少量流血时，使用无菌卫生垫，每日会阴擦洗2次，保持清洁干燥，预防感染；阴道流血量多，如超过月经量时，注意有无组织物排出，如有则保留标本送检，并报告医师处理。

监测腹围和体重是了解卵巢过度刺激综合征患者病情的重要方面，该如何准确测量？

答：嘱患者每天清晨空腹时测量，为治疗提供参考依据。为保证测量值准确，每日清晨，患者最好能在固定时间排空大小便、未进食水、穿单衣裤时测量，并规范一种体位（立位、坐位、半卧位或平卧位）。测量腹围时，患者取平卧位，两手放于身体两侧，两腿平伸，量尺以脐部为起止点，切面与躯干长轴垂直，统一规定呼气末或吸气末测量。

卵巢过度刺激综合征患者要积极补充晶体（如钾）和胶体（如右旋糖酐-40、白蛋白）液体，作为责任护士该如何做好输液护理？

答：（1）遵医嘱准确用药，合理安排输液顺序，先用白蛋白纠正低蛋白血症，然后输右旋糖酐-40扩容，再输抗生素，在扩容基础上最后慎用利尿药。每日静脉补液量限制在1000mL，尿量维持在30mL/h以上。

（2）严格控制补液速度，控制在100～150mL/h为宜。必要时使用输液泵控制输液速度，保持有效的血容量，防止输液过快致血液浓缩迅速逆转为血液稀释，在肾滤过功能恢复以前，游离的水又返回组织间隙。

（3）应用白蛋白时应严密观察并控制滴速，一般20～30滴/分，预防并及时处理过敏反应。白蛋白静滴前后用生理盐水冲管，也应严格控制输入量，输液管冲完即可。

（4）应用右旋糖酐-40时注意有无过敏反应的发生；右旋糖酐-40可减少血小板的黏附性，因此在合并出血的患者中禁用。

（5）若出现入量明显大于出量时，应高度重视，将所测的结果及时报告医师，以便及时调整当天用药及治疗方案。

如果胸腹水严重须行穿刺引流，如何做好胸腹水穿刺引流的护理？

答：（1）术前向患者讲解穿刺术的目的与注意事项，指导患者正确配合手术，保持良好的心态，放松紧张情绪。

（2）协助患者取半坐卧位，备齐所需物品，配合医师放液，严格执行无菌操作，穿刺前应用0.5%络合碘行阴道冲洗，以免引起感染。严格控制腹水引流量及速度，引流量根据病情决定。胸腔穿刺首次抽液不要超过700mL，后续每次抽液量不超过1000mL；腹腔穿刺抽吸腹腔积液不超过1500mL，首次放腹腔积液不超过1000mL；放胸、腹水后穿刺点用无菌敷料包扎，观察穿刺点有无渗血、渗液，并做好护理记录；同时嘱患者卧床休息，腹部置沙袋或使用腹带压迫 4h,以防腹腔内压骤降。

(3) 穿刺期间专人守护,保持引流管通畅,严密观察患者面色、心率、脉搏、血压情况,注意有无咳嗽、呼吸困难、胸痛、腹痛并及时吸氧;定时观察引流液的性状和量,并做好记录。

(4) 对反复穿刺放液的患者应严密监测体温的变化及腹部穿刺处有无红肿,同时遵医嘱使用抗生素预防感染。

● **该患者还有可能会出现哪些问题?应采取哪些预防措施?**

答:该患者有可能出现以下问题。

(1) 血栓形成　嘱患者避免长期静坐,鼓励其翻身、活动。由于患者血流缓慢,可定时进行足部及下肢热敷、按摩,促进下肢静脉回流,尤其肥胖患者要预防深部静脉血栓形成。血液持续浓缩的患者要注意观察有无肢体局部知觉改变、疼痛、肿胀等。

(2) 卵巢扭转或破裂　患者卵巢增大,应避免一切增加腹压的因素。护理操作轻柔,勿用力按压腹部;变换体位时动作轻柔缓慢,禁止盆、腹腔检查,禁止重压及激烈运动;保持大便通畅,避免腹压增高压迫卵巢导致卵巢破裂。腹痛是 OHSS 主要的临床表现。因此,必须严密观察腹痛部位、性质,排除卵巢蒂扭转和卵巢破裂。如患者腹痛加剧,拒绝按压时,应警惕破裂并及时处理。

(3) 会阴水肿、全身皮肤水肿或肺水肿

① 会阴水肿:可用 50%硫酸镁做会阴湿敷,可改善症状。

② 全身皮肤水肿:要防止皮肤破损,做好皮肤护理,防止感染。

③ 肺水肿:患者如出现咳嗽,并咳出粉红色泡沫样痰时,要警惕肺水肿并报告医师。静脉输液时应控制补液的滴速,预防肺水肿。

● **如何为该患者做好心理支持?**

答:该患者因不孕行促排卵及胚胎移植手术后出现腹胀、胸闷、恶心呕吐,及明显的焦虑、紧张害怕情绪,因此心理护理是保证治疗顺利的重要措施。将患者安排在单间病房,备好氧气,主动与患者交流，向患者讲解 OHSS 是使用促排卵药物后引起的并发症，只要积极配合治疗会很快好转。如果患者因腹胀、胸闷不愿也不宜多说话时，责任护士应采取抚摸及眼神的交流沟通方式，并让成功治愈在院的病友现身说教，以保证患者以最佳心理状态配合治疗；同时做好家属特别是其配偶的思想工作，关心患者、理解患者，使其缓解心理压力，增加战胜疾病的信心。

● **该患者还存在哪些护理问题？**

答：还存在的护理问题主要是知识缺乏，包括缺乏 OHSS 的疾病、预防保健和出院后孕期保健知识。

● **在针对该患者的护理上还存在哪些不足？**

答：饮食指导不全面：患者由于胸、腹腔积液，感觉腹胀、食欲欠佳，饮食上应鼓励患者进食，少量多餐（6～8 次/天），进食高蛋白、高热量、富含维生素、低脂肪易消化、清淡的饮食，多食新鲜蔬菜和水果。食物应新鲜可口，无刺激性，忌辛辣、油腻、生冷、煎炸食物；限制钠的摄入，蛋白质以 1～1.5g/kg 为宜，尤其是以蛋类、鱼类等高蛋白为佳，如鱼汤、鸡蛋等。因限制钠的摄入，患者感到食物淡而无味，可添加柠檬和食醋等调味。同时鼓励其每天进食约 1000mL 高浓度鱼汤，高浓度鱼汤既价廉又易吸收。

● **该患者身体正处于顺利康复之中，如何有针对性地做好出院前的指导？**

答：（1）指导患者出院后按时服用保胎药，保持愉快心情。同时注意休息，保证足够睡眠。

（2）合理饮食，多吃高热量、高维生素、高蛋白、低盐易消化食物。

（3）出院后应按时进行产科门诊定期检查（每周），每天监测腹围、体重，如有腹痛、腹胀、阴道流血等应及时就诊。

（4）门诊监测血 HCG 变化，一周后复查 B 超，若异常应随诊。

（5）保持会阴部清洁，禁性生活3个月。

🍀【护理查房总结】

OHSS是现代辅助生殖技术中常见的医源性并发症，一旦发生则给患者造成很大的痛苦及经济负担。通过此次护理查房，认识到术前健康宣教的重要性。对OHSS患者要做好治疗前的健康教育，让患者了解OHSS的病因、生理改变、可能出现的症状及并发症。一旦出现OHSS，嘱患者不必惊慌，应主动与护理人员配合治疗。护士在护理时要熟练掌握治疗方法与护理措施，重视患者的心理护理，帮助患者提高自我监护的能力。

（刘　洋）

查房笔记

病例 14 · 子宫内膜异位症

【病历汇报】

病情　曹女士，28 岁，因痛经 4 年余，加重 3 个月，要求治疗入院。2014 年开始出现经期腹痛，于月经前 2~3 天开始持续到月经第 1 天，并伴乏力、怕冷、腰酸等不适，尚可忍受，无需服镇痛药，无恶心呕吐、腹痛、腹泻等不适，未予以重视。2015 年因经期腹痛加重，难以忍受，就诊于当地医院，查 B 超发现"左附件巧克力囊肿"（未见单），自诉予以抗炎等对症支持治疗后好转。随后仍有经期腹痛，但尚可忍受，未予以重视，近 3 个月出现经期腹痛呈进行性加重，伴乏力、出汗、腰酸等不适，难以忍受，要求诊治，遂就诊于我院门诊，门诊查妇科彩超示子宫右方可见 1.7cm×1.2cm×1.4cm 的低回声，边界清，左卵巢囊性包块 7.5cm×6.0cm×5cm，包膜完整，透声差，边界清，提示：①右侧阔韧带小肌瘤？②左卵巢囊肿：巧克力囊肿？患者要求手术治疗。遂入住我院，患者既往 2013 年早孕行人工流产术 1 次，近 2 年未避孕未怀孕，否认其他病史，否认食物药物过敏史，家族中无特殊遗传病史。月经史：初潮年龄 12 岁，4~5 天/28~30 天，LMD 2018 年 11 月 1 日，有痛经，无血块，白带正常。入院后完善相关检查，相关检查无明显手术禁忌，于 2018 年 11 月 12 日在全麻下行腹腔镜下行卵巢囊肿剥除术＋子宫肌瘤挖除术＋盆腔粘连松解术＋输卵管高压洗注术＋输卵管修复整形术，术中见子宫左后壁上段与左侧附件粘连，后壁下段与直肠粘连，直肠窝半封闭，分离粘连恢复双侧输卵管走形。右侧阔韧带前叶外侧方距宫体 3cm 处可见一肌瘤结节直径约 2.0cm。直肠窝、阔韧带后叶腹膜上见多处散在蓝紫色斑点，盆腔见红色血性液体 20mL。术中通水见右侧输卵管基本通畅，左侧输卵管无亚甲蓝（美蓝）液充盈及流出；见双侧卵巢巧克力囊肿 3 个，予以剥除。切除小肌瘤后双极电凝散在腹膜子宫内膜异位症病灶。手术顺利，麻醉满意，麻醉苏醒后安返病房。

护理体查 T 37℃，P 82 次/分，R 20 次/分，BP 128/75mmHg。神志清楚，查体合作。心肺听诊未闻及异常。腹软，腹部伤口敷料干燥、固定，无渗血及渗液。阴道少量流血，肛门未排气。

辅助检查

（1）白带常规 PC（＋），清洁度为Ⅱ度。

（2）TCT 未见上皮内病变及恶性肿瘤细胞；轻度炎症。

（3）妇科彩超 子宫前位，表面光滑，质地均，内膜 0.7cm，子宫右方可见 1.7cm×1.2cm×1.4cm 的低回声，边界清，左卵巢囊性包块 7.5cm×6.0cm×5cm，包膜完整，透声差，边界清，提示：①右侧阔韧带小肌瘤？②左卵巢囊肿：巧克力囊肿？

入院诊断 ①子宫内膜异位症（AFS 评分：60 分）：双侧卵巢巧克力囊肿，腹膜型子宫内膜异位症；②右侧阔韧带小肌瘤；③慢性输卵管炎。

主要的护理问题

（1）疼痛 与腹腔镜手术中使用二氧化碳及伤口疼痛有关。

（2）功能障碍性悲伤 担心疾病对生育的影响有关。

（3）焦虑 与担心治疗效果有关。

目前主要的治疗措施

（1）继续补液、预防感染等对症治疗。

（2）积极翻身，按摩下肢，防止深静脉血栓形成。

（3）术后 3 天复查血常规、CA125 等。

（4）积极追踪病检结果，予以促性腺激素释放激素类似物（GnRH-a）治疗。

护士长提问

● **什么是子宫内膜异位症？其常见的发病部位有哪些？**

答：具有生长功能的子宫内膜组织（腺体和间质）出现在子宫

腔被覆内膜及宫体肌层以外的其他部位时称为子宫内膜异位症。这种异位的内膜在组织学上不但有内膜的腺体，且有内膜间质围绕；在功能上随雌激素水平而有明显变化，即随月经周期而变化，但仅有部分受孕激素影响，能产生少量"月经"而引起种种临床现象。该病组织学上虽然是良性的，但却有增生、浸润、转移及复发等恶性行为，是生育年龄妇女最常见的疾病之一。子宫内膜异位的实际发生率远较临床所见更多。

异位子宫内膜可以侵犯全身任何部位，但绝大多数位于盆腔内，其中宫骶韧带、子宫直肠陷凹及卵巢为最常见的侵犯部位，其次为子宫浆膜、输卵管、乙状结肠、腹膜脏层、直肠阴道膈亦常见。异位内膜也可出现于身体的其他部位，如脐、膀胱、肾、输尿管等。

● **子宫内膜异位症发生的主要原因有哪些？**

答：子宫内膜异位症的发病机制至今尚未完全阐明，目前关于异位子宫内膜的来源有以下几种学说。

（1）种植学说 1921年Sampson首次提出盆腔子宫内膜异位症的发生，是子宫内膜碎片随经血逆流，通过输卵管进入盆腔而种植于卵巢或盆腔其他部位所致。临床上在月经期行剖腹探查时可在盆腔中发现经血，且经血中查见子宫内膜。剖宫手术后所形成的腹壁瘢痕子宫内膜异位症，是种植学说的证据。还有不少学者认为子宫内膜可经淋巴道或静脉播散。

（2）体腔上皮化生学说 认为卵巢及盆腔子宫内膜异位症是由腹膜的间皮细胞层化生而来。副中肾管是由原始腹膜内陷发育而成，与卵巢的生发上皮、盆腔腹膜、闭锁的腹膜凹陷［如腹股沟部的腹膜鞘状突（努克管）、直肠阴道膈、脐等］，都是由体腔上皮分化而来。凡从体腔上皮发生的组织，均有潜在能力化生成几乎与子宫内膜不能区分的组织，因而腹膜间皮细胞可能在机械性（包括输卵管通气、子宫后位、宫颈阻塞）、炎性、异位妊娠等因素刺激下，易发生化生而成异位症的子宫内膜。卵巢表面的生发上皮因属原始体腔上皮，更具有分化的潜能。在激素、炎症的影响下就可分化成胚胎时所能形成的各种组织，包括子宫内膜。卵巢是外在性子宫内膜异位症中最易累及的部位，用化生学说很易解释。种植学说不能解释超越盆腔以外的子宫内膜异位症的发生原因。

（3）免疫学说　1980 年 Weed 等报道，异位内膜周围有淋巴细胞、浆细胞浸润，巨噬细胞内含有铁血黄素沉着及不同程度的纤维化。他们认为是由于异位内膜病灶作为异物，激活了机体的免疫系统所致。此后，许多学者从细胞免疫、体液免疫等方面探讨子宫内膜异位症的病因及发病机制。

不论异位子宫内膜来源如何，其生长均与卵巢内分泌有关。绝经或切除双侧卵巢后，异位内膜组织可逐渐萎缩吸收；妊娠期孕激素分泌较多，异位内膜即受到抑制；长期口服合成孕激素（如炔异诺酮，炔诺酮）造成假孕，亦可使异位内膜萎缩。

● **子宫内膜异位症的临床表现有哪些？该如何诊断？**

答：子宫内膜异位症的症状与体征随异位内膜的部位不同而不同，并与月经周期有密切关系。

（1）症状

① 痛经和慢性盆腔痛：为子宫内膜异位症最常见而突出的症状，多为继发性，并随局部病变的进展而渐进性加重。疼痛自发生内膜异位开始，患者诉说以往月经来潮时并无疼痛，而从某一个时期开始出现痛经，可发生在月经前、月经时及月经后。有的痛经较重难忍，需要卧床休息或用药物止痛。疼痛常随着月经周期而加重。疼痛部位多位于下腹深部和腰骶部，并可向会阴、肛门、大腿放射。疼痛程度与病灶大小不一定成正比，也有腹痛时间与月经不同步者，少数患者长期下腹痛，形成慢性盆腔痛，至经期加剧。患者的心理状况也能影响痛觉。

② 月经异常：15％～30％的患者有经量增多、经期延长或经前点滴出血，可能与病灶破坏卵巢组织、影响卵巢功能有关。部分患者可能与同时合并子宫腺肌病或子宫肌瘤有关。

③ 不孕：子宫内膜异位患者常伴有不孕，约占 40％，主要与下列因素有关。

　　a. 盆腔解剖结构异常，盆腔内膜异位症常可引起卵巢、输卵管周围粘连，导致输卵管扭曲、梗阻、蠕动异常，影响拾卵和对受精卵的运输。

　　b. 盆腹腔内微环境改变。

　　c. 免疫功能异常，异位内膜被体内免疫系统识别为"异物"，激活体内免疫系统，产生抗原抗体反应。

　　d. 卵巢功能异常。

　　④ 性交痛：多发生于直肠子宫陷凹有病灶或病变导致子宫后倾固定的患者，性交时由于碰撞及子宫收缩和向上提升而引起疼痛。

　　⑤ 大便坠胀：一般发生在月经前期或月经后，患者感到粪便通过直肠时疼痛难忍，而其他时间并无此感觉，为直肠子宫陷凹及直肠附近子宫内膜异位症的典型症状。偶见异位内膜深达直肠黏膜，则有月经期直肠出血。子宫内膜异位病变围绕直肠形成狭窄者有里急后重及梗阻症状，故与癌瘤相似。

　　⑥ 膀胱症状：多见于子宫内膜异位至膀胱者，有周期性尿频、尿痛症状；侵犯膀胱黏膜时，则可发生周期性血尿。

　　（2）体征　较大的卵巢子宫内膜异位囊肿在腹部可扪及囊性包块，囊肿破裂时可出现腹膜刺激征。盆腔检查可发现子宫多后倾固定。在直肠子宫陷凹、子宫骶韧带或子宫后壁下段常可触及一两个或更多硬性小结节，如绿豆或黄豆大小，多有明显触痛，肛诊更为明显。偶然在阴道后穹隆可见到黑紫色大出血点或结节。如直肠有较多病变时，可触及一硬块，甚至误诊为直肠癌。

　　（3）诊断　凡育龄期妇女有继发性痛经、进行性加重和不孕史，盆腔检查扪及盆腔内有触痛性结节或子宫旁有不活动的囊性包块者，应高度怀疑为子宫内膜异位症。确诊首选腹腔镜检查，也可剖腹探查获得组织病理诊断。

● 子宫内膜异位症应该做哪些辅助检查？

　　答：（1）影像学检查　B超检查可确定囊肿的位置、大小、形状和囊内容物及与周围脏器的关系。囊肿一般呈圆形或椭圆形，囊壁较厚且粗糙不平，囊内呈颗粒状细密光点，有时内部见分隔，将其分成数个大小不等的囊腔，各个囊腔之间回声不一致，常与子宫粘连，两者边界不清。囊肿大小随月经周期出现一定的变化。

（2）CA125 值测定　中、重度内异症患者血清 CA125 值可能会升高，但一般均轻度升高，多低于 100IU/mL，但 CA125 的特异性和敏感性均较局限，且与多种疾病有交叉阳性反应，因此不能单独用作诊断或鉴别诊断。

（3）腹腔镜　为国际公认的诊断子宫内膜异位症的最佳方法。特别是轻中度子宫内膜异位症，可疑子宫内膜异位症造成的不孕、慢性盆腔痛、妇科检查有盆腔触痛性结节而 B 超检查又无阳性发现的患者，腹腔镜为首选的确诊方法。

子宫内膜异位症应与哪些疾病鉴别？

答：（1）卵巢癌　卵巢癌误诊为卵巢子宫内膜异位症，则延误治疗，故必须慎重。卵巢癌早期不一定有腹痛症状，晚期若有，往往也为持续性，不像子宫内膜异位症的周期性腹痛。检查时卵巢癌为实质感，表面凹凸不平，体积亦较大，多伴有腹水，直肠子宫陷凹触及结节多较粗大，无触痛。B 超显示肿瘤为囊实性或实性包块，彩色多普勒超声示肿瘤内部血流丰富，且多为低阻血流。CA125 值多大于 100IU/mL。对于不能鉴别的患者，应及早实行剖腹探查。

（2）盆腔炎性包块　卵巢的子宫内膜异位症，往往被误诊为盆腔炎性包块。二者都能在盆腔形成有压痛的固着包块，但盆腔炎性包块者多有急性盆腔感染病史和反复感染发作史，平时亦有下腹部隐痛，疼痛无周期性，可伴发热和白细胞增高等，抗生素治疗有效。

（3）子宫腺肌病　痛经症状与子宫内膜异位症相似，但通常更严重。妇科检查子宫均匀性增大，呈球形，质硬，本病与子宫内膜异位症常合并存在。

（4）直肠癌　当子宫内膜异位症侵犯直肠、乙状结肠而范围较广时，往往在该处形成硬块，造成部分梗阻，个别情况异位子宫内膜侵及肠黏膜引起出血，则更似直肠癌。但直肠癌的发生率远较肠子宫内膜异位症的发生率高。一般直肠癌患者体重减轻明显，肠出血较频，与月经无关，无痛经。肛诊时肿瘤固定于肠壁，肠壁四周皆狭窄。钡灌肠可见肠黏膜不平，钡充盈不良范围小。乙状结肠镜检查看到溃疡、出血，活检可确诊。肠子宫内膜异位症体重不减轻，肠很少出血，个别出血也在月经期发生，痛经较重。肛诊时黏膜与其底部肿块不粘连，仅前壁发硬。钡灌肠显示肠黏膜光滑，钡充盈不良，范围广。

● 临床上常见的治疗子宫内膜异位症的基本原则和方法有哪些？

答：治疗前应尽可能明确诊断，对患者年龄、生育要求、病情严重程度、症状及病灶范围，加以全面考虑。

治疗的基本原则：①症状轻者选用期待疗法；②有生育要求的轻度患者明确诊断后先行药物治疗，病情较重者行保留生育功能手术；③年轻无生育要求的重症患者可行保留卵巢功能手术，并辅以药物治疗；④症状及病变严重的无生育要求患者可行根治性手术。

临床上常见的治疗方法如下。

（1）期待治疗　患者定期随访，应用非甾体类抗炎药治疗病变引起的腹痛或痛经。适用于轻度子宫内膜异位症且无严重症状的患者，但期待治疗期间病情可能会进一步发展，对年轻有生育要求者一般不用。

（2）激素治疗

① 达那唑：是一种合成甾体 17α-炔孕酮的衍生物。其主要作用是抑制下丘脑促性腺激素释放激素（GnRH）产生，使 FSH、LH 合成及释放减少，从而抑制卵巢功能。亦可直接抑制卵巢甾体激素的合成或竞争性与雌孕激素受体结合，从而导致异位内膜萎缩、不排卵及闭经。达那唑还有轻度雄激素作用，产生毛发增多、声音变低沉、乳房变小及痤疮出现等男性化表现。达那唑另一常见副作用是水分潴留及体重增加。患有高血压、心脏病或肾功能不全者不宜应用。达那唑主要通过肝脏代谢，并可能对肝细胞产生一定损害，故患有肝病的妇女禁用。

② 孕三烯酮：又名内美通（Nemestran），为 19-去甲睾酮衍生物，具有较高抗孕激素活性及中度抗雌激素作用，抑制 FSH 及 LH 分泌，使体内雌激素水平下降，从而导致异位内膜萎缩、吸收。

③ 促性腺激素释放激素类似物（GnRH-a）：抑制垂体促性腺激素的分泌，导致卵巢分泌的性激素减少，造成体内低雌激素状态，出现暂时性绝经，起到药物暂时去势的作用而达到治疗目的。副作用为潮热、阴道干燥、头痛、阴道少量流血等。

④ 合成孕激素：可用炔异诺酮、炔诺酮或甲羟孕酮（安宫黄体酮）等做周期性治疗，使异位内膜退化。从月经周期第 6 天开始至第 25 天，每日口服上述一种药物5～10mg。疗程视治疗效果而定，此法可抑制排卵。因此，对希望生育者，可从月经周期第 16 天开始到第 25 天，每日应用炔异诺酮或炔诺酮10mg。这样既可控制子宫内膜异位症，又不至于影响排卵。部分病例在治疗期有较重的副作用，如恶心呕吐、头痛发胀、子宫绞痛、乳房疼痛以及由于水分潴留及食欲改善而致体重过度增加等，给予镇静药、镇吐药、利尿药及低盐饮食可以减轻。

（3）手术治疗　手术治疗为子宫内膜异位症的主要方法，因为在直视下可以基本上明确病灶范围和性质，对解除疼痛、促进生育功能效果较好且疗程短，尤其是重症者、纤维化多、粘连紧密、药物不易奏效者。较大卵巢内膜样囊肿，药物治疗无效，手术尚有可能保留有效卵巢组织。手术可分为保守性手术、半根治性手术和根治性手术 3 种。

① 保守性手术：主要用于年轻、有生育要求者。保留子宫及附件（尽量保留双侧），只是切除病灶，分离粘连，重建卵巢，修复组织。近年来应用显微外科手术，切除异位病灶、仔细缝合创面、重建盆腔腹膜、仔细止血、彻底冲洗，使手术效果臻于完善，提高手术后妊娠成功率，降低复发率。

a. 腹腔镜手术：通过腹腔镜检查可明确诊断，可用特殊设计的刀、剪、钳等进行病灶切除，分离粘连。在腹腔镜下可用 CO_2 激光器或氦氖激光器烧灼病灶，即在耻骨联合上 2cm 处做第二切口，激光刀通过该切口的套管进入盆腔，在腹腔镜直视下烧灼病灶。也可经腹腔镜穿刺吸出囊液，再用生理盐水冲洗，然后注入无水乙醇 5～10mL，固定 5～10min 后吸出，最后用生理盐水冲洗后吸出。在腹腔镜下还可行输卵管通液检查。

b. B超下行卵巢内膜样囊肿穿刺术：对手术剥离术后或腹腔镜下穿刺后复发病例，可考虑超声下穿刺术及药物治疗。

c. 剖腹保守性手术：用于较严重病灶粘连患者，尤其是无腹腔镜设备医疗机构或腹腔镜掌握不熟练者，皆可实行剖腹手术分离粘连，挖除卵巢子宫内膜样囊肿，尽可能保留正常的卵巢组织。如病灶仅限于一侧且较重，另一侧正常，有人主张将病侧附件切除，这样做妊娠率较保留病侧卵巢后的妊娠率高；还可做简单子宫悬吊术。是否做骶前神经切除仍有争议。

② 半根治性手术：即保留卵巢功能的手术。无生育要求，病灶严重，而年龄较小者（<45 岁），可行子宫和病灶全切术，但尽可能保留一侧正常的卵巢组织，以避免绝经期症状过早出现。一般认为半根治术后复发率低，后遗症少。切除子宫可去除具有活力的子宫内膜细胞种植的来源，从而可减少复发机会。但因保留了卵巢仍有可能复发。

③ 根治性手术：年龄接近绝经期，尤其病情重，有过复发者，应实行全子宫及双侧附件切除。手术时尽可能避免卵巢内膜囊肿破裂。囊液流出时应尽快吸尽，冲洗。术后出现更年期综合征者，可用镇静药及尼尔雌醇。

腹壁、会阴切口处发生子宫内膜异位症者，应彻底切除，否则会复发。

● **术前护理也尤为重要，如何协助患者做好术前准备？**

答：术前一天协助患者清洁沐浴，洗头更衣，剪指甲，注意勿受凉，以免感冒影响手术，并特别注意腹部切口处皮肤有无溃烂，做好皮肤准备及皮试、备血等。术前一晚严格进行阴道清洁及肠道准备，进半流质或流质饮食，午夜后禁食、禁饮，给予必要的镇静药，以保持足够的睡眠，留置导尿管。

● **如何对内异症患者进行心理支持？**

答：子宫内膜异位症患者因长期受痛经、月经过多及不孕不育的折磨，会表现出心情压抑、焦虑和恐惧感，对治疗缺乏信心。护士应耐心向患者介绍医院环境、同室病友及主管的医师、护士，以减轻患者的陌生感。耐心细致地向患者讲解病情及治疗方案，并且让患者了解这是一种良性疾病，向其介绍手术治疗的重要性、手术目的、麻醉方法、疾病预后等，尽量多讲述一些相同病例的治愈情况。有些患者担心痛经的预后及手术的成功率，特别是担心切除子宫后会影响夫妻的感情。不良心理给患者心理造成很大压力，长时间的心理压力大会影响患者的机体免疫力。同时鼓励家属陪护，给予患者爱的鼓励以达到全面消除患者的恐惧和心理压力。密切患者和医务人员的关系，促进患者对医务人员的信任感，以促使患者积极配合治疗并树立信心。大量研究认为，患者的心理活动对疾病的感受及反应，以及护理人员对患者施加的心理影响，会直接影响治疗效果。因此，护理人员有责任做好患者的心理护理，促进患者康复。

● **患者手术后可能出现哪些并发症？应该怎样护理？**

答：术后可能出现肩痛、伤口疼痛、腹胀等并发症。

（1）肩痛　尤其是右肩酸痛可合并肋间、肋下痛，主要是由于腹腔镜手术是在 CO_2 气腹下完成，术中大量吸入的 CO_2 易积累出现高碳酸血症及血流动力学的改变等现象。这时需要对患者进行血压、脉搏及血氧饱和度的监测，给予持续低流量吸氧 6h，以碱化血液，减少 CO_2 对机体的影响。必要时给予碳酸氢钠液静脉输注。

（2）伤口疼痛　术后 24h 内出现的疼痛主要为切口疼痛以及损伤大血管引起内出血或腹壁血肿引起的疼痛。正确评估疼痛的程度范围，保持环境舒适，多与患者交流，让患者听轻音乐，以分散其注意力，必要时遵医嘱给予镇痛药。

（3）腹胀　术后患者卧床后，肠蠕动恢复慢，消化功能弱，部分患者术后易出现腹胀。因此，术后的健康指导非常重要。在病情允许情况下，鼓励患者早日下床活动，可以预防静脉血栓的形成，减少肺部合并感染的机会，促进肠蠕动的恢复，减少腹胀的发生。

● **针对患者病情需要，在术后护理方面须注意什么？**

答：（1）体位护理　术后应去枕平卧 6h，头偏向一侧，防止呕吐物误吸入气管。生命体征平稳后改半卧位。半卧位可使腹腔渗出液流入盆腔，感染局限化。因为盆腔腹膜抗感染性能较强而吸收性能较差，可以减少炎症扩散，减少中毒反应，又可防止感染向上蔓延。腹部手术后半卧位可减轻腹部切口缝合处的张力，减轻疼痛，有利于愈合。因此，在护理时应使患者保持正确的半卧位。

（2）严密观察，主动关心指导　患者送手术室后，准备好舒适的环境及监护、抢救用品。待患者回病房后，应详细了解患者的术中情况、手术范围、出血量等。严密观察生命体征，保持输液管、导尿管通畅。向患者家属讲明术后的饮食、卧位、护理要点、治疗方案、活动方式、用药知识和注意事项，从而取得患者的信任和配合。鼓励患者早活动，术后早下床活动有利于促进肠蠕动，减少腹腔内粘连，促进消化功能，有利于恢复健康。

（3）引流管的护理　子宫内膜异位症术后有时需放置引流管，有腹腔引流管及自后穹隆从阴道引流的盆腔引流管，患者转入病房后须作标志并连接引流袋，遵医嘱观察并记录引流液的量及性状，如引流液为血性且流速快或量多，应通知医师处理。协助患者翻身、下床、排便时应防止引流管脱出、扭曲或受压。

（4）防止医源性子宫内膜异位症的发生　凡进入宫腔的腹部手术均应保持腹壁和子宫切口周围术野，以防宫腔内容物溢入腹腔或腹壁切口。

（5）用药指导　子宫内膜异位症是一种激素依赖性疾病，依赖于卵巢激素的分泌，手术治疗并不能达到完全根治的目的，因而极易复发。为了预防复发，术前、术后需配合药物治疗，一般用药 3～6 个月为 1 个疗程。用药前应耐心地做好患者的思想工作，说明服药在治疗中的重要性，从思想上引起患者的高度重视。通过健康教育，减轻患者的紧张情绪，增强治病的信心，积极配合药物治疗。

预防子宫内膜异位症应该重点做好哪些工作？

答：根据病因，应注意下列几点，以预防子宫内膜异位症的发生。

（1）避免在临近月经期进行不必要的、重复的或过于粗暴的妇科双合诊检查，以避免将子宫内膜挤入输卵管，引起腹腔种植。

（2）妇科手术尽量避免接近经期施行。必须进行时，术中操作要轻柔，避免用力挤压宫体，否则有可能将内膜挤入输卵管或腹腔。

（3）及时矫正过度后屈子宫及宫颈管狭窄，使经血引流通畅，避免淤滞，引起倒流。

（4）严格掌握输卵管通畅试验（通气、通液）及造影的操作规程，不可在月经刚干净或直接在刮宫这一周期进行，以免将内膜碎片经输卵管压入腹腔。

（5）剖宫产及剖宫取胎术中应注意防止宫腔内容物溢入腹腔，在缝合子宫切口时，勿使缝线穿过子宫内膜层，缝合腹壁切口前应用生理盐水冲洗，以防内膜种植。

由于子宫内膜异位症的原因是多方面的，上述的预防意见也仅适用于部分情况，不能完全预防。

该患者身体正处于顺利康复之中，如何有针对性地做好出院前的指导？

答：患者一般在术后 5～7 日方可出院，嘱出院后注意休息，加强饮食营养，并保持心情舒畅。注意劳逸结合，适当地进行体育锻炼，以提高机体的免疫力，促进机体康复。同时注意个人卫生，脐部清洁是预防切口感染的重要环节，因此要彻底清洁脐部的污垢。治疗子宫内膜异位症是一个有计划的、长期的过程。因此，出院前还应向患者和家属提供详细的出院计划，其中包括有生育要求的患者行 GnRH-a 治疗后尽早怀孕，并将使用 GnRH-a 治疗的方案告知患者及家属，严格遵守每 28 天来院注射 1 次。还应告知治疗的注意事项、休息、饮食、定期复查等内容，并将科室的电话号码告诉患者，以方便患者咨询。同时留下患者的随访电话，以便进行术后跟踪访视。

🌸【护理查房总结】

子宫内膜异位症是妇科常见病，使用腹腔镜治疗盆腔内子宫内膜异位创伤小、康复快、并发症发生率低。子宫内膜异位症患者采用腹腔镜联合 GnRH-a 治疗，复发率低。有效的围手术期综合护理对于保证疗效、预防复发、促进子宫内膜异位症患者早日康复具有重要作用。同时必须坚持以人为本的护理工作理念，杜绝腹壁切口子宫内膜异位症的医源性种植，减少患者的疾苦，这与手术中的无菌操作技术同等重要。

应重点做好以下工作。

（1）给予周密的术前准备、仔细的术后观察和精心的护理。

（2）预防和及时处理腹腔镜手术并发症。

（3）详细了解腹壁切口子宫内膜异位症的医源性种植的主要环节，熟练掌握一系列护理防护措施及操作规程。

（4）加强出院后的用药和生活指导，以提高治疗效果，减少并发症。

（谭红莲　周　鑫）

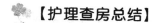
查房笔记

病例 15 · 子宫腺肌症

🌸【病历汇报】

病情 李女士，40 岁，因进行性痛经伴月经增多 8^+ 年入院。患者自诉 8^+ 年前出现痛经，伴逐渐进行性加重，经期呈持续性坠痛，卧床休息不能缓解，有时需要用镇痛药才能缓解，影响日常工作和生活，伴腹痛、腹胀、腰骶部疼痛；每次月经量多，需要用卫生巾 2～3 包，夹有血块，每年逐渐增加，但周期正常，曾多次到当地医院就诊，给予药物止痛、止血治疗，患者病情无明显好转，月经量多且导致贫血，遂就诊于我院，门诊以"子宫腺肌症"收入院。患者发病以来无发热、呕血、咳嗽，精神可，睡眠正常，大小便正常，体重无明显变化。既往体健，无外伤史，无输血史，无过敏史，预防接种史不详。

护理体查 T 36.2℃，P 96 次/分，R 20 次/分，BP 132/83mmHg。发育正常，心肺听诊未闻及异常，腹软，无压痛及反跳痛，肝脾肋下未触及，移动性浊音阴性，肠鸣音正常。妇科检查：外阴（一）；阴道通畅，无充血；宫颈肥大、光滑、无举痛；宫体前位，如孕 2^+ 个月大小、质偏硬、无压痛。

辅助检查

（1）血常规 白细胞 $10.0×10^9$/L，红细胞 $3.76×10^{12}$/L，血红蛋白 89g/L。

（2）妇科 B 超 ①子宫增大：子宫腺肌症；②宫颈稍大：宫颈多发腺囊肿；③盆腔少量积液。

（3）白带常规 PC（＋），清洁度Ⅱ度。

（4）TCT 未见上皮细胞异常。

入院诊断 ①子宫腺肌症；②中度贫血。

主要的护理问题

（1）有出血的危险 与手术创伤有关。

（2）疼痛　与手术创伤、留置导尿管有关。

（3）有感染的危险　与机体抵抗力下降、手术创面、长时间留置导尿管有关。

（4）并发症（下肢静脉血栓）　与麻醉作用、术后卧床休息等原因使下肢血流减慢，血液黏稠度增高有关。

（5）活动无耐力　与流血多有关。

目前主要的治疗措施

（1）完善相关术前检查，如心电图、胸部 X 线片、B 超检查及肝肾功能、凝血常规等。

（2）纠正贫血。

（3）择期手术治疗。

护士长提问

● **该患者的护理问题及护理措施有哪些？**

答：（1）有出血的危险　护理措施：①严密观察生命体征变化，观察面色、意识等变化；②观察有无阴道流血及分泌物颜色、量、性质；③及时复查血常规；④记录尿量。

（2）疼痛　护理措施：①评估患者对疼痛的耐受程度；②了解患者的心理状况，给予同情和安慰，转移注意力；③固定好导尿管，防止活动时牵拉引起疼痛；④协助患者采取舒适卧位，以减轻切口张力疼痛；⑤必要时遵医嘱给予镇痛药。

（3）有感染的危险　护理措施：①限制陪护探视，保持室内空气清新，减少感染机会；②保持口腔与皮肤清洁，给予口腔护理，术后 6h 改半卧位，鼓励患者床上活动，预防肺部并发症；③保持会阴清洁，每 3～4 日更换尿袋及每日擦洗会阴 2 次；④观察患者体温变化及复查血常规；⑤观察切口敷料渗血、渗液情况，督促医师及时更换切口敷料；⑥遵医嘱应用抗生素。

（4）潜在并发症（下肢静脉血栓）　护理措施：①保持环境安静

舒适，温湿度适宜，室温 25℃ 左右，湿度 50%～60%，下肢保暖有利于下肢静脉回流；②严密观察病情变化，加强巡视，注意保暖；③观察下肢颜色，感觉其紧张度及温度；④术后及早下床活动，以增加下肢静脉血液回流速度；⑤尽量避免下肢静脉输液，以避免静脉炎的发生；⑥术后 6h 即协助患者做抬高下肢训练，按摩下肢腓肠肌并扎弹力绷带等；⑦定期监测出凝血时间、凝血酶原时间及血浆纤维蛋白原等，发现异常立即通知医师，给予积极有效的防治措施。

（5）活动无耐力　护理措施：①卧床休息，加强营养，嘱其含铁丰富的食物；②加强巡视病房，及时发现并满足患者的需要，给予必要的生活护理；③悬挂防坠床、防跌倒标识，预防外伤。

子宫腺肌症的临床表现有哪些？

答：（1）月经失调（40%～50%）　主要表现为经期延长、月经量增多，部分患者还可能出现月经前后点滴出血。这是因为子宫体积增大，子宫腔内膜面积增加以及子宫肌壁间病灶影响子宫肌纤维收缩引发。严重的患者可以导致贫血。

（2）痛经（25%）　特点是继发性进行性加重的痛经。常在月经来潮前一周开始出现，当经期结束痛经即缓解。这是因为月经时子宫肌层内的异位子宫内膜在卵巢激素的影响下充血、肿胀以及出血，同时还增加了子宫肌层血管的血量，使坚厚的子宫肌层扩张，引起严重的痛经。

（3）大约有 35% 的患者无明显症状。

子宫腺肌症的并发症有哪些？

答：（1）子宫肌腺症会导致痛经，并且，如果没有及时治疗，痛经会渐进性加重，最终使患者出现严重的腹痛。部分患者无此症状。

（2）子宫肌腺症会导致月经紊乱，经期不规律，经量或多或少，甚至会导致贫血，严重影响患者的生活及工作。

（3）影响生育，子宫病变会使受精卵无法着床，出现流产，甚至导致不孕。

（4）疼痛难忍。患者身体会出现不适，身体疼痛，影响患者的情绪，使患者无法正常工作。

● **子宫腺肌症分为哪几种？**

答：可分为弥漫性和局限性两种。

（1）弥漫性　多累及后壁，故后壁常比前壁厚。

（2）局限性　形成结节或因块，称子宫腺肌症。

● **该患者要求行腹腔镜检查，腹腔镜微创技术的优势有哪些？**

答：（1）无须开腹、更安全、更微创　该技术只需在腹部开3个3mm的小切口，即可在电视屏幕前获得比肉眼更清晰、更细微的图像，直观异位病灶，手术安全、微创。

（2）3mm微创手术、无痛苦、创伤极小　腹腔镜微创技术实现全程可视化操作，切口微小、创伤极小，不留瘢痕、美观，患者无痛苦，术后并发症少，恢复快速。

（3）可以获得组织病理学证实。

（4）可以减小子宫体积，减轻术后因病灶坏死引起的吸收热。

（5）可全面评估盆腔病变，特别是可同时处理子宫内膜异位症的病灶。

● **子宫腺肌症的治疗有哪些？**

答：视症状、年龄和生育要求治疗，主要是手术治疗。

（1）有生育要求　予聚焦超声治疗、病灶切除。

（2）药物治疗无效　予子宫切除术。

（3）近绝经期　保守治疗。

● **如何检查子宫腺肌症？**

答：检查子宫腺肌症的方法常用有以下几种。

（1）超声检查　这项检查主要是查看患者的子宫是否增大，肌层是否增厚，检查后壁更明显。和一些正常子宫肌层做比较，一般的病变部位常为等回声或者稍强的一些回声，病灶与周围无明显界限。

(2) 子宫腔造影　以往行碘油造影，可见碘油进入子宫肌层，阳性率约为20%。后来有人采用过氧化氢溶液声学造影，认为可提高阳性率，这也是检查子宫腺肌症的方法。

(3) 内镜检查　宫腔镜可以检查患者子宫腔是否有增大的现象，有的是后可以看见异常腺体开口，也可以用电刀挖除子宫内膜和它下方的可疑组织做病理学检查，但是最好还是用冷剪刀，从而可以明确诊断。也可以用腹腔镜检查见患者子宫是否均匀增大，查看外观灰白或暗紫色，表面可见一些浆液性小泡。

● **该患者术后的护理措施有哪些？**

答：(1) 病情观察　置患者于安静、整洁、温度适宜的病房。严密观察生命体征的变化，术后每小时监测血压、脉搏、呼吸、血氧饱和度1次，直至生命体征平稳。常规给予低流量吸氧，可减少恶心呕吐的发生率，又可加快人工气腹后残留的二氧化碳排出，纠正高碳酸血症。观察患者面色、精神及全身状况，如心率加快、血压下降、面色苍白、呼吸急促，应首先考虑到腹腔内出血的可能，应及时向医师汇报。

(2) 卧位与饮食　患者均为全身麻醉，床边应备好急救药品及器械以处理突发的副作用及进行复苏。未清醒的患者去枕平卧，头偏向一侧，保持呼吸道通畅；清醒6h后可少量多次饮水，并给予少量流质饮食，但忌食甜食、牛奶、豆浆等，根据具体情况逐渐过渡到普食，指导选择高蛋白、高维生素、易消化食物。鼓励患者术后6～8h在床上进行四肢活动、翻身等轻微活动，并尽可能早地下床活动，以减少并发症的发生，尤其是静脉栓塞和肺栓塞。

(3) 穿刺孔出血及阴道出血情况　术后应观察切口处敷料是否干燥，有无渗血、渗液。如血液外渗浸湿敷料，应及时更换敷料并加压包扎。观察阴道出血的量及颜色，术后2天，出血少许，色淡红，为宫颈残端电凝后残留排出，不需要处理；如转为鲜红色且有血凝块，应立即通知医师。

(4) 伤口疼痛的护理　疼痛是一种复杂的生理、心理活动。当注意力高度集中在别的事件时，可以减轻痛觉甚至消失。积极的情绪可以减轻疼痛，消极的情绪可以使疼痛加剧。轻者可以运用松弛疗法，如听患者喜欢的音乐、愉快交谈等均可分散患者的注意力，使疼痛减轻甚至消失。因腹腔镜手术切口小、愈合快、疼痛轻且短暂，一般患者均可以承受；但疼痛难忍时，告知医师辅助药物治疗。

（5）导尿管的护理　腹腔镜子宫全切患者术后常规留置导尿管48h，术后保持导尿管引流通畅，防止折叠、脱出，并密切观察尿量及颜色，以了解肾功能及有无膀胱、输尿管损伤；如有泌尿系统损伤者，尿管留置时间可酌情延长。术后48h后可以拔出导尿管，拔出尿管后嘱患者多饮水，尽早下床排尿。留置尿管期间应抹洗会阴，每日2次，以保持会阴部清洁干燥。

（6）并发症的护理　在临床护理工作中，其重点在于预防、识别、处理并发症的发生。腹腔镜手术是依靠二氧化碳气腹进行荷电操作，术后可以引起高碳酸血症、肩背部疼痛、恶心呕吐等并发症，通过术前充分的宣教准备工作、精心的术后护理，可以显著降低腹腔镜的并发症。

① 恶心呕吐：其主要原因与术中麻醉使用的麻醉药物、术后使用镇痛泵及甲硝唑类抗生素有关。发生恶心呕吐时应去枕平卧，头偏向一侧，保持呼吸道通畅，防止呕吐物误吸。

② 咽喉疼痛：全身麻醉用的气管内管放入喉中供应氧气所引起的咽喉水肿或充血现象引起声音嘶哑。手术48h后会消除，患者须多喝水，雾化吸入可以缓解症状。

③ 肩膀和背部疼痛：多因腹腔内未排尽的二氧化碳气体刺激膈肌神经，而引起肩背部放射性疼痛，是妇科腹腔镜手术后常见的并发症之一，多发生在术后24h内，一般3～5天自然消失。术后嘱患者置仰卧位，在下腹垫一枕头，抬高臀部，让气体积聚在盆腔减少疼痛；协助其按摩肩背部、腹部及做腹腔镜术后体操，加速二氧化碳的排出。

④ 下肢静脉血栓及神经损伤：与患者血液黏稠、术后活动较少、静脉壁损伤及术中由于患者体位放置不当等因素有关，特别是

术中取截石位的患者及手术时间长者。术后注意观察肢体活动情况，早期指导患者下床活动、按摩下肢或做理疗等。

子宫腺肌症患者在饮食上要注意什么？

答：（1）补血补钙　饮食多吃补血补肾的食物，以性平性温的为主，如牛、猪肉等，各种肉类要打碎打烂吃，以利于营养元素的吸收。多吃些含钙的食物，也可吃活性枸橼酸钙来补充食物钙的不足。

（2）不要贪凉　肠胃功能不佳者，经前和经期应忌食生冷寒凉食品，如冷饮、生拌凉菜、螃蟹、田螺、蚌肉、梨、柿子、西瓜、香蕉、苦瓜、山竹、绿豆、黄瓜、荸荠、柚、橙子等，以免寒凝血瘀而使痛经加重。

（3）不要吃酸　酸性食品有固涩收敛作用，使血液涩滞，不利于经血的畅行和排出，因此痛经者应尽量避免在经期使用此类食物。酸性食物包括米醋、酸辣菜、泡菜、石榴、青梅、杨梅、草莓、杨桃、樱桃、酸枣、芒果、杏子、李子、柠檬等。

（4）不要吃辣　有部分痛经者，月经量多，再吃辛辣温热、刺激性强的食品，会加重盆腔充血、炎症，或造成子宫肌肉过度收缩，而使痛经加重。故痛经患者应尽量少吃或不吃辣椒、胡椒、大蒜、葱、姜、韭菜、榴莲及辛辣调味品。

针对此类患者，该怎样给患者做出院后的健康宣教？

答：（1）给予高热量、高蛋白、高维生素饮食。

（2）休息 4 个月，禁盆浴和性生活 2 个月。

（3）保持外阴清洁干燥，注意个人卫生。

（4）出院后 1 个月后来门诊复诊，如发现阴道大出血、腹痛等情况随时来院就诊。

【护理查房总结】

为减轻痛苦，全麻腹腔镜手术仍是目前治疗子宫腺肌症患者最好的选择，腹腔镜手术以其创伤小、效果好、术后恢复快等优势而广泛应用于妇科手术，护士应加强新技术、新知识的学习，提高业务水平，完善健康教育，提供动态的、连续的、最优质的护理，掌握并发症的相关因素及预防措施，减少并发症的发生，使患者以最佳状态配合治疗和护理，促进患者康复。

（谭红莲　刘　洋）

查房笔记

病例 16 · 子宫脱垂

🌸【病历汇报】

病情　何女士，68 岁，因发现阴道脱出物 2^+ 个月入院。患者自诉已绝经 20 年。2 个月前劳动后发现阴道脱出一肿物，约鸡蛋大小，晨起暮重，平卧休息时缓解，不伴下腹胀痛感、溢尿。一个半月前曾在我院就诊，诊断为子宫脱垂，给予雌三醇软膏阴道涂搽，口服戊酸雌二醇片（补佳乐）1 片/日，建议做尿动力学检查，并进行肿物还纳后入院手术治疗。门诊以"子宫脱垂"收入院。患者发病以来，无慢性咳嗽，无慢性便秘。精神可，睡眠正常，大小便正常，体重无明显变化。患者有高血压病 1^+ 年，最高血压 160/90mmHg，未服药。无外伤史，无血制品输注史，无过敏史，预防接种史不详。

护理体查　T 36.5℃，P 76 次/分，R 18 次/分，BP 123/73mmHg。发育正常，心肺听诊未闻及异常，腹软，无压痛及反跳痛，肝脾肋下未触及，移动性浊音阴性。妇科检查：外阴发育正常，阴道口可见宫颈。嘱患者用力，可见宫颈脱出，阴道前壁脱出可达处女膜外；阴道通畅、无充血，宫颈大小正常、光滑，宫体萎缩，呈后位。

辅助检查

（1）妇科 B 超　①子宫内膜增厚；②子宫萎缩。

（2）白带常规　PC（＋），清洁度Ⅱ度。

（3）TCT　未见上皮内膜病变及恶性肿瘤细胞；炎症。

入院诊断　①子宫脱垂Ⅱ度；②阴道前壁膨出Ⅲ度；③阴道后壁膨出Ⅲ度；④高血压病。

主要的护理问题

（1）舒适的改变　与下坠感、腰酸痛有关。

（2）组织完整性受损。

474

（3）排尿形态改变　尿潴留、张力性尿失禁。

（4）有感染的危险　与手术留置尿管有关。

（5）知识缺乏　缺乏子宫脱垂的预防及术后护理知识。

目前主要的治疗措施

（1）完善相关术前检查，如心电图、胸部 X 线片、尿培养、尿流动力学、盆底 MRI、妇科 B 超、肝肾功能等检查。

（2）控制血压，请心内科会诊，遵医嘱用药。

（3）择期手术治疗。

护士长提问

该患者入院后的治疗方式有哪些？常见的手术方法有哪些？

答：子宫脱垂的病因基础是盆腔支持组织缺陷，因此治疗原则是加强盆底肌肉和筋膜张力，促进盆底功能恢复，积极治疗使腹压增高的咳嗽、便秘等慢性疾病。该患者应选择手术治疗。

手术治疗适用于 II 度以上脱垂者、合并直肠膀胱膨出有症状者及非手术治疗无效者。手术原则为恢复正常子宫解剖位置或切除子宫，修补阴道壁多余黏膜，缝合修补盆底肌肉。根据患者的不同年龄、生育要求及全身健康状况选择以下常用的手术方法。

（1）加强盆筋膜支持的手术　适用于 I 度脱垂或 II 度脱垂伴有阴道前后壁膨出的患者和宫颈延长者。

常用的手术有以下几种。

① 阴道前后壁修补术。

② 阴道前后壁修补＋宫颈部分切除及主韧带缩短术。

③ 韧带悬吊手术。经腹腔镜行圆韧带、骶韧带缩短术，适用于先天性单纯轻度子宫脱垂患者。

（2）经阴道全子宫切除及阴道前后壁修补术　适用于 II、III 度脱垂无生育要求的患者。

（3）阴道封闭术　又称 Le-Fort 手术。适用于子宫颈无恶变、年老不能耐受较大手术者及因术后部分阴道封闭失去性交功能者。

什么是女性盆底？什么是子宫脱垂？

答：女性盆底由封闭骨盆出口的多层肌肉和筋膜组成的层状结构。直肠、阴道、尿道穿过这层结构，起排泄作用。这些肌肉、筋膜形似"吊床"，紧紧吊住膀胱、尿道、子宫、阴道、直肠等器官，维持阴道的紧缩度，并参与控制排尿、排便等多项生理活动。

子宫从正常位置沿阴道下降，子宫颈外口达坐骨棘水平以下，甚至子宫全部脱出于阴道口外，称为子宫脱垂。

子宫脱垂的临床表现有哪些？

答：（1）下坠感及腰酸。

（2）阴道肿物脱出，最初于腹压增加时脱出，严重者不能还纳，长期摩擦可发生糜烂。

（3）排尿或排便困难。

该患者入院后的护理措施有哪些？

答：（1）术前护理

① 加强营养。

② 保持外阴清洁干燥。

③ 做好术前宣教及心理护理。

④ 术前准备——阴道准备。

（2）术后护理

① 加强上课护理，预防感染。

② 卧床休息7～10天，留置导尿管7～10天，保持导尿管引流通畅。

③ 饮食循序渐进，注意预防便秘。

④ 保持外阴清洁干燥。

子宫脱垂患者入院后的检查项目有哪些？

答：（1）实验室检查 分泌物检查、激素水平检测。

（2）其他辅助检查 心电图、胸部 X 线片、尿培养、尿流动力学、盆底 MRI、妇科 B 超。

● **子宫脱垂的诊断依据有哪些?**

答：（1）阴道内有肿块脱出，下坠感，可伴大小便困难。

（2）子宫脱垂分度 见下文。

● **子宫脱垂的治疗原则有哪些?**

答：加强或恢复盆底组织及子宫韧带的支持作用。可根据子宫脱垂程度，选用子宫托疗法或手术治疗。

● **子宫托疗法如何实施?**

答：在每次使用前先将托洗干净，然后用1:5000 高锰酸钾溶液浸泡 15min，再用温开水洗干净，即可使用。应坚持每日起床时上托，夜间睡前取托（冬季则可每隔两天取出洗干净，次日晨再上托）。上托前要解去大，小便。月经期或妊娠 3 个月后应停止使用。使用子宫托疗法期间，每 1 个月、3 个月、6 个月应到医院检查一次，如果盆腔器官脱垂明显好转时，须及时更换小号的子宫托。

● **子宫脱垂的病因有哪些?**

答：（1）分娩损伤是发生子宫脱垂的解剖学基础。

（2）支持子宫组织疏松薄弱。

（3）腹腔内压力增加在上述病因基础上患有长期慢性咳嗽、便秘、腹水或盆腹腔巨大肿瘤均可引起。

● **子宫脱垂分为哪几级?**

答：（1）Ⅰ度 子宫颈下垂距处女膜<4cm，但未脱出阴道口外。

① 轻型：宫颈外口距处女膜缘<4cm，未达处女膜缘。

② 重型：宫颈已达处女膜缘阴道口可见子宫颈。

（2）Ⅱ度 子宫颈及部分子宫体已脱出阴道口外。

① 轻型：宫颈脱出阴道口宫体仍在阴道内。

② 重型：部分宫体脱出阴道口。

（3）Ⅲ度　子宫颈及子宫体全部脱出阴道口外。

● **临床上阴道前壁脱垂分为几度？**

答：根据患者屏气下膨出和脱垂当然程度，将阴道前壁脱垂分为 3 度。

Ⅰ度：阴道前壁向下突出，但仍在阴道内，有时伴有膨出的膀胱。

Ⅱ度：部分阴道前壁脱出至阴道口外。

Ⅲ度：阴道前壁全部脱出至阴道口外。Ⅲ度膨出均合并膀胱膨出和尿道膨出。

● **如何鉴别子宫脱垂？**

答：子宫脱垂应与下列疾病相鉴别。

（1）阴道壁肿物或膀胱膨出患者有阴道肿物脱出者，双合诊检查阴道壁肿物（囊性或实性）在阴道壁内，边界清楚活动或固定。膀胱膨出视诊未见子宫颈，单叶拉沟将阴道前臂向上抬起，可见到子宫颈，指诊可触及宫颈和子宫体。

（2）子宫颈延长指无子宫膨出的单纯子宫颈延长，有时可伴有轻度阴道前后壁膨出。单纯子宫颈延长可以通过触诊与子宫脱垂鉴别。双合诊检查子宫颈的阴道部分延长，子宫体在盆腔内屏气并不下移。子宫脱垂者不少患者同时伴有宫颈延长。

（3）子宫黏膜下肌瘤患者有月经过多病史，较小的肌瘤用窥阴器暴露可见到宫颈口外口有红色、质地硬韧脱出的肿块。较大的脱出至宫颈外口的黏膜下肌瘤，视诊肿块上无宫颈，双合诊检查肿块上方四周有宫颈存在。

（4）子宫内翻为慢性子宫内翻极少见。阴道内见翻出的子宫体被覆暗红色绒样子宫内膜，易出血，其上无宫颈，两侧可见输卵管开口，双合诊或三合诊检查盆腔内无子宫体。必要时辅以腹部 B 超检查。

（5）阴道穹隆膨出患者多有多产史或子宫切除等盆腔手术史后穹隆疝多伴有子宫脱垂。患者主诉外阴软性肿物脱出多伴有便秘。视诊可见明显膨出的阴道壁，无子宫颈可见。疝囊大者，可视及其内的肠管蠕动。双合诊检查穹隆疝可送回盆腔（阴道前后壁膨出无此感觉），双合诊检查盆腔内无子宫存在。患者立位行拇指（位于阴道内)-示指（位于直肠内）检查可触及疝囊内的小肠管。子宫脱垂与阴道穹隆膨出一般容易鉴别。

如何预防子宫脱垂？

答：（1）加强锻炼，增强体质　通过经常性体育锻炼，可以延缓盆腔支持组织的衰老，增强身体抗病功能。

（2）加强妇女的劳动保护　针对妇女特殊的生理特点，应切实实行妇女四期保护，从而避免因负荷过强而引起腹腔内压力增加，减少子宫脱垂的诱因。

（3）加强对孕妇的管理　应向孕妇宣传妊娠期间的卫生知识，定期做产前检查，从而及早矫正异常，预防难产的发生。

（4）做好分娩的处理。

（5）加强产后护理　由于膨胀的膀胱妨碍子宫的复旧及位置的复原，因此产褥期要及时排尿。产后子宫重量较大，经常仰卧可使子宫后倾后屈，因此产褥期应保持交替侧卧睡姿。产褥期产道松弛，子宫和盆底组织复原所需时间较长，因此产后早期应尽量休息好，避免因体力劳动和蹲式工作而加重腹压。

（6）防治慢性支气管炎　咳嗽可使腹腔压力增加，而慢性支气管炎可以引起长期咳嗽，这是发生子宫脱垂的外因之一。因此患慢性支气管炎的妇女，应及早治疗。

子宫脱垂常见的并发症有哪些？

答：子宫脱垂者常有阴道膨出，或伴有膀胱膨出、直肠膨出。膀胱膨出者常有尿频、排尿困难或失禁。

直肠膨出者常有便秘、排尿困难。

什么是盆底肌肉训练（Kegel 运动）？Kegel 运动适用于哪些人群？

答：又称骨盆运动或会阴收缩运动，1948 年 Arnold Kegel 首次提出。它本来是一种为了治疗和训练产后大小便失禁的女性的手段，逐渐发展至治疗各种尿失禁、粪失禁、提高性快感等盆底功能不适感。目的是加强盆底肌肉。

Kegel 运动适用于：①轻中度尿失禁者；②子宫脱垂、膀胱脱垂、直肠脱垂患者；③产妇、运动松弛患者；④子宫切除术后和盆底术后患者；⑤性功能减退或性生活不满意者。

该怎么做患者出院后的健康宣教？

答：（1）术后休息 3 个月，半年内避免重体力劳动及增加腹压的动作，如久站、久蹲、慢性咳嗽等，避免提重物，禁止性生活及盆浴。

（2）进行盆底肌肉锻炼。每日行提肛肌运动，用力收缩、放松盆底肌肉 2～3 次，每次 10～15min。

（3）经医师检查确认恢复后方可有性生活。

（4）饮食搭配合理，进食高蛋白、高维生素等营养丰富的食物，多吃蔬菜、水果，预防便秘。

（5）在医师指导下行激素替代疗法。

（6）告知患者 1 个月后来院复查，检查阴道残端伤口情况，3 个月后到门诊复查。

【护理查房总结】

患者良好的心态和稳定的情绪对手术成功和术后康复至关重要，所以做好心理护理使患者接受手术对手术预后有直接影响。

护士必须具备有良好心理素质、高度的责任心，熟悉各项护理操作规程，严格查对制度，避免人为因素增加患者不适，是保证患者康复的关键。

（刘　洋）

查房笔记

病例 17 · 不孕症

✿【病历汇报】

病情　黄女士，32 岁，因药物流产后 2$^+$ 年未孕，由门诊拟"慢性输卵管炎、继发性不孕"收住入院；入院时神志清楚，精神可。发育正常，心肺听诊未闻及异常，腹软，无压痛，肝脾肋下未触及，移动性浊音阴性，肠鸣音正常。妇科检查：外阴（—），阴道畅，宫颈轻度糜烂，宫体子宫后位、正常大小、无压痛，右侧附件区可扪及一大小约 1cm×1cm 的结节。既往体健，否认心脏病、高血压、糖尿病、肾病史。否认肝炎、结核等传染病史，无外伤史、输血史，否认药物过敏史，预防接种史不详。完善相关术前检查及术前准备，入院后第 4 天在全身麻醉下行宫腹腔镜联合检查术。手术顺利，麻醉满意，出血约 20mL，输液 1500mL，小便清亮约 400mL，术中、术后患者生命体征平稳，转送麻醉后监测治疗室（PACU），麻醉清醒后安返病房。

护理体查　T 36.5℃，P 68 次/分，R 20 次/分，BP 120/73mmHg。神志清楚，发育正常，体型匀称，双侧瞳孔等大等圆，对光反应灵敏，心肺听诊未闻及异常，腹软。外阴发育正常，已婚已产式，无白斑、潮红，阴毛分布正常。阴道未见异常分泌物，查体合作。患者术后返回病房，体查四测正常，伤口敷料干燥无渗，留置导尿管通畅，尿色尿量正常。

辅助检查

（1）子宫输卵管造影　①左侧输卵管阻塞；②右侧输卵管通畅，抬举后有改变，提示盆腔炎症。

（2）激素水平测定　FSH 7.73IU/L，LH 3.02IU/L，E_2 142.8pmol/L，睾酮（T）0.626nmol/L。

（3）B 超　子宫内膜薄；左卵巢内低回声结节性质待定：巧克力囊肿？右侧附件未见异常。

（4）支原体＋衣原体　支原体阳性。

（5）TCT　炎症。

（6）白带常规＋细菌学（BV）　脓细胞＋白细胞为（＋＋）/HP，清洁度Ⅲ度；BV（一）。

（7）AFP＋CEA＋CA125　正常。

入院诊断　①慢性输卵管炎；②继发性不孕；③左侧卵巢巧克力囊肿；④宫腔粘连。

主要的护理问题

（1）焦虑、抑郁　与治疗过程中检查繁多、治疗无效以及担心手术是否成功有关。

（2）疼痛　与术后手术创伤有关。

（3）感染的危险　与阴道流血、机体抵抗力下降有关。

（4）自尊紊乱　与担心未来受孕情况以及得不到家人支持有关。

（5）潜在并发症　肠粘连。

目前主要的治疗措施

（1）予以预防感染、止血、补液等对症处理。

（2）严密监测生命体征。

（3）进行疾病知识宣教以及术后的护理宣教。

（4）心理护理，使患者正确对待疾病，树立信心。

护士长提问

● **什么是不孕症？女性发生不孕的主要原因有哪些？**

答：凡婚后未避孕、有正常性生活、同居2年而未受孕者，称为不孕症。其中从未妊娠者称为原发性不孕；有过妊娠而后不孕者称为继发性不孕。

女性不孕的原因主要有以下几种。

（1）输卵管原因　输卵管具有运送精子、摄取卵子及把受精卵送到子宫腔的重要作用，若输卵管功能障碍或管腔不通，则可导致女性不孕。导致输卵管病变的因素包括输卵管的结构异常或输卵管非特异性炎症、子宫内膜异位症、各种输卵管手术、甚至输卵管周围病变（如附件器官手术后的粘连和肿瘤突破）、输卵管发育不良等。许多资料显示，性传播疾病（如淋球菌、沙眼衣原体、支原体的感染）可引起不孕，其原因可能是感染造成输卵管损伤。

（2）排卵障碍　各种因内分泌系统紊乱或者异常引起的排卵障碍，也是女性不孕的主要原因之一。引起排卵障碍的因素有卵巢病变、垂体疾病、下丘脑损伤以及甲状腺或肾上腺功能亢进或低下、重症糖尿病等。另外，黄体功能不足或黄体功能不全也影响囊胚植入，导致不孕。

（3）宫颈与子宫关系　宫颈与子宫性不孕占女性不孕症的10％。宫颈形态和宫颈黏液功能直接影响精子上游进入宫腔；子宫具有储备和输送精子、孕卵着床及孕育胎儿的功能，因此，宫颈与子宫在生殖功能中起到重要作用。引起不孕的常见原因包括宫颈与子宫解剖结构异常、感染、宫颈黏液功能异常、宫颈免疫学功能异常、宫腔粘连等。

（4）外阴与阴道因素　处女膜发育异常、阴道部分或者完全闭锁、因阴道受机械性损伤后发生的瘢痕狭窄等均可以影响正常性生活、阻碍精子进入宫颈口。严重的阴道炎改变阴道酸碱度，引起大量微生物和白细胞增生，降低精子活力，减少精子在阴道的存活时间，甚至吞噬精子等，均可引起不孕。

（5）免疫因素　同种免疫、女性体液免疫异常及子宫内膜局部细胞免疫异常等，均可引起不孕。

不孕症女方的检查方法有哪些？

答：（1）病史　详细询问病史，包括起因、症状与发展过程。详细询问婚育史、同居时间、性生活状况、避孕状况、月经史、家族史、手术史等。有无急性盆腔炎史、阑尾炎史、流产后及分娩后的情况，有无婚外性生活史；家庭及常接触的人中有无患肺结核病。

（2）体格检查　注意检查生殖器和第二性征发育，检查身高体重、生长发育，是否有多毛、溢乳等；必要时行胸部 X 线片检查排除结核、MRI 检查排除垂体病变等。

（3）超声影像学检查　超声检查是诊断不孕的常用手段，具有无损伤、方便、检出率和准确率高、可摄像记录以作比较等优点。

（4）排卵及内分泌功能测定　常用方法有基础体温测定、子宫颈黏液评分、血清内分泌激素的检测以及 B 超监测卵泡发育和排卵情况等。激素检测常包括血清 FSH、LH、E_2、P、T、泌乳素（PRL）的检查。

（5）输卵管通畅试验　主要有子宫输卵管通液术、子宫输卵管碘液造影、腹腔镜下输卵管通液。

（6）宫颈与子宫因素检查　除常规妇科检查外，可采用阴道和宫颈分泌物细胞学、细菌学和病原体检查、宫颈黏液分析以及性交后试验等。必要时行宫腔镜和腹腔镜检查。

（7）生殖免疫学检查　包括精子抗原、抗精子抗体、抗子宫内膜抗体等检查，有条件的可进一步做体液免疫学检查。

● 女性不孕症的治疗方法有哪些？

答：首先要加强体育锻炼、增强体质、增进健康、保持乐观的生活态度，戒烟戒酒，养成良好的生活习惯，适当增加性知识。针对明确病因的不孕症有以下治疗方法。

（1）输卵管性不孕的治疗　包括经宫腔输卵管通液术及输卵管重建术。

（2）排卵障碍性不孕的治疗　促排卵治疗常应用于因内分泌异常引起女方排卵障碍的不孕症。促排卵的药种类较多，通过不同机制产生效应。常用的药物有枸橼酸氯米芬（克罗米芬）、促卵泡生长激素、促性腺激素释放激素、溴隐亭等。

（3）子宫、宫颈、阴道与外阴性不孕的治疗　针对不同的病变，采用相应的治疗方法，包括药物治疗和手术治疗。

（4）免疫性不孕的治疗　可应用避免抗原刺激和免疫抑制药治疗，也可采用人工授精。

患者入院后责任护士应对患者进行哪些入院宣教？

答：（1）环境介绍　为患者介绍医院的大概环境，如医护办公室、病房环境、餐厅、卫生间、换药室，为患者介绍住院后常规的时间安排，如作息时间、查房时间、治疗时间等，使患者逐渐熟悉并适应环境。

（2）介绍医护人员　为患者介绍主管医师，责任护士，告知患者有事情及时与医师（护士）联系。

（3）介绍医院规章制度　如病房要注意保持安静，在住院期间要保管好自己的贵重物品，确保患者在住院期间人身及财产的安全。

（4）介绍疾病知识　为患者介绍关相关疾病的知识，减轻患者因缺乏信息而造成的对疾病本身、治疗、手术等的恐惧感。

（5）及时做好宣教　例如入院宣教、手术前（后）宣教及健康知识宣教。

患者术前护理措施有哪些？

答：（1）生命体征监测，包括血压、脉搏、体温、呼吸。

（2）饮食护理。术前应补充高蛋白、高热量、丰富维生素、易消化、少渣饮食；术前12h禁食，4～6h禁饮。

（3）遵医嘱查血常规、尿常规、粪常规、凝血常规、肝肾功能、电解质、乙肝全套、血型、交配等检查。

（4）协助患者完成胸部X线片、心电图、B超等检查。

（5）术前给予备皮、阴道冲洗、阴道上药、肠道灌洗、药物过敏试验等准备。

（6）健康知识宣教，与患者及家属交流，告知其疾病以及手术的有关知识，给予心理患者支持，缓解患者术前的紧张和焦虑，增强患者战胜疾病的信心。

患者术后返回病房，护士应如何进行术后护理？

答：（1）密切观察病情变化　每小时测血压、脉搏、呼吸一次，共4次或至平稳后停止。吸氧6h。

（2）注意输液，输血的速度观察有无渗出。

（3）留置尿管者，注意导尿管通畅及尿色尿量，防止导尿管脱落、曲折。予以会阴抹洗，每日两次。

（4）测体温、脉搏、呼吸，每日 3 次。7 天无异常后改为每日测 1 次。

（5）注意伤口有无渗血，并保持敷料干燥，防止脱落和移动。

（6）给患者提供安静舒适的休息环境，限制陪伴避免高声喧哗。

（7）患者术后去枕平卧 6h。术后第二天应采取半卧位，有利于腹腔引流，应定时翻身，注意肢体的活动，以帮助患者的恢复。

（8）协助患者个人卫生，床上抹浴，口腔护理。

（9）心理护理　术后患者的疼痛与不适是术后不良心理反应的主要原因，护士应协助患者减轻疼痛，解除不适。

（10）疼痛的护理　主要措施有保持安静的环境，半卧位以减轻腹部肌张力，从而减轻切口的疼痛，协助患者咳嗽及床上活动，按医嘱给予镇痛药。

（11）营养及饮食　术后 6h 后可进流质饮食，但应避免牛奶、豆浆等产气食物，以防肠胀气。术后第一天改为半流质再逐步过渡到普食。

（12）预防并发症　协助患者按时翻身擦背及早期活动，并注意观察患者手术后第一次排尿、排气、做好护理记录。

患者术后可能出现哪些不适症状？发生的原因有哪些？相应的护理措施有哪些？

答：（1）伤口疼痛　一般在麻醉作用消失后会感到伤口疼痛。术后 24h 内最为明显；术后 2～3 日，伤口疼痛逐渐减轻。

护理措施：术后使用镇痛药、半卧位抬高床头以减轻切口局部张力。

（2）腹胀

① 麻醉术后 12～24h 内胃肠蠕动消失，24h 后部分肠蠕动开

始恢复。

② 气体不能向下运行排出，致使患者出现腹胀、腹痛、肛门不能排气。

③ 主要是因术中肠管受到激惹，肠蠕动减弱所致。

④ 术后卧床胃肠道内存在过量气体，与术后频繁讲话咽入大量气体后不被肠黏膜吸收而加重有关。

⑤ 胃肠功能紊乱，积食、积粪。

护理措施：避免过多讲话造成体内积气增多而引起术后的腹胀；术后 6h 即可在床上适当翻身，抬高床头促进肠蠕动；合理使用镇痛药，过多使用镇痛药可抑制肠蠕动，延缓肛门排气。

（3）恶心呕吐　与术前焦虑、紧张、气管插管、麻醉药的残留等有关。

护理措施：吸氧；指压按摩（合谷穴）；麻醉引起呕吐一般在术后 1～2 天内完全消失，若症状不严重可不用药物治疗，若症状严重应及时予药物治疗。

（4）肩背酸痛　术中 CO_2 气体残留膈下，刺激神经反射所致。

护理措施：一般可逐渐消失，适当按摩和下床活动，促使气体消散和吸收；肩痛时，患者可采取膝胸卧位，使气体上升向盆腔聚集，减少对膈肌的刺激；温水泡脚可缓解不适。

（5）喉头水肿　气管插管的刺激使局部黏膜组织损伤水肿，引起咳嗽、咳痰。

护理措施：术后雾化；多饮温开水；若有痰液，尽量咳出，必要时可用手掌压住伤口后鼓励患者排痰。

（6）阴道流血　手术时操作后可能出现少量阴道流血；手术后出现激素水平波动引起子宫内膜不规则脱落，出现少量阴道流血，一般不超过平时月经量。

护理措施：属于正常现象；垫卫生巾，保持外阴清洁干燥；若阴道流血超过平时月经量，可告知医师，医师酌情处理。

（7）低热　是由于外科手术破坏，组织的分解产物及局部渗液、渗血吸收后出现的反应。术后患者的体温可能略升高，一般不超过 38.5℃。

护理措施：温水擦浴，多饮温开水，勤换衣裤。

护士应在心理护理方面做好哪些工作？

答：（1）建立良好的护患关系　良好的护患关系是保证心理护理顺利进行并取得满意效果的关键。关心和尊重患者，发挥患者的能动性和积极作用，尊重患者主诉，一切医疗护理治疗前详细向患者解释治疗的目的、过程、不良反应以及注意事项，以取得患者的理解和支持，并可把治疗带来的不适降至最低。

（2）认真倾听患者述说　取得患者信任，认真倾听患者主诉，并给予患者同情和安慰，帮助患者解除思想压力，让患者一吐为快。

（3）形成良好的群体气氛　帮助患者协调好病友间的人际关系，可消除患者的不安情绪，减轻痛苦。鼓励患者间相互交流各自的感受和治疗过程，这样可减轻精神压力，增加患者的信心。

（4）加强护理宣教　不孕症患者，虽然了解一些有关不孕症的知识，但大都是一知半解。通过进行通俗易懂的健康教育及印发宣传资料，使患者增加自我护理的知识并配合治疗。

如何对患者进行出院健康教育？

答：（1）注意休息，适当运动，加强营养，进食高蛋白、高维生素的食物。

（2）注意个人卫生，保持会阴部清洁，勤换内裤。

（3）全休 1 个月，禁房事、盆浴 1 个月。

（4）出院后按医嘱服药。

（5）1 个月后门诊复查。

（6）不适随诊。

【护理查房总结】

不孕症是妇科常见病及多发病，亦为妇科难治之症，检查过程繁杂，治疗效果欠佳，通常使夫妻双方产生悲观、甚至绝望的心理。希望通过本次查房，护理人员将自身学到的相关知识运用到临床实践中，使患者能以积极的态度配合并且坚持治疗，树立起战胜疾病的信心。除了心理疏导，还应指导不孕夫妇养成良好的生活习惯，合理地安排作息时间，加强营养，锻炼身体，保持开朗的心情。同时向患者讲解卫生知识以及性生活基本知识，让患者对不孕症有正确的认识。

（谭红莲　甘　露）

查房笔记

参 考 文 献

[1] 王立新. 实用产科护理及技术. 北京：科学出版社，2008.

[2] 郑修霞. 妇产科护理学. 5 版. 北京：人民卫生出版社，2012.

[3] 何玉梅. 最新妇产科临床护理标准操作规程与护理精细化查房及护理工作管理制度. 北京：人民卫生出版社，2012.

[4] 苏应宽，徐增祥，江森. 实用产科学. 2 版. 济南：山东科学技术出版社，2004.

[5] 王玉玲. 母婴床旁护理实务手册. 青岛：青岛出版社，2012.

[6] 乐杰. 妇产科学. 7 版. 北京：人民卫生出版社，2008.

[7] 丰有吉，沈铿. 妇产科学. 5 版. 北京：人民卫生出版社，2008.

[8] 刘兴会，王晓东. 产科临床热点. 北京：人民军医出版社，2008.

[9] 曹泽毅. 妇产科学. 北京：人民卫生出版社，2008.

[10] 李揆. 异位妊娠危险因素的研究进展. 中国生育健康杂志，2010，21（6）：376-379.

[11] 臧雪锋，蒋敬庭，吴昌平. 甲氨蝶呤在异位妊娠治疗中的应用现状. 医学综述，2010，16（2）：283-285.

[12] 吴佩雁，谢玫玲，翁惠兰，等. 甲氨蝶呤在异位妊娠非手术治疗中的应用及护理. 中国实用医药，2011，6（2）：181.

[13] 李丽，崔世红. 未足月胎膜早破治疗的研究进展. 国外医学妇产科学分册，2007，34（6）：377-380.

[14] 戴聪伟，李季滨，李丽，等. 血清降钙素原与胎膜早破的关系研究. 河北医药，2009，31（21）：2864-2866.

[15] 廖念权. 胎盘早剥 64 例临床分析. 医学临床研究，2009，26（3）：529-530.

[16] 廖念权，周利平，李小清. 胎盘早剥的预防与护理. 医学临床研究，2010，27（1）：185-186.

[17] 魏挺. 现代心脏病学. 北京：人民军医出版社，2007.

[18] 尤黎明. 内科护理学. 北京：人民卫生出版社，2007.

[19] 凌均红. 1 例妊娠合并心脏病的临床护理. 中国医药指南，2010，2（3）：15.

[20] 张汉琴. 孕产妇合并妊高征性心脏病 4 例护理. 中国社区医师（综合版），2009，21（12）：36-38.

[21] 谭炳云，赵卫民. 妊娠期糖尿病发病机制及诊治进展. 新疆医学，2010，40（1）：78.

[22] 李小妮. 关于妊娠期糖尿病血糖控制的治疗研究. 中国当代医药，2010，17（34）：33.

[23]　曹泽毅．中华妇产科学．北京：人民卫生出版社，2004.

[24]　王昭平，刘群芳，刘娟．妊娠合并乙肝的临床分析．陕西中医学院学报，2008，27（1）：49.

[25]　叶进英，傅爱冰．浅谈妊娠晚期合并乙肝患者的护理．宜春医专学报，2009，13（1）：112.

[26]　解秋艳．论妊娠中晚期合并乙肝孕妇的心理护理．医技护理，2004，7（9）：682.

[27]　石理兰，解石林，赵桂珍．妊娠合并乙肝病毒感染的流行病学研究进展．中国实用妇科与产科杂志，2010，20（2）：119.

[28]　杨英梅．妊娠合并乙型病毒性肝炎18例的围产期护理．湖北民族学院学报·医学版，2012，29（1）：84.

[29]　周吕菊，陶新陆，丁娟．现代妇产科护理模式．北京：人民卫生出版社，2009.

[30]　任辉，常青，刘兴会，等．助产理论与实践．北京：人民军医出版社，2011.

[31]　刘淮，黄淑晖．阴道分娩中会阴阴道血肿的预防和处理．中国实用妇科与产科杂志，2012，28（2）：96.

[32]　张建平，王曌华．子宫破裂的诊断和治疗．中国实用妇科与产科杂志，2011，27（2）：120.

[33]　李力．羊水栓塞的临床表现及诊断．中国实用妇科及产科杂志，2005：21（2）：69-70.

[34]　张国楠，熊庆，黄薇．妇产科急症重症手册．成都：四川科学技术出版社，2003.

[35]　李文益．儿科学．北京：人民卫生出版社，2006.

[36]　虞人杰．我国新生儿窒息复苏指南基本论点及新热点．实用儿科杂志，2007，22（14）：1041-1042.

[37]　王宝珠．整体护理健康教育指南．西安：陕西科学技术出版社，2002.

[38]　陈霞，侯杰．产后尿潴留的原因分析与护理进展．中国误诊学杂志，2010，10（17）：4048-4049.

[39]　刘顺忠，廖念权．93例产后尿潴留原因分析与护理对策．实用预防医学，2009，16（4）：1164-1165.

[40]　李瑞霞．产后尿潴留的护理进展．齐齐哈尔医学院学报，2012，33（16）：2229-2230.

[41]　王席伟．助产学．北京：人民卫生出版社，2011.

[42]　邹杰，高志英，卢彦平，等．产褥感染相关因素分析．中华医院感染学杂志，2012，03：525-527.

[43] 任延巍，贺晶，潘玲，等．妊娠晚期阴道菌群与妊娠结局的关系．实用妇产科杂志，2010，12：933-935.

[44] 吴巧莲，高建平．朱剑飞．前庭大腺脓肿合并局部外阴皮肤炎症的临床护理．护理实践与研究，2007，4（3）：33.

[45] 马亚琳，段迎春．前庭大腺囊肿或脓肿两种不同术式的疗效观察．局解手术学杂志，2012，21（3）：322.

[46] 贡桂华，杨佩芳．前庭大腺囊肿三种手术方式的比较．现代妇产科进展，2012，21（4）：323，325.

[47] 刘小兰，金玉琴，等．大隐静脉曲张腔内激光成形术与传统手术临床效果比较及护理．中国实用护理杂志，2010，26（12）：79-80.

[48] 连利娟．林巧稚妇科肿瘤学．4版．北京：人民卫生出版社，2006.

[49] 谌永毅．肿瘤专科护理．长沙：湖南科学技术出版社，2010.

[50] 吴欣娟，张晓静．北京协和医院医疗常规临床护理常规．北京：人民卫生出版社，2012.

[51] 穆道华，马延军．葡萄胎清宫术的护理．中国民康医学，2011，23（20）：2551-2553.

[52] 郭珊．介入治疗妇科疾病的护理研究．临床合理用药，2011，4（8C）：103.

[53] 万明慧，高玲．射频消融术治疗功能失调性子宫出血的观察与护理．中国社区医师医学专业，2010，24（12）：205.

[54] 郝卫楠，刘巧凤．妇科射频消融术在临床应用中的护理体会．基层医学论坛，2012，16（3）：388-389.

[55] 庄广伦．现代辅助生殖技术．北京：人民卫生出版社，2005.

[56] 王仁，玉林瑾．24例中重度卵巢过度刺激综合征护理体会．海峡预防医学杂志，2012，18（1）：94-95.

[57] 朱芝玲，归绥琪，娄水根．136例中、重度卵巢过度刺激综合征临床病例分析．复旦学报（医学版），2009，36（6）：764-767.

[58] 陆惠琴，陈继明．腹腔镜手术联合药物治疗子宫内膜异位症的临床观察及护理．全科护理，2012，10（8）：2029-2030.

[59] 范桂红，关淑芬，方淑彩，等．子宫内膜异位症66例的护理分析．中国实用医药，2011，6（14）：208-209.

[60] 黄明丽．腹腔镜手术治疗休克型宫外孕患者的护理．中国实用护理杂志，2010，6（16）：40-41.

[61] 张秋芽，王芳，毛丽琴．腹腔镜下子宫次全切术后吸氧时机的探讨．中国实用护理杂志，2008，9（23）：42.

[62] 田德虎．子宫腺肌症患者静脉血及经血中抗子宫内膜抗体检测及意义．山东医药，2010，50（31）：68-69.

[63] 赵桂芳．老年妇女子宫脱垂手术治疗效果、临床特点和安全性．中国老年学杂志，2008，28（17）：1738-1739.

[64] 鲁永鲜，沈文洁，刘昕，等．经阴道子宫骶骨韧带高位悬吊术治疗子宫脱垂的临床探讨．中华妇产科杂志，2007，42（12）：797-801.